2nd Edition

그림과 사진으로 보는

근골격계 촉진법

SHIGEYUKI SUZUKI

시리악스 정형의학연구회 | 옮김

신흥메드싸이언스

2nd Edition

그림과 사진으로 보는

근골격계 촉진법

SHIGEYUKI SUZUKI
시리악스 정형의학연구회 | 옮김

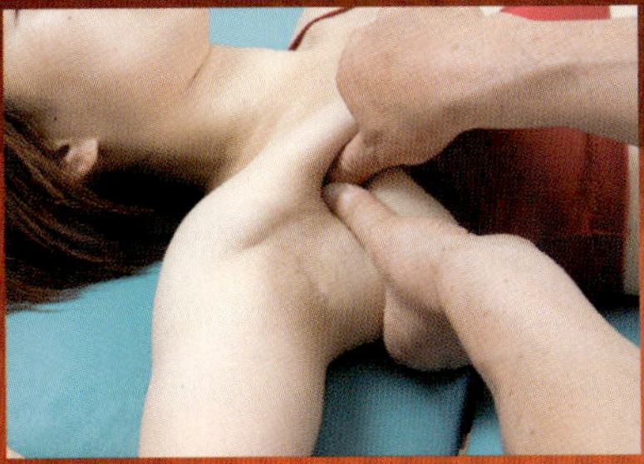

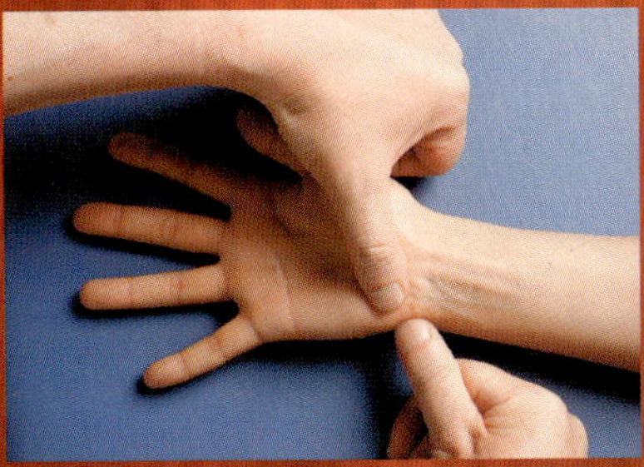

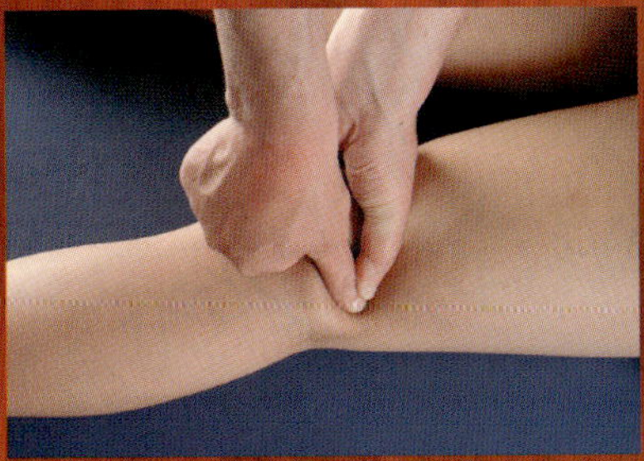

신흥메드싸이언스

그림과 사진으로 보는 근골격계 촉진법

2016년 01월 10일 발행

지 은 이: SHIGEYUKI SUZUKI
옮 긴 이: 시리악스 정형의학연구회
발 행 인: 홍 성 혁
발 행 처: 신흥메드싸이언스
편　　집: 이새론, 조아라
주　　소: 서울시 영등포구 양평동 3가 15–1번지 월드메르디앙비즈센터 501호
등록번호: 제318–2007–000077호
전　　화: 02–2165–8670
팩　　스: 02–2165–8675
홈페이지: www.shmed.co.kr

I S B N: 978–89–6498–052–1 93510
정　　가: 45,000원

제2판 서문

2005년『ID 촉진술 제1판』을 출판한 이래 9년의 세월이 흘렀습니다. 그동안『ID 촉진술 제1판』은 의료 관계자를 중심으로 많은 선생님들이 활용하고 계십니다.

근골격계 질환뿐만 아니라 연부조직의 기능적 변화를 다루는 의료보조인에게 X선 사진, 심전도, 혈액 데이터 등과 더불어 해부학을 기초로 하여 근육을 촉진하는 기술은 필수적입니다. 근육을 촉진하는 기술은 단순히 각 근육의 주행을 따라 만질 수 있는 능력뿐만 아니라 인접하는 근육과 구별하고, 더 나아가 비정상적인 근육 긴장이나 통증이 나타나는 부위를 평가하는 능력도 요구됩니다. 즉, 치료자는 환자 및 선수의 호소와 운동검사를 바탕으로 치료해야 할 부위와 그 이외의 부위를 개별적(individual, ID)으로 나누는 능력이 필요합니다. 이 책은 이와 같은 능력을 포함하는 촉진술을 습득하는 토대가 될 것입니다. 따라서 'ID 촉진술'이라 명명하였습니다.

이번에 지금까지 받아 온 지적 등을 참고로 하여 제1판과 마찬가지로 YUKINOBU HIRANO 선생, TOSHIKAZU SUZUKI 선생과 함께『그림과 사진으로 보는 근골격계 촉진법(ID 촉진술 제2판)』으로 개정하였습니다. 제1판과 비교하여 개선된 점은 ① 주로 엄지 및 새끼손가락에 위치한 근육을 중심으로 대상 근육의 수를 늘린 점, ② '촉진의 기본 사항'을 상세히 기술하여 처음 배우는 사람도 이해하기 쉽게 한 점, ③ landmark의 촉진법에 관해 설명한 점, ④ landmark나 근육을 촉진하는 사진에 해당 부위의 근육 및 뼈대 일러스트를 삽입하여 근육과 뼈대와의 위치 관계를 이미지화하기 쉽게 한 점, ⑤ 본문을 일부 수정하여 이해하기 쉽게 한 점 등을 들 수 있습니다. 특히 근육 및 뼈대의 일러스트 묘사에는 삼차원적인 해부학 지식이 필요하기 때문에, 물리치료사인 片上智江 선생(Kamiiida daiichi General Hospital)이 일러스트 원그림 제작을 맡아 주셨습니다. 일러스트를 처음 삽입하는 것이기도 해서 완성하기까지 片上智江 선생뿐만 아니라, 일러스트레이터분들에게 몇 번이나 수정할 것을 부탁드렸습니다. 촉진 시 조금이라도 이미지화하시는 데 도움이 되기를 바랍니다.

이 책은 내용이 완벽하지는 않지만, 독자 여러분들이 조금이라도 근육 촉진에 대해 자세히 앎으로써 치료하시는 데 도움이 되었으면 합니다. 앞으로 더욱 내용의 수준을 높이고, 이 책에 대한 독자 여러분의 의견을 기탄없이 받고 싶습니다.

마지막으로 이 책을 제작할 때 전면적으로 도움을 주신 MIWA서점의 青山 智씨, 濱田亮宏씨, 山中恭子씨, 일러스트 원그림 제작을 담당해 주신 片上智江 선생, 일러스트레이터 昆 工씨, 사진을 촬영해 주신 酒井和彦씨, 사진 촬영에 협조해 주신 Nihon Fukushi University에 감사드립니다.

2014년 4월

SHIGEYUKI SUZUKI

제1판 서문

1999년 3월 MIWA서점에서 『ID 스트레칭』을 출판하였습니다. ID 스트레칭은 근긴장 저하나 관절가동범위를 개선하는 등 일반적인 스트레칭법과 같은 목적을 가진 방법이지만, 예상외로 많은 사람들에게 읽히고 있습니다. 이 스트레칭을 보다 더 효과적으로 하기 위해서는 스트레칭을 하기 전에 긴장 항진 상태에 있는 근육 및 결합조직에서 발생하는 통증을 경감시키는 것이 중요합니다. 그러므로 환자나 스포츠 선수가 호소하는 통증 부위를 특정하고, 통증을 억제하거나 스트레칭 등을 실시하려면 기본적으로 치료자나 트레이너가 먼저 각각의 근육을 확실하게 촉진할 수 있어야 합니다. 이와 같은 이유로 이 책을 제작하게 되었습니다.

또한 연부조직의 기능적 변화에 대한 치료는 단순히 근육을 촉진할 수 있는 능력뿐만 아니라, 치료 부위를 특정할 수 있는 촉진술이 요구됩니다. 즉, 치료자는 환자 및 선수의 호소와 더불어 촉진 시 몸에서 보이는 반응을 손가락으로 감지하면서 치료해야 할 부위와 그 이외의 부위를 개별적(individual, ID)으로 나누는 능력이 필요합니다. 이 책은 이와 같은 능력을 포함하는 촉진술을 습득하는 토대가 될 것입니다. 따라서 'ID 촉진술'이라 명명하였습니다.

이 책은 생체 외에서 촉진할 수 있는 거의 모든 근육을 대상으로 하였고, 인접하는 근육도 감별할 수 있도록 제작된 것입니다. 또한 실제로 촉진하는 모습을 충분히 담아, 사진을 보는 것만으로도 근육이 부착된 뼈의 landmark를 어느 정도 촉진할 수 있도록 신경을 썼습니다. 사진에서는 촉진하는 부위와 기타 부위의 위치 관계를 명확하게 하기 위해 양 엄지 이외의 손가락은 가급적 보이지 않도록 촬영하였으니 이해해 주시기 바랍니다.

이 책에서는 근육을 촉진하는 데 중요한 포인트를 '촉진의 기본 사항'에 담았습니다. 근육을 잘 촉진하는 비결은 경험보다도 해부학의 기초 지식을 쌓는 것입니다. 근육의 주행과 뼈 · 관절을 포함하는 삼차원적 구조 등에 관해 실제 치료 현장에서 피부를 사이에 두고 상상하셨으면 합니다. 이 책을 통해 근육을 보다 더 확실하게 촉진하고, 근육을 대표로 하는 기능적 변화에 대한 치료 효과가 향상되기를 바랍니다.

마지막으로 이 책을 제작할 때 전면적으로 도움을 주신 MIWA서점의 青山 智씨, 浜田亮宏씨, 방대한 양의 사진을 촬영해 주신 카메라맨 酒井和彦씨, 모델 和泉輪씨, 그리고 Humanitec 의료전문학교의 Yuuji Asai 선생, 국립요양소 도쿄병원 부속 REHABILITATION COLLEGE의 中山孝 선생께 깊이 감사드립니다.

2005년 4월

SHIGEYUKI SUZUKI

옮긴이 서문

2008년에 출간되었던『ID촉진술』을『그림과 사진으로 보는 근골격계 촉진법』이란 제목으로 개정 증보하였다.
이 책의 저자는 일본 나고야의대 물리치료학과 교수이며, 관련된 다수의 책도 저술하여 이 분야의 권위자로 알려져 있다.
근골격계 질환을 치료하는 임상가에게 근육 촉진은 상당히 중요한 분야이며 또한 개별 촉진에도 능해야 한다.
저는 surface anatomy palpation에 관해 여러 책을 보고 있으며, 본 책도 권장하고 싶다.
본 책의 장점은 simple하다는 점이다.
문장의 서술이 간략하고 초판에 비해 그림이 한눈에 들어와 마음에 든다.
임상가들의 머릿속에는 이 책 그림 정도만 기억해도 상당히 좋을 듯하다.
더 깊게 공부할 경우에는 두터운 책들이 필요하나 많이 필요하지는 않을 것이다.
아무쪼록 이 책을 활용하여 근육 촉진법을 확실히 숙지하여 임상에 바로 도움이 되었으면 좋겠다.
저도 진료실에서 잘 보이는 곳에 놓고 여러 번 반복 학습하고 있습니다.
다시 개정판을 낸 신흥메드싸이언스 관계자들에게도 독자의 한 사람으로서 감사드립니다.

정형외과 전문의, 의학박사
장 훈재

1979년 고려대학교 의과대학 졸업
1984년 정형외과 전문의
1988년 의학박사 고려대학
전 한서대학교 물리치료학과 교수,
전 심사평가원 상근 심사위원,
현 시리악스 정형의학연구회 회장

옮긴이 소개

*시리악스 정형의학연구회

• 회 장: **장 훈 재**(MD, 전 심평원 중앙위원)

• 부회장: **최 재 익**(MD, 최재활의학과의원 원장)

• **강 준 한**(DC, 가톨릭의대 통합의학교실 외래교수)

• **계 장 근**(DC, 롤핑자세연구소 소장)

• **고 경 석**(MD, 고경석정형외과의원 원장)

• **공 근 오**(MD, 우리의원 원장)

• **김 성 환**(DC, 홀리스틱치과 Orthosomatodontics클리닉 원장)

• **김 일 환**(MD, Dr. 척척의원 원장)

• **김 지 웅**(DC, 한서대학교 교수)

• **이 규 진**(MD, 이규진 마취통증클리닉 원장)

• **장 두 혁**(OMD, 양평서울한의원 원장)

• **정 대 관**(MD, 정마취통증의학과 원장)

• **정 혜 정**(DC, 서울요양병원)

• **조 일 행**(MD, OMD, 무궁화의원 원장)

(가나다순)

차례

목부위 · 몸통 · 팔부위

다리부위

촉진의 기본 사항

정확하게 촉진하기 위해서는 방법론뿐만 아니라, 전체적으로 공통된 지식과 기술이 필요하다. 촉진을 하기 전 알아야 할 지식과 기본 사항을 아래와 같이 기재하였다.

1. 정확한 촉진을 위해

촉진은 신체에서 직접 보거나 만질 수 없는 뼈, 결합조직, 신경 등을 대상으로 한다. 따라서 진찰자는 피부밑에 무엇이 있는가를 예측하면서 촉진한다. 그리고 피부밑 얕은층에 있는 근육은 쉽게 촉진할 수 있지만, 깊은층근육(심층근, inner muscle)과 뼈 등은 얕은층근육(표층근, outer muscle)을 사이에 두고 촉진해야 한다. 이렇게 어려운 부위를 촉진하기 위해서는 기술뿐만 아니라, 해부학적 지식도 필요하다. 사전 지식을 가지고 이미지화하여 만지는 것과 이미지화하지 않은 상태에서 만지는 것의 차이는 크다. 예를 들어 눈을 가리고 어떤 물체를 만진다고 하자. 이미지화하지 않은 상태에서는 그 물체의 형태, 크기, 강도 등을 파악하기까지 시간이 꽤 걸린다. 그러나 사전에 '별 모양의 물건'이라고 들은 경우에는 형태나 크기, 재질 등도 쉽게 파악할 수 있다(그림 1).

사람의 몸을 촉진하는 경우에도 마찬가지이다. 빠르고 정확하게 촉진하기 위해서는 피부밑에 있는 근육과 뼈 등을 이미지화해야 한다. 즉, 해부학적 지식이 촉진 기술을 향상시키는 중요한 역할을 한다.

2. 뼈의 이미지화

뼈는 피부, 지방조직과 여러 근육으로 덮여 있어 뼈 전체를 촉진하기 어려운 경우가 많다. 따라서 쉽게 촉진할 수 있는 뼈 돌출부위를 확인함으로써, 뼈 전체의 형상을 이미지화할 수 있다. 이러한 뼈 돌출부위를 뼈 landmark(그림 2)라고 한다. 뼈 landmark에 대한 촉진이 가능하게 되면, 아주 쉽게 근육을 촉진할 수 있게 된다.

3. 뼈대근육의 이미지화

뼈대근육(골격근)을 촉진하려면 삼차원적으로 이미지화해야 한다. 피부밑에서 직접 촉진할 수 없는 근육도 형태나 두께, 겹쳐진 상태, 주행 방향 등을 정확하게 이미지화함으로써 촉진이 가능해진다. 또한 일부 해부학서 등에는 근육과 근육의 경계가 명확하게 묘사되어 있으나, 실제 근육은 주위가 근막으로 덮여 있어 인접한 근육들이 하나의 근육으로 느껴지기도 한다. 따라서 촉진할 때에는 landmark를 이용하여 피부밑에 주행하는 근육이 어떻게 되어 있는가를 이미지화하는 것이 중요하다(그림 3).

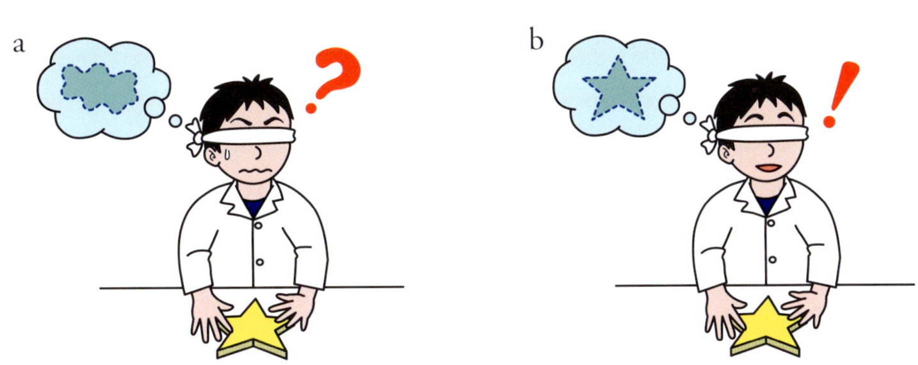

그림 1 촉진 이미지

a. 대상물을 이미지화하지 않은 상태에서 만지면, 물체를 이해하기까지 시간이 걸리고 정확성이 떨어질 수 있다.
b. 대상물을 이미지화한 상태에서 만지면, 단시간에 정확하게 상태를 판단할 수 있다.

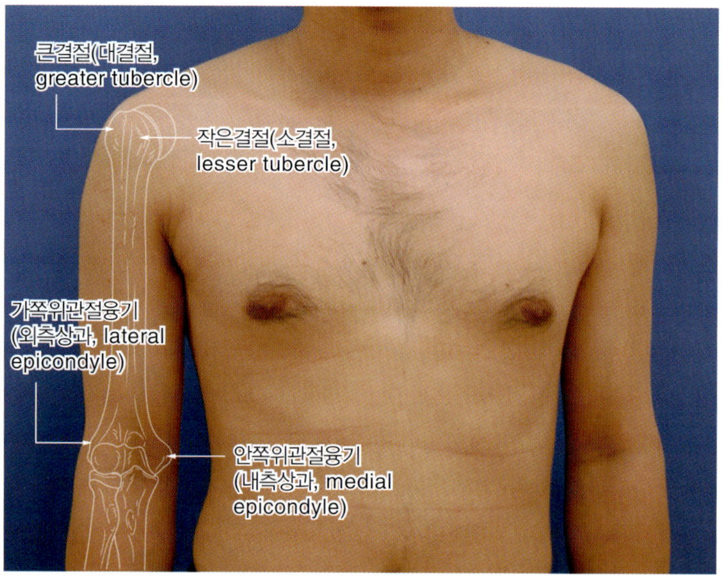

그림 2 Landmark에서 이미지화한 뼈의 전체상

위팔뼈에서는 큰결절, 작은결절, 가쪽위관절융기, 안쪽위관절융기 등을 촉진할 수 있다. 이 landmark에서 위팔뼈의 전체상과 위치를 확인할 수 있다.

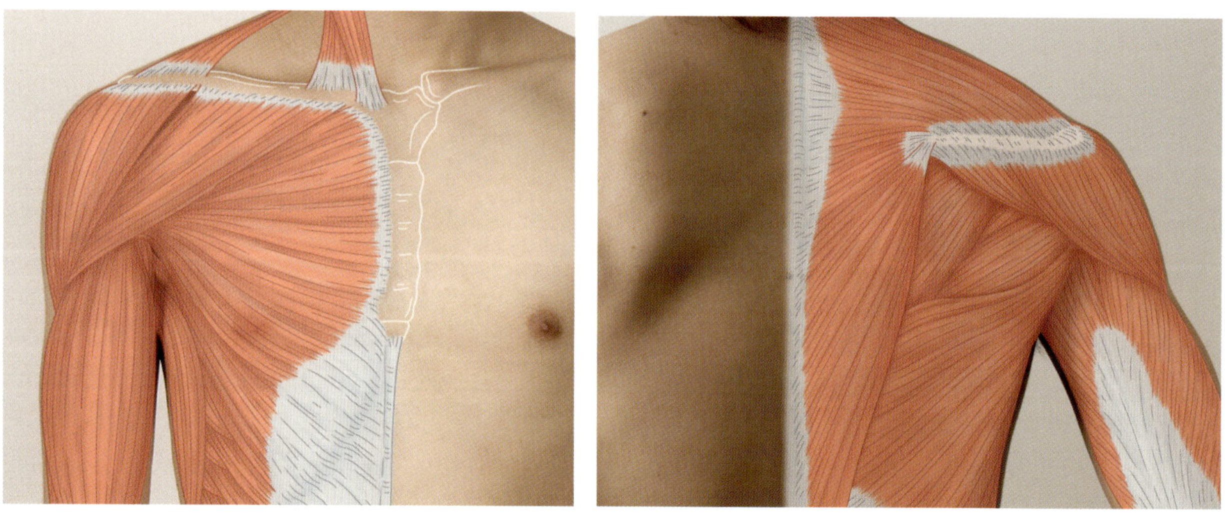

그림 3 뼈대근육의 이미지화

근육을 촉진하려면 이차원적으로 근육을 배치하는 것이 아니라 근육이 겹친 정도, 두께, 주행 방향 등을 삼차원으로 이미지화할 수 있어야 한다.

4. 촉진 방법의 선택

촉진은 기본적으로 진찰자의 엄지손가락으로 시행되지만, 모든 부위를 엄지손가락만으로 촉진하는 것은 불가능하다. 넓은 범위를 촉진하거나 통증을 동반하는 경우에는 엄지손가락보다 손바닥으로 촉진하는 것이 적절하다. 엄지손가락으로 촉진하면 깊은부분의 상태까지 파악하는 것이 가능하지만, 강한 자극을 주어 대상자가 불필요한 통증을 느낄 수 있다. 손바닥으로 촉진하는 경우에는 넓은 범위를 파악하는 것이 가능하지만, 깊은부분을 세밀하게 파악하기 힘들다. 엄지손가락과 손바닥의 중간적 촉진 방법으로는 손가락 마디 사이를 이용하는 법이 있다. 촉진부위, 근육의 긴장 상태 등에 따라 어떤 방법을 택할지 정해야 한다. 통증이 나타나는 부위를 찾을 경우에는 손바닥으로 넓은 범위를 촉진한 후에 서서히 국소부위로 범위를 좁혀, 마지막에 엄지손가락으로 통증이 나타나는 부위를 확정하는 방법이 추천된다. 또한 landmark를 찾을 때에는 손바닥으로 넓은 범위를 촉진하며 찾는 것이 효과적이다. 이처럼 대상부위의 크기, 깊이, 통증역치 등을 고려해 효율적으로 촉진하는 것이 중요하다(그림 4).

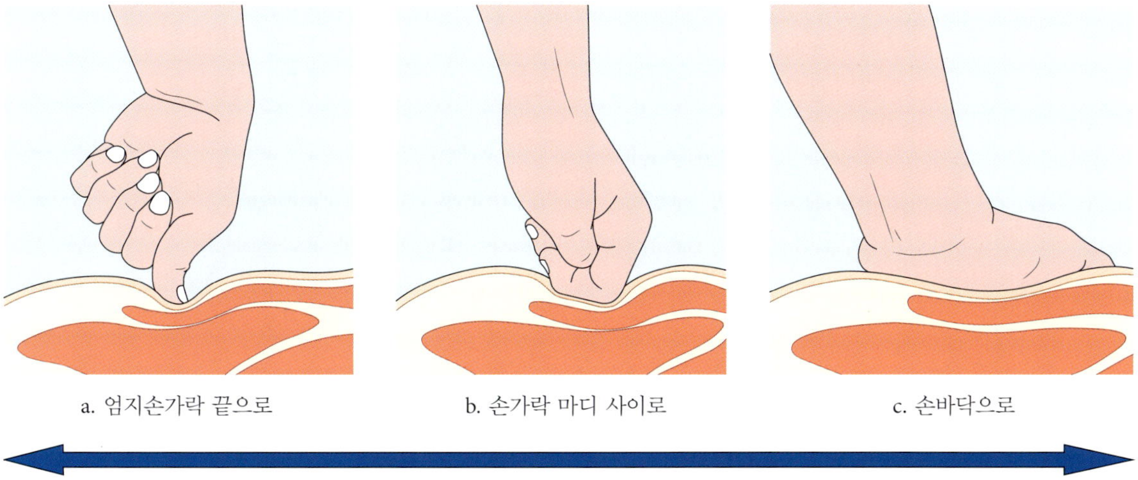

a. 엄지손가락 끝으로　　b. 손가락 마디 사이로　　c. 손바닥으로

좁은 범위	넓은 범위
깊은부분	얕은부분
감각이 예민하다	감각이 둔하다
자극이 강하다	자극이 약하다

그림 4 대상에 따른 촉진 방법

a. 엄지손가락 끝을 이용하면 깊은부분까지 상태를 파악하기 쉽고, 섬세하게 촉진할 수 있다. 반면, 넓은 범위를 한 번에 촉진하기 어려워 대상자에게 강한 자극을 주게 된다.
b. 손가락 마디 사이로 촉진하는 것은 엄지손가락 끝과 손바닥의 중간적 촉진 방법이다.
c. 손바닥으로 촉진하면 넓은 범위의 상태를 파악하기 쉽고, 상대적으로 대상자에게 적은 자극을 준다. 반면, 깊은부분의 상태를 파악하기 어려워 정확한 정보를 얻기 힘들다.

5. 촉진의 진입 방향

촉진할 때는 밀어 넣는 방향이 중요하다. 뼈나 그 주위에 부착된 인대 등과 같은 결합조직은 조직 자체가 단단하여, 위치를 고려하면 쉽게 촉진할 수 있다. 그러나 근육을 촉진할 경우에는 근육 자체가 부드럽기 때문에, 단순히 밀어 넣기만 하면 촉진하려는 근육에 충분한 압력을 가하지 못할 수도 있다. 그런데 대상 근육의 깊은부분에 있는 뼈를 향해 밀어 넣으면 충분한 압력을 가할 수 있다. 따라서 근육을 촉진할 때에는 깊은부분의 뼈와 수직이 되게 한다(그림 5).

또한 깊은부분의 근육을 촉진할 때에는 밀어 넣는 속도도 중요하다. 밀어 넣는 속도를 최소한으로 하여, 피부와 얕은층근육을 깊게 누르면서 깊은부분의 근육을 밀어 넣으며 촉진한다. 빠르게 밀어 넣으면 얕은층근육이 반사적으로 긴장하기 때문에, 깊은층근육을 촉진하기 어려워진다.

6. 진찰자의 손가락 방향

진찰자의 손가락은 대상 근육의 주행에 가로 방향으로 움직이는 것이 기본이다. 가로 방향으로 움직임으로써 피부밑을 주행하는 근육섬유가 명확해지므로, 정확하게 상태를 파악할 수 있게 된다. 특히 얕은층근육과 깊은층근육을 구별할 때, 근육섬유가 주행하는 방향을 고려하여 각 근육섬유에 가로 방향으로 진료자의 손가락을 움직이면 근육의 상태를 판별할 수 있다(그림 6).

7. 대상자의 자세

촉진에서는 대상자가 취하는 자세가 중요하다. 불안정한 자세나 대상 근육을 지나치게 신장시키는 자세로 촉진하지 말아야 한다. 예를 들어 중간볼기근(중둔근)이나 큰모음근(대내전근)을 촉진할 때에는 침대와 다리 사이에 베개를 끼워, 엉덩관절이 과도하게 모음(내전)되지 않고, 옆으로 누운 자세가 안정적으로 유지되도록 하는 것이 좋다(그림 7-a). 마찬가지로 넙다리두갈래근(대퇴이두근)을 촉진할 때도 발목관절부위에 수건을 두고 무릎관절을 약간 굽힌 자세를 유지하여, 촉진하기 적합한 긴장 상태가 되도록 하는 것이 좋다(그림 7-b). 또한 목근육을 촉진할 때에는 목부위와 침대 사이에 베개나 수건을 두어 목부위가 가쪽으로 굽혀지지 않도록 주의해야 한다(그림 7-c).

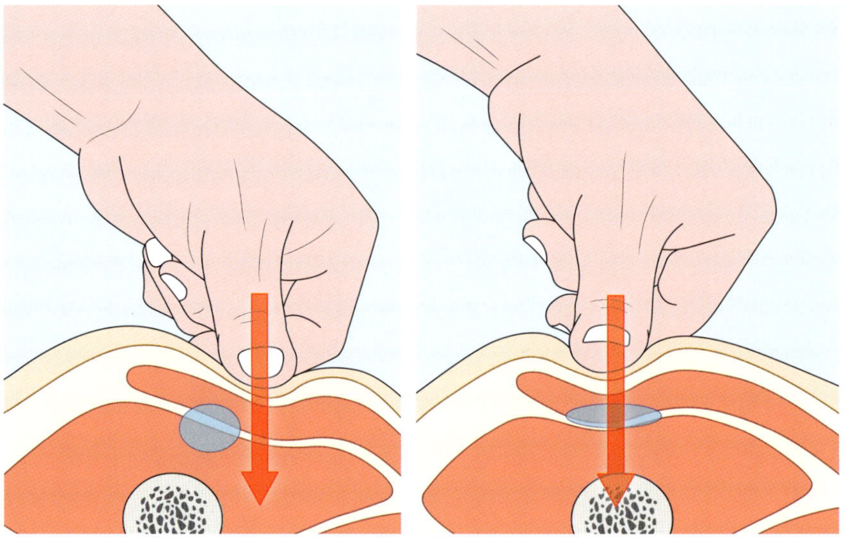

a. 뼈에서 벗어난 압박　　b. 뼈와 수직인 압박

그림 5 촉진의 진입 방향

a. 밀어 넣는 방향이 잘못되면, 근육을 효율적으로 압박하지 못한다.
b. 근육의 깊은부분에 있는 뼈의 위치를 고려하여 뼈와 수직인 위치에 밀어 넣어야 근육을 적절하게 압박할 수 있다.

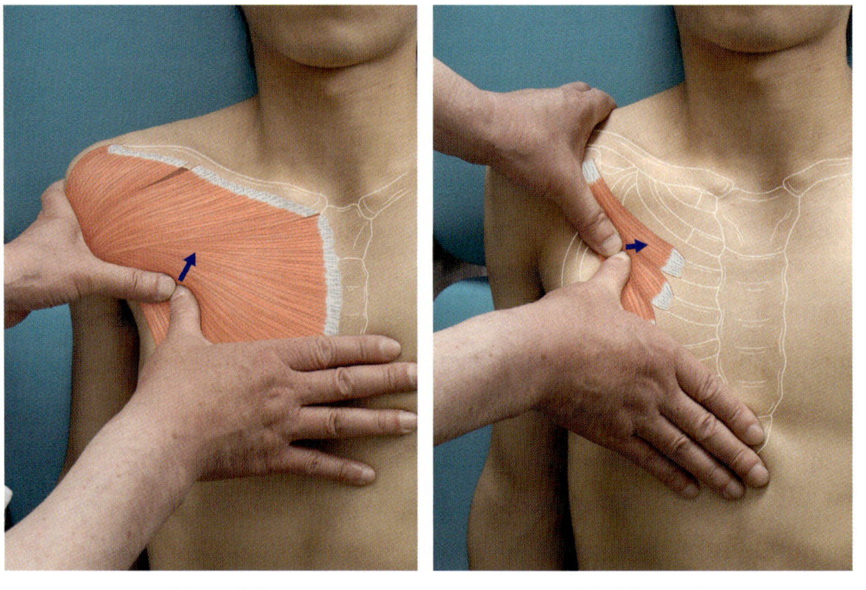

a. 큰가슴근(대흉근)　　b. 작은가슴근(소흉근)

그림 6 진찰자의 손가락 방향

진찰자의 손가락이 닿는 피부밑에는 얕은부분에 큰가슴근, 깊은부분에 작은가슴근이 존재한다. 촉진은 대상 근육의 주행에 가로 방향이 기본이므로, 큰가슴근과 작은가슴근을 촉진하는 진찰자의 손가락을 움직이는 방향은 서로 다르다. 근육을 판별하기 어려울 경우, 진찰자의 손가락 방향에 변화를 주면 근육다발(muscle bundle)의 느낌으로 판별할 수 있다.

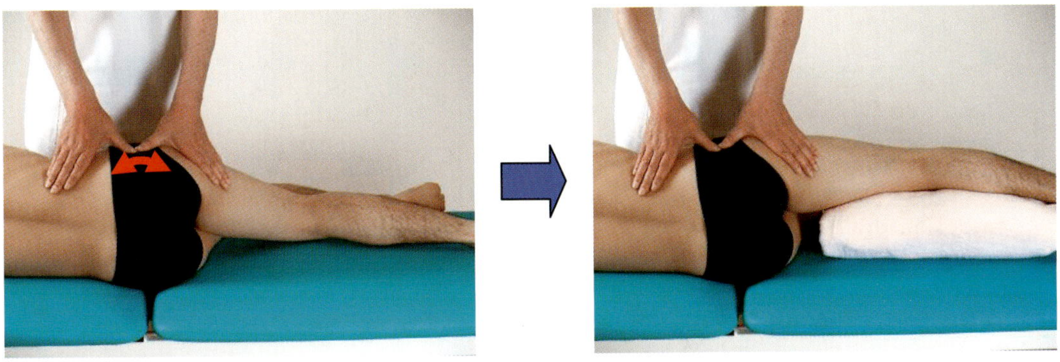

a. 중간볼기근(중둔근)의 촉진

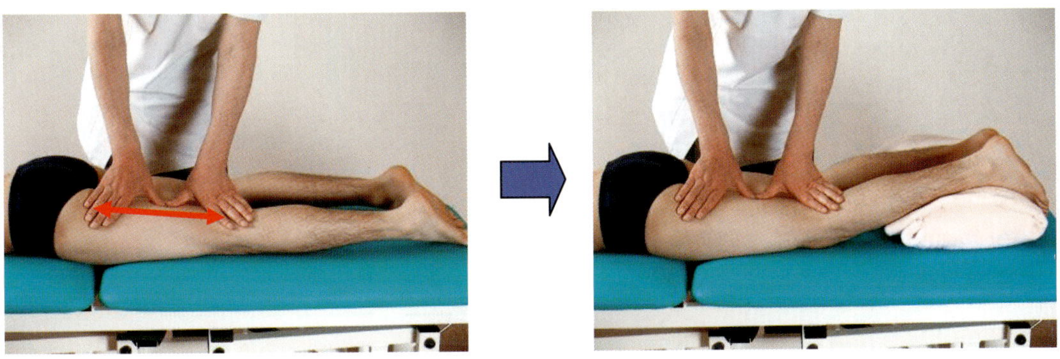

b. 넙다리두갈래근(대퇴이두근)의 촉진

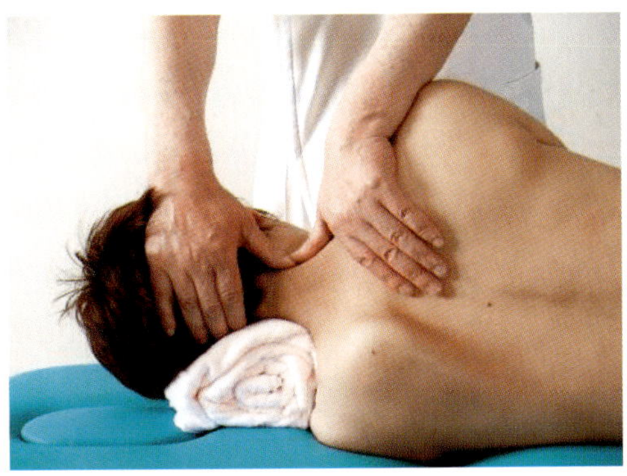

c. 머리널판근(두판상근)의 촉진

그림 7 대상자의 자세

a. 환자로 하여금 옆으로 누운 자세를 취하게 하여 촉진할 경우에는 대상 근육을 과도하게 신장하는 자세가 되지 않고, 안정된 자세를 유지할 수 있도록 베개나 수건 등으로 조정한다.

b. 다관절근육을 촉진할 경우에도 대상 근육을 과도하게 신장하는 자세가 되지 않도록 각 관절의 각도를 베개나 수건 등으로 조정한다.

c. 목근육을 촉진할 경우에는 목부위와 침대 사이의 공간을 채워, 목이 가쪽굽힘(측굴)되지 않도록 베개나 수건 등으로 조정한다.

8. 촉진할 때 취하는 자세

자신의 허리부위를 보호하고 정확하게 촉진하기 위해서는 촉진할 때 취하는 자세가 중요하다. 선 자세에서 자신의 허리를 보호하려면, 한쪽 다리를 내디뎌 허리에 과도하게 부담을 주지 않도록 주의한다. 또한 선 상태에서는 팔꿉관절(주관절)을 거의 펴고 체중을 이용하여 촉진하는 것이 중요하다(그림 8-a). 깊은층근육을 촉진할 때에는 체중을 최대한 이용하고, 손목관절을 중립위치로 하여 팔꿉관절–손목관절–엄지손가락을 거의 일직선으로 유지하면서 촉진한다(그림 8-b).

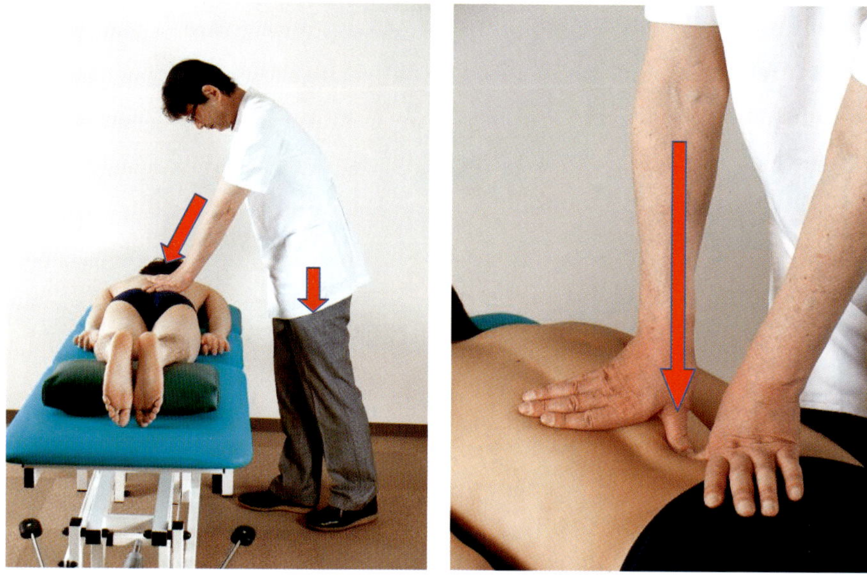

a. 체중을 이용한 촉진 자세　　b. 깊은층근육 또는 깊은부분의 촉진

그림 8 촉진할 때 취하는 자세

9. 정리

뼈대근육 및 뼈의 landmark를 촉진하는 능력을 향상시키기 위해서는 기술뿐만 아니라 해부학적 지식도 많이 필요하다. 촉진 기술과 해부학적 지식을 습득해야 기술을 향상시킬 수 있다. 촉진을 연습할 때에는 촉진 대상을 확인하는 것으로 끝내서는 안 된다. 대상을 확인한 후에 상태 변화를 판단할 수 있어야 한다. 그러므로 대상의 확인과 상태 파악이 적절하고, 신속하게 이루어지도록 유의해야 한다. 그런 다음, 근육과 결합조직 등이 기능적으로 변화한 원인을 찾아 적절한 치료를 선택, 실시할 수 있도록 연습해야 한다.

Landmark의 촉진

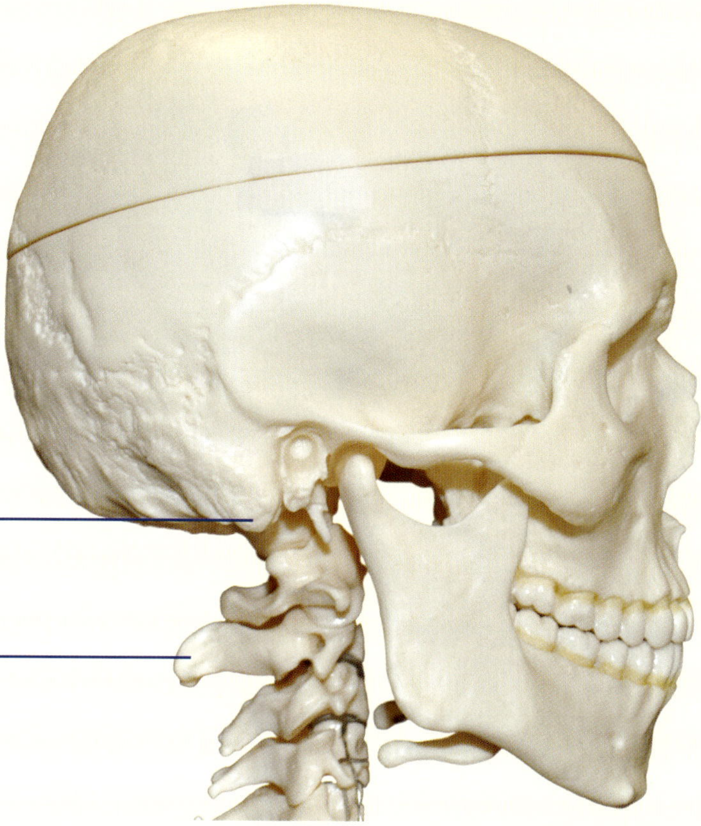

관자뼈꼭지돌기 2 12 15

관자뼈꼭지돌기는 바깥귓구멍(외이공)의 뒤편 아래쪽에 있는 뼈 돌출부위이다. 바깥귀의 뒤쪽에서 뼈융기를 가볍게 압박하며 촉진한다.

C2 목뼈가시돌기 13

C2 목뼈가시돌기는 바깥뒤통수뼈융기의 아래쪽에 위치한다. 바깥뒤통수뼈융기의 아래쪽에서 처음 만져지는 뼈융기를 압박하며 촉진한다.

Landmark명의 옆 숫자 1 은 그 부위에 관련된 근육 번호를 표시한 것.

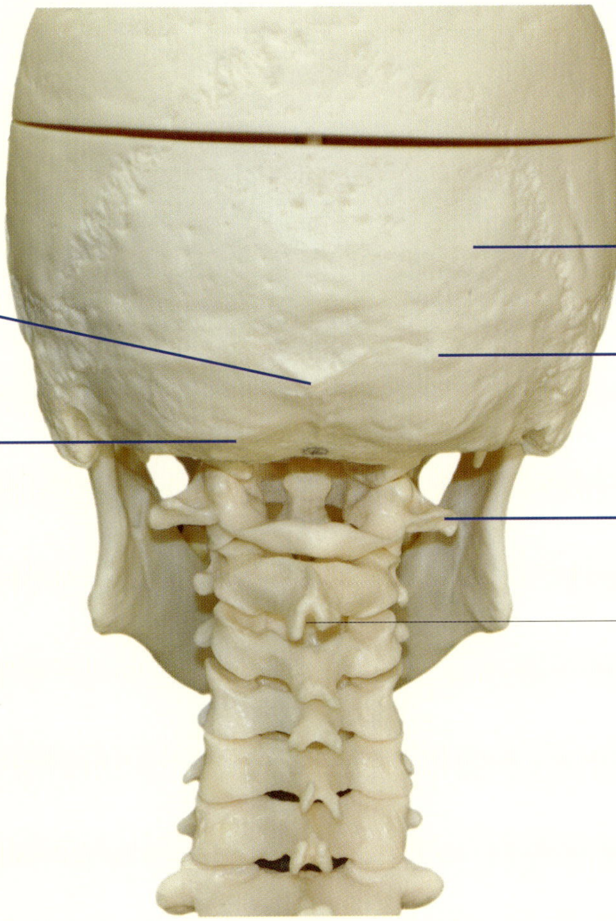

바깥뒤통수뼈융기 8

바깥뒤통수뼈융기는 뒤통수뼈(후두골)의 뒷면에서 정중선 위의 가장 돌출된 뼈융기이다. 뒤통수뼈의 정중선 위에서 아래쪽으로 이동하여 뼈 돌출부위를 가볍게 압박하며 촉진한다.

뒤통수뼈비늘부분 11

뒤통수뼈비늘부분은 큰구멍(대후두공)의 뒤쪽에 있는 넓은 면이다. 촉진은 바깥뒤통수뼈융기를 확인한 후, 위쪽은 세모꼴의 시옷봉합(람다상봉합)까지, 가쪽은 관자뼈꼭지돌기의 뒤쪽까지, 그리고 아래쪽은 뒤통수뼈와 목부위의 결합부위까지 가볍게 압박하며 이동하면 된다.

위목덜미선 8 12 15

뒤통수뼈의 위목덜미선은 바깥뒤통수뼈융기에서 가쪽으로 이어지는 뼈융기이다. 촉진은 바깥뒤통수뼈융기를 확인한 후, 가쪽으로 이어지는 뼈융기를 관자뼈꼭지돌기까지 가볍게 압박하며 이동하면 된다.

아래목덜미선 13

뒤통수뼈의 아래목덜미선은 위목덜미선의 아래쪽으로, 바깥뒤통수뼈융기에서 가쪽으로 이어지는 작은 뼈융기이다. 촉진은 바깥뒤통수뼈융기를 확인한 후, 가쪽으로 이어지는 뼈융기를 가볍게 압박하며 이동하면 된다.

목뼈가로돌기 1 2 11 13 14 16 17 18

목뼈가로돌기는 목부위 옆으로 튀어나온 뼈 돌출부위이다. 목뼈의 전체 배열은 가로돌기와 같이 앞쪽으로 굽어 있다. 가로돌기의 앞쪽 돌출부위가 앞결절(전결절), 뒤쪽 돌출부위가 뒤결절(후결절)이다. 아래턱뼈(하악골)의 몸쪽과 꼭지돌기(유양돌기) 사이를 가볍게 밀어 넣어, 불룩한 C1 목뼈가로돌기(제1 경추횡돌기)를 확인한다. 그런 다음 목빗근(흉쇄유돌근)을 피해 뼈 돌출부위를 가볍게 압박하며 아래쪽으로 이동한다.

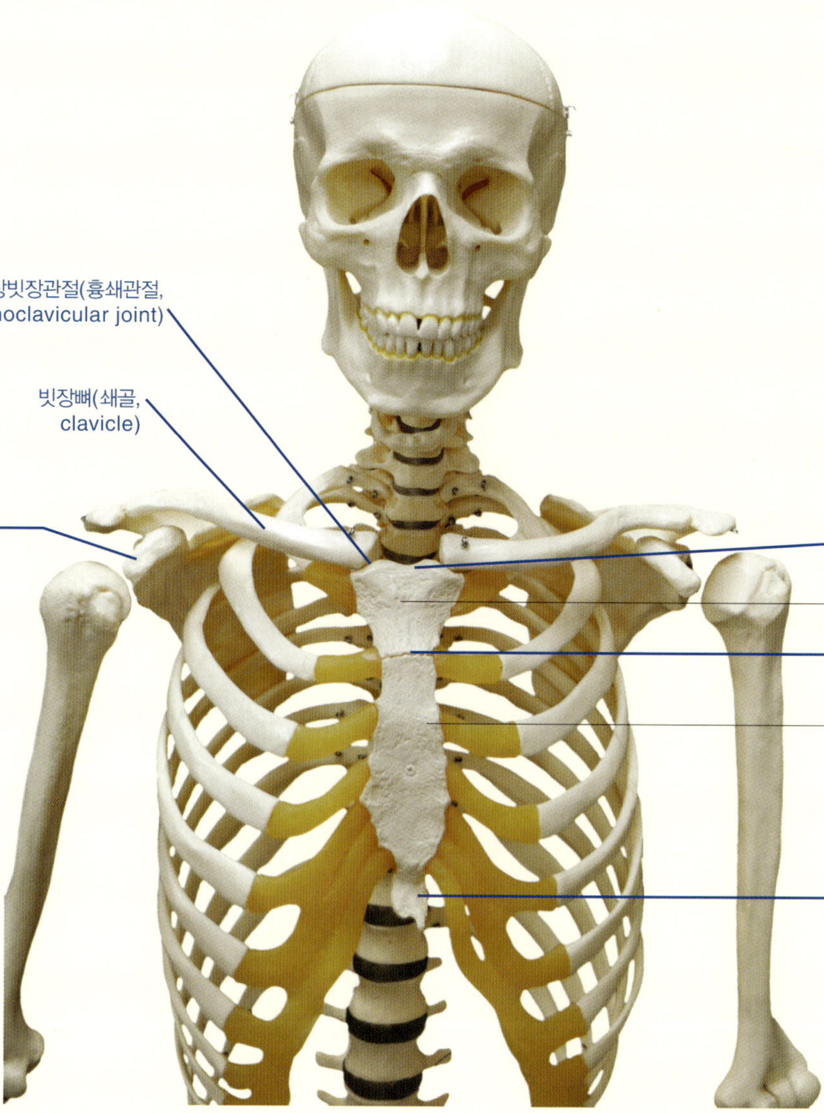

빗장뼈 8 15 22 26

빗장뼈는 안쪽의 복장빗장관절에서 가쪽의 봉우리빗장관절(견봉쇄골관절)에 걸쳐, 뒤쪽으로 S자 형태로 굽어 있다. 안쪽의 복장빗장관절에서 가쪽의 봉우리빗장관절에 걸쳐 빗장뼈의 아래모서리를 확인한 후, 위 · 아래모서리를 가볍게 압박하며 형태를 확인한다.

복장빗장관절

복장빗장관절은 빗장뼈의 복장끝(흉골단)과 복장뼈자루 사이에 형성된 관절이다. 복장끝과 복장뼈자루 사이를 압박하며 촉진한다.

부리돌기 25 36 37

부리돌기는 빗장뼈 아래, 어깨뼈의 봉우리(견봉)에서 약 두 손가락 너비만큼 안쪽에 있다. 빗장뼈와 봉우리를 확인한 후, 봉우리의 앞각에서 두 손가락 너비만큼 안쪽으로 이동하고 빗장뼈의 아래쪽을 압박하여 뼈의 돌출을 확인하며 촉진한다.

목아래패임 15 23

복장뼈(흉골)의 목아래패임은 양쪽의 복장끝 사이에서 복장뼈자루의 위쪽 끝에 있다. 양쪽 복장끝의 사이를 아래쪽으로 압박하며 촉진한다.

복장뼈각 15 23

복장뼈각은 가슴의 앞면 중앙에서 양쪽의 T2 갈비연골(제2 늑연골)을 연결하는 선 위에 위치한 뼈융기이다. 목아래패임에서 두, 세 손가락 너비만큼 아래에 위치한 뼈융기를 압박하며 촉진한다.

칼돌기 7

칼돌기는 복장뼈 가장 아래에 위치한다. 복장뼈몸통에서 아래쪽으로 이동하여 가장 아래쪽 끝을 가볍게 압박하며 촉진한다.

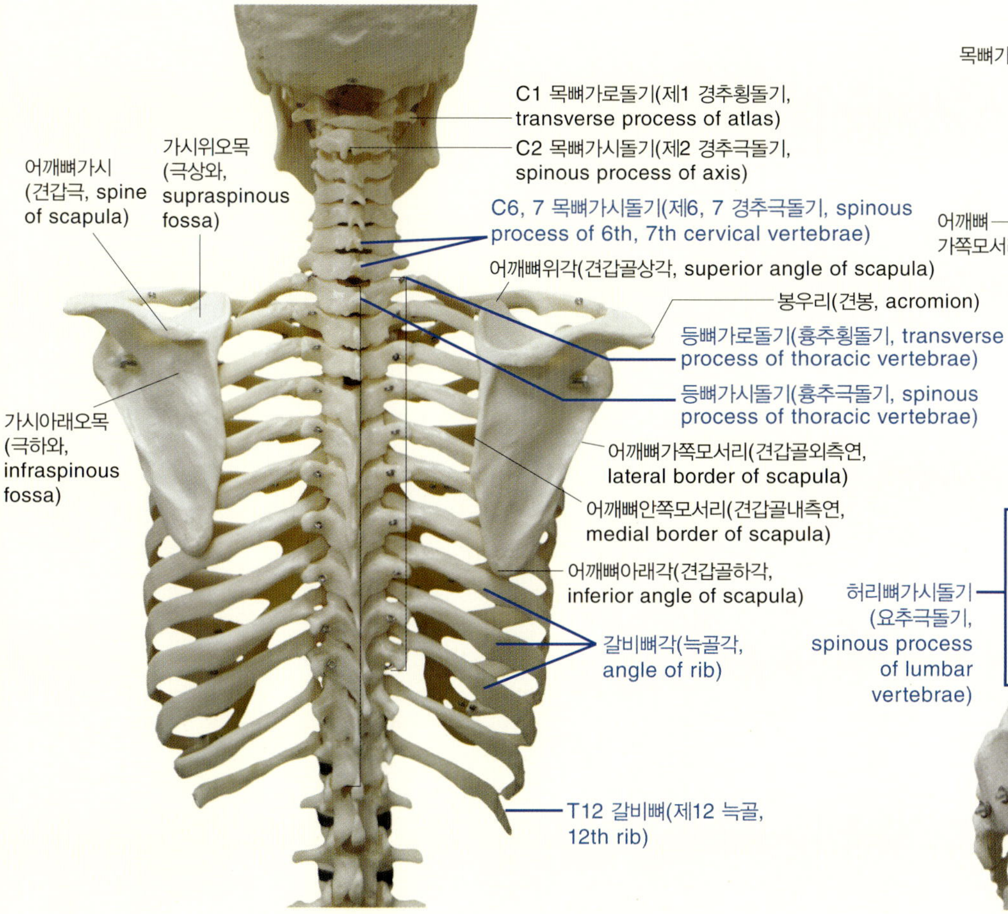

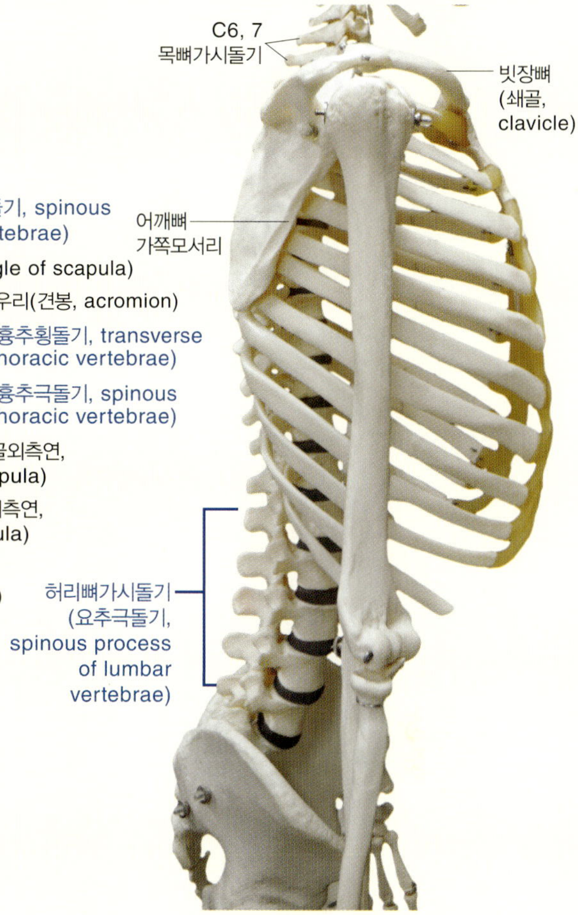

C6, 7 목뼈가시돌기 8 20 21

C7 목뼈가시돌기는 목뼈의 아랫부분에서 제일 뒤쪽으로 돌출되어 있다. C6 목뼈가시돌기는 C7 목뼈가시돌기의 위쪽에 있다. C7 목뼈가시돌기는 목을 굽혀 목뼈의 아랫부분에서 가장 돌출된 부위를 압박하며 촉진한다.

등뼈가로돌기 2 3 11

등뼈가시돌기에서 약 한 손가락 너비만큼 가쪽을 향하면 좌우에 있는 뼈 돌출부위가 등뼈가로돌기이다. T1~12 등뼈가로돌기는 T1~12 갈비뼈와 앞 가쪽에 갈비가로돌기관절(늑횡돌기관절)을 형성한다. 등뼈가시돌기를 확인한 후, 약 한 손가락 너비 정도 가쪽에 있는 가로돌기를 앞쪽으로 가볍게 압박하며 촉진한다. 가장 돌출된 가로돌기와 가쪽으로 이어진 갈비뼈의 몸쪽부분 사이에 움푹 팬 부분을 확인한다.

등뼈가시돌기 9 10 12 19 21

등뼈가시돌기는 C7 목뼈가시돌기에서 아래쪽으로 이어지는 12개의 뼈 돌출부위이다. C7 목뼈가시돌기를 확인한 후, 약 한 손가락 너비 정도 아래쪽에 있는 T1 등뼈가시돌기를 압박한다. 더 아래쪽으로 이어진 뼈 돌출부위를 세면서 T12 등뼈가시돌기까지 가볍게 압박하며 촉진한다.

갈비뼈각 1 2 21

갈비뼈각은 가슴우리(흉곽)의 뒷면에서 갈비뼈가 가장 돌출된 부위이다. 가슴우리의 뒷면에 손을 얹어 갈비뼈의 가장 돌출된 부위를 확인한 후, 위쪽의 갈비뼈에서 아래쪽의 갈비뼈에 걸쳐 압박하며 촉진한다.

T12 갈비뼈 1 4

T12 갈비뼈는 가슴우리의 가장 아래 끝에 있는 뜬갈비뼈이다. 가슴우리의 가장 아래 끝에서 뒷면을 안쪽 앞으로 압박하며 촉진한다.

허리뼈가시돌기 2 3 33

허리뼈가시돌기는 T12 등뼈가시돌기에서 아래쪽으로 이어진 5개의 뼈 돌출부위이다. 양쪽 엉덩뼈능선(장골릉)의 위모서리를 연결하는 선 위에 L4, 5 허리뼈가시돌기가 있다. 양쪽 엉덩뼈능선의 위모서리에 집게손가락을 두고 같은 높이의 허리뼈부위에 엄지손가락을 두면 L4 허리뼈가시돌기를 확인할 수 있다. 약 한 손가락 너비 정도 아래쪽에서 L5 허리뼈가시돌기를 확인한 후, 위쪽으로 이어진 뼈 돌출부위를 세면서 L1 허리뼈가시돌기까지 가볍게 압박하며 촉진한다.

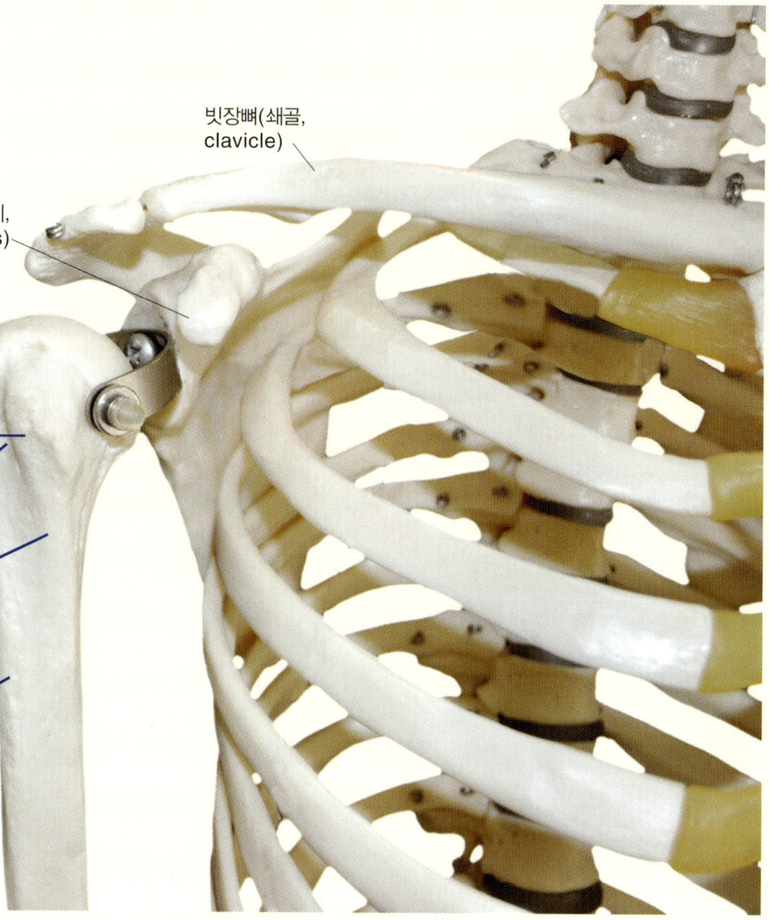

큰결절 29 30 31

위팔뼈의 큰결절은 어깨관절을 가쪽돌림시키면 어깨뼈의 봉우리(견봉)에서 아래쪽에 위치한 뼈 돌출부위이다. 큰결절은 어깨관절의 가쪽돌림 자세에서 봉우리를 확인한 후, 봉우리의 아래쪽에 가장 돌출된 부위를 가쪽에서부터 압박하며 촉진한다. 봉우리의 아래쪽을 압박하고 어깨관절을 안쪽돌림 자세에서 가쪽돌림시켜, 돌출된 큰결절을 확인한다.

작은결절 34

위팔뼈의 작은결절은 어깨관절을 가쪽돌림시키면 어깨뼈 봉우리의 앞각에서 아래쪽에 위치한 뼈 돌출부위이다. 어깨관절의 가쪽돌림 자세에서 봉우리의 앞각을 확인한 후, 아래쪽의 돌출부위를 앞쪽에서 압박하며 촉진한다.

결절사이고랑

위팔뼈의 결절사이고랑은 큰결절과 작은결절 사이에 움푹 들어간 부위이다. 큰결절과 작은결절을 확인한 후, 그 사이에 움푹 팬 부분을 압박하며 촉진한다.

큰결절능선 22 23 24

위팔뼈의 큰결절능선은 큰결절에서 아래쪽으로 이어진 뼈융기이다. 큰결절에서 아래쪽으로 이어진 뼈융기를 가정하며 촉진한다.

작은결절능선 32 33 34 37

위팔뼈의 작은결절능선은 작은결절에서 아래쪽으로 이어진 뼈융기이다. 작은결절에서 아래쪽으로 이어진 뼈융기를 가정하며 촉진한다.

세모근거친면 26 27 28 38

위팔뼈의 세모근거친면은 큰결절능선에서 이어진 뼈융기로, 위팔뼈의 중앙 가쪽면에 위치해 있다. 어깨관절을 가쪽돌림시키고, 큰결절에서 아래쪽으로 이동하여 위팔뼈의 중앙을 가쪽에서 압박하며 촉진한다.

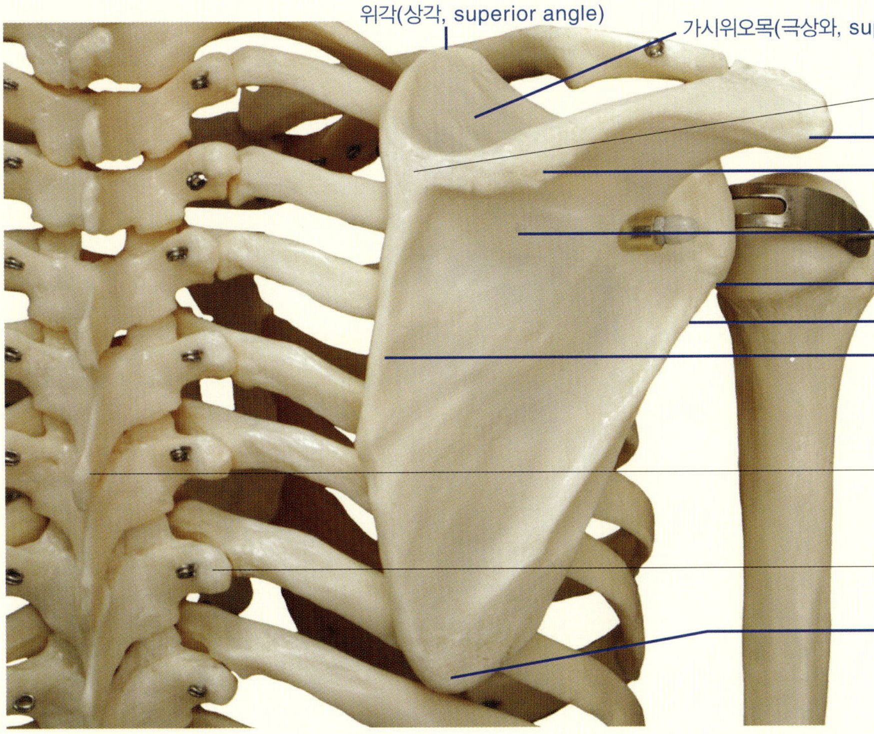

어깨뼈아래각 32 33

어깨뼈의 아래각은 어깨뼈에서 가장 아래에 위치한 뼈 돌출부위이며, 환자로 하여금 열중쉬어 자세를 취하게 하면 확인할 수 있다. 엄지손가락과 집게손가락 사이에 끼워 넣어 뼈의 돌출부위를 확인한 후, 가슴우리(흉곽)의 위쪽으로 밀어 넣듯 촉진한다.

어깨뼈안쪽모서리 5 14 19 20

어깨뼈의 안쪽모서리는 어깨뼈의 아래각에서 위각까지 이어지는 뼈의 가장자리 부분이다. 안쪽모서리의 윗부분은 어깨뼈가시삼각에서 위각까지 가쪽 · 앞쪽으로 굽어 있다. 어깨뼈의 아래각에서 위쪽을 향해, 안쪽부터 힘껏 누르듯 위각까지 촉진한다.

어깨뼈위각

어깨뼈의 위각은 안쪽모서리에서 가장 위쪽 끝에 위치한 부위이다. 어깨뼈의 안쪽모서리를 따라 위쪽 끝까지 이동하여 가장 위쪽 끝에 있는 뼈의 돌출을 확인하며 촉진한다.

어깨뼈가쪽모서리 31

어깨뼈의 가쪽모서리는 어깨뼈의 아래각에서 접시아래결절까지 이어지는 뼈의 가장자리 부분이다. 어깨관절을 굽힘하여 어깨뼈의 아래각을 확인한 후, 어깨관절을 향하여 가쪽에서 뼈 융기를 힘껏 누르듯 촉진한다. 엎드린 자세에서는 어깨뼈의 아래각에서 가쪽 위를 향해, 가쪽부터 힘껏 누르듯 촉진한다.

봉우리 8 27

어깨뼈의 봉우리는 어깨뼈가시에서부터 이어지고, 뒷각에서 앞각까지 두, 세 손가락 정도의 너비를 가진 뼈의 융기이다. 어깨뼈가시에서 가쪽으로 이동하여 뒷각을 확인한 후, 앞쪽을 향해 두, 세 손가락 너비만큼 앞각까지 이어진 뼈의 돌출을 확인하며 촉진한다.

어깨뼈가시 9 10 28

어깨뼈가시는 어깨뼈의 뒷면에서 가장 돌출된 어깨뼈봉우리의 뒷각에서 어깨뼈의 안쪽모서리까지 이어진 뼈의 융기이다. 가쪽은 위쪽으로 파여 있고, 안쪽은 아래쪽으로 돌출되어 있다. 어깨뼈의 안쪽모서리에서는 어깨뼈가시삼각을 형성한다. 촉진할 때에는 어깨뼈의 뒷면에 손을 대고 뼈의 돌출을 확인한 후, 가쪽 끝에 있는 봉우리의 뒷각에서 안쪽 끝에 있는 어깨뼈가시삼각까지 확인한다. 아래쪽부터 힘껏 눌러 가쪽의 움푹 팬 부분과 안쪽의 돌출을 확인할 수 있다. 어깨뼈가시를 잡아 두께를 확인한다.

가시위오목 29

가시위오목은 어깨뼈가시와 어깨뼈의 위각으로 형성된, 움푹 들어간 부위이다. 어깨뼈가시의 위모서리와 위각 사이에 움푹 팬 부분과 그 너비를 가정하고 깊은부분으로 밀어 넣듯 촉진한다.

접시아래결절 35

접시아래결절은 어깨뼈의 가쪽모서리에서 위쪽 끝에 위치한다. 촉진 시에는 어깨관절을 굽힘시키고 어깨뼈의 가쪽모서리를 따라 위쪽으로 이동하여 위쪽 끝을 압박한다. 엎드린 자세에서는 어깨관절을 벌림시켜 어깨뼈의 가쪽모서리에서 위쪽으로 이동하여 위쪽 끝을 압박한다.

가시아래오목 30

가시아래오목은 어깨뼈의 안쪽모서리, 가쪽모서리, 어깨뼈가시로 둘러싸여 삼각형으로 움푹 들어간 부위이다. 어깨뼈의 아래각에서 안쪽모서리와 가쪽모서리를 확인한 후, 어깨뼈가시의 아래모서리에 둘러싸인 팬 부분을 가정하고 손끝으로 힘껏 누르며 촉진한다.

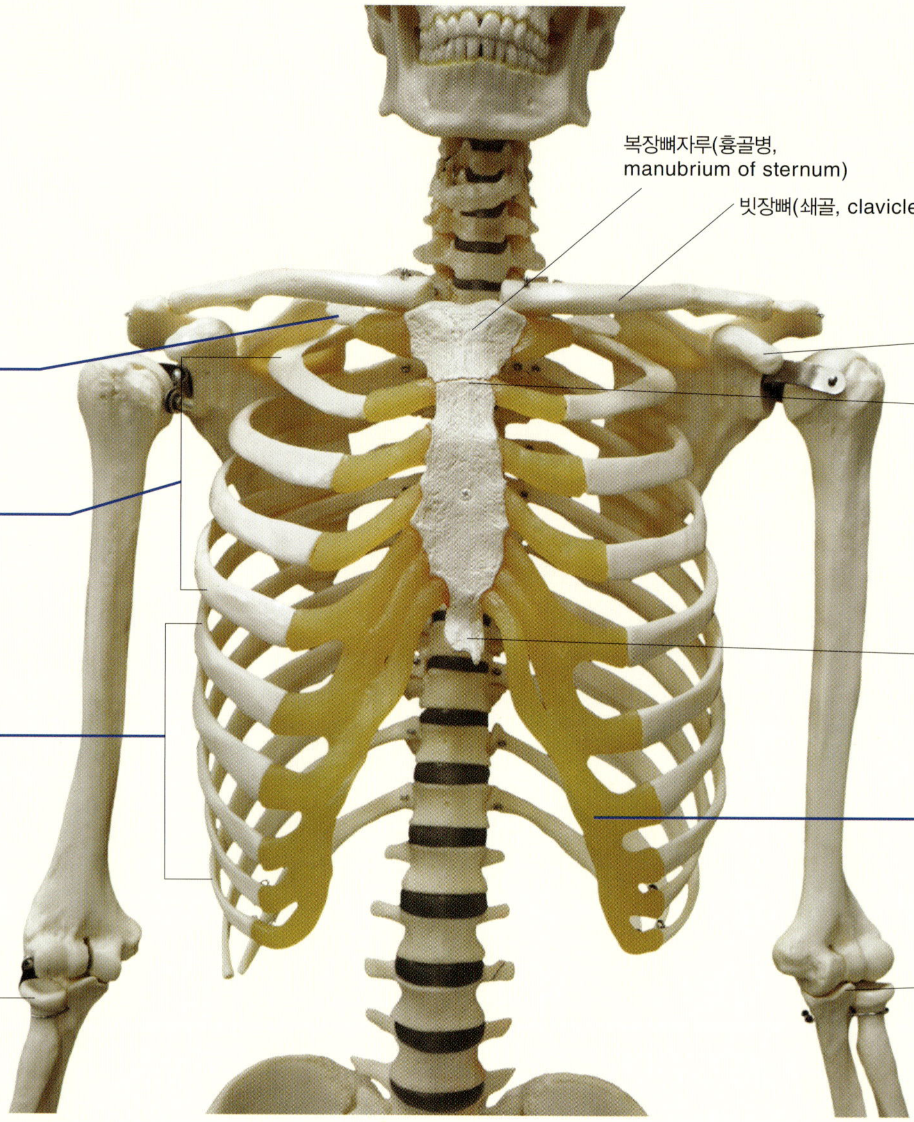

T1 갈비뼈 5 16 17

T1 갈비뼈는 빗장뼈의 아래쪽에서 복장뼈자루와 T1 등뼈가로돌기(제1 흉추횡돌기)를 연결한다. 빗장뼈의 뒤쪽을 등쪽으로 압박하며 촉진한다.

T2~5 갈비뼈 1 5 18 25 33

T2 갈비뼈는 복장뼈각의 가쪽에 위치한다. T3 갈비뼈는 T2 갈비뼈에서 약 한 손가락 너비만큼 아래쪽에 위치하고 T4, 5 갈비뼈도 각각 약 한 손가락 너비 정도 아래쪽에 위치한다. T2 갈비연골(제2 늑연골)은 복장뼈각을 확인한 후, 복장뼈각의 가쪽을 압박하며 촉진한다. T2 갈비뼈는 T2 갈비연골의 가쪽을 등쪽으로 압박하며 촉진한다. T3 갈비뼈는 T2 갈비뼈에서 약 한 손가락 너비 정도 아래쪽을 압박하며 촉진한다. 그리고 약 한 손가락 너비만큼 더 아래쪽에 있는 T4, 5 갈비뼈를 각각 압박한다.

T6~10 갈비뼈 1 5 6

T10 갈비뼈는 갈비활의 가장 아래쪽에 위치한다. T6~10 갈비연골은 유합되어 복장뼈(흉골)에 붙어 있다. T10 갈비뼈는 갈비활의 가장 아랫부분을 압박하며 촉진한다. T6~9 갈비뼈는 T10 갈비뼈에서부터 위쪽으로 순서대로 압박하며 촉진한다.

갈비활

갈비활은 가슴우리(흉곽)의 앞면에서 가장 아랫부분을 형성한다. 배부위를 움푹 들어가게 하여 가슴우리 가장 아래쪽 끝을 확인한다. 가슴우리의 가장 아래쪽 끝을 뒤쪽으로 압박하며 촉진한다.

위팔뼈가쪽위관절융기 40 41 42 43 44 45

위팔뼈의 가쪽위관절융기는 위팔뼈의 아래 끝에서 가쪽에 위치한 뼈 돌출부위이다. 가쪽위관절융기는 팔꿈치를 편 상태에서 안쪽위관절융기와 팔꿈치머리(주두)를 연결하는 선 위에 위치한다. 어깨관절의 가쪽돌림 자세에서 위팔뼈의 가쪽을 따라 아래로 이동하여 뼈의 가장 돌출된 부위를 가볍게 압박하며 촉진한다. 아래쪽의 노뼈머리와 구별한다. 엎드린 자세에서는 어깨관절을 가쪽돌림시키고 마찬가지로 시행한다.

위팔뼈안쪽위관절융기 51 52 53 54 55

위팔뼈의 안쪽위관절융기는 위팔뼈의 아래 끝에서 안쪽에 위치한 뼈 돌출부위이다. 안쪽위관절융기는 팔꿈치를 편 상태에서 가쪽위관절융기와 팔꿈치머리를 연결하는 선 위에 위치한다. 어깨관절의 가쪽돌림 자세에서 위팔뼈의 안쪽을 따라 아래로 이동하여 뼈의 가장 돌출된 부위를 가볍게 압박하며 촉진한다. 엎드린 자세에서는 어깨관절을 안쪽돌림시키고 마찬가지로 시행한다.

노뼈머리 55

노뼈머리는 가쪽위관절융기의 아래쪽에 위치한다. 아래팔(전완)을 엎침시키면 팔꿈치머리의 가쪽에 움푹 들어간 부분이 생기는데, 여기서 뼈의 가장 돌출된 부위를 가볍게 압박하며 촉진한다. 위쪽에 있는 위팔뼈가쪽위관절융기의 뼈 돌출부위와 구별한다. 엎드린 자세에서는 아래팔을 뒤침하고, 팔꿈치머리의 가쪽에 생기는 움푹 팬 부분에서 뼈 돌출부위를 가볍게 압박한다. 위쪽에 있는 위팔뼈가쪽위관절융기의 뼈 돌출부위와 구별한다.

노뼈거친면 36

노뼈거친면은 노뼈머리에서 약 한 손가락 너비 정도 아래쪽에 있는데, 아래팔을 뒤침시키면 안쪽 앞에 돌출된 뼈 융기이다. 아래팔의 엎침 자세에서 노뼈머리를 확인한 후, 아래팔을 뒤침시키고 팔꿉관절을 가볍게 굽힘시켜 노뼈머리에서 약 한 손가락 너비 정도 안쪽 아래에 위치한 부위를 압박하며 촉진한다.

노뼈몸통 44 47 48 50 51 57

노뼈몸통은 위팔뼈와 손목뼈 사이에서 가쪽에 위치한다. 아래팔의 뒤침 자세에서 노뼈머리를 확인한 후, 노뼈붓돌기까지 아래팔의 가쪽을 가볍게 압박하고 아래쪽으로 이동하며 촉진한다.

자뼈갈고리돌기 38 51

자뼈갈고리돌기는 자뼈(척골)의 몸쪽 끝 앞면에 돌출된 뼈융기이다. 위팔두갈래근힘줄(상완이두근건)이 표층을 주행하기 때문에 촉진하기가 어렵다.

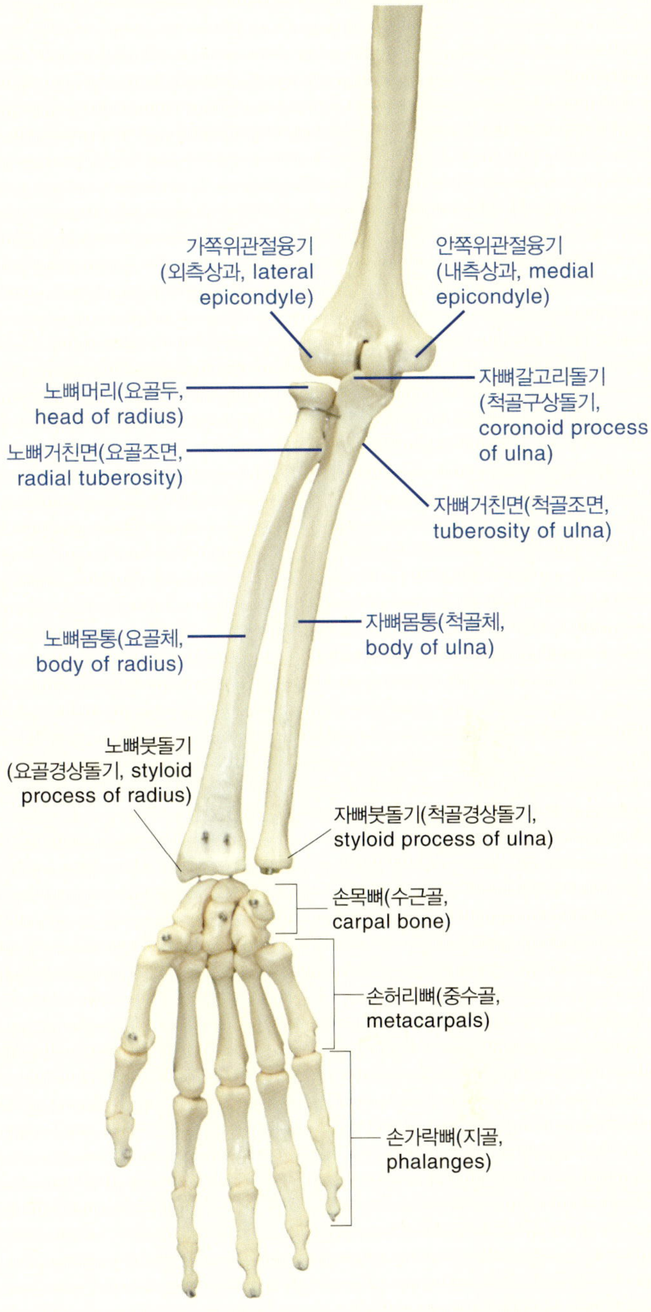

자뼈거친면 38 55

자뼈거친면은 자뼈의 몸쪽 끝 앞면에 위치한다. 손목관절의 굽힘근육들이 불룩하여 촉진하기 어렵다.

자뼈몸통 44 48 54 56

자뼈몸통은 위팔뼈와 손목뼈 사이에서 안쪽에 위치한다. 어깨관절의 안쪽돌림 자세에서 팔꿈치머리부터 자뼈붓돌기까지 가볍게 압박하고 아래쪽으로 이동하며 촉진한다.

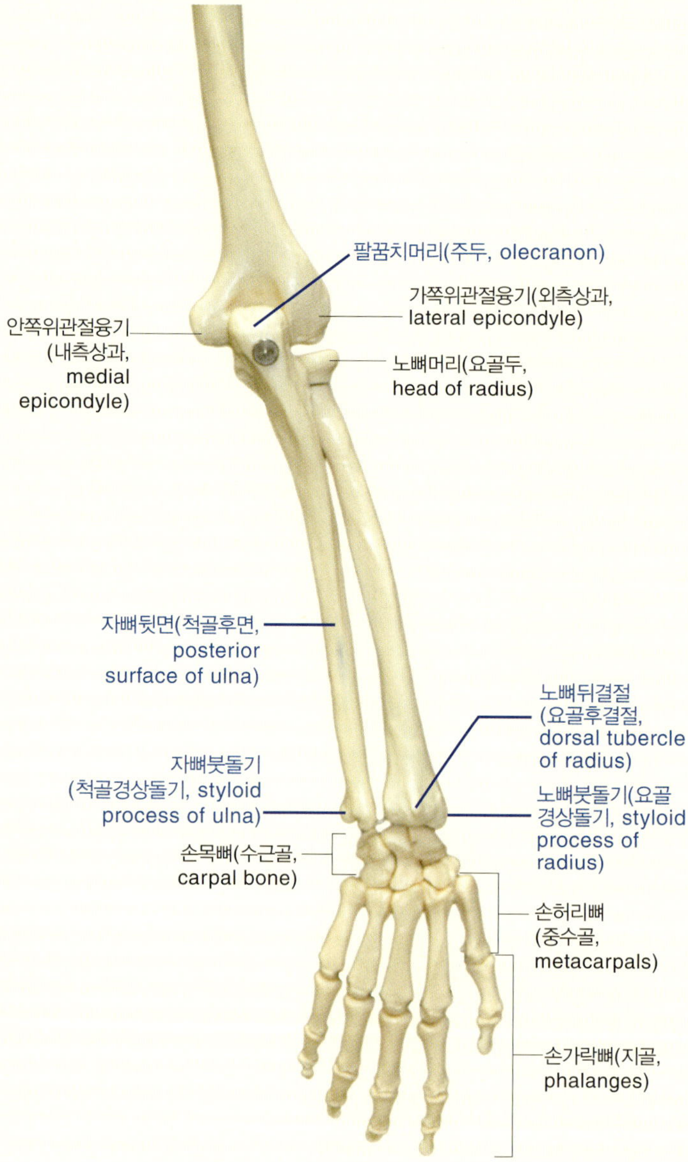

팔꿈치머리 35 43 54

팔꿈치머리는 자뼈의 몸쪽 끝에서 가장 돌출된 뼈융기이다. 팔꿉관절을 편 자세에서 위팔뼈의 가쪽위관절융기와 안쪽위관절융기를 연결하는 선 위에 위치한다. 어깨관절의 가쪽돌림 자세에서 팔꿉관절을 굽히고 자뼈의 뒷면 몸쪽 끝에서 가장 돌출된 뼈융기를 가볍게 압박하며 촉진한다.

자뼈뒷면 42 49

자뼈의 뒷면은 아래팔의 안쪽 뒷면에 위치한다. 아래팔을 뒤침시키고 몸쪽에서는 아래팔의 뒷면 중앙을, 먼쪽에서는 아래팔의 뒷면 안쪽을 팔꿈치머리부터 자뼈붓돌기까지 가볍게 압박하며 촉진한다.

자뼈붓돌기

자뼈붓돌기는 아래팔의 아래 끝 안쪽에서 뒷면에 돌출된 뼈융기이다. 아래팔을 엎침시키고 자뼈의 뒷면에서 먼쪽 끝에 있는 뼈 중 가장 돌출된 뼈융기를 가볍게 압박하며 촉진한다. 엎드린 자세에서는 아래팔을 뒤침시키고, 자뼈의 뒷면에서 먼쪽 끝에 있는 뼈 중 가장 돌출된 뼈융기를 가볍게 압박한다.

노뼈붓돌기 39

노뼈붓돌기는 아래팔의 아래 끝 가쪽에서 뒷면에 돌출된 뼈융기이다. 아래팔을 중립위치로 하고, 노뼈의 가쪽에서 아래쪽으로 이동하여 뼈가 다시 돌출된 부위를 가볍게 압박하며 촉진한다.

노뼈뒤결절

노뼈뒤결절은 노뼈의 먼쪽 끝 중앙에 위치한다. 노뼈의 먼쪽 끝 중앙에서 가장 뒤쪽에 돌출된 뼈융기를 압박하며 촉진한다.

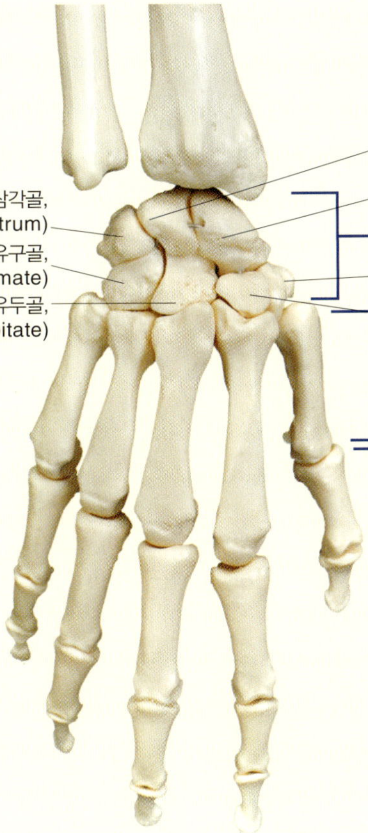

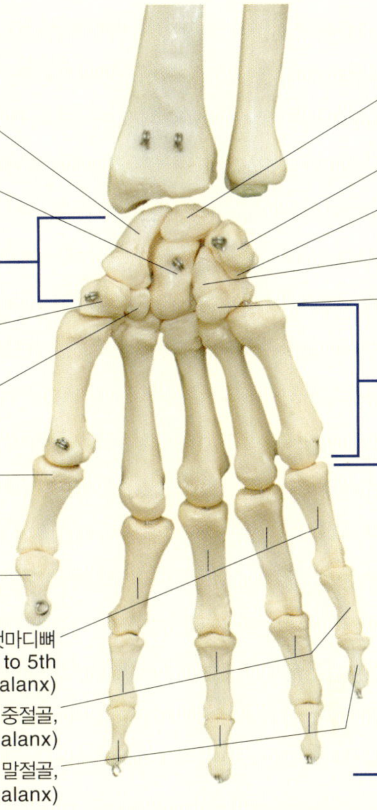

손목뼈 54 58 59 60 61 62 63 64

손목뼈는 몸쪽 안에서 콩알뼈, 세모뼈, 반달뼈, 손배뼈, 먼쪽 안에서 갈고리뼈, 알머리뼈, 작은마름뼈, 큰마름뼈로 구성되어 있다. 콩알뼈는 세모뼈의 바닥쪽에 있고, 갈고리뼈와 큰마름뼈는 바닥쪽에 융기가 있다. 등쪽은 반달뼈, 손배뼈, 알머리뼈와 작은마름뼈 사이에 움푹 팬 형태를 띠고 있다.

콩알뼈를 촉진할 때는 아래팔을 뒤침시키고 새끼두덩(소지구)의 몸쪽에 있는 뼈 중 가장 돌출된 부위를 압박한다.

세모뼈를 촉진할 때는 아래팔을 엎침시키고 자뼈붓돌기(척골경상돌기)의 먼쪽을 압박한다.

반달뼈를 촉진할 때는 아래팔을 엎침시키고 셋째손허리뼈(제3 중수골)의 몸쪽을 확인한 후, 손목관절을 손바닥굽힘시켜 돌출된 뼈를 압박한다.

손배뼈를 촉진할 때는 아래팔을 뒤침시키고 엄지두덩(무지구)의 몸쪽을 확인한 후, 손목관절을 손등굽힘시켜 돌출된 뼈를 압박한다.

큰마름뼈를 촉진할 때는 아래팔을 뒤침시키고 엄지두덩의 몸쪽에서 가장 돌출된 뼈를 압박한다.

작은마름뼈를 촉진할 때는 아래팔을 엎침시키고 둘째손허리뼈(제2 중수골)의 몸쪽에 있는 움푹 팬 부분을 압박한다.

알머리뼈를 촉진할 때는 아래팔을 엎침시키고 셋째손허리뼈의 몸쪽에 있는 움푹 팬 부분을 압박한다.

갈고리뼈를 촉진할 때는 아래팔을 뒤침시키고 콩알뼈에서 약 한 손가락 너비 정도로 먼쪽 노쪽을 압박한다.

손허리뼈 40 41 42 48 52 54 58 61 64 67

첫째~다섯째손허리뼈는 손목뼈의 먼쪽에 위치한다. 손허리뼈는 몸쪽부터 순서대로 손허리뼈바닥(중수골저), 손허리뼈몸통(중수골체), 손허리뼈머리(중수골두)로 구성되어 있다. 첫째손허리뼈를 촉진할 때는 첫째손허리손가락관절에서 몸쪽으로 이동하며 압박한다. 마찬가지로 둘째손허리뼈, 셋째손허리뼈, 넷째손허리뼈, 다섯째손허리뼈를 촉진할 때는 손허리손가락관절(MP관절)에서 몸쪽으로 이동하며 압박한다.

손가락뼈 45 46 47 55 56 57 59 61 62 63 65 66 67

첫째손허리뼈의 먼쪽에는 첫째첫마디뼈 · 끝마디뼈가 있다. 첫째첫마디뼈 · 끝마디뼈를 촉진할 때는 첫째손허리손가락관절을 확인한 후, 몸쪽부터 순서대로 압박한다. 둘째~다섯째손허리뼈의 먼쪽에는 각각 첫마디뼈, 중간마디뼈, 끝마디뼈가 있다. 둘째첫마디뼈 · 중간마디뼈 · 끝마디뼈를 촉진할 때는 손허리손가락관절을 확인한 후, 몸쪽부터 순서대로 압박한다. 마찬가지로 셋째~다섯째첫마디뼈 · 중간마디뼈 · 끝마디뼈도 각각 손허리손가락관절을 확인한 후, 몸쪽부터 순서대로 압박하며 촉진한다.

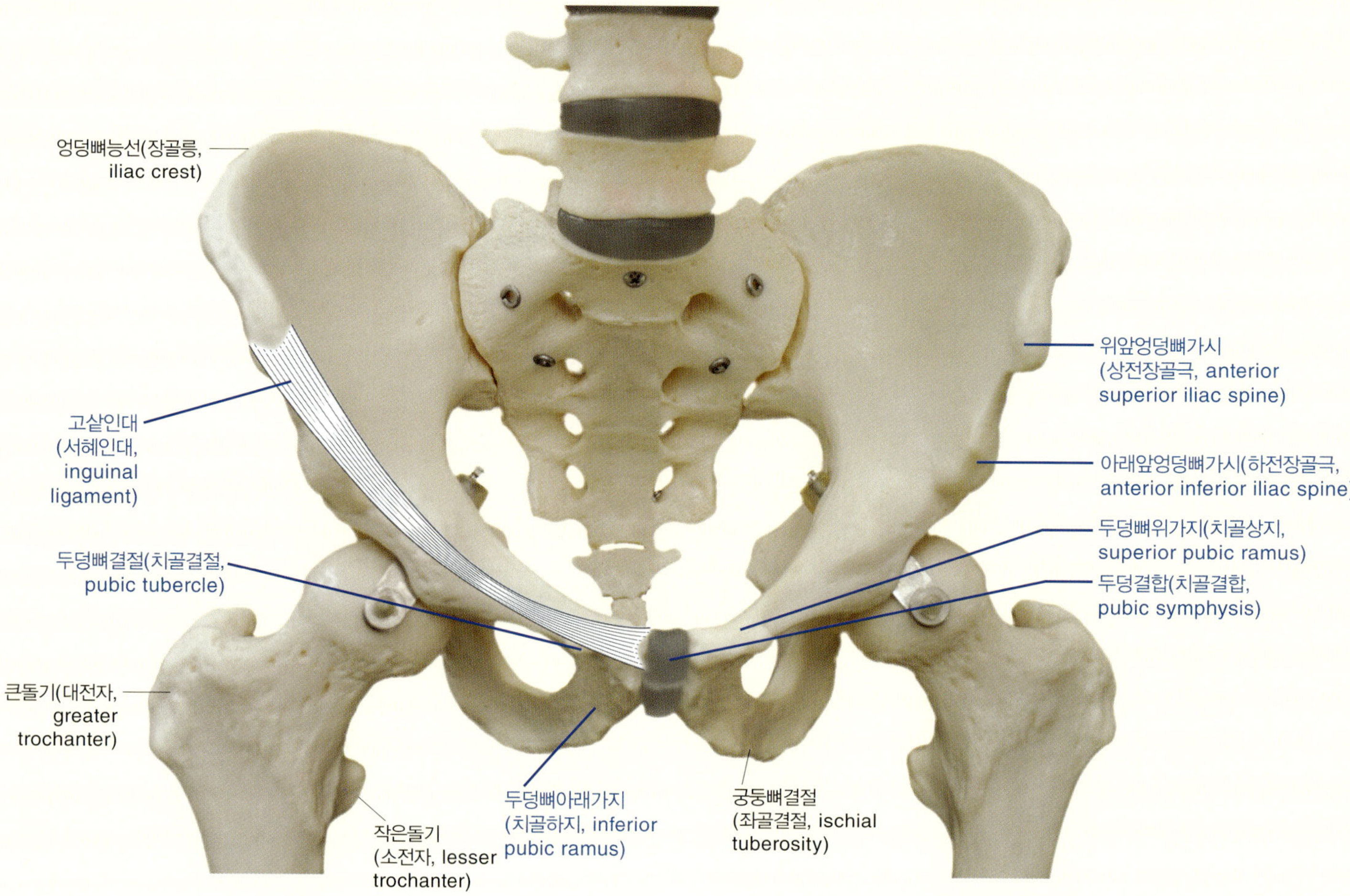

위앞엉덩뼈가시 72 73

위앞엉덩뼈가시는 엉덩뼈능선의 앞쪽 끝에 위치한 뼈 돌출부위이다. 엉덩뼈능선을 확인한 후, 앞쪽으로 이동하여 뼈가 가장 돌출된 부위를 가볍게 압박하며 촉진한다. 또한 몸통의 앞면에서 골반의 윗부분 가쪽에 손바닥을 두면 쉽게 확인할 수 있다.

아래앞엉덩뼈가시 85

아래앞엉덩뼈가시는 위앞엉덩뼈가시에서 두, 세 손가락 너비만큼 아래 안쪽에 있는 뼈 돌출부위이다. 위앞엉덩뼈가시에서 두, 세 손가락 너비만큼 아래 안쪽에 위치한 부위를 압박하며 촉진한다. 엉덩관절을 굽힌 자세에서 확인하는 것이 좋다.

두덩결합 7 75 78

두덩결합은 좌우 두덩뼈의 결합 부분으로, 대체로 좌우의 큰돌기를 잇는 직선 위에 위치한다. 피검자의 엄지손가락을 배의 정중선을 따라 아래쪽으로 이동시켜 두덩결합을 확인하며 촉진한다. 그리고 가쪽에 있는 두덩뼈결절도 확인한다.

두덩뼈결절 7 75

두덩뼈결절은 두덩결합에서 약 한 손가락 너비 정도 가쪽에 있는 뼈 돌출부위이다. 두덩결합을 확인한 후, 가쪽으로 이동하여 뼈가 가장 돌출된 부위를 가볍게 압박하며 촉진한다.

두덩뼈위가지

두덩뼈위가지는 두덩결합과 볼기뼈의 절구(관골구) 사이에 있다. 두덩결합 및 두덩뼈결절을 확인한 후, 비스듬하게 가쪽 몸쪽에 위치한 절구를 향해 가볍게 압박하며 촉진한다.

두덩뼈아래가지 76

두덩뼈아래가지는 두덩결합과 궁둥뼈(좌골) 사이에 있다. 궁둥뼈결절을 확인한 후, 배쪽으로 안쪽 몸쪽에 위치한 두덩결합을 향해 가볍게 압박하며 촉진한다.

고샅인대 6

고샅인대는 위앞엉덩뼈가시와 두덩뼈결절을 연결하는 섬유다발이다. 위앞엉덩뼈가시와 두덩뼈결절을 확인한 후, 양쪽을 연결하는 직선 위를 가볍게 압박하며 촉진한다.

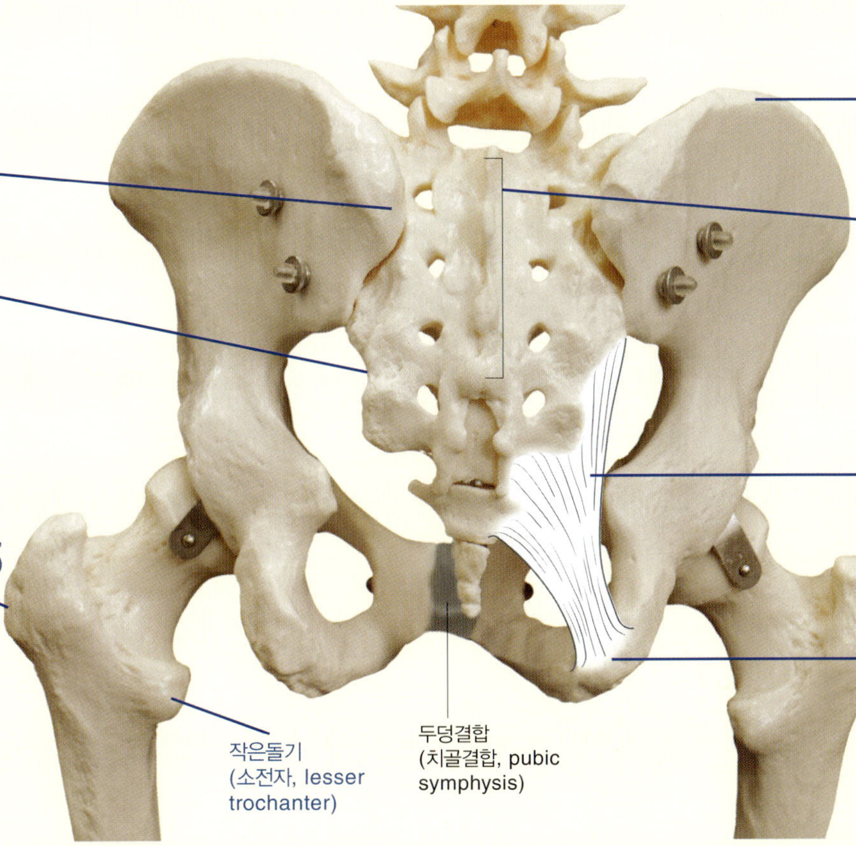

엉덩뼈능선 1 2 4 6 33 71

엉덩뼈능선은 앞쪽 끝의 위앞엉덩뼈가시에서 뒤쪽 끝의 위뒤엉덩뼈가시까지 이어진 뼈융기이다. 위앞엉덩뼈가시를 확인한 후, 뒤쪽으로 이동하여 위뒤엉덩뼈가시까지 뼈융기를 압박하면서 촉진한다.

위뒤엉덩뼈가시

위뒤엉덩뼈가시는 엉덩뼈능선의 뒤쪽 끝에 위치한 뼈 돌출부위이다. 엉덩뼈능선을 확인한 후, 뒤쪽으로 이동하여 뼈가 가장 돌출된 부위를 압박하며 촉진한다.

엉치뼈가쪽모서리 70

엉치뼈의 가쪽모서리는 큰궁둥패임(대좌골절흔)의 안쪽 끝에서 꼬리뼈(미골)까지 이어지는 뼈의 가장자리 부분이다. 위뒤엉덩뼈가시에서 약 두 손가락 너비만큼 아래에 위치한 부위에서 꼬리뼈를 향해 뼈의 가장자리를 압박하면서 촉진한다.

정중엉치뼈능선 2

정중엉치뼈능선은 엉치뼈의 가시돌기에서 엉치뼈의 정중앙에 위치한 4개의 뼈 돌출부위이다. 촉진할 때는 양쪽의 위뒤엉덩뼈가시를 확인한 후, 그 사이에 있는 뼈 돌출부위를 가볍게 압박하면서 아래로 이동한다.

궁둥뼈결절 77 83 84 88 89 90

궁둥뼈결절은 두덩뼈아래가지(치골하지)의 뒤쪽으로 이어져, 궁둥뼈의 뒤쪽 아랫면에 넓게 돌출된 융기이다. 촉진할 때는 손바닥으로 볼기의 아래쪽을 힘껏 눌러 궁둥뼈결절의 융기를 확인한 후, 엄지손가락으로 압박하면서 모양을 확인한다.

엉치결절인대 70

엉치결절인대는 궁둥뼈결절과 엉치뼈 · 꼬리뼈의 가쪽모서리, 위뒤엉덩뼈가시를 연결하는 넓고 강인한 인대이다. 궁둥뼈결절의 안쪽부분과 엉치뼈의 가쪽모서리를 연결하는 직선을 이미지화하여 앞 가쪽으로 압박하며 촉진한다.

큰돌기 71 79 84 87

큰돌기는 넙다리뼈(대퇴골)의 윗부분 가쪽에서 크게 돌출된 뼈융기이다. 볼기의 가쪽을 따라 아래로 이동하여 뼈융기를 압박하며 촉진한다. 엉덩관절을 안쪽 · 가쪽돌림시켜 뼈융기의 이동을 확인한다.

작은돌기 68 69

작은돌기는 넙다리뼈의 몸쪽에서 안쪽 뒤에 있고, 큰돌기에서 이어지는 돌기사이능선(전자간릉)의 안쪽 끝에 위치한 뼈융기이다. 또한 궁둥뼈결절의 가쪽에 위치한다. 엎드린 자세를 취하여 큰돌기를 확인한 후, 큰돌기에서부터 돌기사이능선을 확인할 수 없을 때까지 아래 안쪽으로 이동하며 촉진한다. 그런 다음 무릎관절의 굽힘 자세에서 엉덩관절을 안쪽돌림시켜 약간 돌출된 뼈융기를 확인한다.

넙다리뼈안쪽위관절융기 92

넙다리뼈의 안쪽위관절융기는 넙다리뼈의 아랫부분에서 안쪽에 있는 커다란 뼈융기이다. 넓적다리의 안쪽을 따라 아래쪽으로 이동하여 뼈융기부위를 확인한 후, 가장 돌출된 부위를 압박하며 촉진한다.

넙다리뼈가쪽위관절융기 91 95

넙다리뼈의 가쪽위관절융기는 넙다리뼈의 아랫부분에서 가쪽에 있는 커다란 뼈융기이다. 넓적다리의 가쪽을 따라 아래쪽으로 이동하여 뼈융기부위를 확인한 후, 가장 돌출된 부위를 압박하며 촉진한다.

넙다리뼈의 거친선가쪽선 87 90

넙다리뼈의 거친선가쪽선은 넙다리뼈의 뒷면 가쪽에서 길게 늘어진 작은 뼈융기이다. 큰돌기, 넙다리뼈의 가쪽관절융기와 안쪽관절융기를 확인한 후, 넙다리뼈몸통을 가정하고 넓적다리의 뒷면부터 압박하며 촉진한다. 단, 확실하게 확인하기는 어렵다.

넙다리뼈의 거친선안쪽선 75 76 77 86

넙다리뼈의 거친선안쪽선은 넙다리뼈의 뒷면 안쪽에서 길게 늘어진 작은 뼈융기이다. 큰돌기, 넙다리뼈의 가쪽관절융기와 안쪽관절융기를 확인한 후, 넙다리뼈몸통을 가정하고 넓적다리의 뒷면부터 압박하며 촉진한다. 단, 확실하게 확인하기는 어렵다.

엉덩정강띠(장경인대) 70 72

넙다리네갈래근(대퇴사두근)을 수축시키면 넓적다리의 가쪽 아랫부분에서 불룩해진 부위를 확인할 수 있다. 넓적다리의 가쪽 중심부분에서 두툼한 섬유를 정강뼈의 가쪽관절융기까지 압박하며 촉진한다.

모음근결절 77

모음근결절은 넙다리뼈안쪽위관절융기의 윗부분에 있는 작은 뼈융기이다. 안쪽위관절융기를 확인한 후, 그 위쪽을 압박하며 촉진한다.

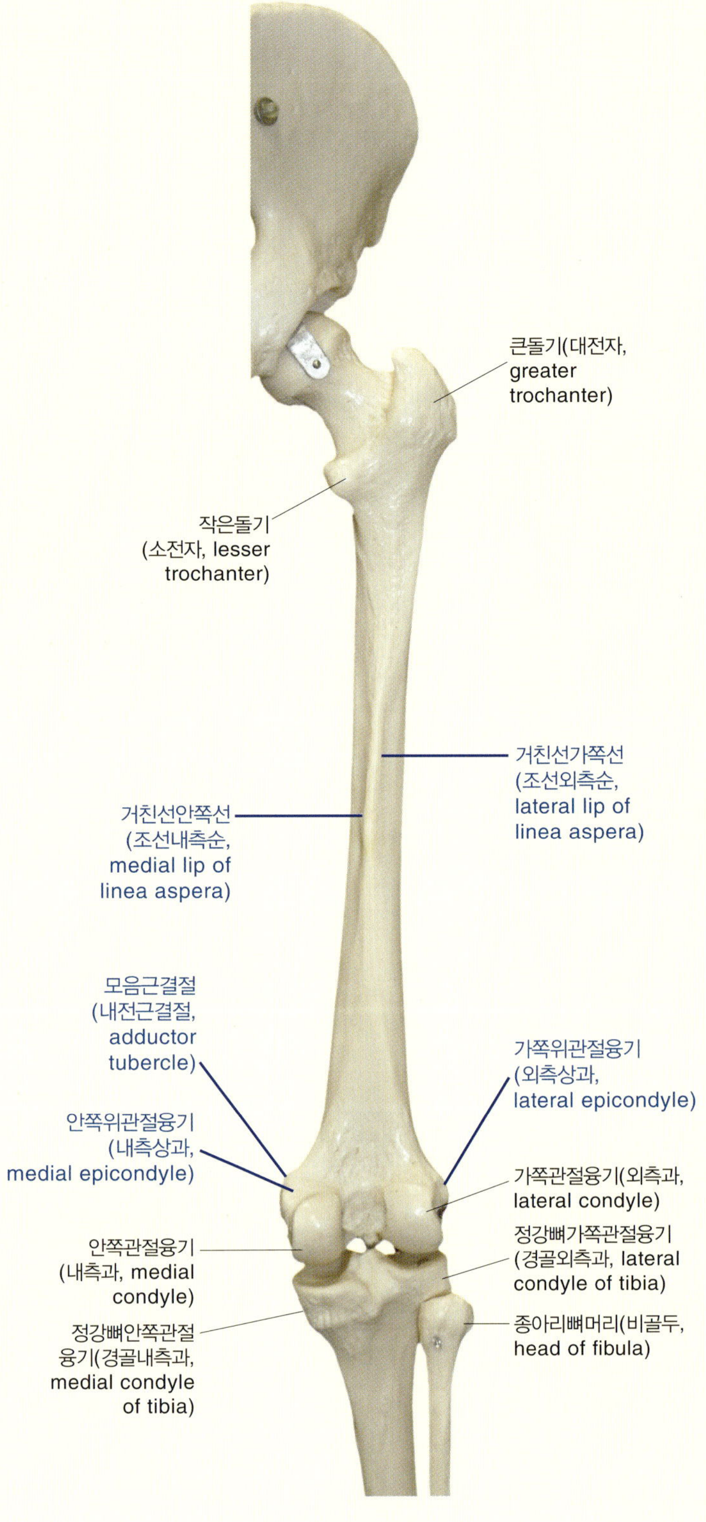

정강뼈(앞모서리 · 안쪽면 · 가쪽면) 78 93 94 96 97 102 104

정강뼈는 넙다리뼈와 발목뼈(족근골) 사이에 위치해 있다. 정강뼈의 앞모서리는 안쪽면과 가쪽면 사이에 있는 뼈융기이다. 정강뼈의 앞모서리를 촉진할 때는 정강뼈거친면을 확인한 후, 뼈융기를 압박하면서 먼쪽으로 이동한다. 정강뼈의 안쪽면을 촉진할 때는 앞모서리의 안쪽을 압박하면서 먼쪽으로 이동한다. 정강뼈의 가쪽면을 촉진할 때는 앞모서리의 가쪽을 압박하면서 먼쪽으로 이동한다.

정강뼈가쪽관절융기 72 99

정강뼈의 가쪽관절융기는 무릎인대에서 가쪽에 있는 커다란 뼈융기이다. 무릎인대의 가쪽에 있는 뼈융기부위를 확인한 후, 가장 돌출된 부위를 압박하며 촉진한다.

정강뼈안쪽관절융기 89

정강뼈의 안쪽관절융기는 무릎인대에서 안쪽에 있는 커다란 뼈융기이다. 무릎인대를 확인한 후, 그 안쪽에 있는 뼈융기부위를 압박하며 촉진한다.

정강뼈거친면 73

정강뼈거친면은 정강뼈의 윗부분에서 앞면에 있는 뼈융기로, 무릎인대의 부착부위이다. 정강뼈의 능선을 따라 위쪽으로 이동하여 무릎인대 아래 끝에 있는 뼈융기부위를 압박하며 촉진한다.

거위발

거위발은 정강뼈거친면의 안쪽 아랫부분에서 넙다리빗근(봉공근), 두덩정강근(박근), 반힘줄근(반건상근)이 붙어 형성된 두툼한 부위이다. 정강뼈거친면의 안쪽 아랫부분을 압박하며 촉진한다.

종아리뼈 97 98 99 100 101 103 104

종아리뼈는 넙다리뼈와 발목뼈 사이에서 정강뼈의 가쪽에 위치한다. 촉진할 때는 종아리뼈머리와 가쪽복사를 잇는 선을 따라 먼쪽으로 이동하며 압박한다.

종아리뼈머리 90 93 99

종아리뼈머리는 종아리뼈의 위쪽 끝에서 가장 돌출된 뼈융기이다. 종아리의 가쪽을 따라 위쪽으로 이동하여 뼈융기부위를 확인한 후, 가장 돌출된 부위를 압박하며 촉진한다.

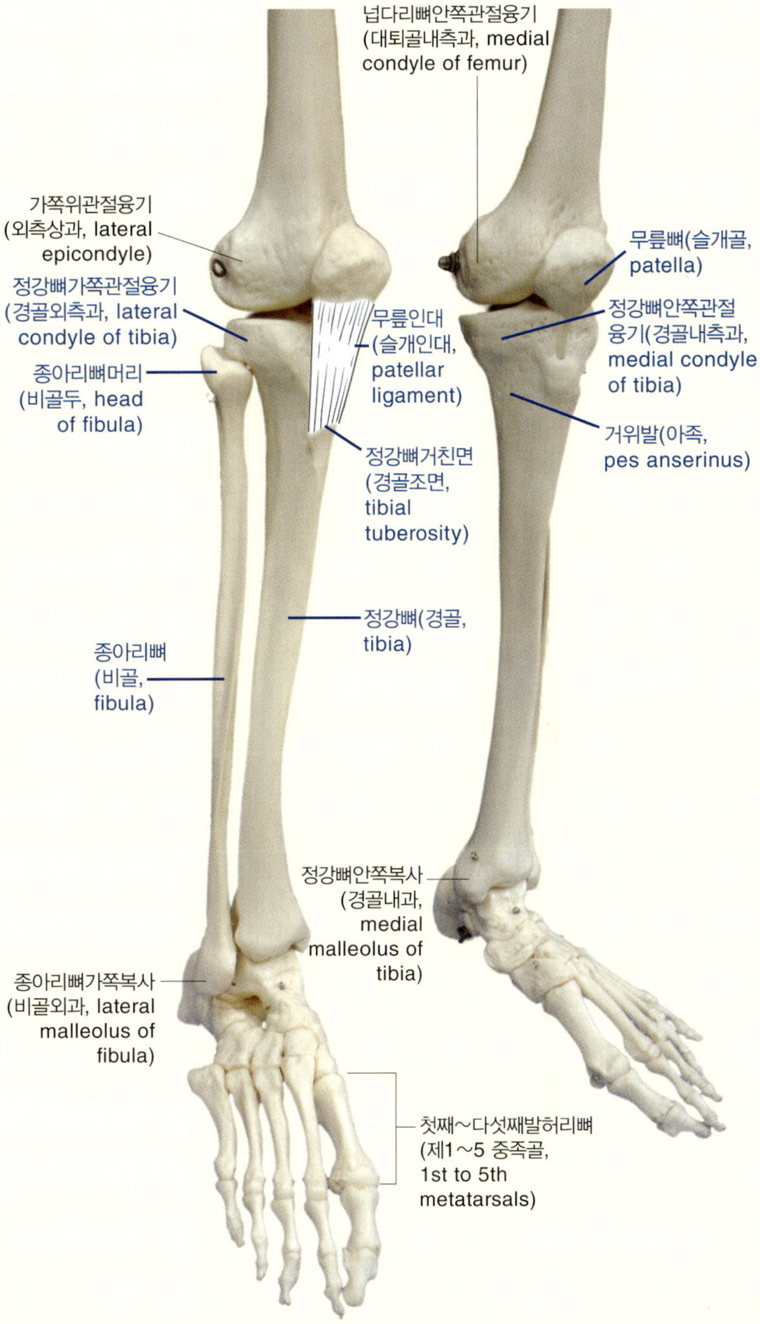

무릎뼈 85 86 87

무릎뼈는 무릎관절의 앞면에 위치한 가장 큰 종자뼈(종자골)이다. 무릎인대를 따라 위쪽으로 이동하여 무릎뼈의 아래모서리를 확인한 후, 무릎뼈의 가쪽모서리 · 위모서리 · 안쪽모서리를 압박하며 촉진한다.

무릎인대 85

무릎인대는 무릎뼈의 아래모서리에서 정강뼈거친면으로 이어진, 두꺼운 결합조직이다. 무릎뼈의 아래모서리를 확인한 후, 정강뼈거친면까지 압박하며 촉진한다.

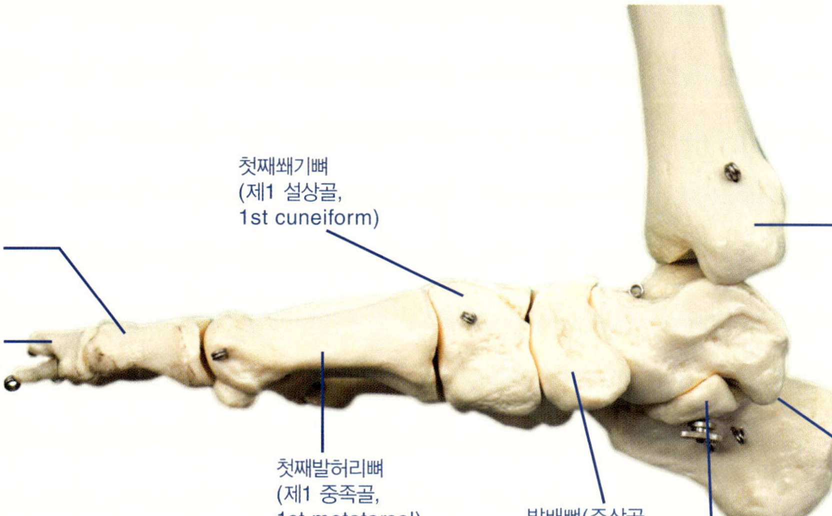

정강뼈안쪽복사

정강뼈의 안쪽복사는 정강뼈의 아랫부분에서 안쪽에 있는 뼈융기이다. 정강뼈의 안쪽을 따라 아래쪽으로 이동하여 뼈융기부위를 확인한 후, 가장 돌출된 부위를 압박하며 촉진한다.

목말받침돌기

목말받침돌기는 정강뼈의 안쪽복사에서 약 한 손가락 너비 정도 앞쪽 아래에 있는 뼈 돌출부위이다. 안쪽복사를 확인한 후, 약 한 손가락 너비 정도 앞쪽 아래에 있는 뼈 돌출부위를 압박하며 촉진한다.

긴엄지굽힘근힘줄고랑

긴엄지굽힘근힘줄고랑은 목말뼈(거골)의 뒤편 안쪽 및 발꿈치뼈(종골)에서 목말받침돌기의 아랫부분에 형성된 움푹 팬 부분이다. 이는 촉진하기 힘들다.

발배뼈 104

발배뼈는 발목뼈(족근골)의 안쪽에 위치하고, 돌출된 발배뼈결절이 있다. 발배뼈결절은 정강뼈의 안쪽복사를 확인한 후, 약 두 손가락 너비 정도 앞쪽 아래에 있는 뼈 돌출부위를 압박하며 촉진한다. 발배뼈를 촉진할 때는 발배뼈결절에서 발등으로 이동하면서 압박한다.

첫째쐐기뼈 96 99 104 107

첫째쐐기뼈는 3개의 쐐기뼈 중 가장 안쪽에 위치하며, 발배뼈와 첫째발허리뼈 사이에 있다. 첫째발허리뼈와의 관절간격(joint space)을 확인하고 그 뒤쪽에 있는 뼈를 압박하며 촉진한다.

첫째첫마디뼈 · 끝마디뼈 98 103 107

첫째발허리뼈의 먼쪽에 첫째첫마디뼈 · 끝마디뼈가 위치해 있다. 첫째첫마디뼈 · 끝마디뼈는 발허리발가락관절(MP 관절)을 확인한 후, 몸쪽부터 순서대로 압박하며 촉진한다.

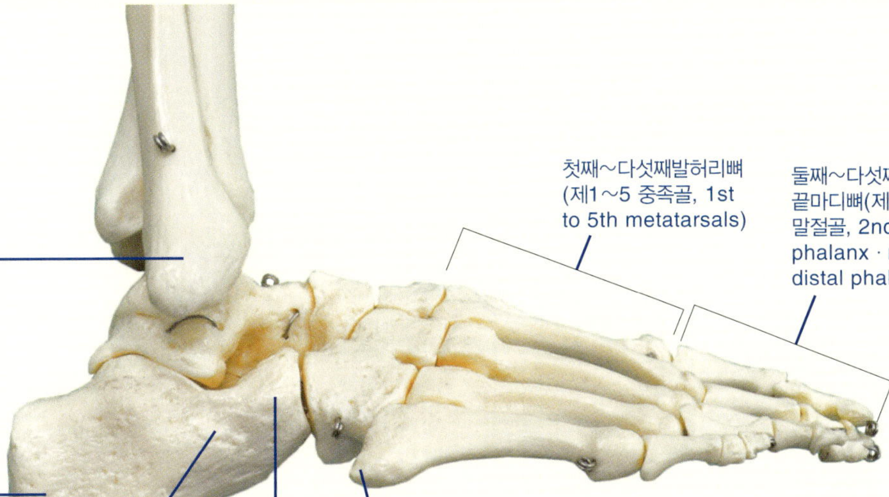

종아리뼈가쪽복사

종아리뼈의 가쪽복사는 종아리뼈의 아랫부분에서 가쪽에 있는 뼈융기이다. 종아리뼈의 아랫부분에서 뼈융기부위를 확인한 후, 가장 돌출된 부위를 압박하며 촉진한다.

발꿈치뼈융기 91 92 93 95

발꿈치뼈융기는 발꿈치뼈의 뒷면에 있는 뼈융기로, 발꿈치힘줄(아킬레스힘줄)의 부착부위이다. 발꿈치힘줄을 확인한 후, 아래쪽으로 이동하여 뼈 돌출부위를 압박하며 촉진한다.

종아리근도르래

종아리근도르래는 발꿈치뼈의 가쪽에 형성되어 앞뒤로 긴 자그마한 돌기이다. 종아리뼈의 가쪽복사를 확인한 후, 아래쪽으로 이동하여 뼈 돌출부위를 압박하며 촉진한다.

발꿈치뼈앞부분 105 106

발꿈치뼈의 앞부분은 입방뼈(입방골)의 뒤쪽에 있다. 종아리뼈의 가쪽복사를 확인한 후, 앞쪽 아래를 압박하며 촉진한다.

첫째~다섯째발허리뼈 96 99 100 101 104

첫째~다섯째발허리뼈는 발목뼈(족근골)의 먼쪽에 위치해 있다. 발허리뼈는 몸쪽부터 순서대로 발허리뼈바닥(중족골저), 발허리뼈몸통(중족골체), 발허리뼈머리(중족골두)로 구성되어 있다. 다섯째발허리뼈는 입방뼈의 먼쪽에 위치한다. 다섯째발허리뼈거친면은 가쪽에 돌출된 뼈융기이다. 첫째발허리뼈를 촉진할 때는 첫째발허리발가락관절을 확인한 후, 몸쪽으로 이동하면서 압박한다. 마찬가지로 둘째~다섯째발허리뼈를 촉진할 때도 발허리발가락관절(MP관절)에서 몸쪽으로 이동하며 압박한다. 다섯째발허리뼈거친면은 다섯째발허리뼈바닥에서 가쪽에 돌출된 뼈융기를 압박하며 촉진한다.

둘째~다섯째첫마디뼈 · 중간마디뼈 · 끝마디뼈 98

둘째~다섯째발허리뼈의 먼쪽에는 각각 첫마디뼈, 중간마디뼈, 끝마디뼈가 위치해 있다. 둘째첫마디뼈 · 중간마디뼈 · 끝마디뼈는 발허리발가락관절(MP관절)을 확인한 후, 몸쪽부터 순서대로 압박하며 촉진한다. 마찬가지로 셋째~다섯째첫마디뼈 · 중간마디뼈 · 끝마디뼈도 각각 발허리발가락관절을 확인한 후, 몸쪽부터 순서대로 압박하며 촉진한다.

목부위 · 몸통 · 팔부위

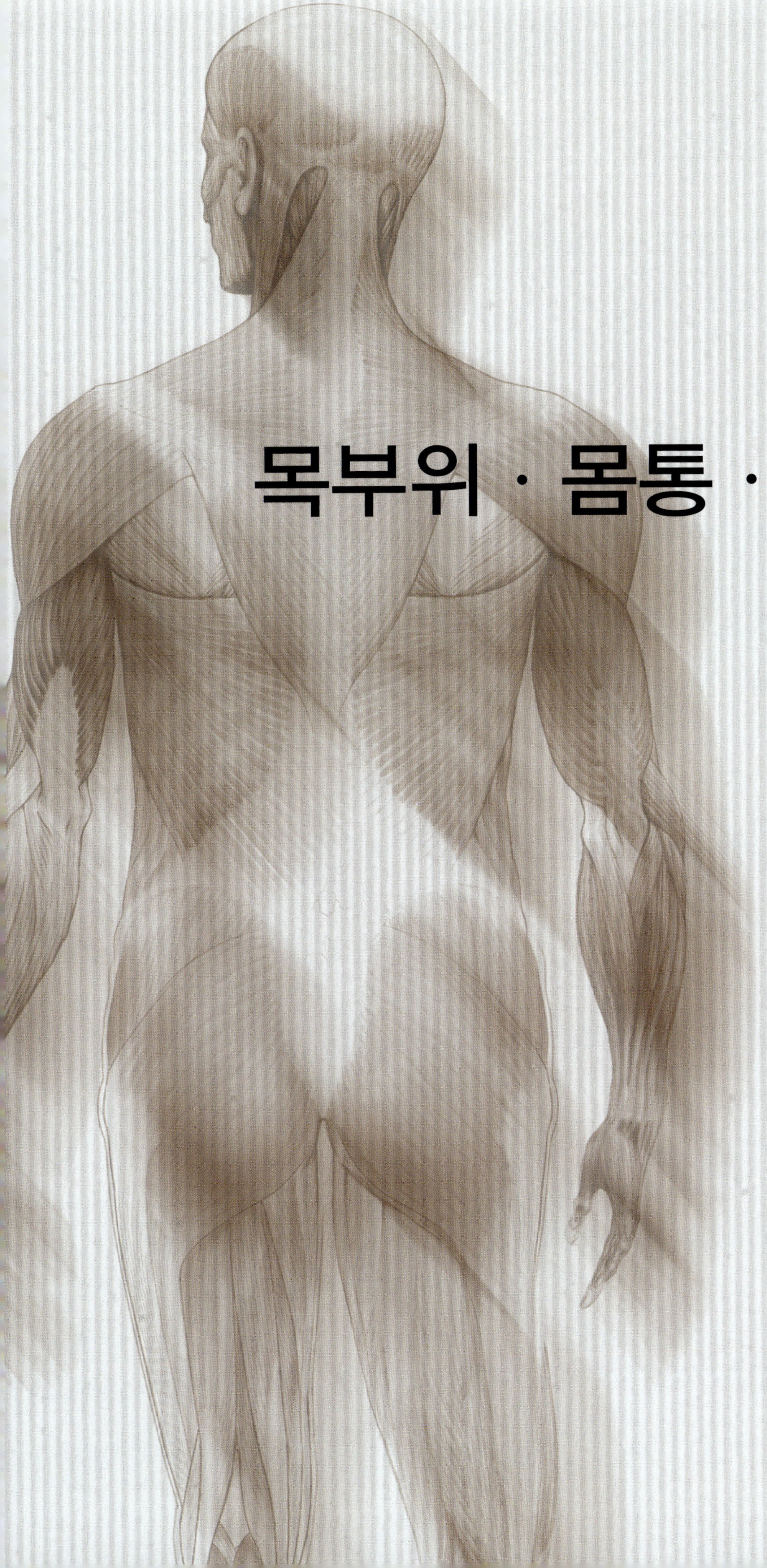

01 엉덩갈비근_장륵근 Iliocostalis muscle

이 는 곳: 【허리엉덩갈비근】 엉덩뼈능선, 엉치뼈(천골), 등허리근막(흉요근막), 【등엉덩갈비근】 T7~12 갈비뼈위모서리(제7~12 늑골상연), 【목엉덩갈비근】 T3~7 갈비뼈위모서리(제3~7 늑골상연)

닿 는 곳: 【허리엉덩갈비근】 T4~11 갈비뼈각(제4~11 늑골각), T12 갈비뼈아래모서리(제12 늑골하연), 【등엉덩갈비근】 T1~7 갈비뼈각(제1~7 늑골각), 【목엉덩갈비근】 C4~6 목뼈가로돌기(제4~6 경추횡돌기)

지배신경: 척수신경뒤가지의 가쪽가지 C8~L1

지배혈관: 갈비사이동맥(늑간동맥)과 허리동맥(요동맥)의 뒤가지

작　　용: 한쪽에서 목부위 · 몸통의 가쪽굽힘(측굴), 양쪽에서 목부위 · 몸통의 폄(신전)

연결근육: 가장긴근, 뭇갈래근(다열근), 허리네모근(요방형근)

엉덩갈비근 landmark의 촉진

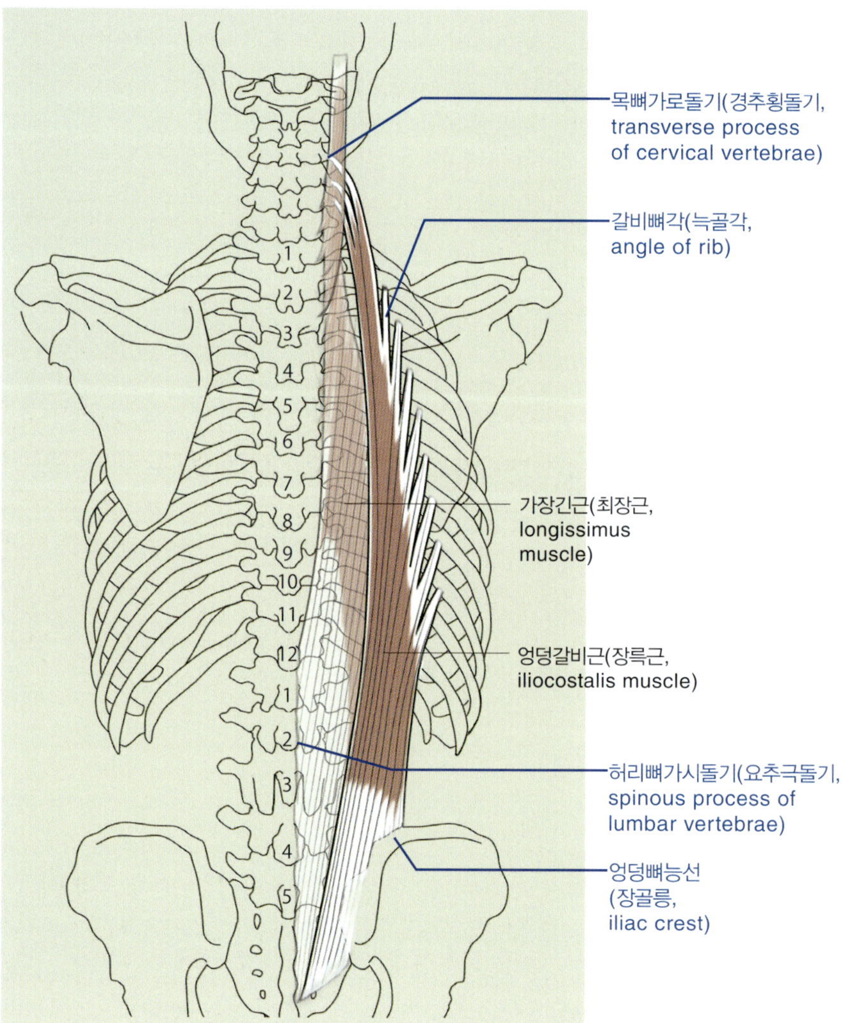

목뼈가로돌기

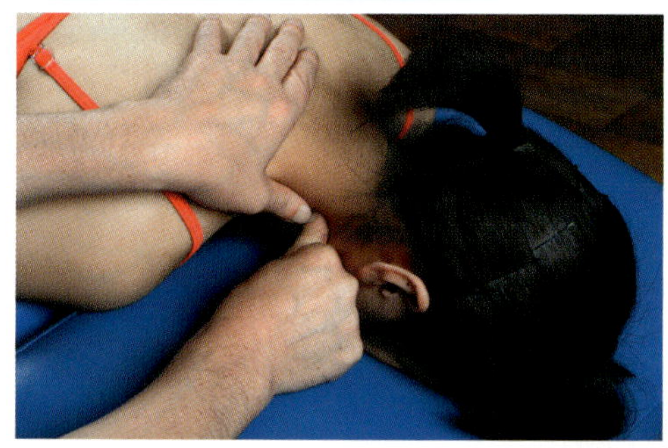

갈비뼈각

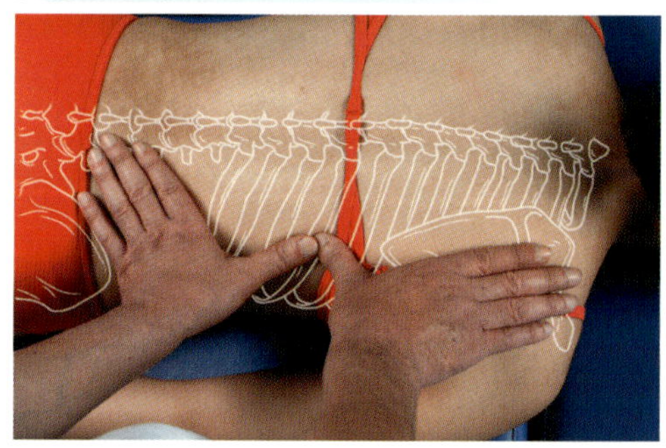

허리뼈가시돌기

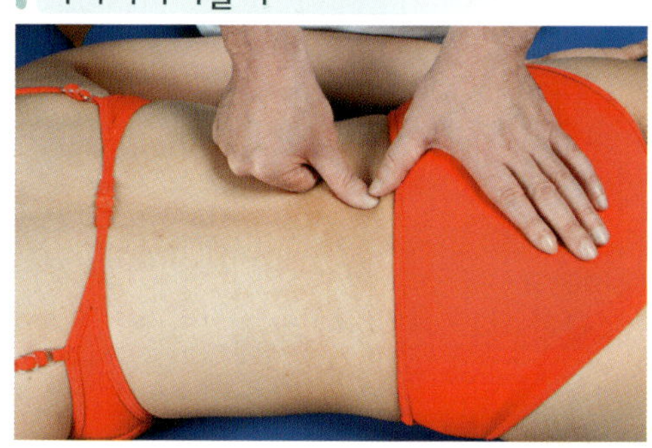

엉덩뼈능선

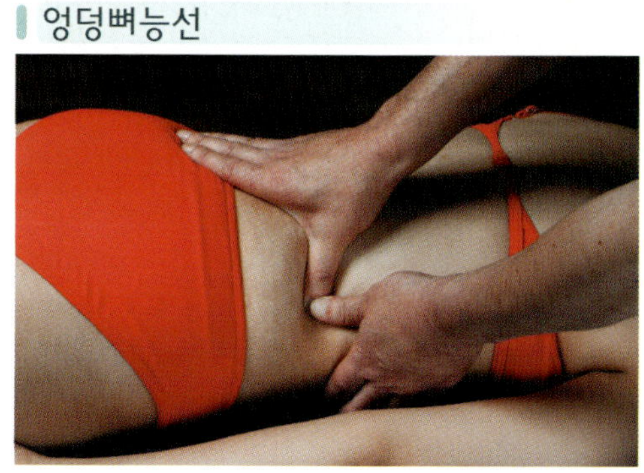

P 엉덩갈비근의 촉진 포인트

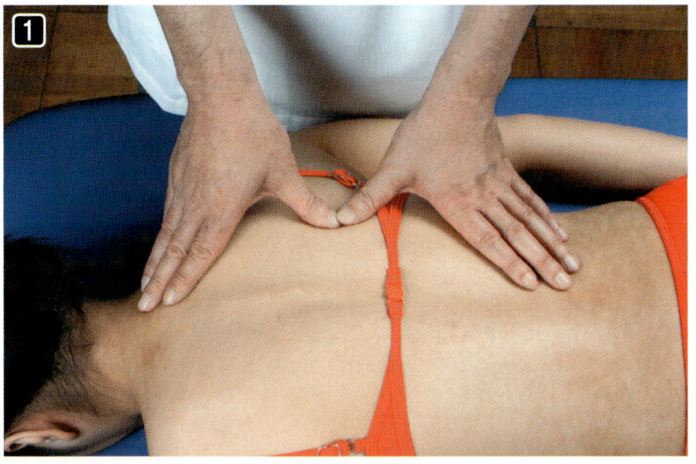

1 청진삼각부위

청진삼각부위는 어깨뼈의 아래각에서 안쪽 아래에 있는 등세모근(승모근)의 아랫부분, 넓은등근(광배근)의 위모서리, 큰마름근(대능형근)의 아래모서리에 둘러싸인 부위이다. 엉덩갈비근의 닿는곳은 청진삼각부위에서 직접 촉진할 수 있지만, 그 외 부위는 등세모근, 넓은등근에 덮여 있어 직접 촉진할 수 없다. 갈비뼈각 부착부위는 얇기 때문에, 갈비뼈에 압박을 가해 촉진한다. 단, 강하게 촉진하지 않도록 주의한다.

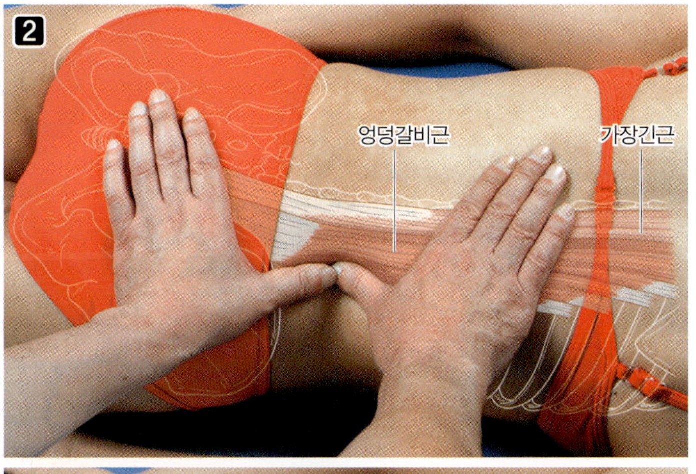

2 가쪽모서리

엉덩갈비근의 가쪽모서리는 가로돌기가시근육 및 척주세움근(척주기립근)의 맨 가쪽에서 확인할 수 있다. 근육의 두께를 고려하여 가쪽모서리를 안쪽 아래 방향으로 비스듬하게 밀어 넣고, 가로돌기가시근육 및 척주세움근을 한데 모으듯 촉진한다.

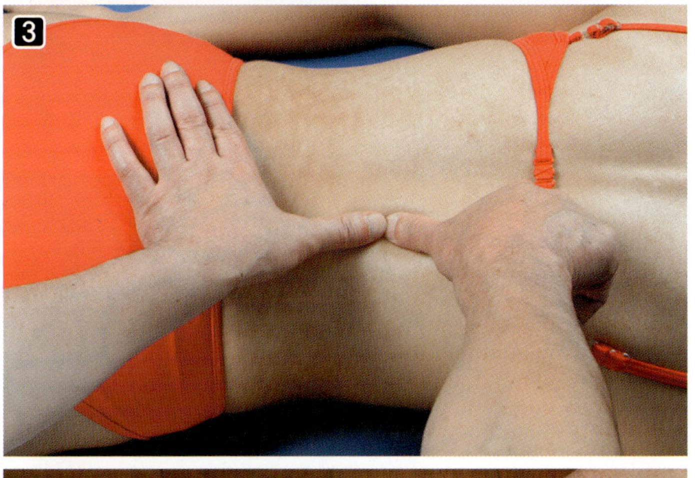

3 가장긴근과의 근육 사이

가로돌기가시근육 및 척주세움근에서 가장 불룩한 가장긴근의 가쪽모서리와 엉덩갈비근의 안쪽모서리가 이루는 근육 사이를 확인한다. 손가락으로 근육 사이를 힘껏 누르고, 근육섬유에 수직이 되도록 엉덩갈비근의 안쪽모서리를 가쪽 아래 방향으로 밀어 넣는다. 또한 근육 사이를 촉진할 때는 가장긴근이 얕은층에서 깊은층으로 이동함에 따라 힘살이 더욱 가쪽까지 튀어나와 있는 것에 유의한다.

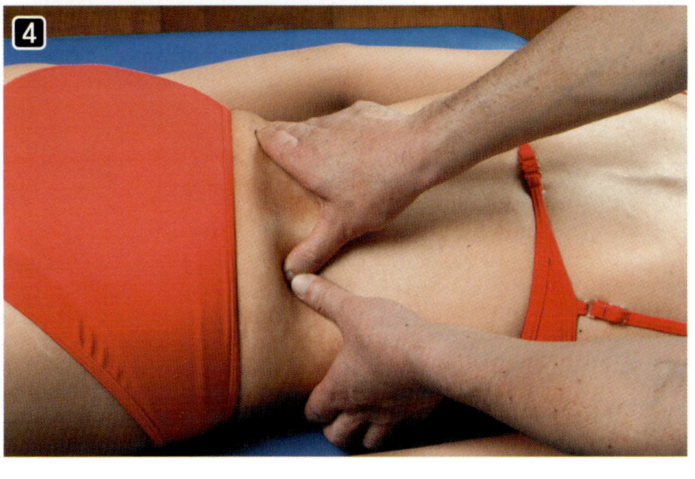

4 엉덩뼈능선부위

엉덩갈비근의 이는곳은 엉덩뼈능선의 위쪽에서 엉덩뼈능선의 배쪽으로 파고들듯 촉진한다. 또한 엉덩뼈능선은 활 모양으로 되어 있으므로, 촉진할 때는 항상 엉덩뼈능선에 수직이 되도록 유의한다. 단, 너무 강하게 배쪽으로 밀어 넣지 않도록 주의한다.

02 가장긴근_최장근
Longissimus muscle

이 는 곳: 【등가장긴근】 엉덩뼈능선(장골릉), 아래등뼈 · 위허리뼈가시돌기, 아래등뼈가로돌기, 정중엉치뼈능선, 【목가장긴근】 T1~6 등뼈가로돌기(제1~6 흉추횡돌기), 【머리가장긴근】 T1~3 등뼈가로돌기(제1~3 흉추횡돌기), C3~7 목뼈가로돌기(제3~7 경추횡돌기) · 관절돌기

닿 는 곳: 【등가장긴근】 위허리뼈의 덧돌기(부돌기), 모든 등뼈가로돌기, 허리뼈가로돌기, 갈비뼈각, 【목가장긴근】 C2~5 목뼈가로돌기(제2~5 경추횡돌기), 【머리가장긴근】 꼭지돌기

지배신경: 척수신경뒤가지의 가쪽가지

지배혈관: 갈비사이동맥(늑간동맥)과 허리동맥(요동맥)의 뒤가지, 뒤통수동맥(후두동맥)의 근육가지, 목갈비동맥(늑경동맥)의 깊은목동맥

작 용: 한쪽에서 목부위 · 몸통의 가쪽굽힘(측굴), 양쪽에서 목부위 · 몸통의 폄(신전)

연결근육: 엉덩갈비근(장륵근), 뭇갈래근(다열근), 허리네모근(요방형근)

가장긴근 landmark의 촉진

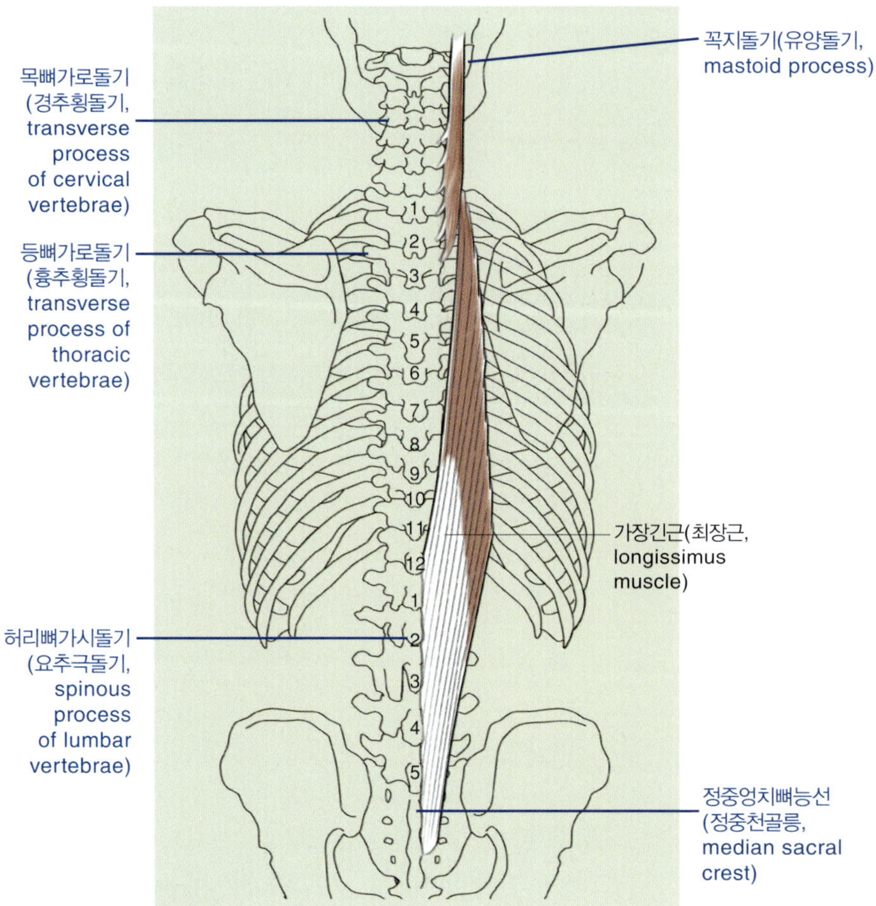

꼭지돌기

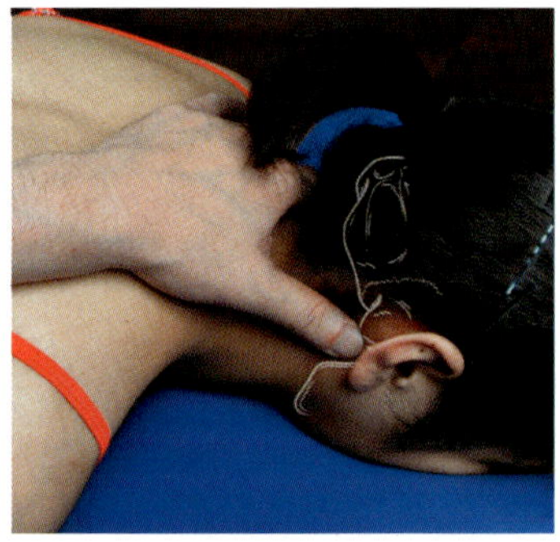

목뼈가로돌기

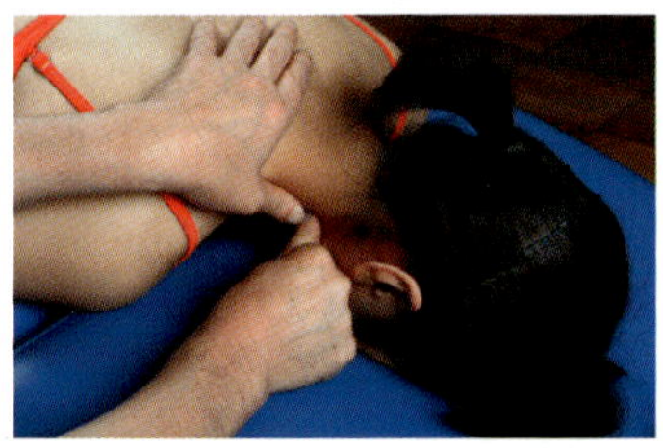

T1~5 등뼈가시돌기

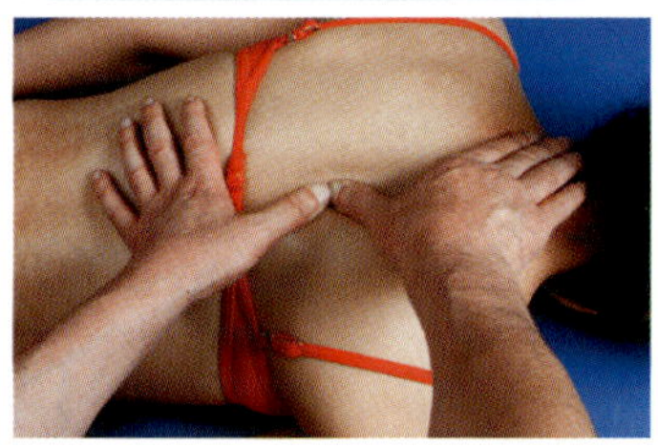

정중엉치뼈능선

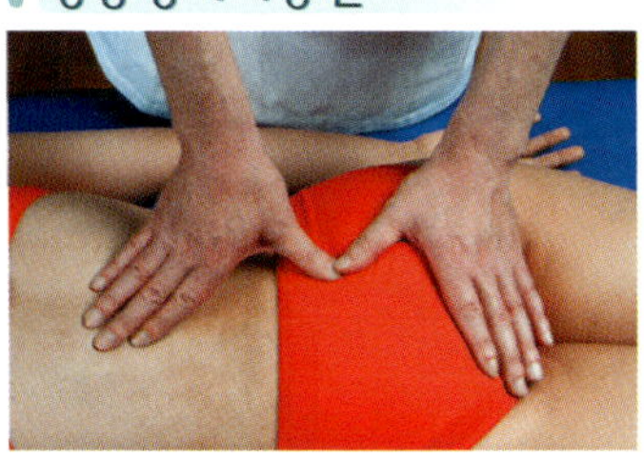

허리뼈가시돌기

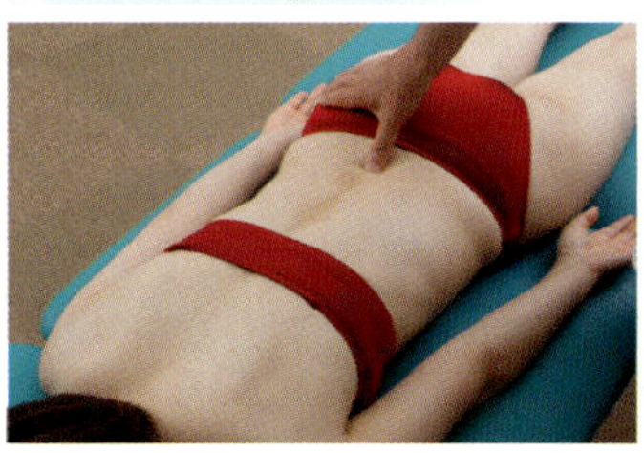

등뼈가로돌기

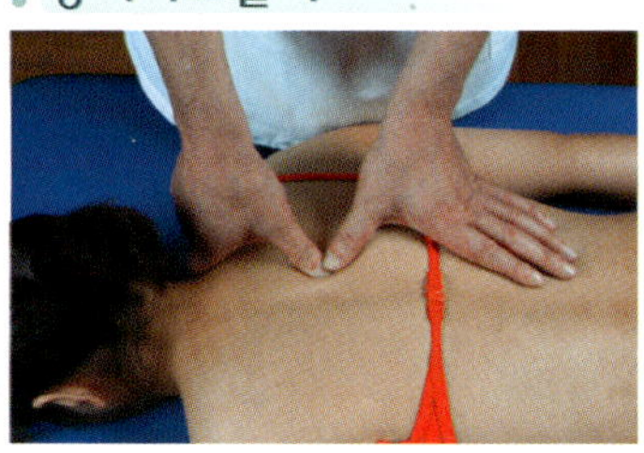

갈비뼈각(늑골각)

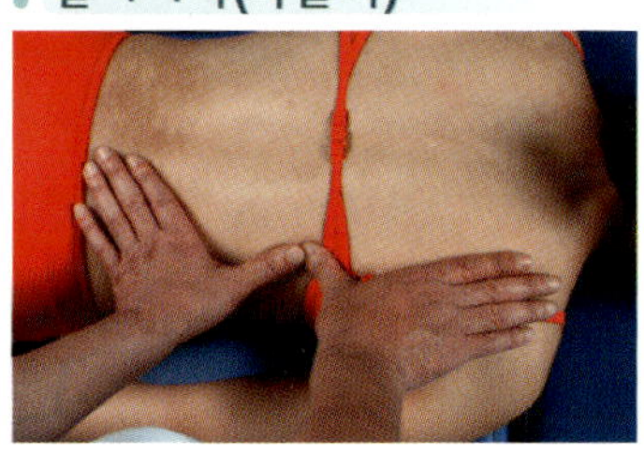

P 가장긴근의 촉진 포인트

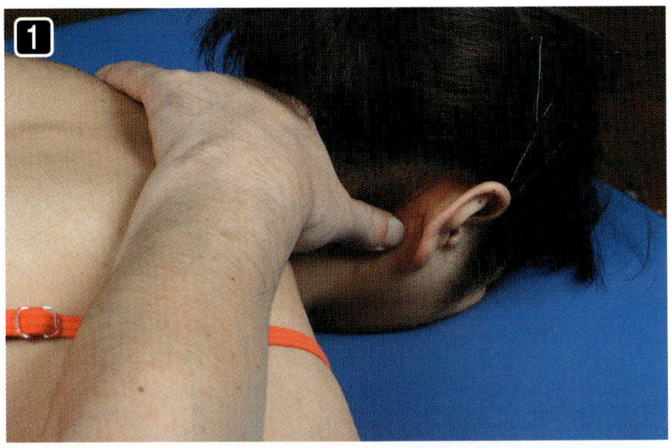

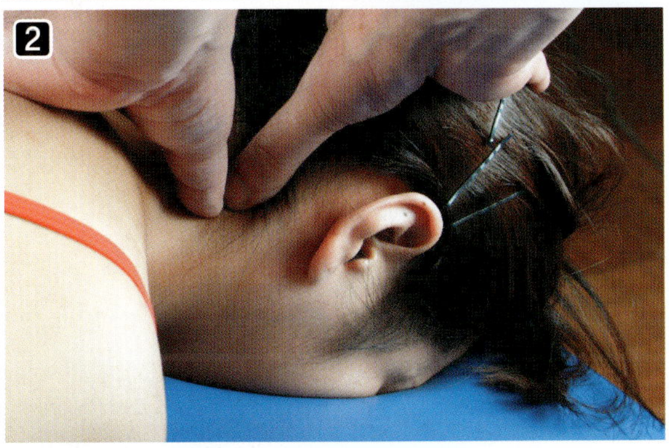

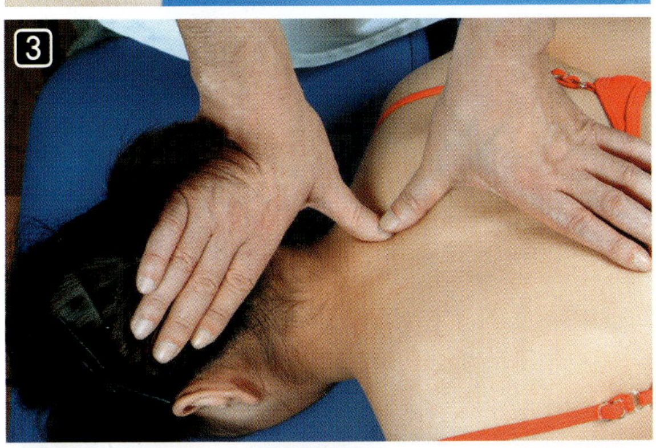

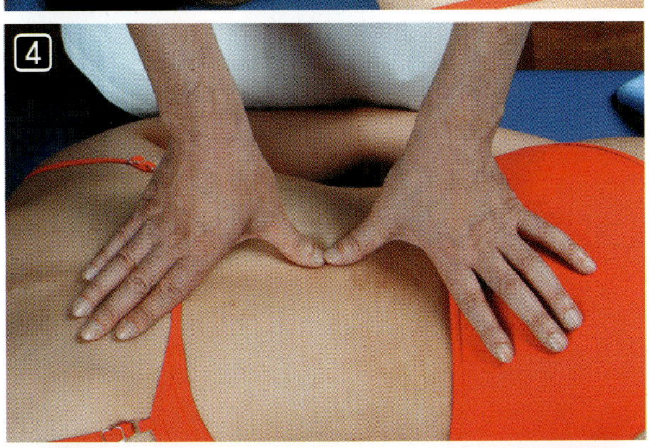

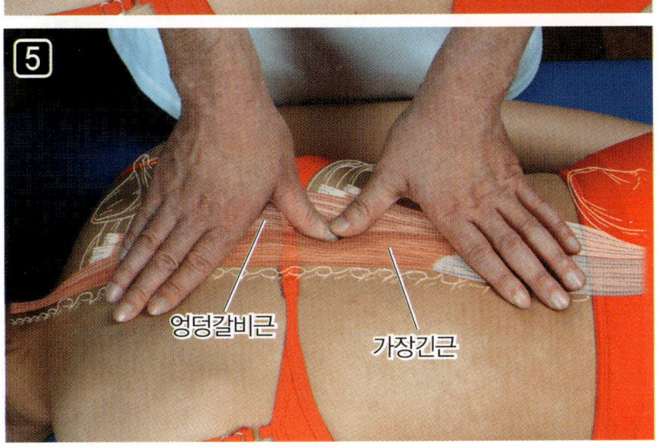

1 머리가장긴근부위

머리널판근(두판상근)과 목빗근(흉쇄유돌근)의 근육 사이로 진입하면, 머리가장긴근부위를 단단한 힘살로 확인할 수 있다. 또한 어깨올림근(견갑거근)이 머리가장긴근 앞쪽에 거의 나란히 주행하고 있으므로, 따로 구별해 두는 것이 좋다. 목뼈가로돌기부위를 힘껏 누르듯 촉진한다. 또한 목뼈가로돌기부위는 약한 압력에도 통증을 쉽게 유발하므로, 급격하게 누르지 않도록 주의해야 한다.

2 목가장긴근부위

목가장긴근부위는 머리가장긴근보다 아래쪽을 촉진하여 머리가장긴근과 구별하지만, 이를 명확하게 구별하기는 어렵다. 머리가장긴근과 마찬가지로 목뼈가로돌기부위를 힘껏 누르듯 촉진한다.

3 등가장긴근부위

등가장긴근부위는 가로돌기가시근육 및 척주세움근(척주기립근)에서 가장 불룩한 부분을 확인하며, 가슴우리(흉곽)에 수직으로 밀어 넣듯 촉진한다. 그리고 신체의 중심인 가시돌기 부근에 손가락을 밀어 넣으면 반가시근(반극근)과의 근육 사이를 확인할 수 있으므로, 이 부위도 촉진한다.

4 가시근(극근)과의 근육 사이

T12 등뼈(제12 흉추) 아래에서 가시근과의 근육 사이를 확인할 수 있다. 이 부위의 등가장긴근은 두툼하므로, 등가장긴근의 안쪽모서리와 가시근의 근육 사이를 충분히 밀어 넣어 촉진한다.

5 엉덩갈비근과의 근육 사이

갈비뼈부위의 엉덩갈비근은 얇기 때문에, 갈비뼈를 가볍게 문지르듯 목가장긴근과의 근육 사이를 촉진한다. 또한 엉덩갈비근은 등가장긴근부위에서 두툼해지기 때문에, 등가장긴근과의 근육 사이에 깊게 손가락을 진입시켜 촉진한다.

03 뭇갈래근_다열근 Multifidus muscles

이 는 곳: 엉치뼈(천골)의 뒷면, 모든 허리뼈꼭지돌기, 모든 등뼈가로돌기, C4~7 목뼈관절돌기(제4~7 경추관절돌기)
닿 는 곳: 허리뼈에서 목뼈까지의 가시돌기[근육다발은 2~4개의 척추뼈(척추골)에 걸침]
지배신경: 척수신경뒤가지의 안쪽가지
지배혈관: 뒤갈비동맥(후늑골동맥), 허리동맥(요동맥)의 안쪽근육가지, 갈비사이동맥(늑간동맥)의 깊은목가지
작 용: 한쪽에서 척주의 가쪽굽힘(측굴) · 반대쪽 돌림(회전), 양쪽에서 척주의 폄(신전)
연결근육: 엉덩갈비근, 가장긴근

뭇갈래근 landmark의 촉진

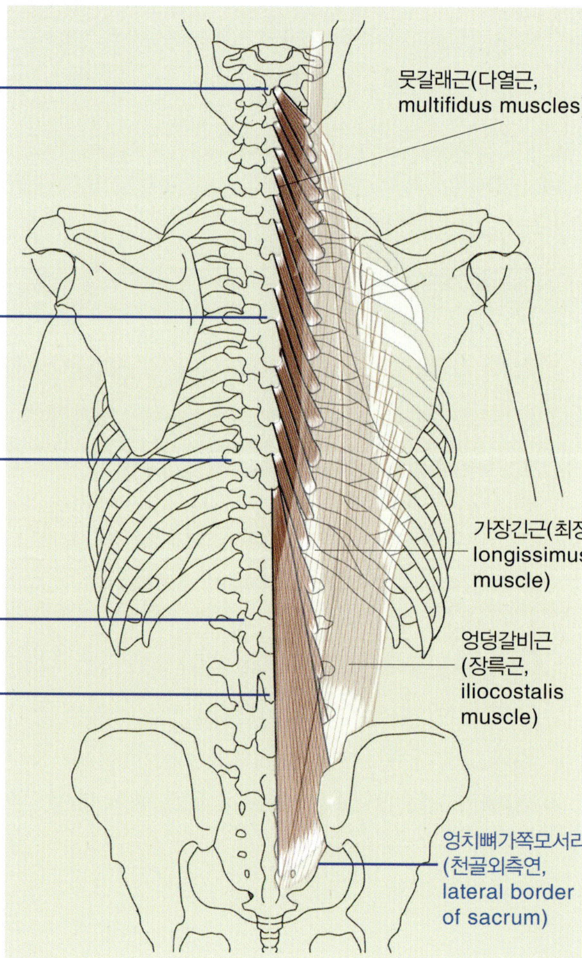

목뼈가시돌기

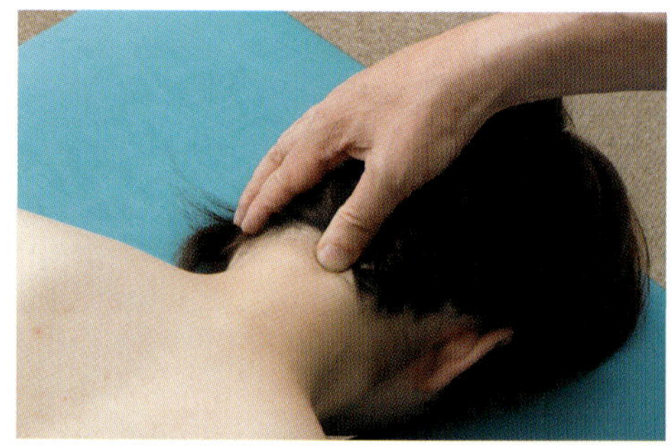

등뼈가시돌기

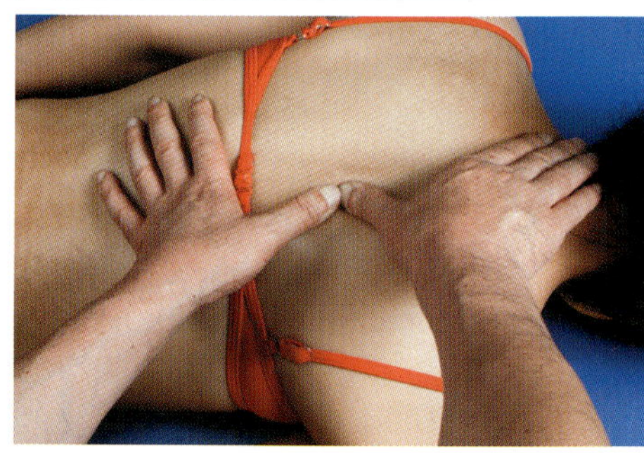

허리뼈가시돌기

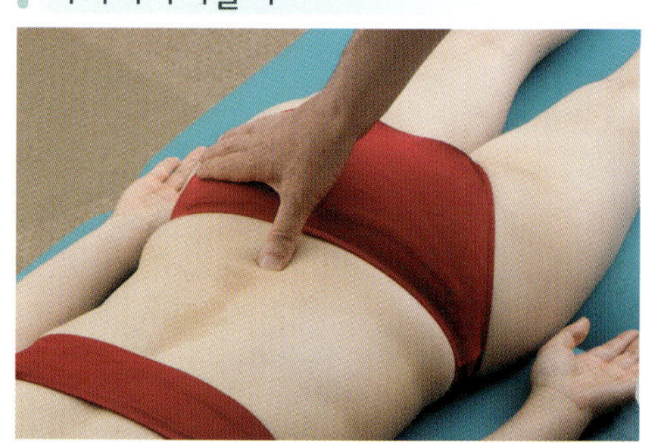

엉치뼈의 가쪽모서리

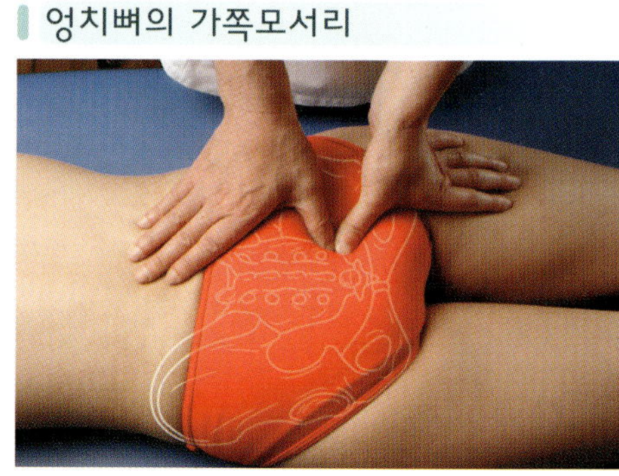

P 뭇갈래근의 촉진 포인트

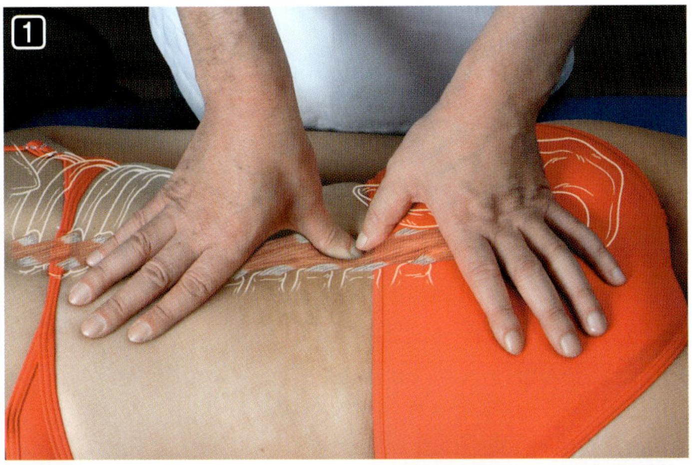

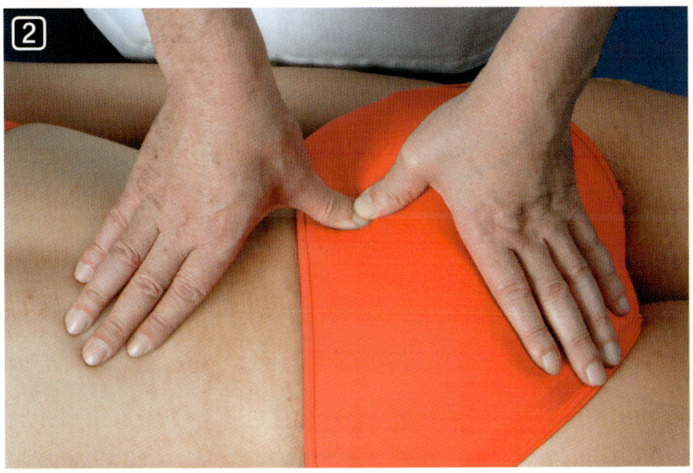

1 L4 허리뼈부위(제4 요추부)

L4 허리뼈부위에서 가장 불룩한 등가장긴근(흉최장근)을 확인하고, 그 안쪽에 있는 뭇갈래근을 확인한다. 근육 사이에서 허리뼈가시돌기를 향해 배 안쪽으로 밀어 넣듯 촉진한다. 뭇갈래근의 표면은 손가락 하나 정도의 근육으로 느껴지지만, 깊은부분은 두꺼운 근육으로 이루어져 있어 그 부분까지 확인할 수 있도록 촉진한다.

2 엉치뼈의 뒷면

뭇갈래근의 엉치뼈부위는 가장긴근, 엉덩갈비근 부착부위의 두꺼운 근막 깊은부분에 있어 뼈로 착각하기 쉽다. 뭇갈래근은 엉치뼈 위에서도 두께가 있음을 염두에 두고, 엉치뼈로 힘껏 누르듯 촉진한다. 단단한 근막의 깊은부분에 있으므로 강하게 촉진해야 한다.

04 허리네모근_요방형근
Quadratus lumborum muscle

이 는 곳: 【가장 등쪽층】 엉덩뼈능선, 【중간층】 L2~5 허리뼈갈비돌기(제2~5 요추늑골돌기), 【가장 배쪽층】 엉덩허리인대(장요인대)

닿 는 곳: 【가장 등쪽층】 L1~4 허리뼈갈비돌기(제1~4 요추늑골돌기), 【중간층】 T12 갈비뼈아래모서리(제12 늑골하연), 【가장 배쪽층】 T12 갈비뼈(제12 늑골)

지배신경: 허리신경얼기(요신경총) T12~L3

지배혈관: 엉덩허리동맥(장요동맥)의 허리가지

작 용: 한쪽에서 몸통의 가쪽굽힘(측굴), 양쪽에서 몸통의 폄(신전), T12 갈비뼈의 올림(거상)

연결근육: 큰볼기근(대둔근), 큰모음근(대내전근), 바깥폐쇄근(외폐쇄근), 가쪽넓은근(외측광근)

허리네모근 landmark의 촉진

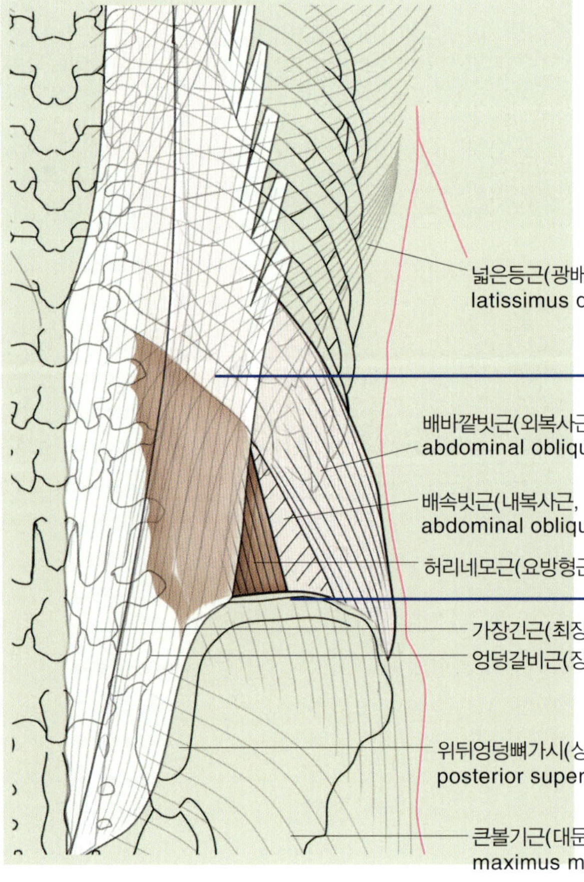

T12 갈비뼈

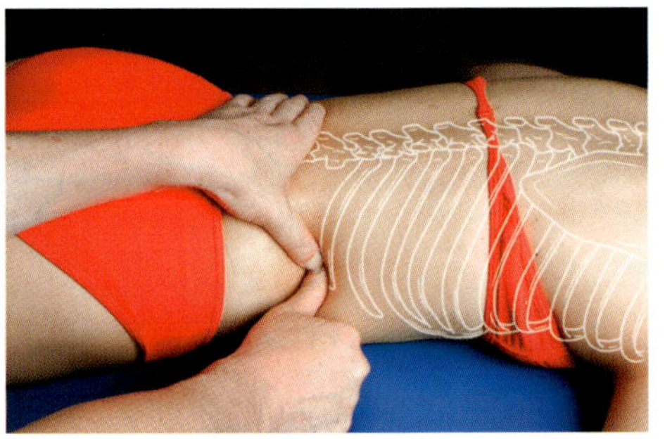

엉덩뼈능선

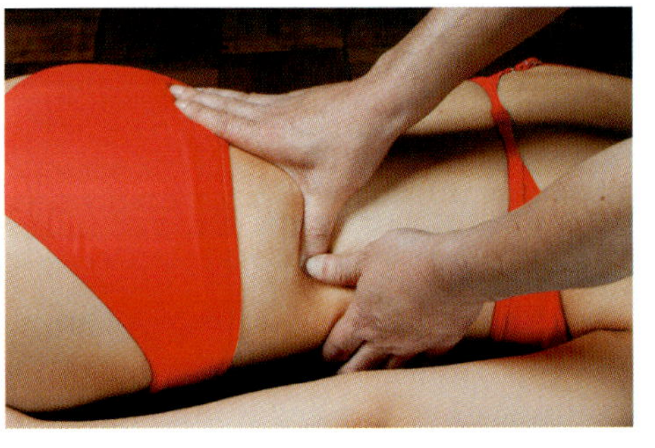

P 허리네모근의 촉진 포인트

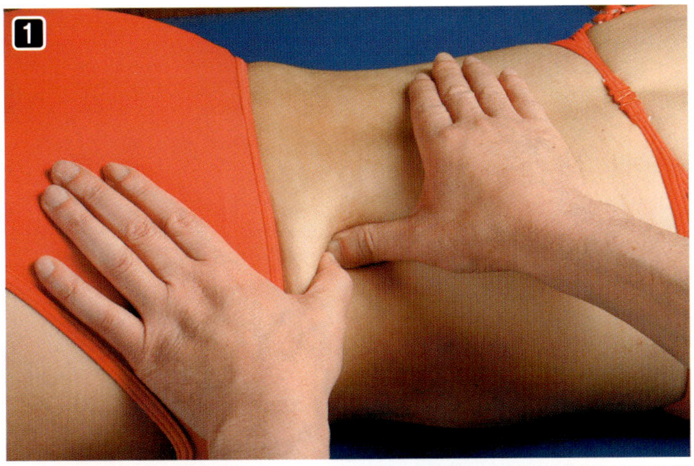

1 엉덩뼈능선부위 및 근육의 가쪽모서리

허리네모근의 가쪽모서리는 엉덩뼈능선의 윗부분으로, 넓은등근과 배바깥빗근의 근육 사이에서 깊은부분에 손가락을 진입시켜 아래 안쪽으로 밀어 넣으면 감지할 수 있다. 허리네모근은 이는곳에서 위 안쪽으로 비스듬하게 주행하므로, 이에 유의하면서 촉진한다. 또한 허리네모근의 등쪽은 넓은등근의 배쪽과 근육 사이를 이룬다.

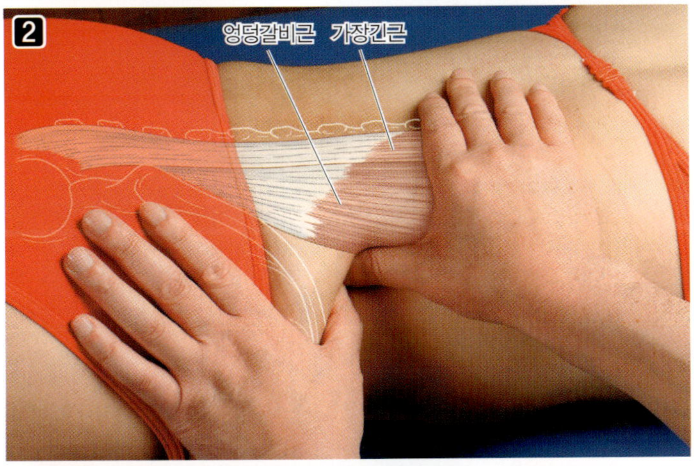

2 허리엉덩갈비근과의 교차부위 및 힘살

허리네모근의 가쪽모서리를 꼬리쪽에서 머리쪽 방향으로 확인해 나가면, 허리엉덩갈비근의 깊은부분에 파고들게 되어 촉진하기 어려워진다. 따라서 촉진할 수 있는 부위는 이는곳인 엉덩뼈능선, 허리네모근의 가쪽모서리와 허리엉덩갈비근에 둘러싸인 삼각형의 힘살뿐이다. 허리엉덩갈비근과의 근육교차부위까지 힘살의 가쪽모서리를 밀어 넣듯 촉진한다.

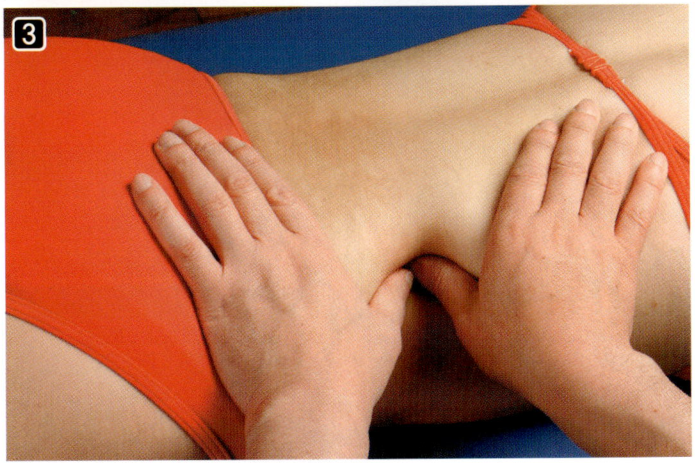

3 T12 갈비뼈부위

허리네모근의 가쪽모서리를 머리쪽으로 확인해 나가면, T12 갈비뼈 끝을 감지할 수 있다. T12 갈비뼈 끝은 압박에 과민하게 반응하므로, 촉진 전에 위치를 확인하여 T12 갈비뼈 끝을 피하면서 촉진한다. 또한 T12 갈비뼈 끝은 연령에 따라 위치가 다르므로 주의한다.

05 앞톱니근_전거근
Serratus anterior muscle

이 는 곳: T1~9 갈비뼈(제1~9 늑골), T1 · 2 갈비뼈(제1 · 2 늑골)와 그 사이의 힘줄활(건궁)

닿 는 곳: 어깨뼈(견갑골)의 안쪽모서리, 위각 및 아래각의 갈비면(늑골면)

지배신경: 긴가슴신경(장흉신경) C5~7

지배혈관: 가로목동맥(경횡동맥)의 깊은가지(등쪽어깨동맥), 위가슴동맥(최상흉동맥), 가슴등동맥(흉배동맥)

작 용: 어깨뼈의 내밈(전인), 위쪽돌림(상방회전), 갈비뼈의 올림(거상)

연결근육: 배바깥빗근, 큰 · 작은마름근(대 · 소능형근), 어깨올림근(견갑거근)

앞톱니근 landmark의 촉진

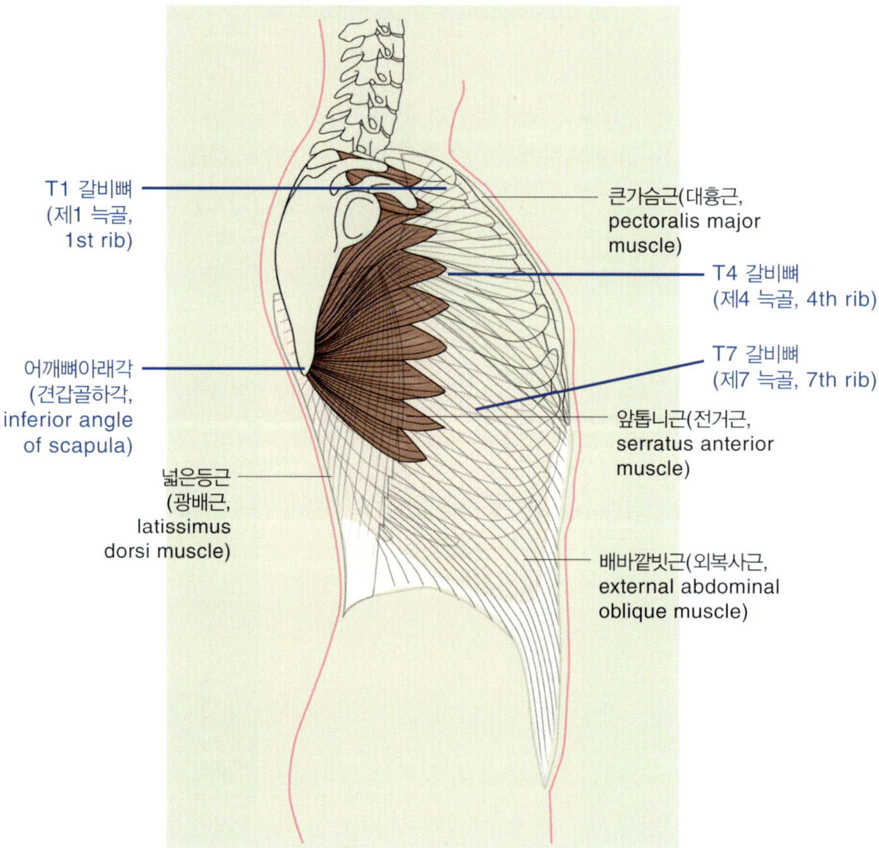

T1 갈비뼈

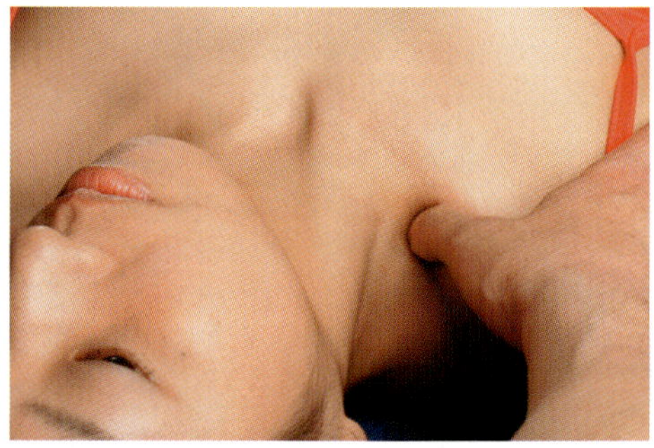

T4 갈비뼈

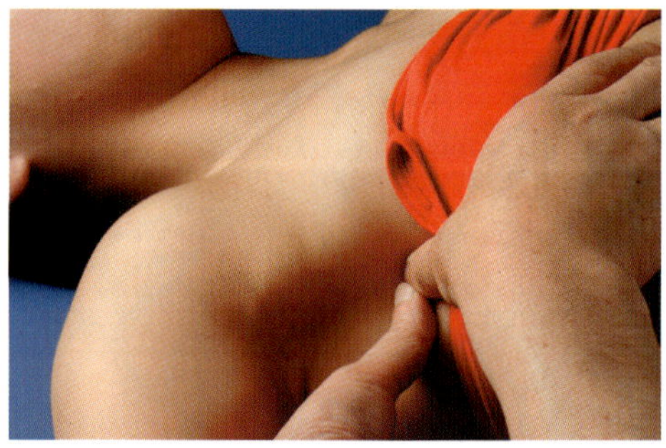

어깨뼈가시(견갑극)의 안쪽모서리 아래

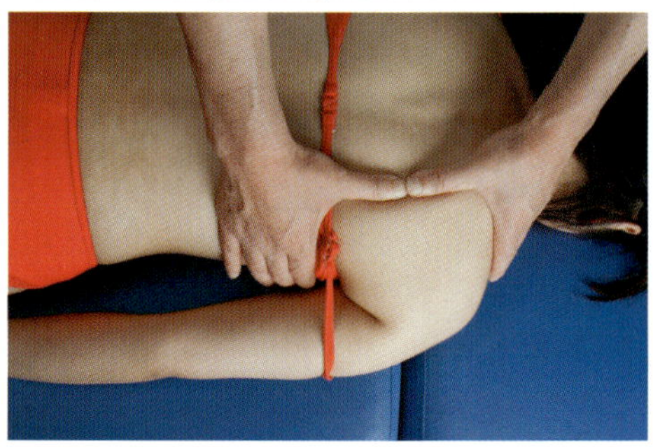

T7 갈비뼈

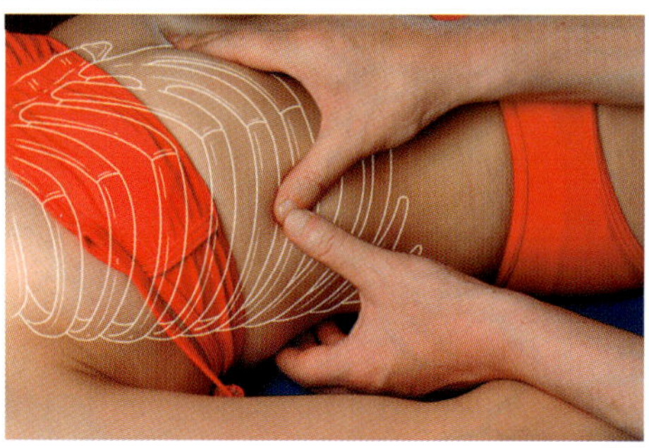

어깨뼈의 아래각

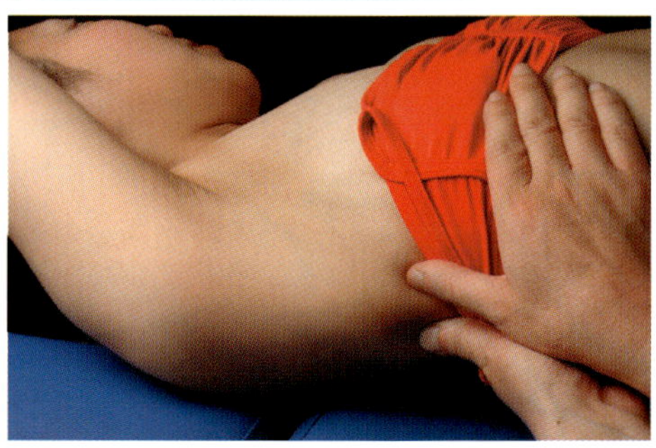

P 앞톱니근의 촉진 포인트

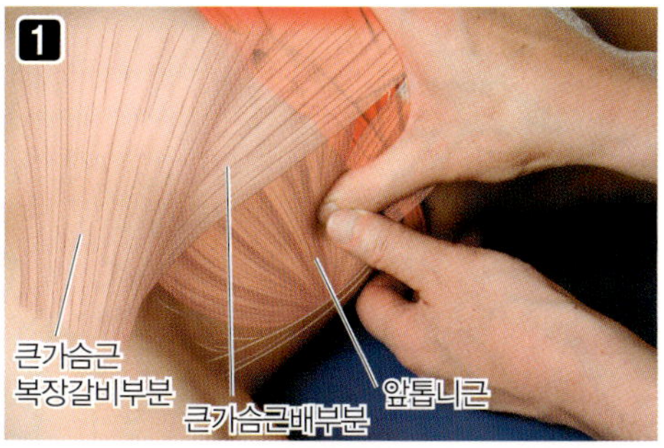

1 갈비뼈의 가쪽면

갈비뼈의 가쪽면에서는 T1~9 갈비뼈에 있는 이는곳에서부터 어깨뼈의 안쪽 모서리를 향한 근육섬유를 확인한다. 식별하기 어려울 경우, 어깨관절(견관절)을 90°로 굽혀 어깨뼈를 앞쪽으로 돌출시키면 불룩한 힘살을 확인할 수 있다. 근육섬유에 수직으로, 가슴우리(흉곽)를 문지르듯 촉진한다. 앞톱니근은 이는곳인 T4 갈비뼈에서 아래쪽으로 부채꼴로 퍼지기 때문에, 근육섬유의 방향에 주의한다.

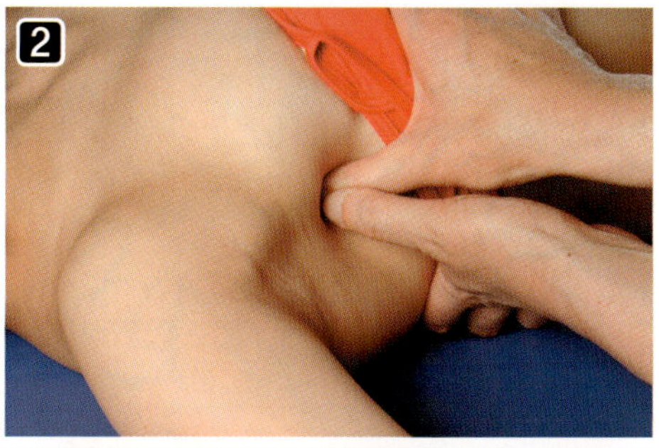

2 힘살

앞톱니근의 힘살은 가슴우리의 가쪽에 위치한 T1~9 갈비뼈에서 어깨뼈의 안쪽모서리로 주행하므로, 힘살이 부채꼴로 퍼진다. 이러한 주행을 이해하고, 가슴우리로 힘껏 누르듯 촉진한다. T1~2 갈비뼈 부근은 큰가슴근의 깊은부분에, 어깨뼈 부근은 큰원근(대원근)의 깊은부분에 밀어 넣듯 실시한다.

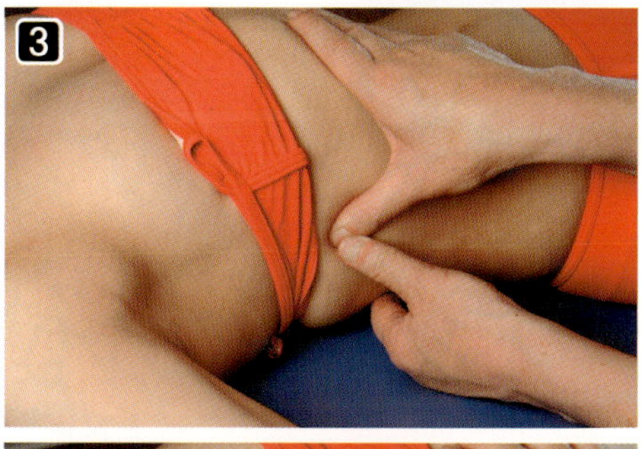

3 배바깥빗근과의 근육연결부위

앞톱니근의 이는곳은 가슴우리의 가쪽부분에서 배바깥빗근과 연결되어 있다. 이 근육연결부위는 각 갈비뼈에서 배바깥빗근과 주행이 달라, 톱날과 같은 모양으로 되어 있다.

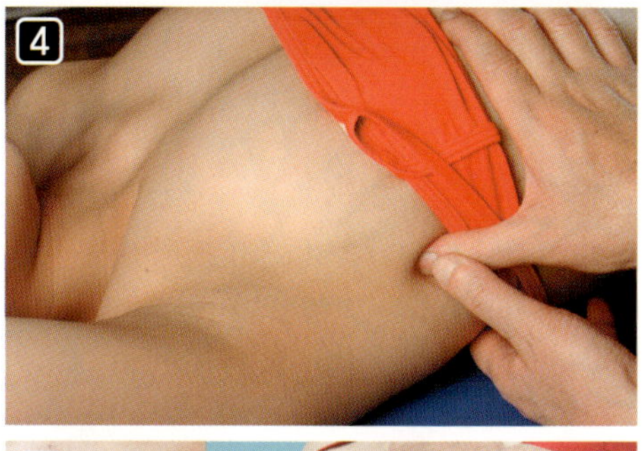

4 넓은등근과의 근육교차부위

T7~9 갈비뼈부위에서 앞톱니근의 이는곳은 넓은등근과 근육이 교차하므로, 이 근육교차부위를 가슴우리로 힘껏 누르듯 촉진한다.

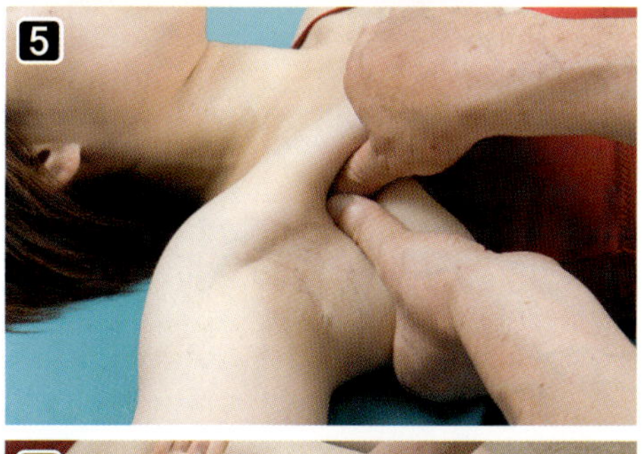

5 위섬유

앞톱니근의 위섬유는 큰가슴근, 작은가슴근(소흉근)의 깊은부분에서 확인할 수 있다. 큰 · 작은가슴근의 깊은부분에 진입하고, 가슴우리로 힘껏 누르듯 촉진한다.

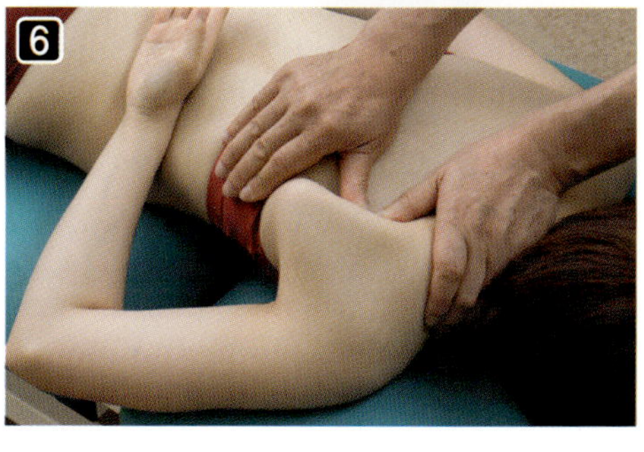

6 닿는곳

어깨가 날개 모양이 되도록 팔을 뒤로 돌린다. 앞톱니근은 어깨뼈의 안쪽모서리에 부착되어 있으므로, 안쪽모서리에서 어깨뼈의 안쪽으로 밀어 넣듯 촉진한다. 마름근(능형근)을 사이에 두고 촉진하므로, 마름근의 긴장을 풀어준 후 실시한다.

06 배바깥빗근_외복사근
External abdominal oblique muscle

이 는 곳: T5~12 갈비뼈(제5~12 늑골)의 가쪽면

닿 는 곳:【가장 등쪽부분】엉덩뼈능선의 바깥능선,【대부분은 널힘줄(건막)으로서】고샅인대, 두덩뼈능선(치골릉), 배곧은근집 앞층(복직근초전엽), 백색선(백선)

지배신경: 갈비사이신경(늑간신경) T5~12, 엉덩아랫배신경(장골하복신경) L1

지배혈관: 위 · 아래배벽동맥(상 · 하복벽동맥)의 근육가지

작　　용: 갈비뼈의 올림(거상), 몸통의 앞쪽굽힘(전굴) · 같은 쪽 가쪽굽힘(측굴) · 반대쪽 돌림(회전), 골반의 올림, 복압 상승

연결근육: 앞톱니근, 넓은등근

배바깥빗근 landmark의 촉진

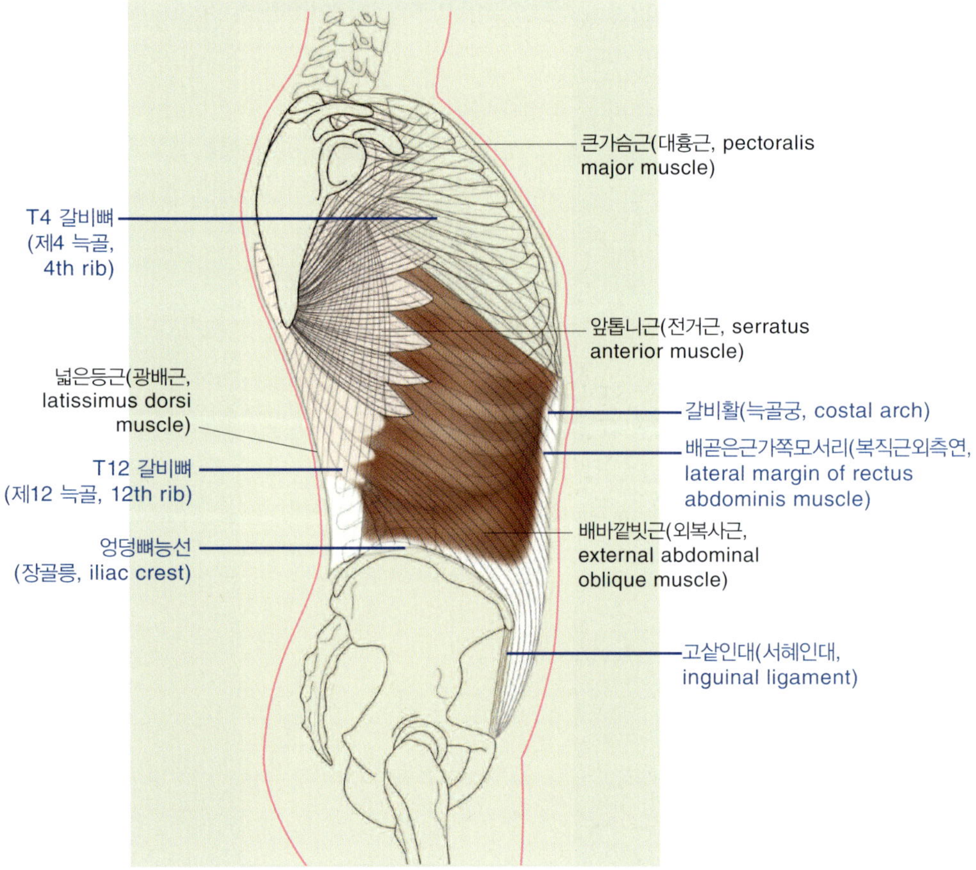

T4 갈비뼈

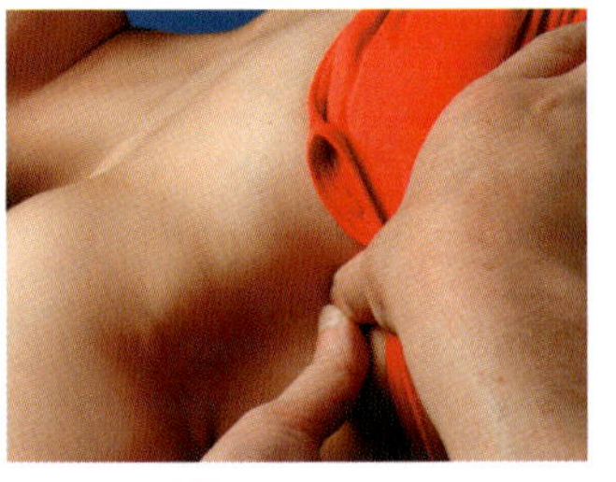

T7 갈비뼈

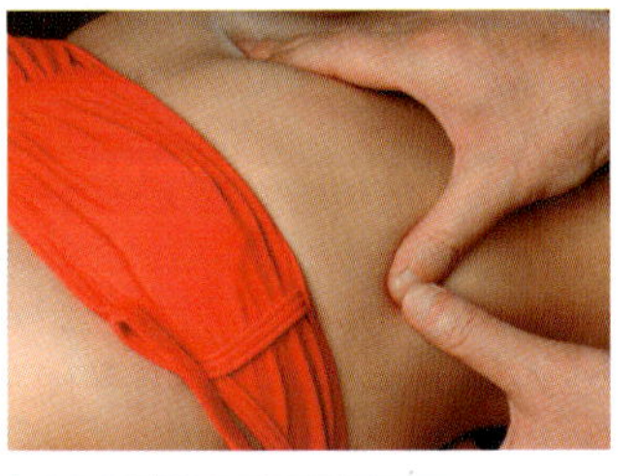

갈비활

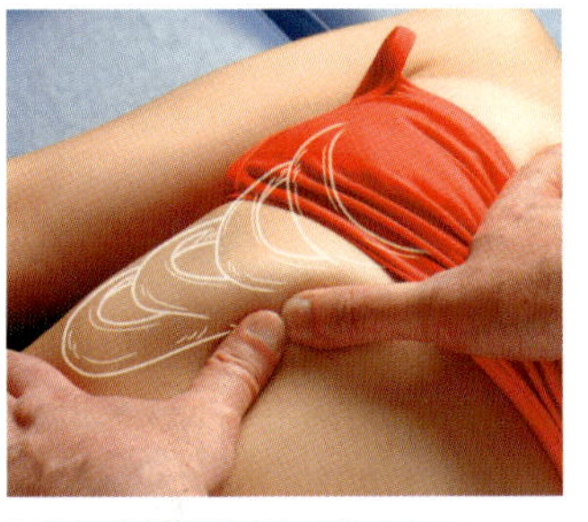

고샅인대

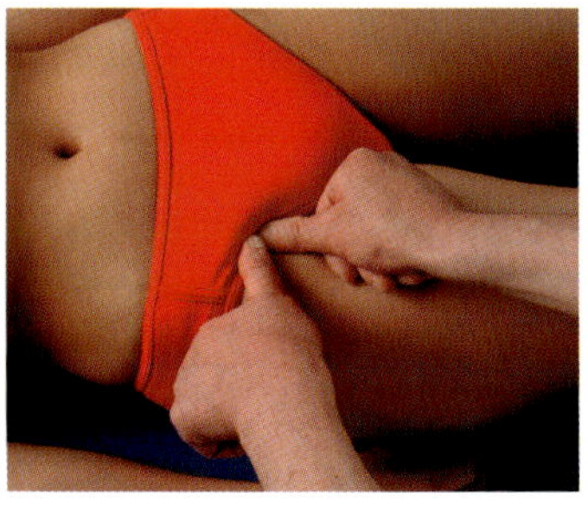

엉덩뼈능선

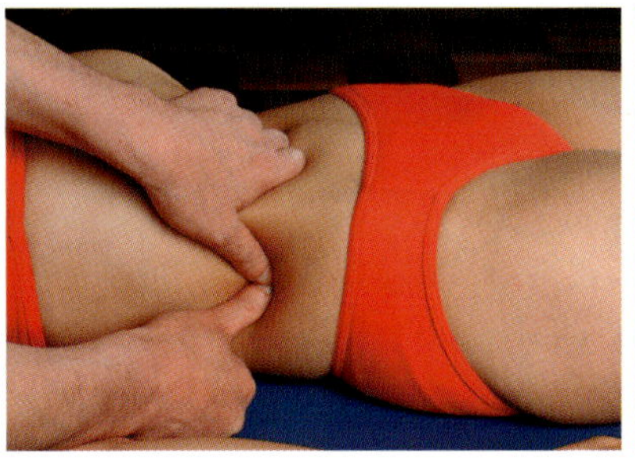

배곧은근의 가쪽모서리

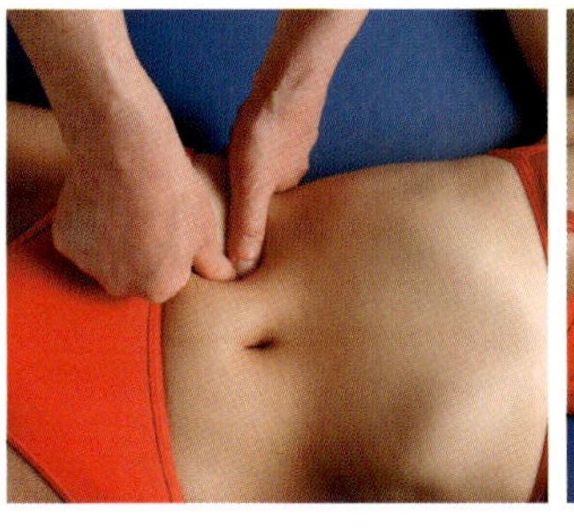

T12 갈비뼈

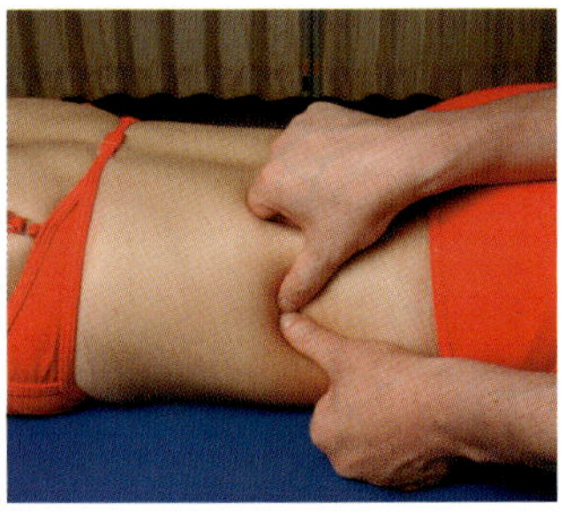

P 배바깥빗근의 촉진 포인트

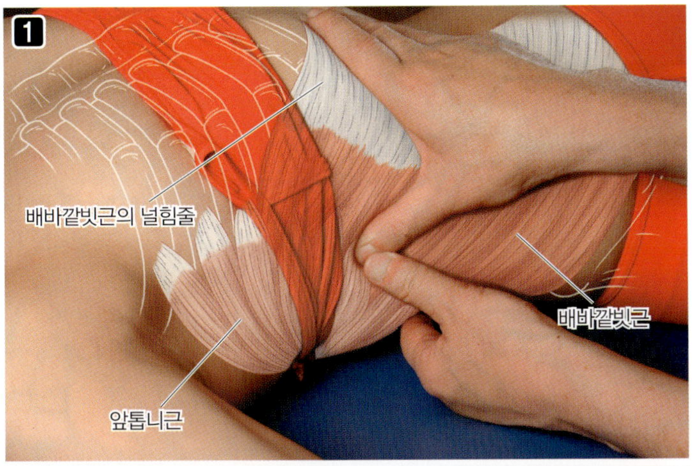

1 앞톱니근과의 근육연결부위

배바깥빗근은 큰가슴근의 아래모서리와, T5~9 갈비뼈부위의 앞톱니근과 연결되어 있다. 따라서 갈비뼈의 가쪽면에 있는 근육연결부위를 갈비뼈에 밀어 넣듯 촉진한다.

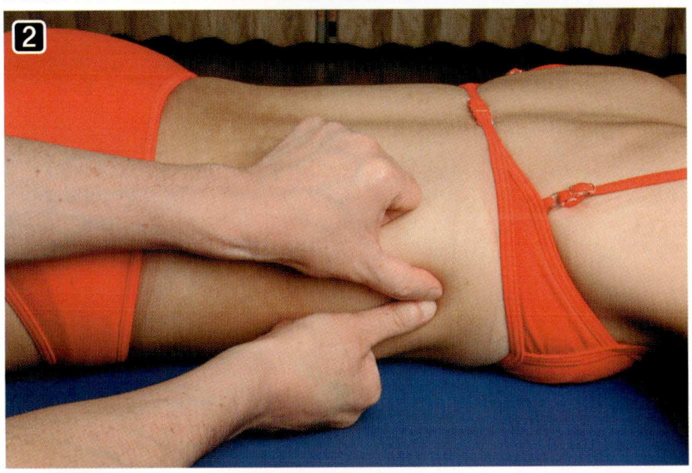

2 넓은등근의 가쪽모서리

배바깥빗근은 앞톱니근과의 근육연결부위부터 엉덩뼈능선까지 넓은등근과 근육 사이를 이룬다. 따라서 이 근육 사이에서 넓은등근의 깊은부분으로 갈비뼈를 밀어 넣듯 촉진한다.

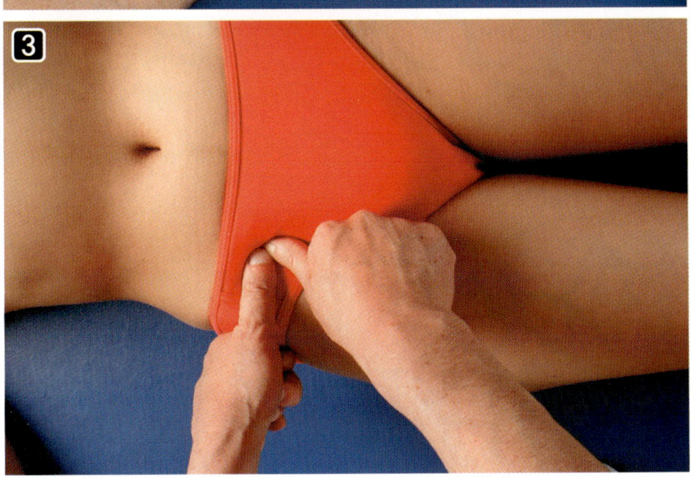

3 고샅인대부위

배바깥빗근의 힘살은 위앞엉덩뼈가시(상전장골극) 부근까지 존재하고, 고샅인대부위에는 근막으로 부착되어 있다. 따라서 고샅인대를 밀어 넣듯 촉진한다.

07 배곧은근_복직근
Rectus abdominis muscle

이 는 곳: 두덩결합과 두덩뼈결절(치골결절) 사이
닿 는 곳: T5~7 갈비연골(제5~7 늑연골), 칼돌기의 앞면
지배신경: 갈비사이신경(늑간신경) T(6)7~12, 엉덩아랫배신경(장골하복신경) L1
지배혈관: 위배벽동맥(상복벽동맥), 아래배벽동맥(하복벽동맥)
작 용: 몸통의 굽힘(굴곡), 가슴우리의 내림(하강), 골반의 뒤쪽기울임(후방경사)
연결근육: 큰가슴근(대흉근), 배바깥빗근, 배속빗근(내복사근), 배가로근(복횡근), 배세모근

배곧은근 landmark의 촉진

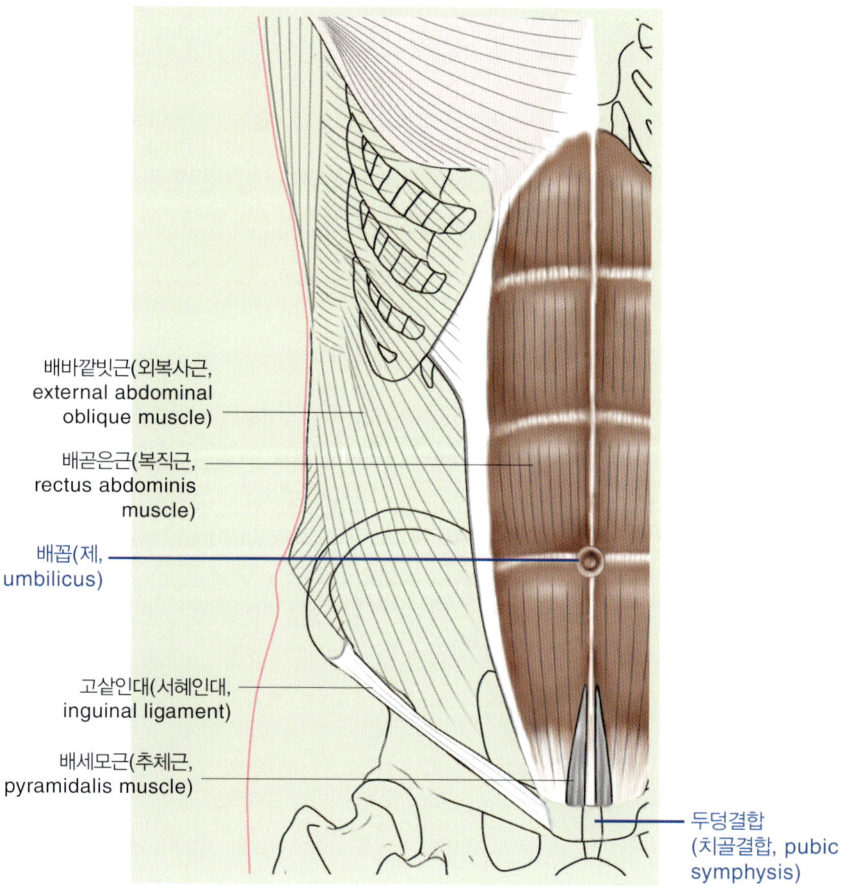

T4 갈비뼈(제4 늑골)

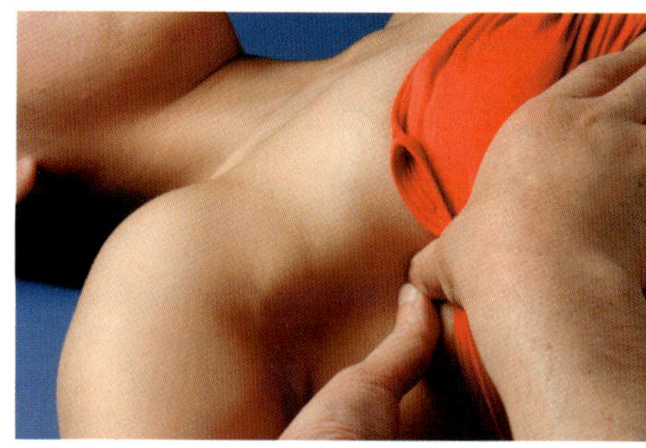

칼돌기(검상돌기)

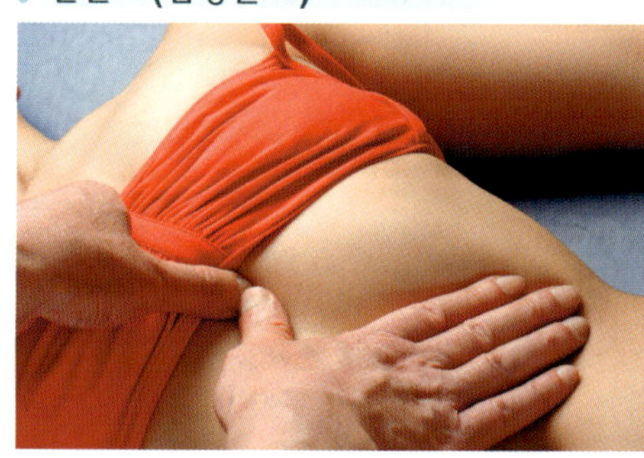

두덩결합

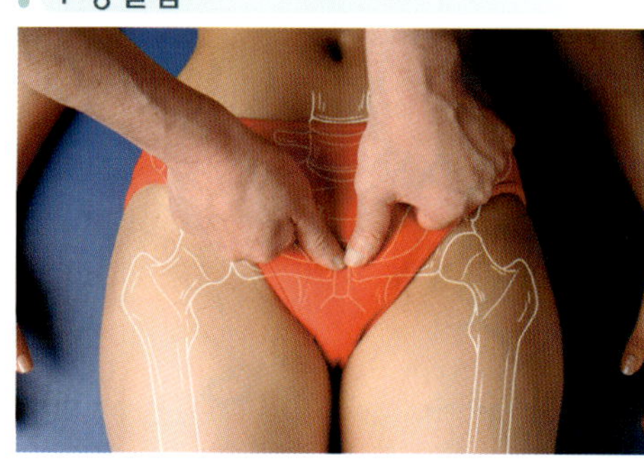

P 배곧은근의 촉진 포인트

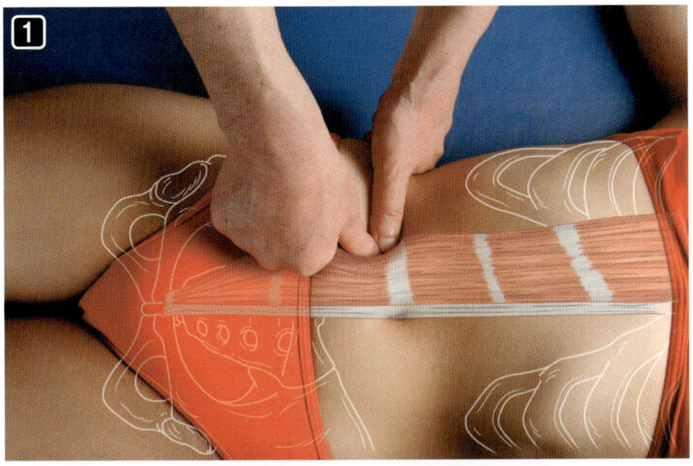

1 가쪽모서리

배곧은근의 가쪽모서리는 배꼽에서 약 세 손가락 너비만큼 가쪽으로 이동하면 확인할 수 있다. 배곧은근은 배바깥빗근의 근막과 배속빗근의 근막 및 배곧은근집앞층(복직근초전엽)에 덮여 있다. 따라서 이 근육들이 바짝 긴장되면 가쪽모서리를 관찰하기 어렵다. 가쪽모서리는 이는곳에서 닿는곳까지 몸통을 따라 촉진한다.

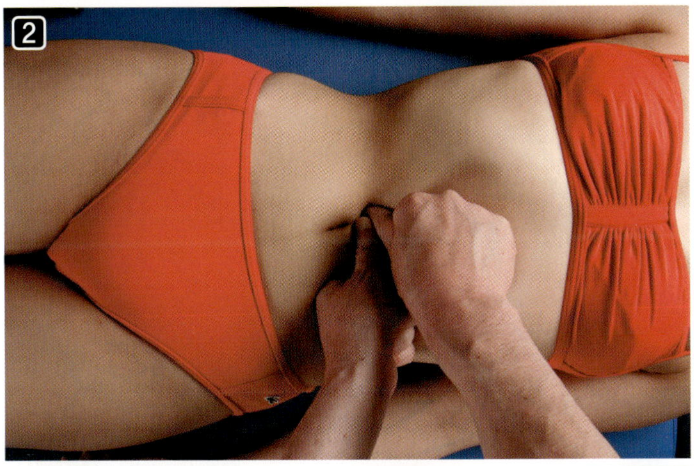

2 백색선부위(백선부)

배곧은근의 중심부분은 백색선 위로 근육 사이를 이룬다. 이 근육 사이에서 몸통을 따라 가쪽으로 힘살을 밀어 넣듯 촉진한다. 이는곳 부근은 단단한 배세모근이 있기 때문에 힘살을 확인하기 어렵다.

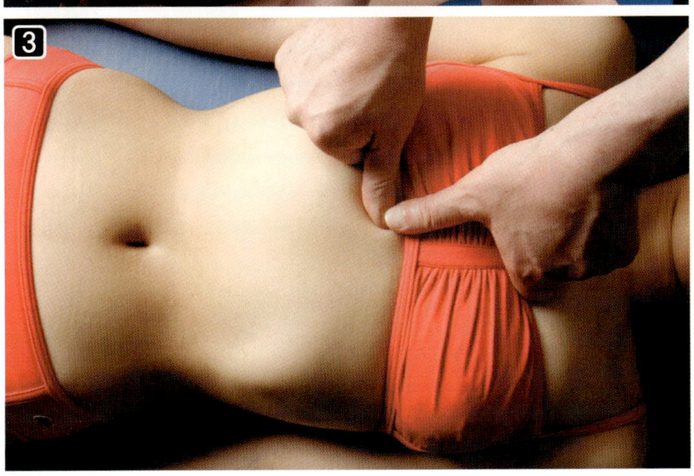

3 갈비뼈부위

배곧은근의 닿는곳은 갈비연골을 문지르듯 촉진하면 되는데, 힘살이 명확하게 부착되어 있는지 확인하기 어렵다. 또한 닿는곳의 가쪽모서리는 큰가슴근의 배부분과 근육이 연결되어 있다.

08 등세모근윗부분_승모근상부
Superior part of trapezius muscle

이 는 곳: 위목덜미선, 바깥뒤통수뼈융기, 목덜미인대(항인대), C7 목뼈가시돌기(제7 경추극돌기)
닿 는 곳: 빗장뼈의 가쪽 1/3, 어깨뼈의 봉우리
지배신경: 더부신경(부신경)의 바깥가지, 목신경얼기(경신경총)의 근육가지 C2~4
지배혈관: 가로목동맥(경횡동맥), 어깨위동맥(견갑상동맥), 뒤갈비사이동맥(후늑간동맥), 깊은목동맥(심경동맥), 뒤통수동맥(후두동맥)
작　　용: 어깨뼈의 올림(거상)[목부위의 가쪽굽힘(측굴) · 폄(신전)]
연결근육: 목빗근(흉쇄유돌근), 어깨올림근(견갑거근), 어깨세모근(삼각근), 넓은등근(광배근), 큰마름근(대능형근), 작은마름근(소능형근), 위뒤톱니근(상후거근), 아래뒤톱니근(하후거근), 척주세움근(척주기립근), 머리널판근(두판상근)

등세모근윗부분 landmark의 촉진

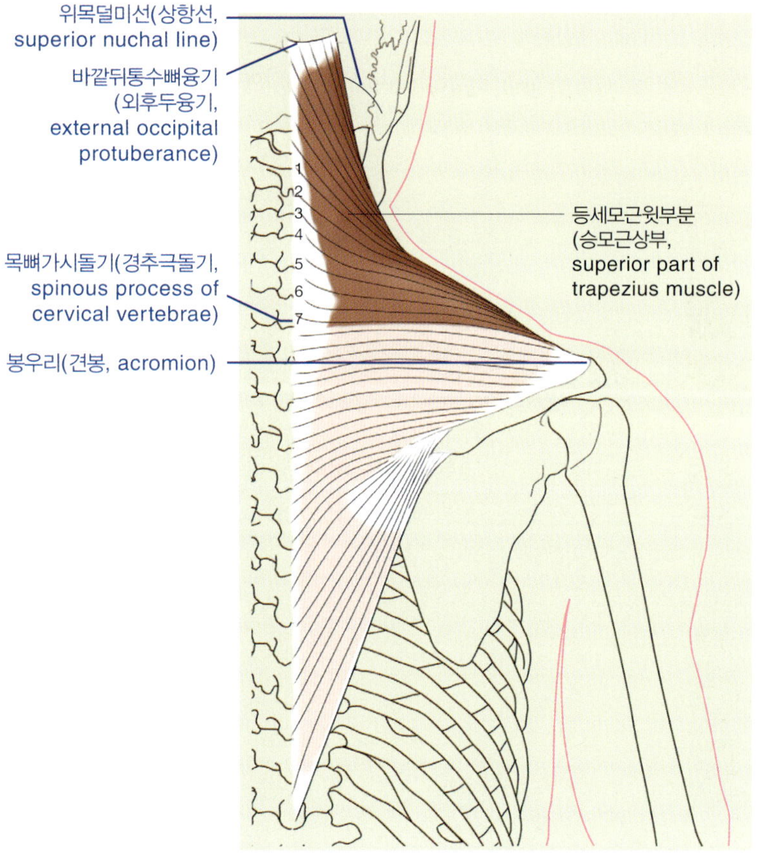

위목덜미선

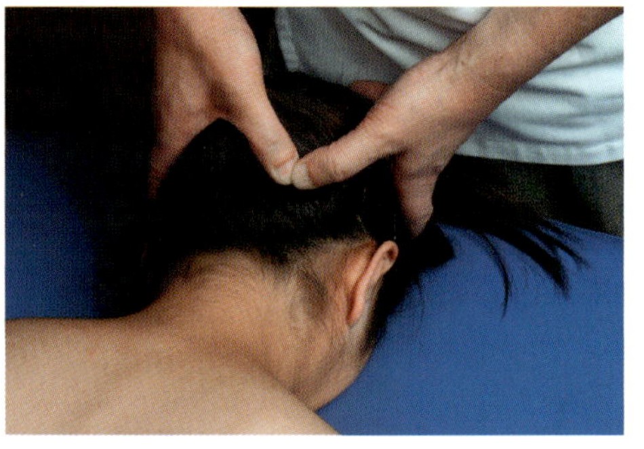

바깥뒤통수뼈융기

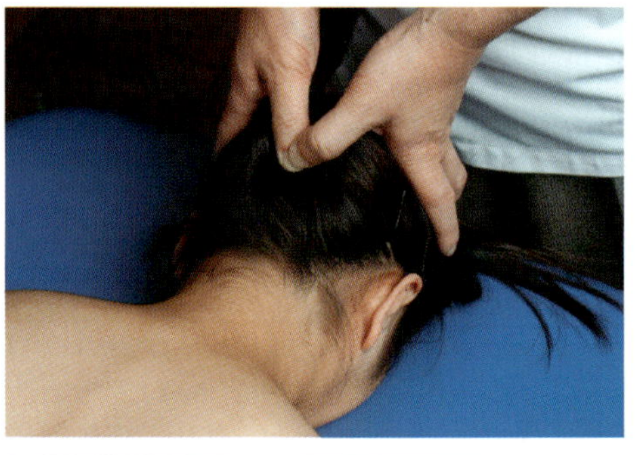

목뼈가시돌기

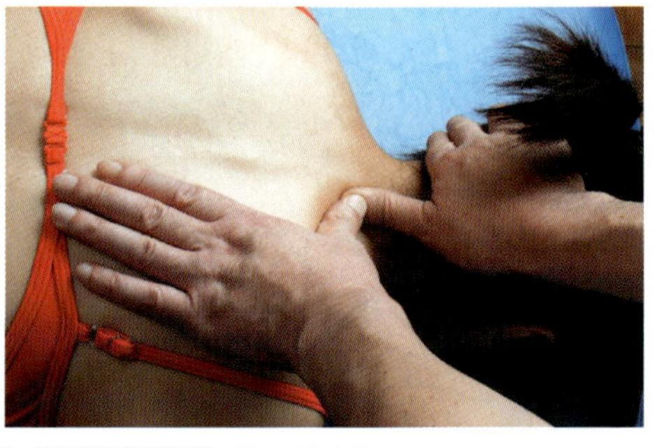

봉우리

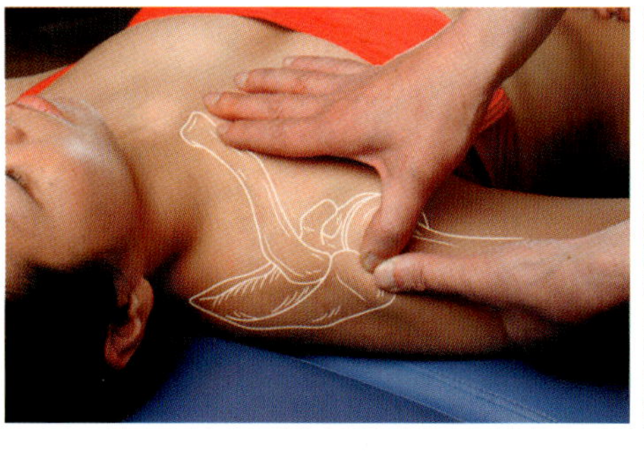

빗장뼈(쇄골)

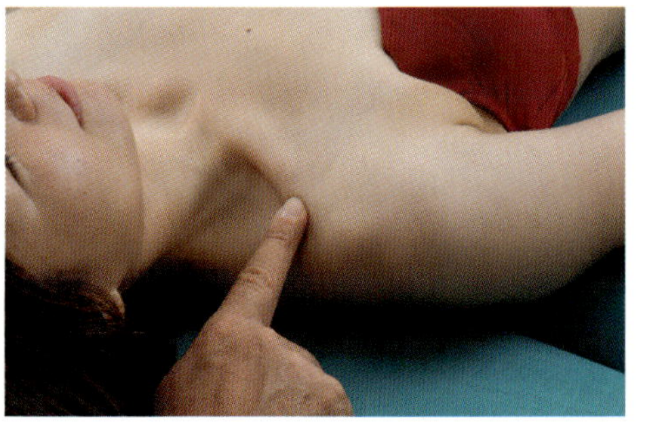

P 등세모근윗부분의 촉진 포인트

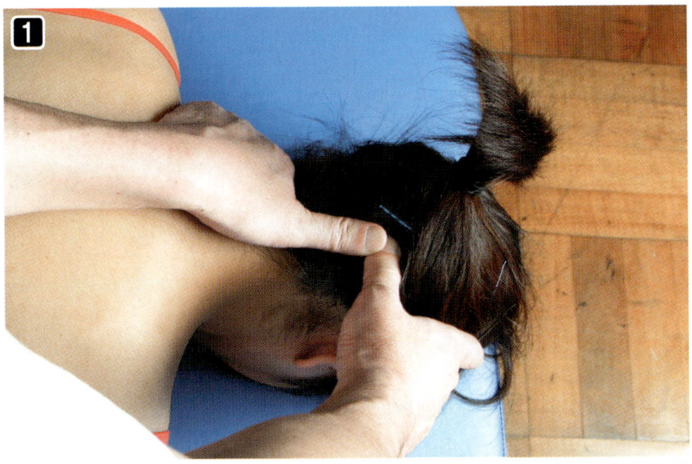

1 위목덜미선부위

바깥뒤통수뼈융기에서 가쪽으로 이동하여, 꼭지돌기(유양돌기)를 향한 뼈융기부위인 위목덜미선을 문지르듯 촉진한다. 등세모근의 윗부분은 얇으므로, 뒤통수뼈(후두골)에 압박을 가하면 통증을 유발할 가능성이 있다. 따라서 강하게 촉진하지 않도록 한다.

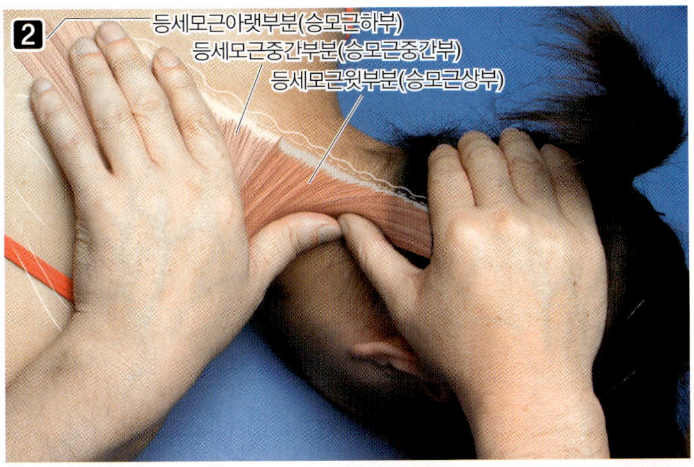

2 목부위의 가쪽모서리

등세모근의 윗부분은 근육이 매우 얇아, 강하게 촉진하면 깊은부분의 근육[머리반가시근(두반극근), 머리널판근(두판상근) 등]에 닿아 판별하기 어려워진다. 등세모근윗부분의 가쪽모서리는 목뼈가시돌기에서 약 두 손가락 너비만큼 가쪽으로 이동하면 확인할 수 있다. 따라서 가쪽모서리는 목뼈가시돌기를 향해 근육을 모아 표면에 말려들듯 촉진하면 확인하기 쉽다.

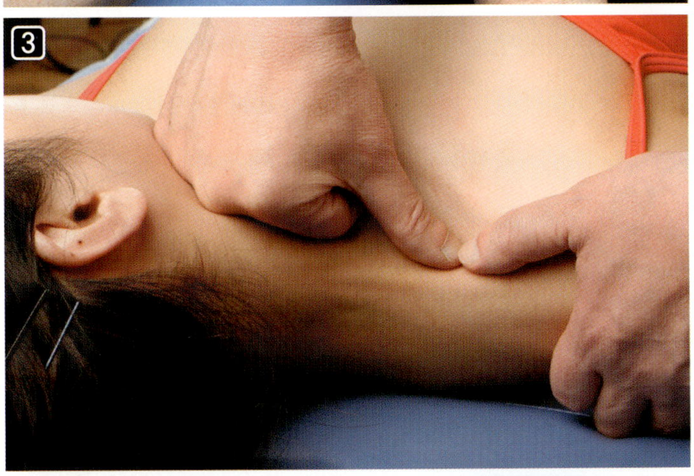

3 빗장뼈부위의 가쪽모서리

등세모근의 윗부분은 목부위의 가쪽모서리부터 힘살을 확인하면서 꼬리쪽으로 이동하면, 빗장뼈의 가쪽 약 1/3에 부착된 곳까지 쉽게 촉진할 수 있다. 빗장뼈 부착부위는 빗장뼈의 안쪽으로 밀어 넣듯 어깨뼈봉우리 바로 앞까지 촉진하면 된다.

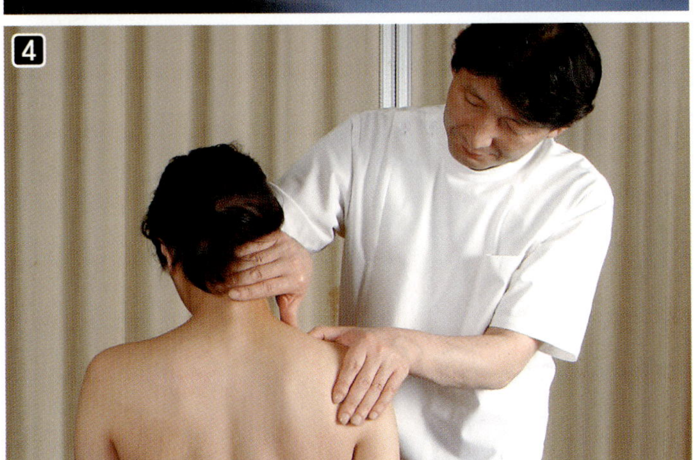

4 신장 자세에 따른 촉진

등세모근윗부분의 가쪽모서리는 목부위를 반대쪽으로 가쪽굽힘시켜 근육을 신장시키면, 쉽게 촉진할 수 있다.

09 등세모근중간부분_승모근중간부
Middle part of trapezius muscle

이 는 곳: T1~5 등뼈가시돌기(제1~5 흉추극돌기) 및 가시끝인대(극상인대)

닿 는 곳: 어깨뼈가시의 위모서리

지배신경: 더부신경(부신경)의 바깥가지, 목신경얼기(경신경총)의 근육가지 C2~4

지배혈관: 가로목동맥(경횡동맥), 어깨위동맥(견갑상동맥), 뒤갈비사이동맥(후늑간동맥), 깊은목동맥(심경동맥), 뒤통수동맥(후두동맥)

작 용: 어깨뼈의 들임(후인)

연결근육: 목빗근(흉쇄유돌근), 어깨올림근(견갑거근), 어깨세모근(삼각근), 넓은등근(광배근), 큰마름근(대능형근), 작은마름근(소능형근), 위뒤톱니근(상후거근), 아래뒤톱니근(하후거근), 척주세움근(척주기립근), 머리널판근(두판상근)

등세모근중간부분 landmark의 촉진

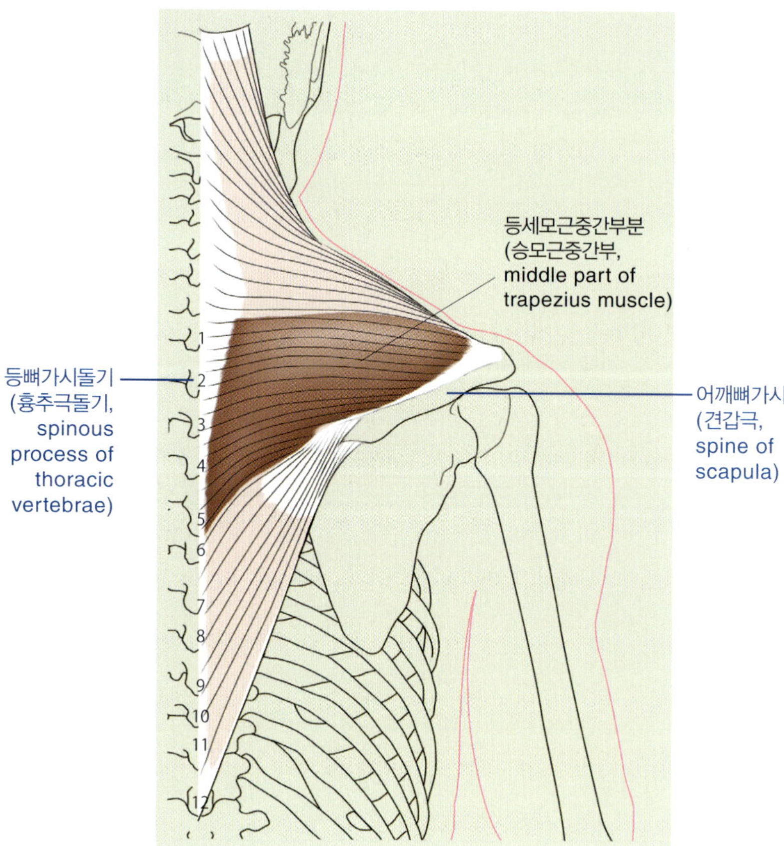

등뼈가시돌기

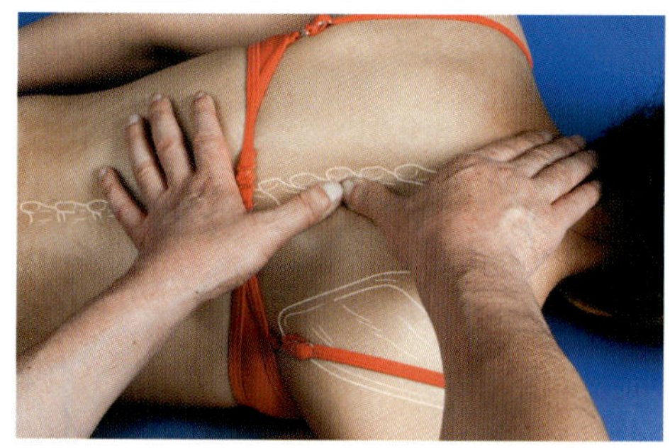

어깨뼈가시

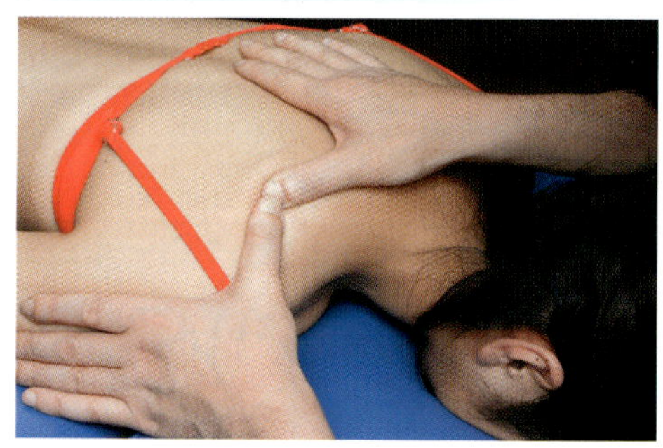

P 등세모근중간부분의 촉진 포인트

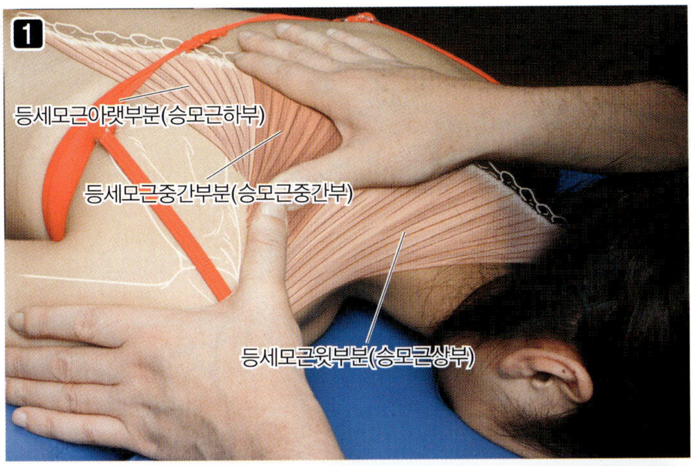

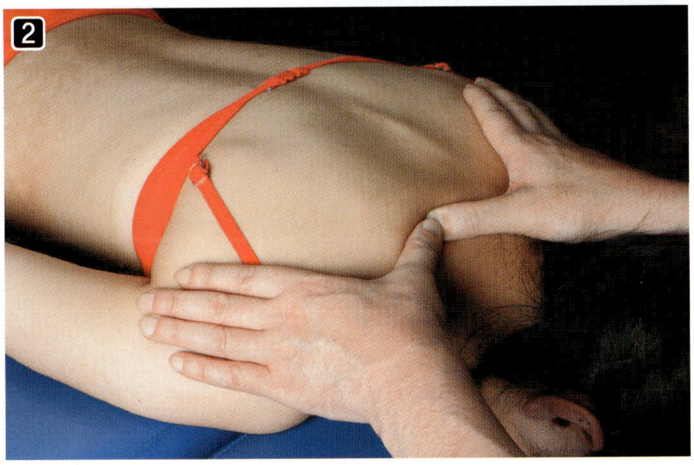

1 힘살

등세모근의 중간부분은 가슴우리(흉곽)의 면이 아래쪽을 향하게 하여 T1 등뼈가시돌기에서 어깨뼈가시의 안쪽 끝까지 문지르듯 촉진한다. 그리고 어깨뼈가시의 위모서리 안쪽 끝에서 가쪽 끝까지 촉진하려면 어깨뼈가시로 힘껏 누르면 된다. 등세모근의 중간부분은 등세모근의 윗부분과 달리 두껍기 때문에, 윗부분보다 깊게 촉진하도록 한다. 등세모근중간부분의 깊은부분에는 가시위근(극상근)이 존재하는데, 등세모근의 중간부분은 가쪽에서 안쪽으로 거의 수평으로 주행하고, 가시위근은 안쪽 위에서 가쪽 아래로 비스듬하게 주행한다. 이를 이해하면 두 근육을 구별할 수 있다.

2 등세모근윗부분과의 근육 사이

등세모근의 중간부분과 윗부분은 근육 사이가 명확하지 않고, 근막 상태로 되어 있다. 따라서 등세모근의 중간부분과 윗부분의 경계에 해당하는 T1 등뼈가시돌기에서 어깨뼈의 봉우리(견봉)까지 주의 깊게 촉진한다.

10 등세모근아랫부분_승모근하부
Inferior part of trapezius muscle

이 는 곳: T6~12 등뼈가시돌기(제6~12 흉추극돌기) 및 가시끝인대(극상인대)

닿 는 곳: 어깨뼈가시삼각(견갑극삼각)

지배신경: 더부신경(부신경)의 바깥가지, 목신경얼기(경신경총)의 근육가지 C2~4

지배혈관: 가로목동맥(경횡동맥), 어깨위동맥(견갑상동맥), 뒤갈비사이동맥(후늑간동맥), 깊은목동맥(심경동맥), 뒤통수동맥(후두동맥)

작　 용: 어깨뼈의 내림(하강), 위쪽돌림(상방회전)

연결근육: 목빗근(흉쇄유돌근), 어깨올림근(견갑거근), 어깨세모근(삼각근), 넓은등근(광배근), 큰마름근(대능형근), 작은마름근(소능형근), 위뒤톱니근(상후거근), 아래뒤톱니근(하후거근), 척주세움근(척주기립근), 머리널판근(두판상근)

등세모근아랫부분 landmark의 촉진

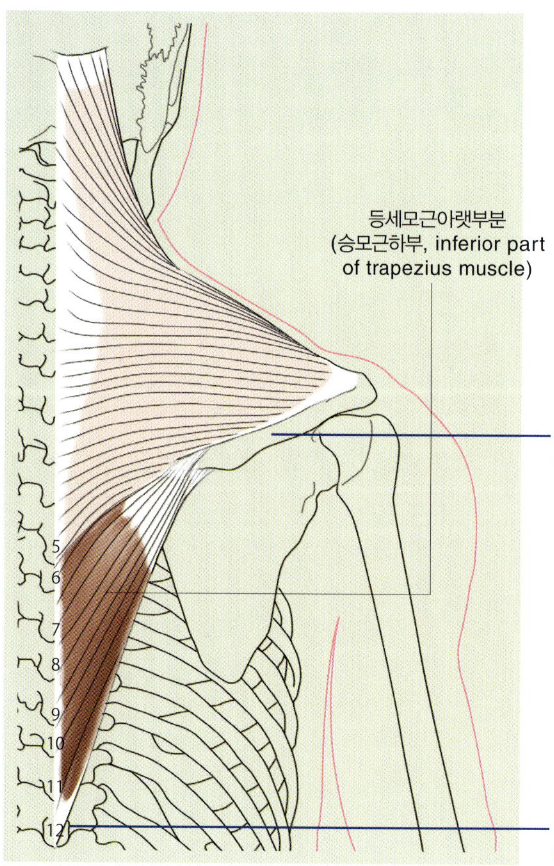

어깨뼈가시

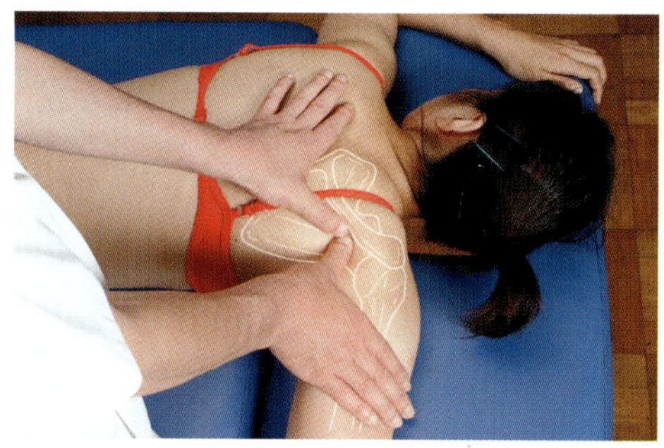

등뼈가시돌기

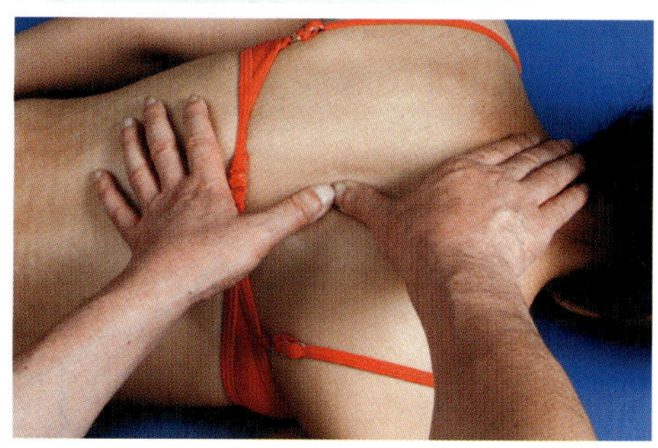

P 등세모근아랫부분의 촉진 포인트

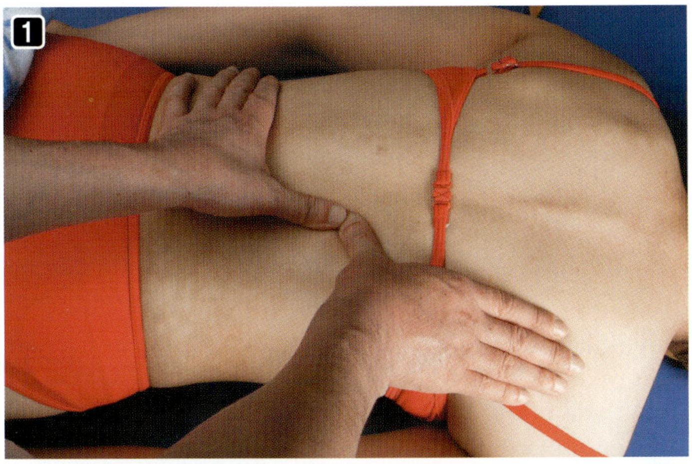

1 T12 등뼈가시돌기부위

T12 등뼈가시돌기 부착부위에서 등세모근의 아랫부분은 근막 상태이므로, 근육을 확인하기 어렵다. 양 엉덩뼈능선(장골릉)을 잇는 선(Jacoby line) 위의 L4 허리뼈가시돌기(제4 요추극돌기)에서 T12 등뼈가시돌기까지 머리쪽으로 이동하고, 천천히 진입하여 그 가쪽부분을 확인한다.

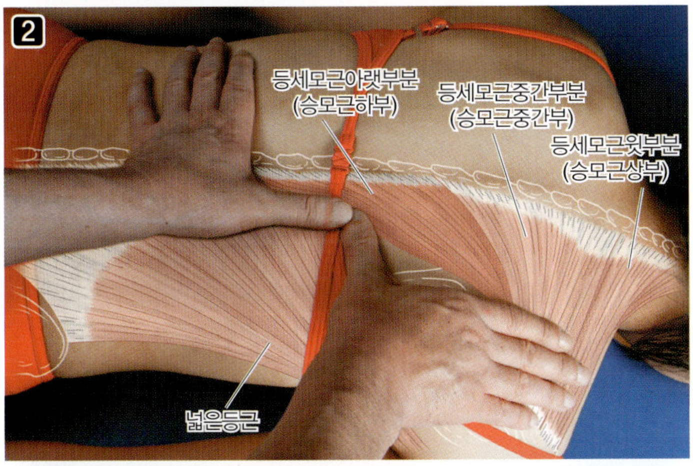

2 넓은등근과의 근육교차부위

등세모근의 아랫부분은 T7 등뼈가시돌기의 가쪽 부근에서 넓은등근과 교차하므로, 주의 깊게 촉진한다.

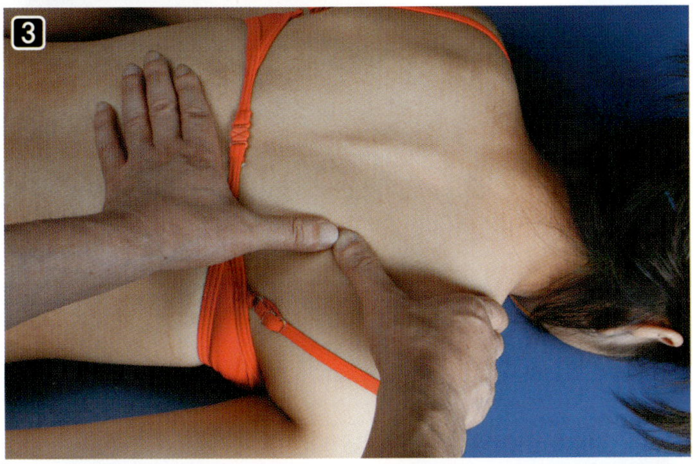

3 가쪽모서리

등세모근아랫부분의 가쪽모서리는 T12 등뼈가시돌기에서 어깨뼈가시의 아래모서리를 향해 주행한다. T12 등뼈가시돌기에서 가쪽 위를 향한 근육섬유에 수직이 되도록 가슴부위를 힘껏 누르며 촉진한다. 근육섬유를 확인하기 어려운 경우, 만세 동작(어깨뼈의 내림 · 위쪽돌림)에서 팔에 저항을 주고 근육을 수축하면 된다.

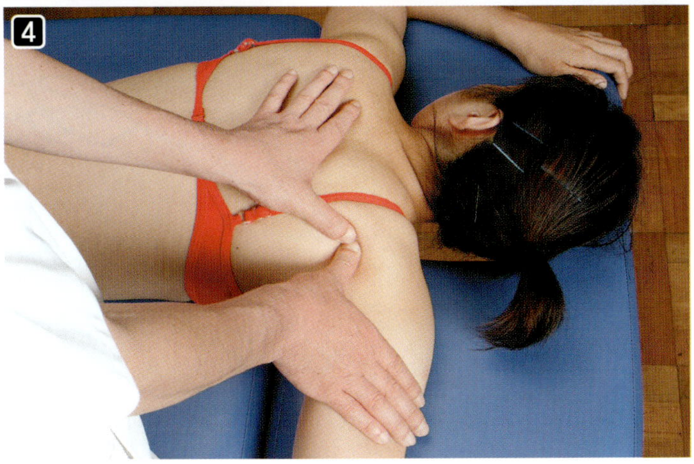

4 어깨뼈가시삼각

등세모근아랫부분의 닿는곳은 어깨뼈가시의 안쪽 끝에서 약 두 손가락 너비만큼 가쪽으로 이어지는 어깨뼈가시삼각에 부착되어 있다. 닿는곳의 대부분이 힘줄조직이므로, 탄력이 적고 단단하게 느껴진다. 닿는곳인 어깨뼈가시삼각을 문지르듯 촉진한다.

11 머리반가시근_두반극근
Semispinalis capitis muscle

이 는 곳: 위쪽 6개의 등뼈가로돌기, 아래쪽 3~4개의 목뼈가로돌기(경추횡돌기)
닿 는 곳: 위목덜미선과 아래목덜미선(하항선) 사이[머리가장긴근 부착부위 안쪽]
지배신경: 척수신경뒤가지의 안쪽가지 및 가쪽가지
지배혈관: 오름목동맥(상행경동맥)의 가지
작　　용: 한쪽에서 목뼈의 가쪽굽힘(측굴), 양쪽에서 목뼈의 폄(신전)
연결근육: 어깨올림근

머리반가시근 landmark의 촉진

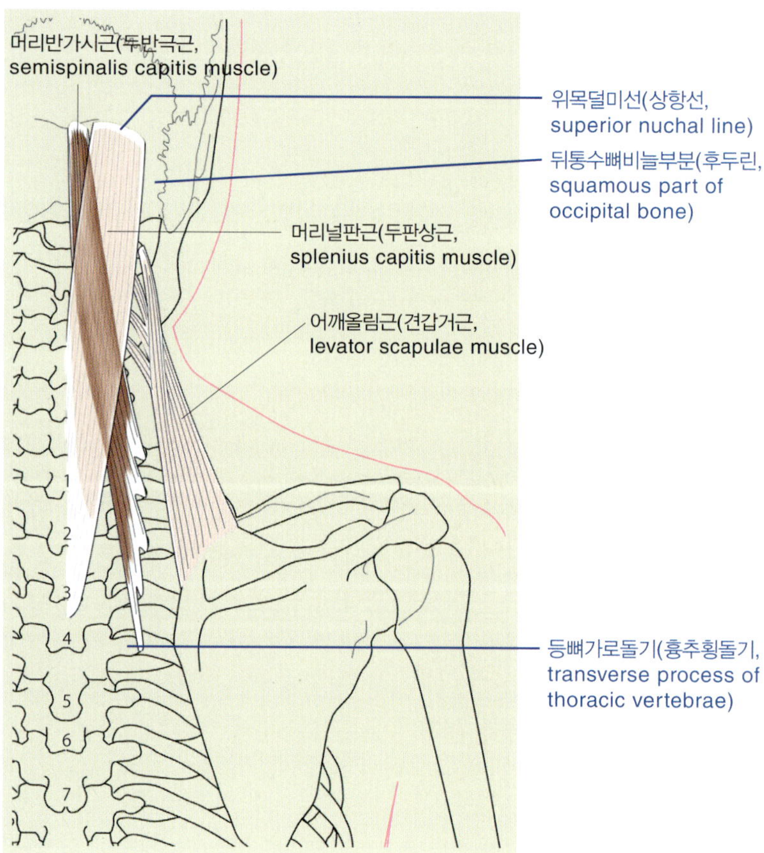

위목덜미선

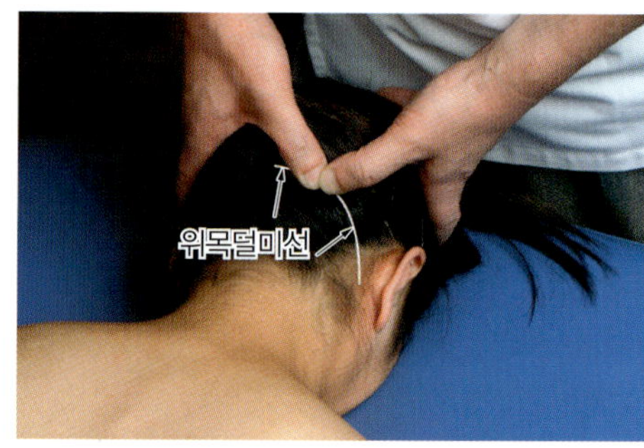

등뼈가로돌기

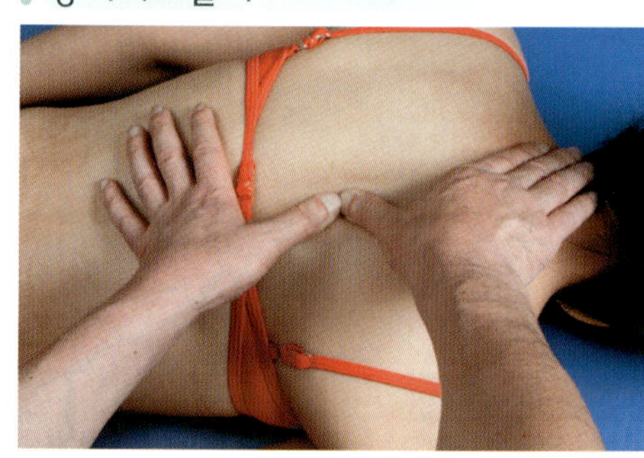

P 머리반가시근의 촉진 포인트

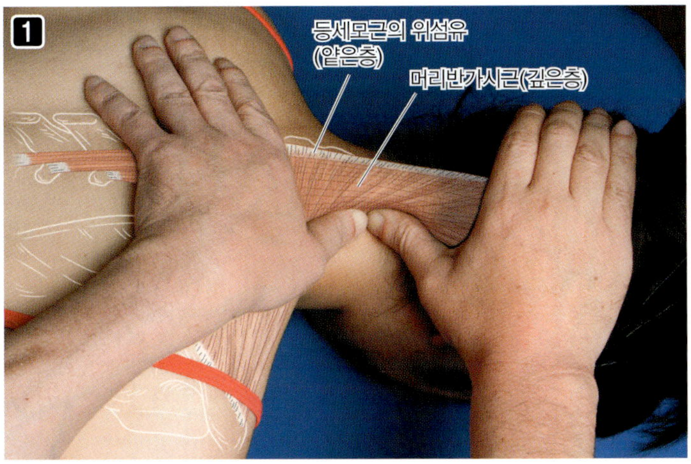

1 힘살

먼저 C2 목뼈가시돌기를 확인한 후, 그 가쪽에 있는 등세모근윗부분(승모근상부)의 가쪽모서리, 거기보다 더 가쪽에 있는 머리널판근의 가쪽모서리를 확인한다. 등세모근윗부분의 가쪽모서리와 머리널판근의 근육 사이에서 등세모근의 위섬유 깊은부분에 진입하고, 목뼈가시돌기를 따라 가장 깊은부분을 세로 방향으로 주행하는 힘살을 밀어 넣듯 촉진한다. 그리고 뒤통수뼈의 위목덜미선과 아래목덜미선 사이인 뒤통수뼈비늘부분까지 이동하여 촉진한다. 힘살은 두껍고, 탄력 있는 근육으로 느껴진다.

12 머리널판근_두판상근
Splenius capitis muscle

이 는 곳: 아래쪽 5개 목뼈의 목덜미인대(항인대), 위쪽 2(3)개의 등뼈가시돌기
닿 는 곳: 꼭지돌기, 위목덜미선의 가쪽부분
지배신경: 척수신경뒤가지의 가쪽가지
지배혈관: 가로목동맥(경횡동맥)의 오름가지
작 용: 목뼈의 같은 쪽 가쪽굽힘(측굴), 돌림(회전), 양쪽 작용으로 목뼈의 폄(신전)
연결근육: 목널판근(경판상근), 목빗근(흉쇄유돌근)

머리널판근 landmark의 촉진

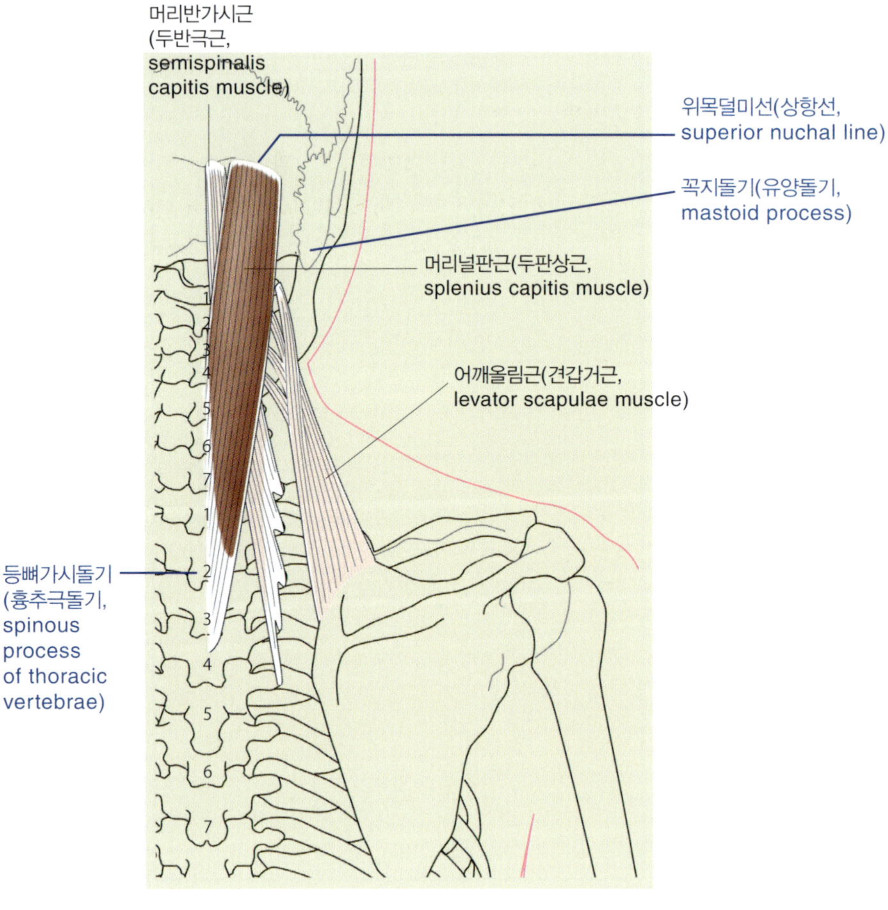

위목덜미선

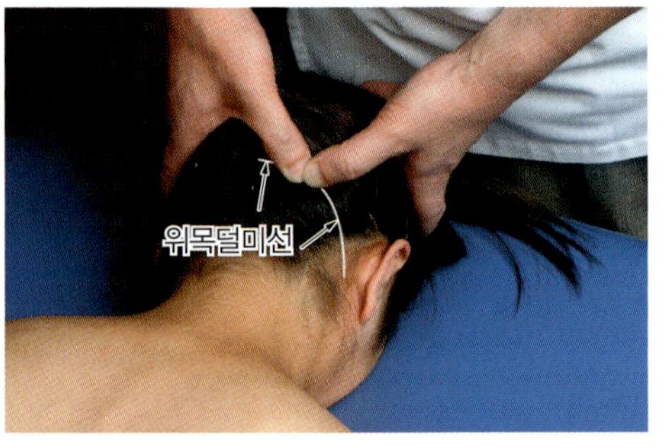

꼭지돌기

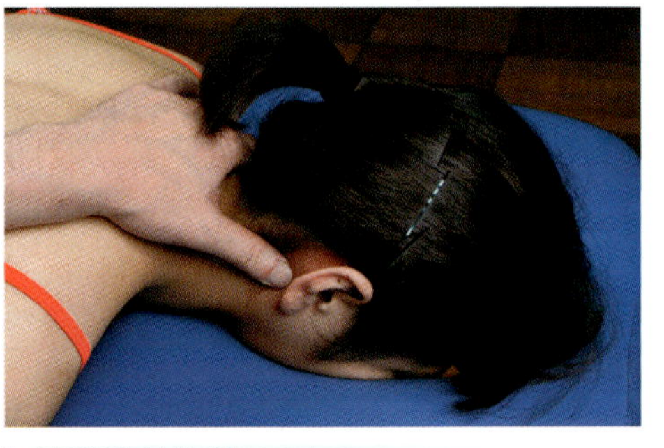

등뼈가시돌기

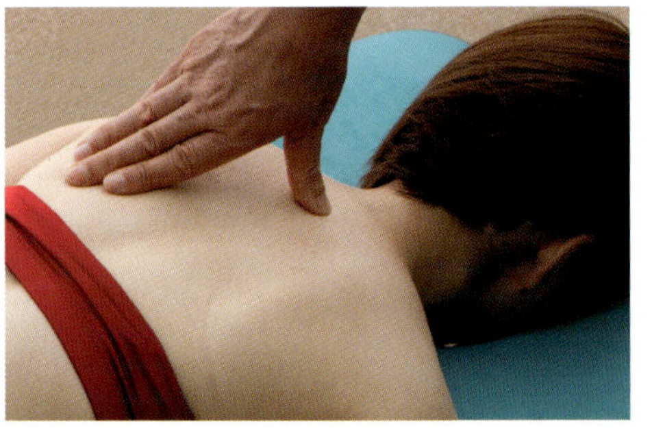

P 머리널판근의 촉진 포인트

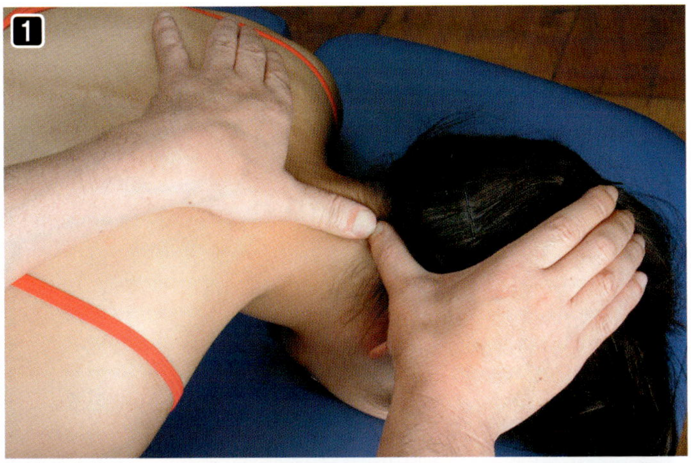

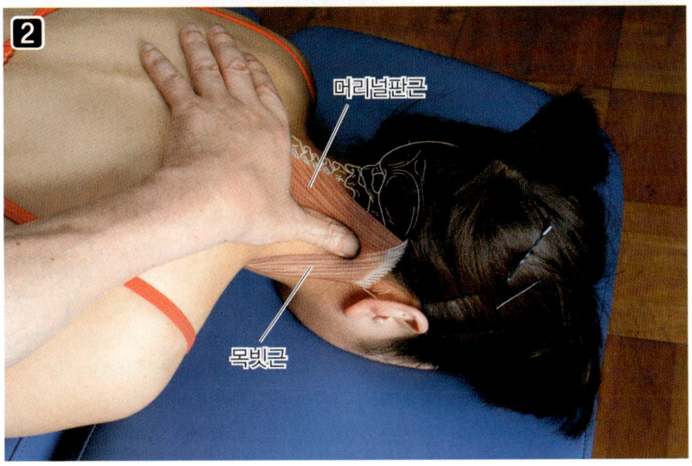

1 가쪽모서리

먼저, C2 목뼈가시돌기에서 약 두 손가락 너비만큼 가쪽에 주행하는 등세모근윗부분(승모근상부)의 가쪽모서리를 확인한다. 머리널판근의 가쪽모서리는 등세모근윗부분의 가쪽모서리보다 더 가쪽에서 불룩한 근육섬유로 확인할 수 있다. 등세모근의 윗부분이 얇은 막과 같은 근육이라면, 머리널판근은 두툼한 근육으로 느껴질 수 있다(실제로는 그 정도로 두툼한 근육이 아님). 그리고 T2(3) 등뼈가시돌기를 향해 꼬리쪽으로 이동하다 보면, 머리널판근의 가쪽모서리가 등세모근윗부분의 깊은부분을 주행하는 것을 확인할 수 있다. 따라서 이 등세모근의 윗부분과 근육이 교차하는 부위도 주의 깊게 촉진한다.

2 목빗근과의 근육연결부위

머리널판근의 가쪽모서리에서 관자부위(측두부)는 꼭지돌기에 부착되어 있어, 앞면부터 부착된 목빗근과 근육이 연결되어 있다. 꼭지돌기부위에서는 머리널판근의 가쪽모서리와 목빗근의 뒤모서리가 역 v자형으로 부착되어 있는 것을 확인할 수 있다. 이 근육연결부위에 진입하여, 위목덜미선으로 힘껏 누르듯 촉진한다.

13 뒤통수밑근육_후두하근
Suboccipital muscles

【큰뒤머리곧은근】

이 는 곳: C2 목뼈가시돌기

닿 는 곳: 아래목덜미선의 중앙 1/3

작 용: 양쪽에서 머리부위의 뒤쪽굽힘(후굴), 한쪽에서 머리부위의 같은 쪽 돌림(회전)

지배신경: 뒤통수밑신경(후두하신경)[C1 목신경(제1 경신경)의 뒤가지]

【작은뒤머리곧은근】

이 는 곳: C1 목뼈의 뒤결절(제1 경추후결절)

닿 는 곳: 아래목덜미선의 안쪽 1/3

작 용: 양쪽에서 머리부위의 뒤쪽굽힘, 한쪽에서 머리부위의 같은 쪽 돌림

지배신경: 뒤통수밑신경(C1 목신경의 뒤가지)

【위머리빗근】

이 는 곳: C1 목뼈가로돌기

닿 는 곳: 아래목덜미선의 중앙 1/3 윗부분

작 용: 양쪽에서 머리부위의 뒤쪽굽힘, 한쪽에서 머리부위의 같은 쪽 기울임(경사) · 반대쪽 돌림

지배신경: 뒤통수밑신경(C1 목신경의 뒤가지)

【아래머리빗근】

이 는 곳: C2 목뼈가시돌기

닿 는 곳: C1 목뼈가로돌기

작 용: 양쪽에서 머리부위의 뒤쪽굽힘, 한쪽에서 머리부위의 같은 쪽 기울임 · 반대쪽 돌림

지배신경: 뒤통수밑신경(C1 목신경의 뒤가지)

뒤통수밑근육 landmark의 촉진

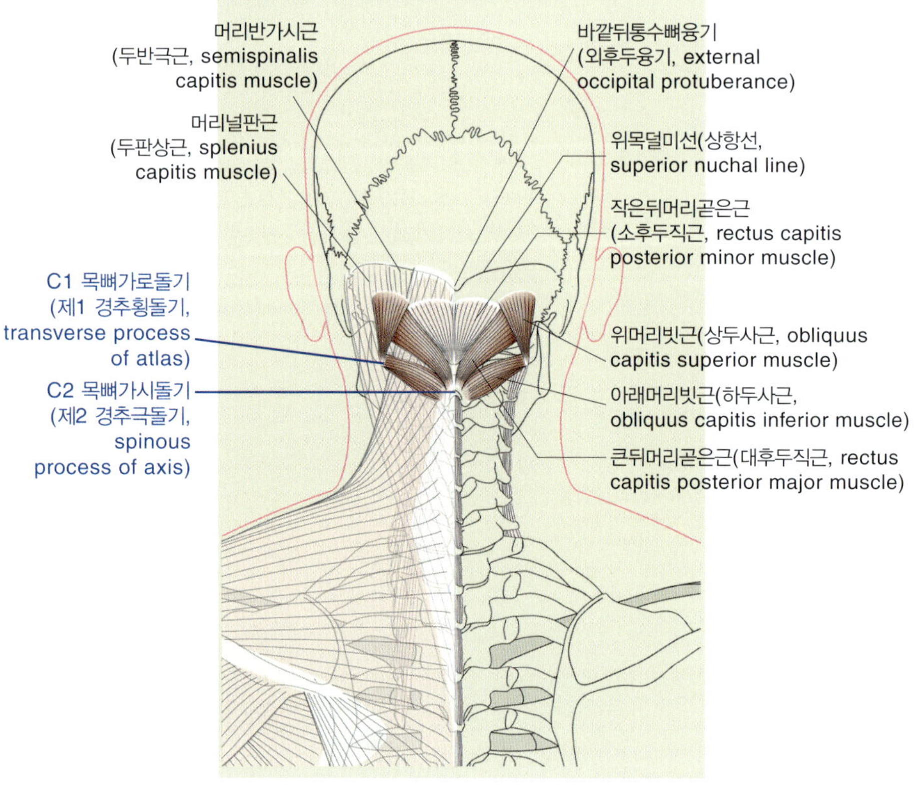

아래목덜미선(하항선)

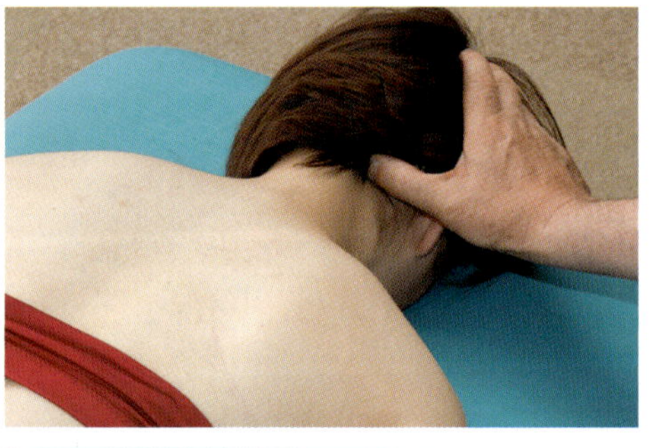

C2 목뼈가시돌기

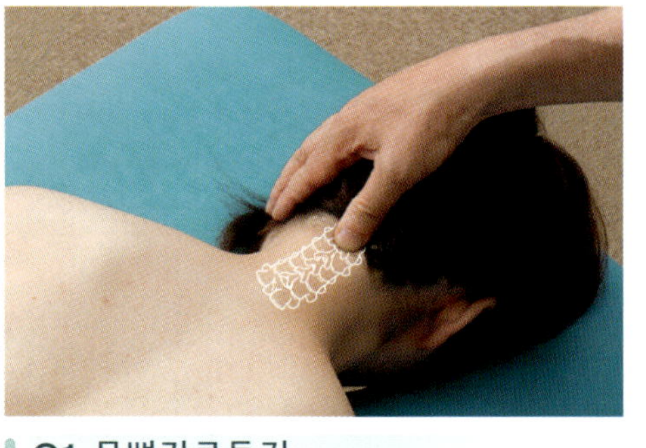

C1 목뼈가로돌기

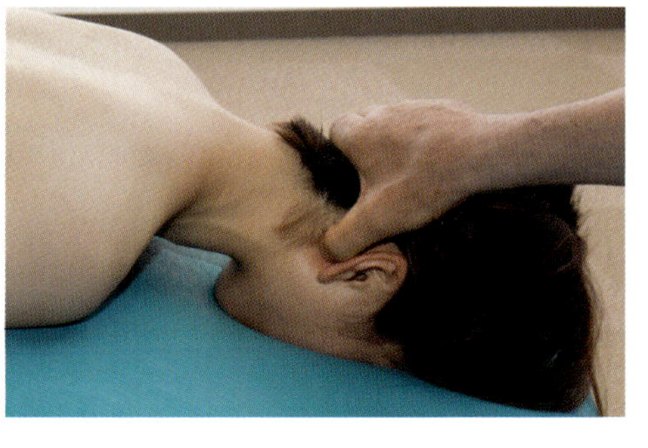

P 뒤통수밑근육의 촉진 포인트

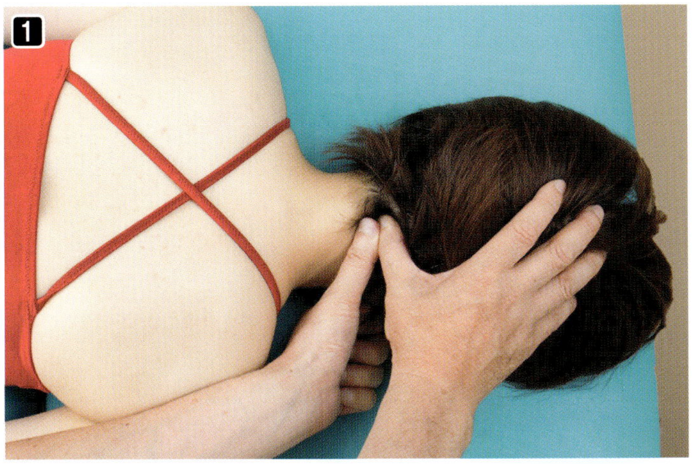

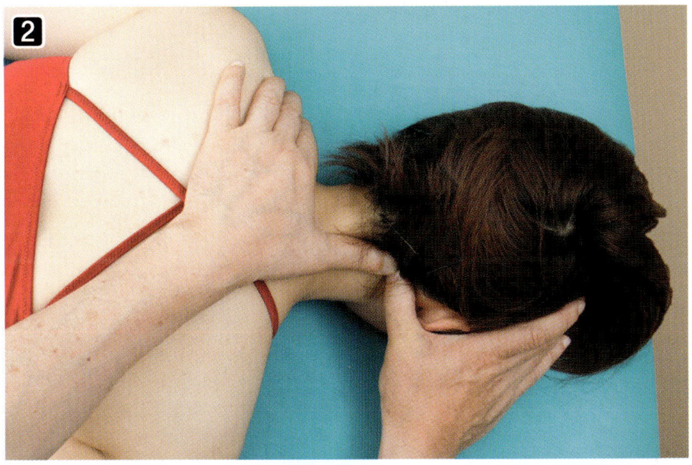

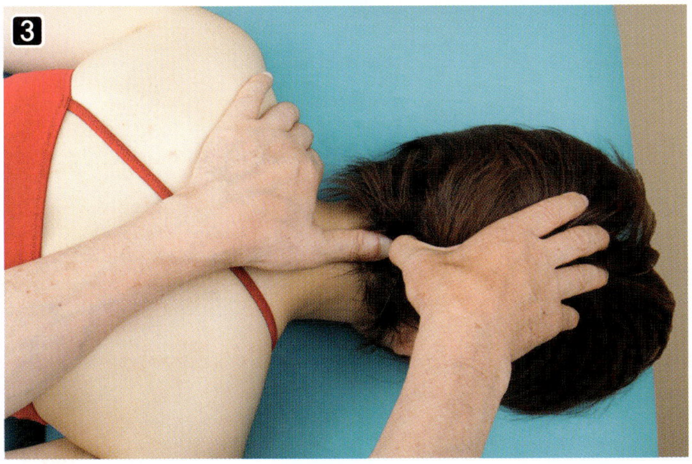

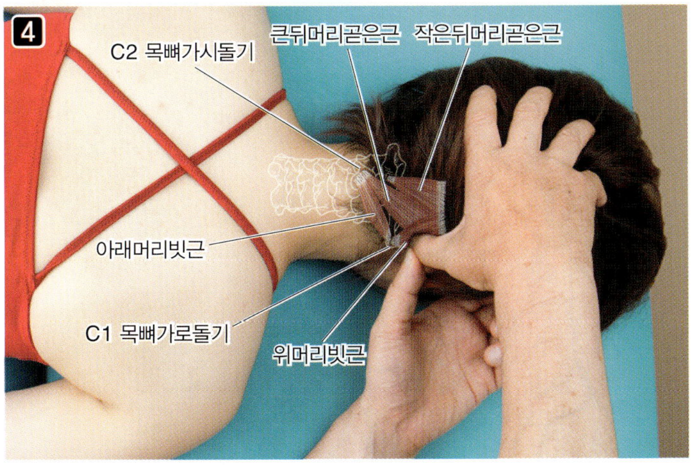

1 큰뒤머리곧은근의 힘살

C2 목뼈가시돌기를 확인한 후, 가시돌기에서 비스듬하게 가쪽 위로 주행하는 큰뒤머리곧은근을 어림잡고, 뒤통수뼈비늘부분(후두린)에 밀어 넣듯 촉진한다. 큰뒤머리곧은근은 등세모근(승모근), 머리반가시근, 머리널판근의 깊은 부분에 위치하므로, 얕은층근육(표층근)을 충분히 이완시킨 후 촉진하는 것이 좋다.

2 작은뒤머리곧은근의 힘살

큰뒤머리곧은근의 힘살을 확인한 후, 이보다 안쪽을 주행하는 작은뒤머리곧은근을 어림잡고, 뒤통수뼈비늘부분에 밀어 넣듯 촉진한다. 작은뒤머리곧은근은 큰뒤머리곧은근보다 더 깊은부분을 주행하기 때문에 힘살을 판별하기 어렵다.

3 아래머리빗근의 힘살

C1 목뼈가로돌기와 C2 목뼈가시돌기를 확인한 후, 이 사이를 주행하는 아래머리빗근을 어림잡고, 목뼈에 밀어 넣듯 촉진한다. 아래머리빗근은 등세모근, 머리반가시근, 머리널판근의 깊은부분에 위치하므로, 얕은층근육을 충분히 이완시킨 후 촉진하는 것이 좋다.

4 위머리빗근의 힘살

C1 목뼈가로돌기를 확인한 후, 가로돌기에서 안쪽으로 주행하는 위머리빗근을 어림잡고, 뒤통수뼈비늘부분에 밀어 넣듯 촉진한다. 위머리빗근은 등세모근, 머리반가시근, 머리널판근의 깊은부분에 위치하므로, 얕은층근육을 충분히 이완시킨 후 촉진하는 것이 좋다.

14 어깨올림근_견갑거근
Levator scapulae muscle

이 는 곳: 위쪽 4~5개 목뼈가로돌기의 뒤결절
닿 는 곳: 어깨뼈의 안쪽모서리 위쪽 1/3
지배신경: 등쪽어깨신경(견갑배신경) C4~6
지배혈관: 가로목동맥(경횡동맥)
작　　용: 어깨뼈의 올림(거상)
연결근육: 앞톱니근(전거근), 등세모근(승모근), 목갈비근육(사각근), 목널판근(경판상근), 머리반가시근(두반극근), 작은마름근(소능형근)

어깨올림근 landmark의 촉진

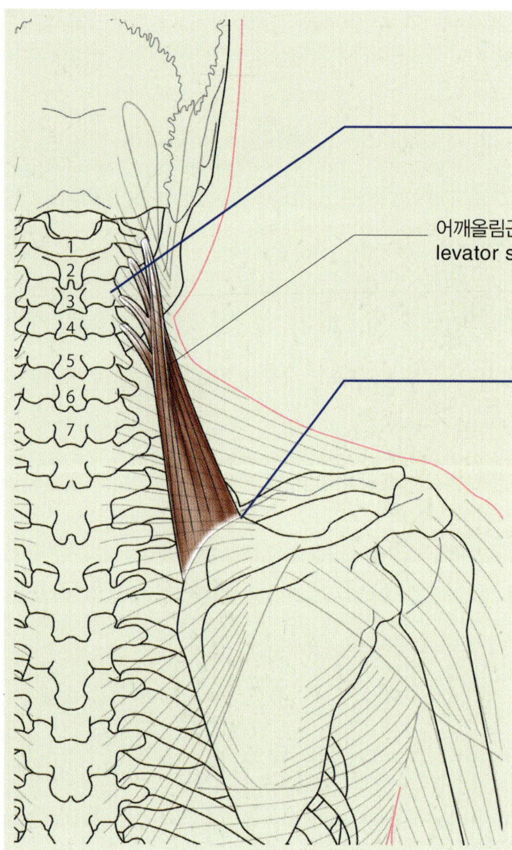

목뼈가로돌기의 뒤결절

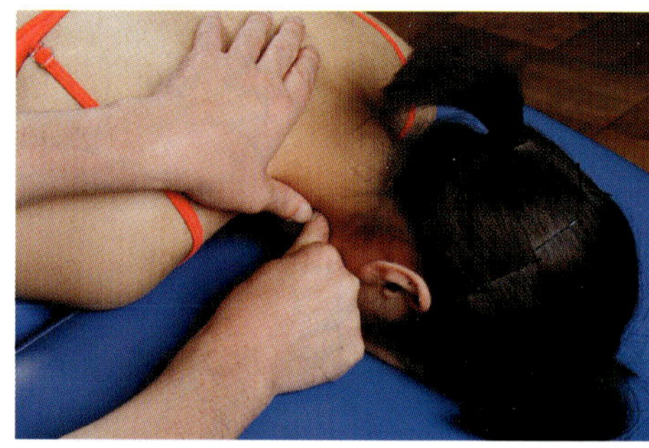

어깨뼈의 위각

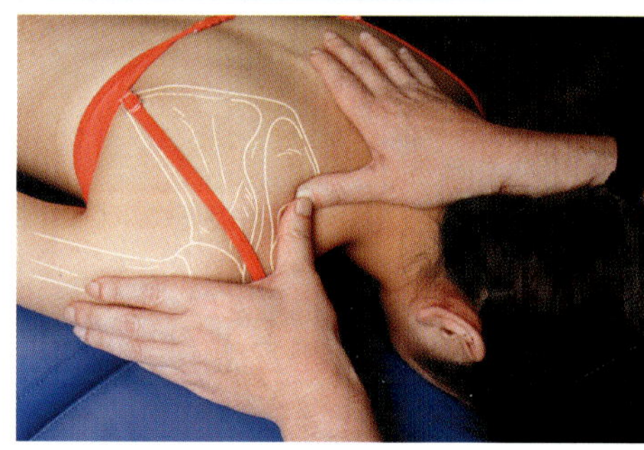

P 어깨올림근의 촉진 포인트

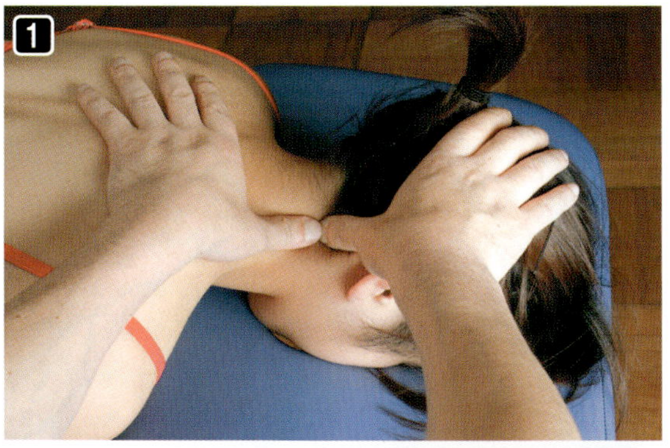

1 힘살의 돌림부위 · 이는곳

어깨올림근은 C3~5 목뼈부위(제3~5 경추부)에서 앞 안쪽으로 돌림하고, 가로돌기의 뒤결절에 부착된다. 돌림될 때 목널판근과 평행하게 주행하고 머리가장긴근(두최장근)의 앞쪽 깊은부분에 깊숙이 들어가므로, 이 근육들과 구별하면서 목뼈에 밀어 넣듯 촉진한다. 또한 이는곳, 특히 C3~4 목뼈가로돌기부위(제3~4 경추횡돌기부)에서는 목널판근과 연결되어 있으므로 주의 깊게 촉진한다.

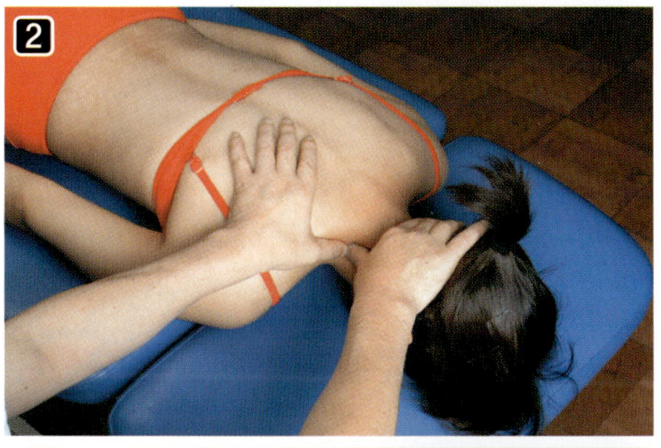

2 힘살

어깨올림근은 목뼈가로돌기의 뒤결절에 이는곳이 있어 뼈를 압박하기 쉽다. 따라서 강하게 촉진하면 통증을 유발할 수 있으므로 주의한다. 꼭지돌기(유양돌기)와 아래턱뼈(하악골), 그리고 그 사이에 있는 C1 목뼈가로돌기(제1 경추횡돌기)를 확인한다. 그런 다음, 그대로 손가락을 아래쪽으로 옮겨 목부위의 가쪽면 중심에서 비스듬하게 아래 방향으로 손가락을 밀어 넣어 힘살을 촉진한다. 이는곳 부근의 힘살이 여러 개로 나뉘진 것을 감지할 수 있고, 아래쪽을 향하면 한 덩어리로 되어 있는 것을 확인할 수 있다.

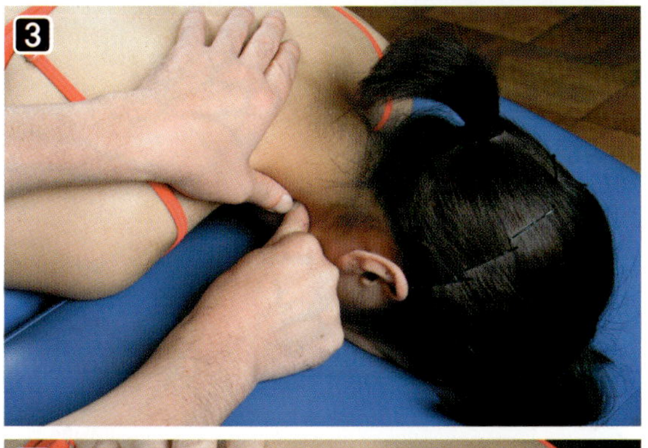

3 목뼈의 아랫부분

목뼈의 아랫부분에서 힘살을 촉진하려면 먼저, 등세모근윗부분의 가쪽모서리에서 목뼈에 수직으로 진입하여 뒤목갈비근(후사각근)을 확인한다. 그런 다음, 뒤목갈비근의 등쪽을 목뼈에 밀어 넣듯 촉진한다.

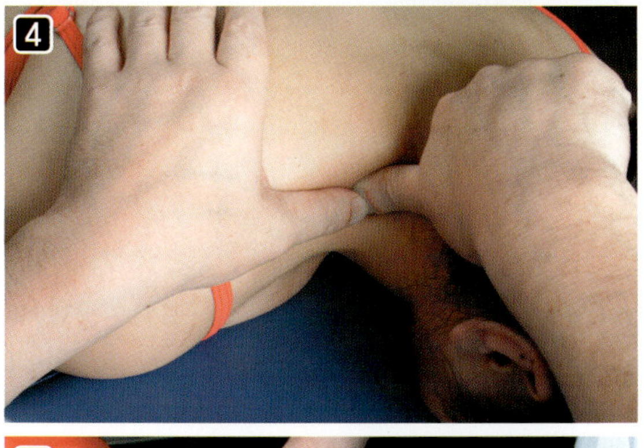

4 어깨뼈위각부위

어깨뼈의 위각부위에 부착된 어깨올림근의 가쪽모서리를 촉진하려면 먼저, 어깨뼈의 위각부위를 확인한다. 그런 다음, 손가락을 아래 안쪽 방향으로 밀어 넣어 촉진한다.

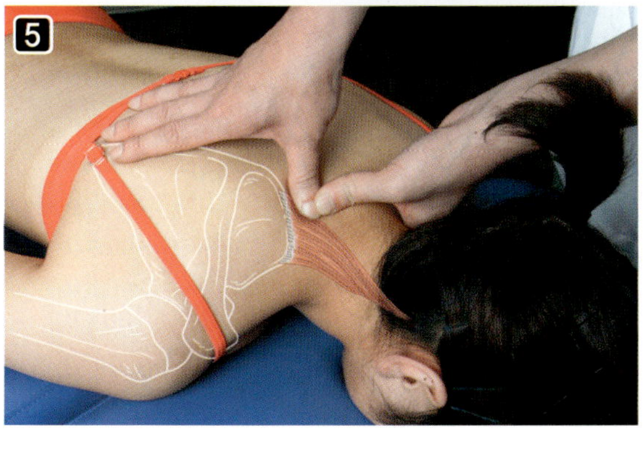

5 어깨뼈의 안쪽모서리부위

어깨올림근은 어깨뼈의 위각에서 어깨뼈가시(견갑극)의 안쪽 끝까지 이어지는 어깨뼈의 안쪽모서리 윗부분에 부착되어 있다. 등세모근의 깊은부분에 접한 원기둥 모양의 힘살을 확인하고, 어깨뼈의 안쪽모서리에서 아래 가쪽 방향으로 가슴우리(흉곽)를 밀어 넣듯 촉진한다.

15 목빗근_흉쇄유돌근
Sternocleidomastoid muscle

이 는 곳: 복장뼈자루의 위모서리 · 앞면, 빗장뼈의 안쪽 1/3
닿 는 곳: 꼭지돌기, 위목덜미선
지배신경: 더부신경(부신경), 목신경얼기(경신경총) C2~3
지배혈관: 위갑상동맥(상갑상선동맥), 뒤통수동맥(후두동맥), 어깨위동맥(견갑상동맥), 뒤귓바퀴동맥(후이개동맥)
작 용: 양쪽에서 목의 굽힘(굴곡) 및 폄(신전), 한쪽에서 기운목(사경)
연결근육: 등세모근(승모근), 큰가슴근(대흉근), 머리널판근(두판상근)

목빗근 landmark의 촉진

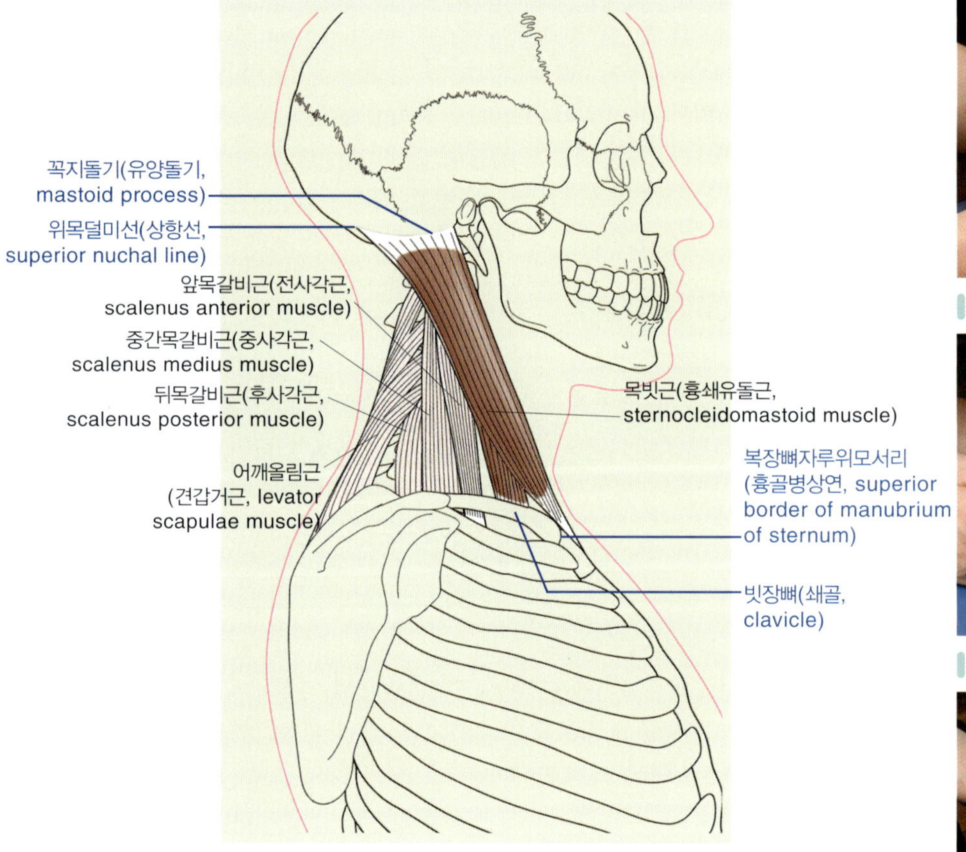

꼭지돌기

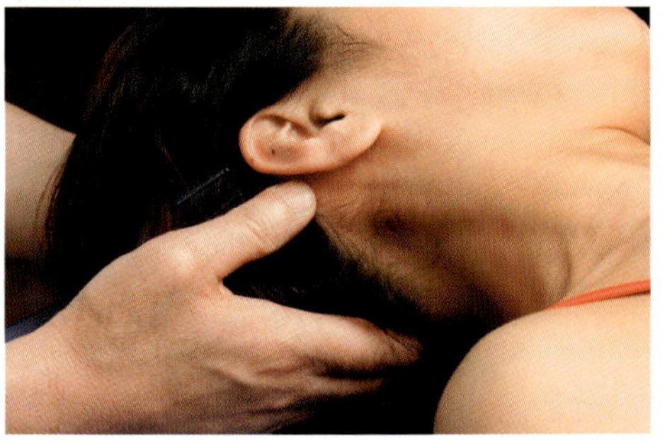

위목덜미선

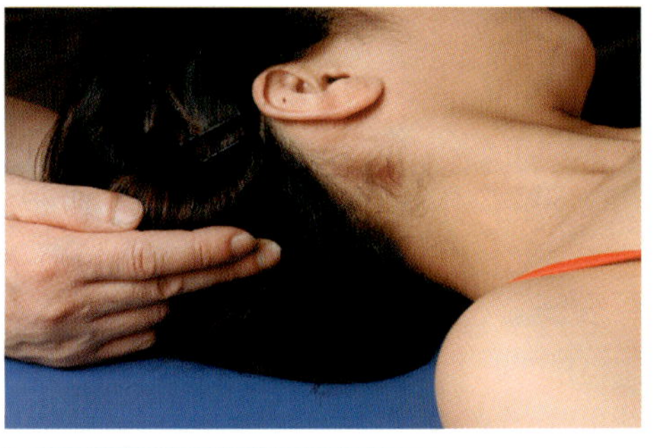

복장뼈자루의 위모서리

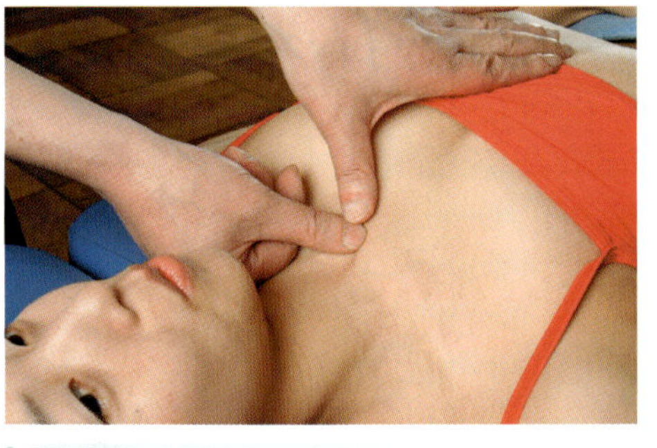

빗장뼈

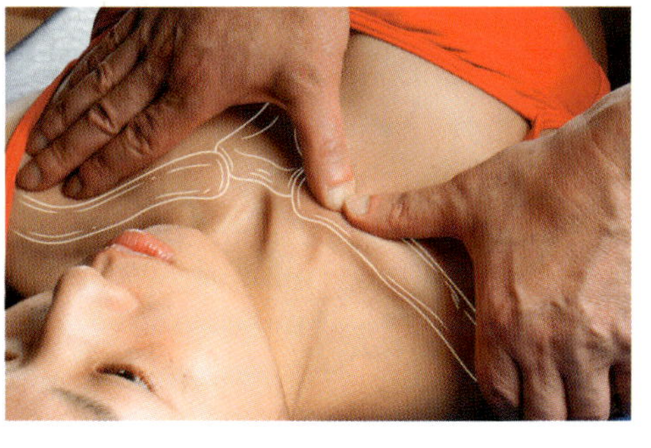

P 목빗근의 촉진 포인트

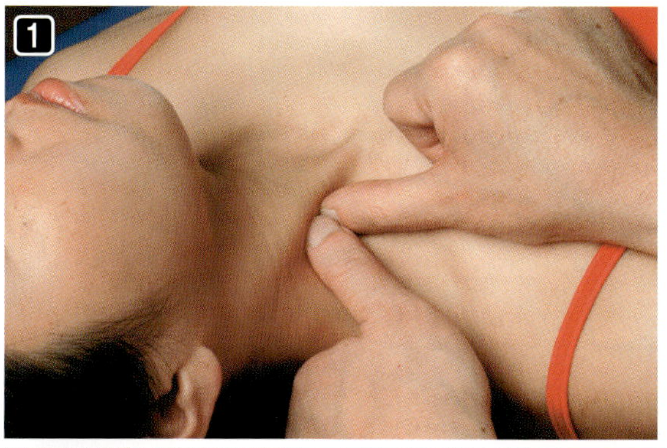

1 복장갈래(흉골두)의 이는곳

복장뼈자루의 위모서리에서 힘살을 확인하면서 위 가쪽으로 이동하다 보면, 꼭지돌기까지 이어지는 목빗근의 앞모서리를 촉진할 수 있다. 목부위를 가볍게 굽히고, 왼쪽으로 돌린 다음 저항을 주면 복장갈래의 이는곳은 크게 불룩해진다. 복장뼈자루의 앞면에 부착된 부위는 복장뼈자루를 앞에서 밀어 넣듯 촉진하면 된다. 힘살부위는 근육을 집어 올려, 근육의 주행과 평행하게 끌어당기듯 촉진해도 좋다. 또한 기관을 압박할 우려가 있으므로 힘살을 밀어 넣어 촉진하지 않도록 한다.

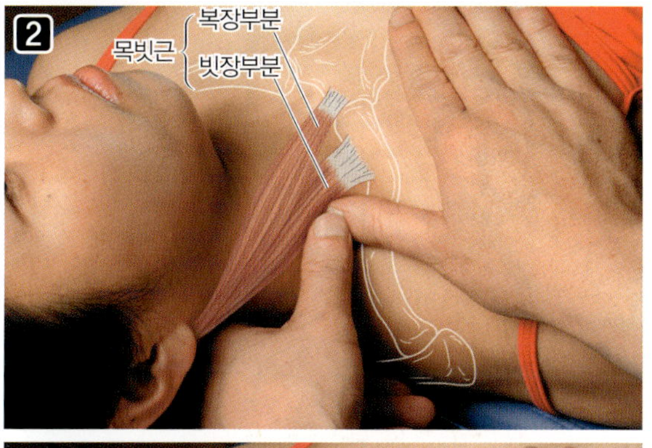

2 빗장갈래(쇄골두)의 이는곳

목부위를 가볍게 굽혀 왼쪽으로 돌린 다음 저항을 주면, 복장부분의 가쪽에 약간 불룩한 삼각형의 빗장부분을 관찰할 수 있다. 빗장뼈의 위모서리 안쪽 1/3을 목부위에 수직으로 밀어 넣듯 촉진한다. 이때, 목부위의 중심을 향해 촉진하면 기관을 압박할 수 있으므로 주의해야 한다.

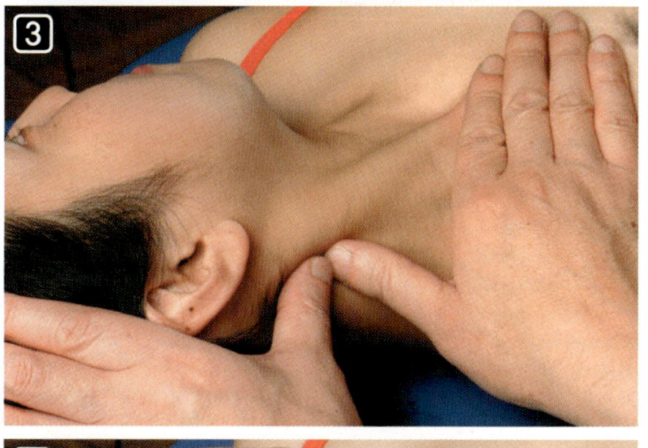

3 머리널판근과의 근육 연결

목빗근의 닿는곳은 꼭지돌기부터, 머리널판근과 근육이 연결된 부위까지 광범위하게 부착되어 있다. 머리널판근과 근육이 연결된 부위는 머리널판근의 얕은부분에 목빗근이 겹쳐져 있고, 목빗근의 깊은부분에 근육이 연결되어 있다. 이 근육연결부위를 주의 깊게 촉진한다.

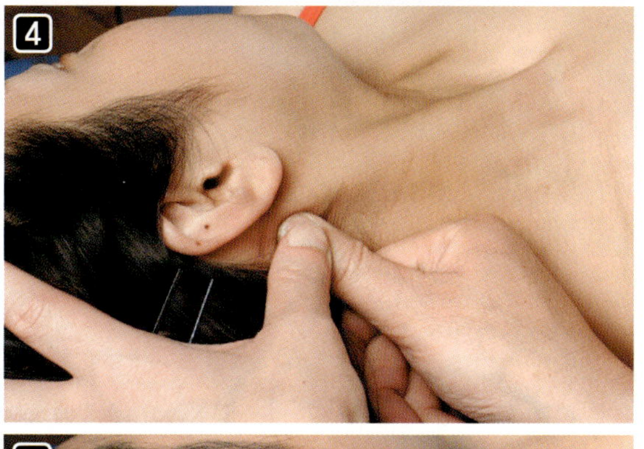

4 닿는곳: 꼭지돌기

꼭지돌기의 등쪽에서 머리뼈(두개골)로 밀어 넣듯 촉진한다. 목빗근은 두께가 있으므로, 깊은부분까지 밀어 넣듯 실시하는 것이 좋다.

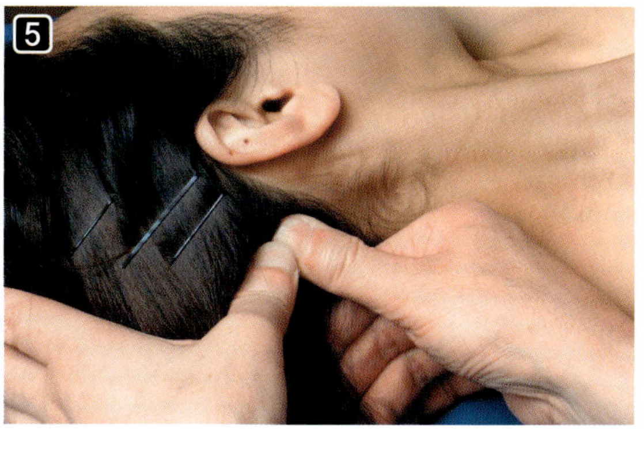

5 닿는곳: 위목덜미선

목빗근은 위목덜미선의 가쪽까지가 닿는곳이다. 위목덜미선에 밀어 넣고, 뒤통수뼈를 밀어 넣듯 촉진한다.

16 앞목갈비근_전사각근
Scalenus anterior muscle

이 는 곳: C3(4)~6 목뼈가로돌기의 앞결절
닿 는 곳: T1 갈비뼈의 앞목갈비근결절(Lisfranc's tubercle)
지배신경: 목신경얼기(경신경총), 팔신경얼기(완신경총) C4~7
지배혈관: 아래갑상동맥(하갑상선동맥)
작 용: T1 갈비뼈의 올림(거상), 목부위의 가쪽굽힘(측굴)
연결근육: 어깨올림근, 중간목갈비근

앞목갈비근 landmark의 촉진

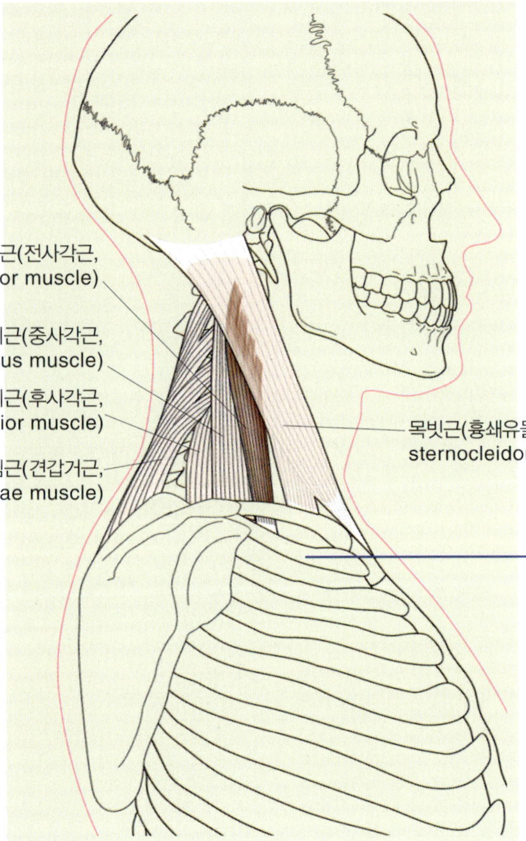

목뼈가로돌기의 앞결절(경추횡돌기의 전결절)

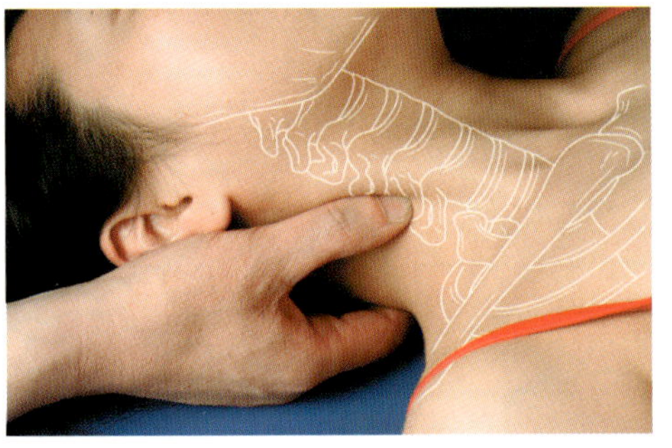

T1 갈비뼈

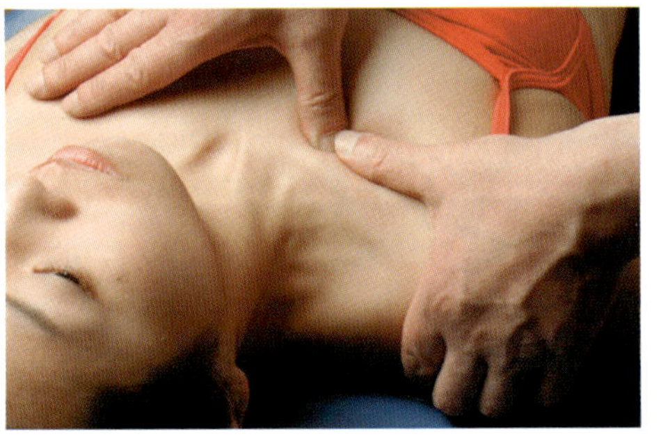

P 앞목갈비근의 촉진 포인트

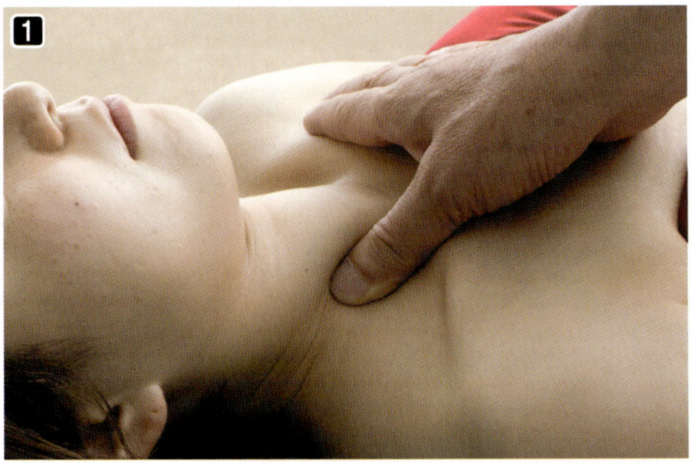

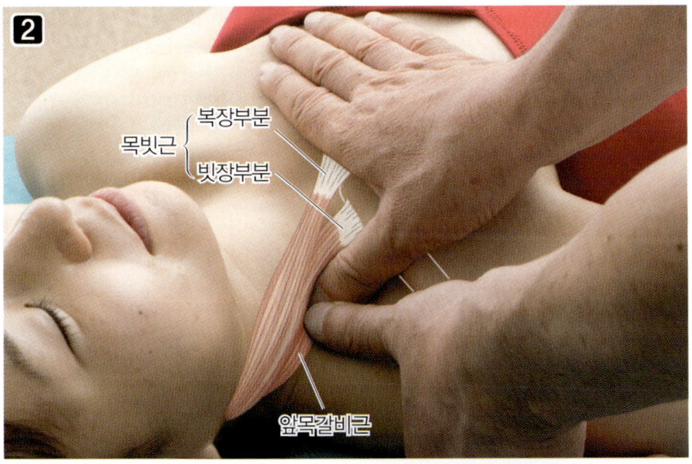

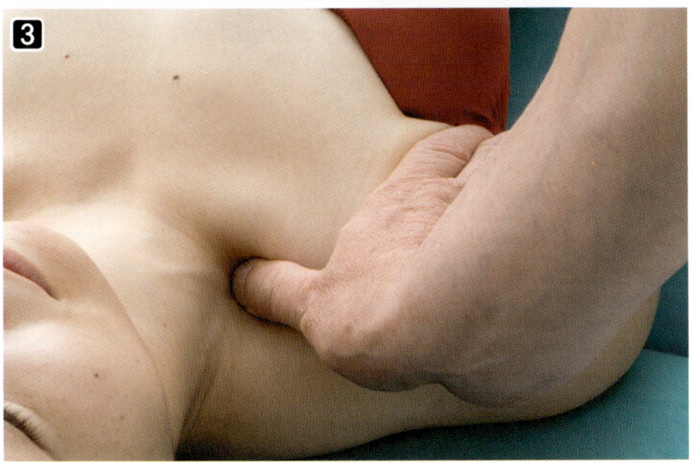

1 이는곳

C1 목뼈 이하의 목뼈가로돌기를 확인한 후, C3~6 목뼈가로돌기 사이에서 약간 앞쪽부터 목뼈가로돌기를 밀어 넣듯 촉진한다. 앞목갈비근의 힘살을 확인한 후, 목뼈로 이동하듯 이는곳을 확인한다. 또한 목뼈에서 이는곳 부근은 중간목갈비근과 구별하기 어렵다.

2 힘살

앞목갈비근은 C3 목뼈가로돌기의 앞결절부터 빗장뼈(쇄골)의 위모서리 부근까지 약간 편평한 힘살을 이룬다. 앞목갈비근의 힘살은 목빗근의 빗장부분(쇄골부) 바로 가쪽에서 목부위에 평행하게 주행하는데, 단단한 섬유로 촉진될 수 있다. 촉진이 어려운 경우, 가슴우리(흉곽)로 여러 번 호흡하면 쉽게 만질 수 있다.

3 닿는곳

목빗근의 빗장갈래 등쪽, 빗장뼈의 윗부분에서 힘살을 판별하고, 이 힘살을 빗장뼈의 안쪽에서 T1 갈비뼈를 향해 밀어 넣듯 촉진한다. 목빗근과 앞목갈비근 사이에는 겨드랑정맥(액와정맥)이, 앞목갈비근과 중간목갈비근 사이에는 팔신경얼기와 빗장밑동맥(쇄골하동맥)이 주행하므로, 강하게 촉진하지 않도록 한다. 또한 힘살을 촉진할 때 기관을 압박하지 않도록 주의해야 한다.

17 중간목갈비근_중사각근

Scalenus medius muscle

이 는 곳: 모든 목뼈가로돌기의 앞결절
닿 는 곳: T1 갈비뼈의 빗장밑동맥고랑(쇄골하동맥구) 뒤쪽 융기
지배신경: 목신경얼기(경신경총), 팔신경얼기(완신경총) C2~8
지배혈관: 오름목동맥(상행경동맥)
작 용: T1 갈비뼈의 올림(거상), 목부위의 가쪽굽힘(측굴)
연결근육: 어깨올림근, 앞목갈비근

중간목갈비근 landmark의 촉진

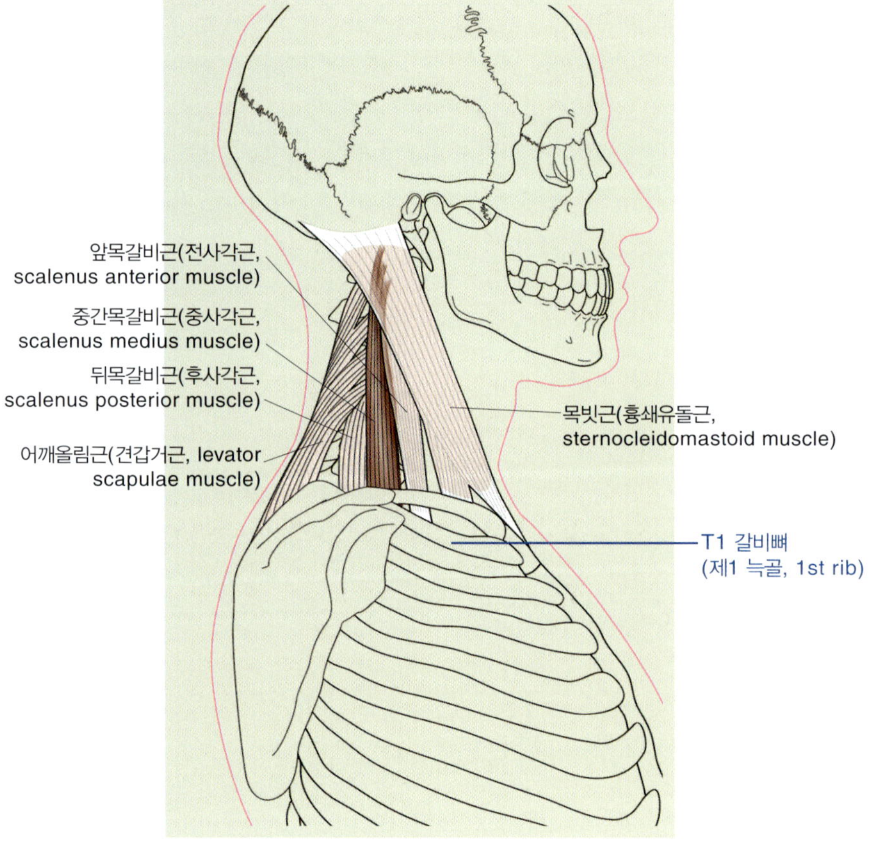

목뼈가로돌기의 앞결절(경추횡돌기의 전결절)

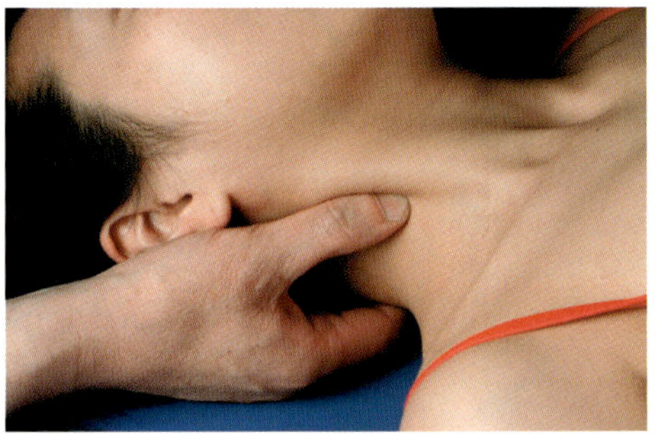

T1 갈비뼈

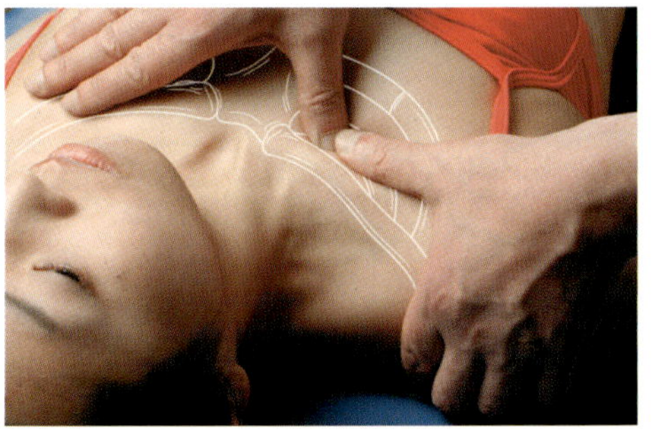

P 중간목갈비근의 촉진 포인트

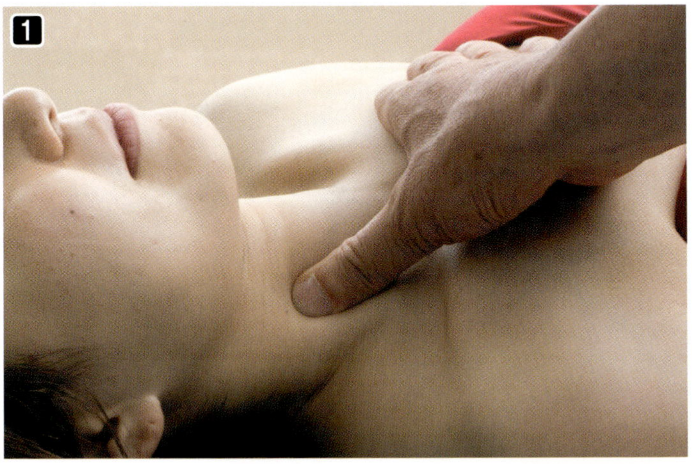

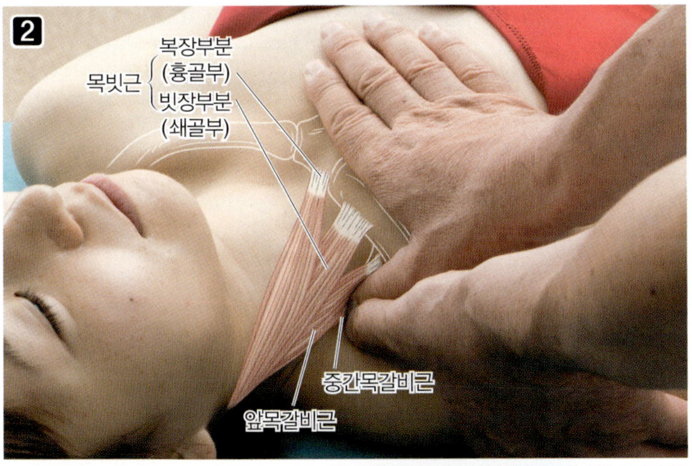

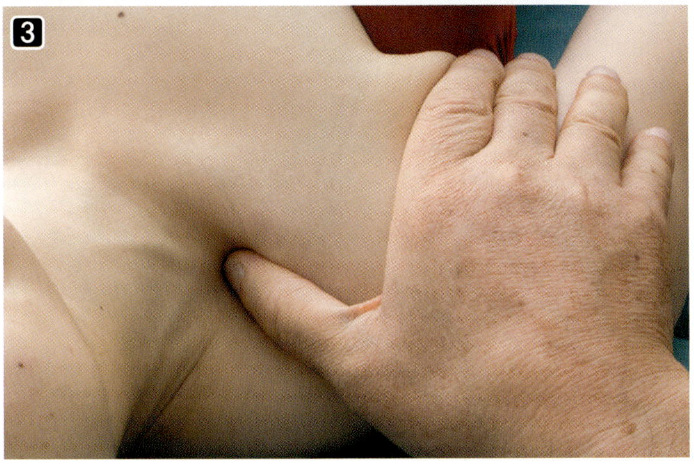

1 이는곳

C1 목뼈 이하의 목뼈가로돌기를 확인한 후, C2 목뼈가로돌기에서 아래쪽의 목뼈가로돌기를 약간 앞쪽부터 밀어 넣듯 촉진한다. 중간목갈비근의 힘살을 확인한 후, 목뼈로 이동하듯 이는곳을 확인한다. 또한 목뼈에서 이는곳 부근은 앞목갈비근과 구별하기 어렵다.

2 힘살

앞목갈비근의 가쪽, 빗장뼈의 윗부분에서 힘살을 판별하고, 안쪽을 향해 밀어 넣듯 힘살을 촉진한다. 앞목갈비근과 중간목갈비근 사이에는 팔신경얼기와 빗장밑동맥(쇄골하동맥)이 주행하므로, 강하게 촉진하지 않도록 한다.

3 닿는곳

앞목갈비근과 마찬가지로, 빗장뼈(쇄골)의 위모서리에서 깊은부분으로 진입하고 T1 갈비뼈에 밀어 넣듯 촉진한다.

18 뒤목갈비근_후사각근
Scalenus posterior muscle

이 는 곳: C4(5)~7 목뼈가로돌기의 뒤결절
닿 는 곳: T2 갈비뼈의 가쪽면
지배신경: 팔신경얼기(완신경총) C5~8
지배혈관: 아래갑상동맥(하갑상선동맥), 가로목동맥(경횡동맥)
작 용: T2 갈비뼈의 올림(거상), 목부위의 가쪽굽힘(측굴)
연결근육: 어깨올림근, 중간목갈비근

뒤목갈비근 landmark의 촉진

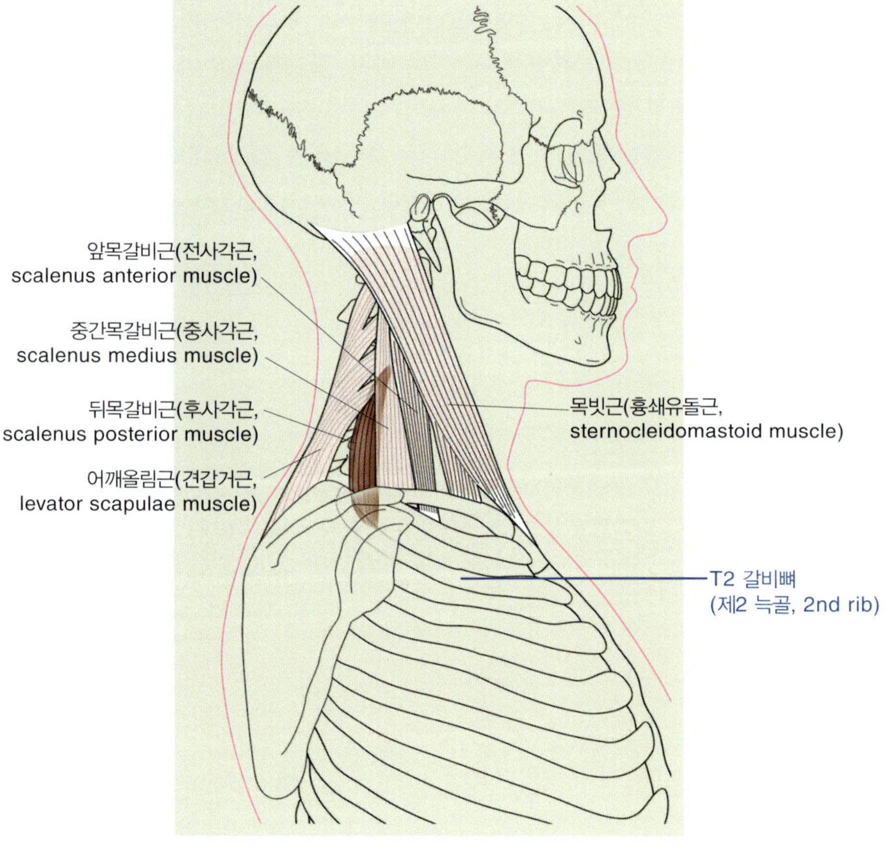

목뼈가로돌기의 뒤결절(경추횡돌기의 후결절)

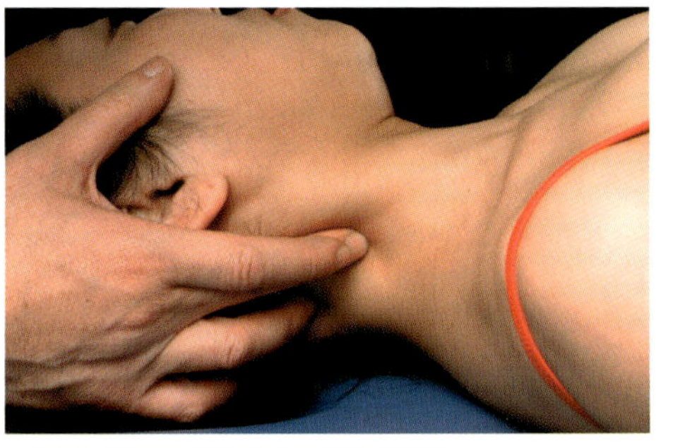

T2 갈비뼈

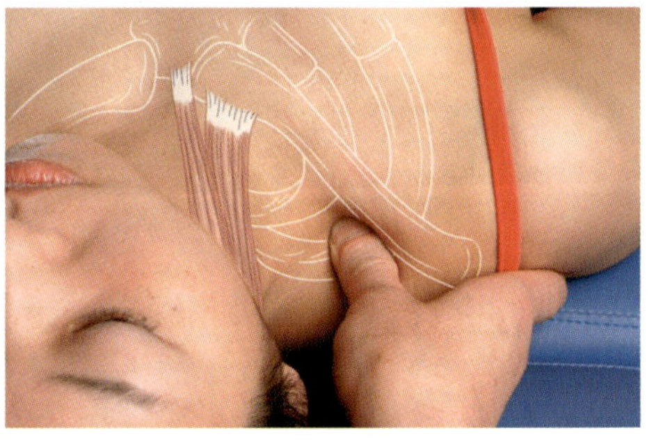

P 뒤목갈비근의 촉진 포인트

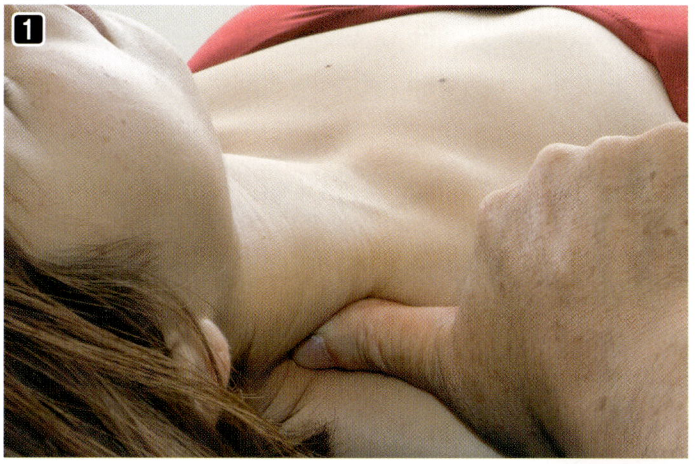

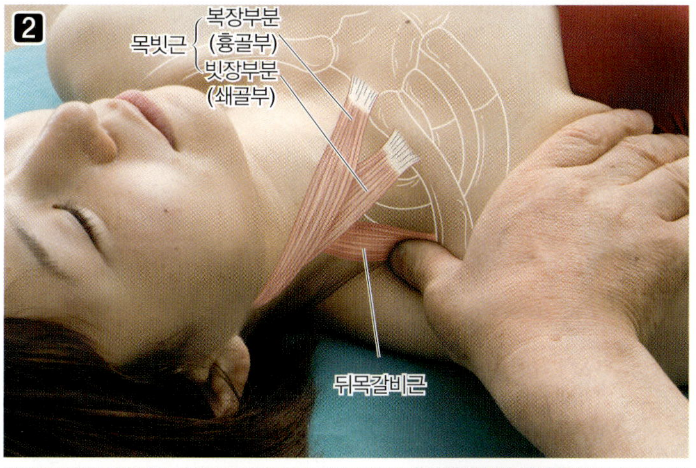

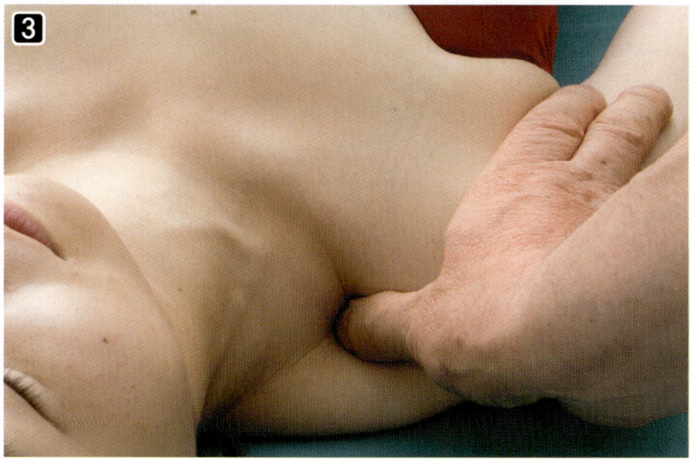

1 이는곳

촉진은 C4 목뼈 이하의 목뼈가로돌기를 확인한 후, C4~7 목뼈가로돌기 사이에서 약간 뒤쪽부터 목뼈가로돌기를 밀어 넣고, 뒤목갈비근의 이는곳을 확인한다. 또한 목뼈 부착부위 부근은 어깨올림근과 구별하기 어렵다.

2 힘살

뒤목갈비근은 등세모근윗부분(승모근상부)의 앞모서리에서 목뼈를 향해 수직으로 밀어 넣으면, 탄탄한 힘살로 촉진될 수 있다. 이때, 등세모근의 윗부분에서 비스듬히 등면으로 진입하면 뒤목갈비근의 등쪽을 주행하는 어깨올림근을 촉진할 수 있으므로, 이와 구별해야 한다.

3 닿는곳

등세모근의 위섬유 안쪽에서 뒤목갈비근의 힘살을 확인한 후, T2 갈비뼈를 향해 빗장뼈의 뒤쪽 깊은부분을 촉진한다. 또한 뒤목갈비근의 닿는곳은 촉진하기 어렵다.

19 큰마름근_대능형근 Rhomboid major muscle

이 는 곳: T1~4 등뼈가시돌기(제1~4 흉추극돌기), 가시사이인대(극간인대)
닿 는 곳: 어깨뼈의 안쪽모서리 아랫부분 2/3
지배신경: 등쪽어깨신경(견갑배신경) C4~6
지배혈관: 가로목동맥(경횡동맥), 뒤갈비사이동맥(후늑간동맥) (위쪽)
작 용: 어깨뼈의 들임(후인) · 올림(거상) · 아래쪽돌림(하방회전)
연결근육: 작은마름근, 큰원근(대원근), 등세모근(승모근), 앞톱니근(전거근)

큰마름근 landmark의 촉진

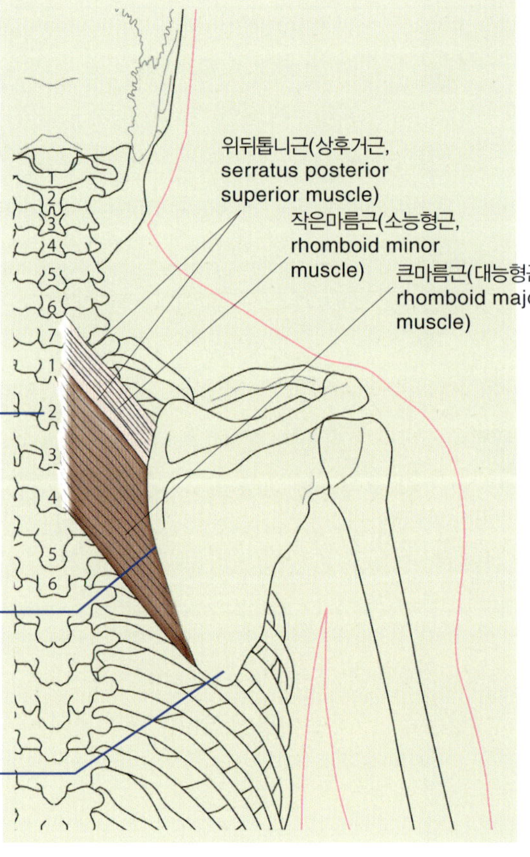

등뼈가시돌기

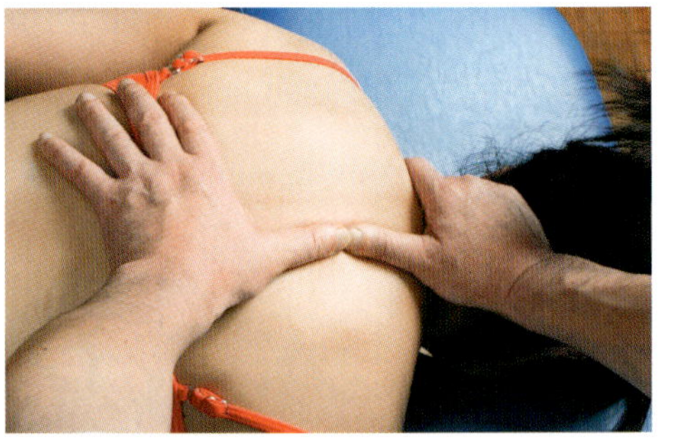

어깨뼈의 안쪽모서리

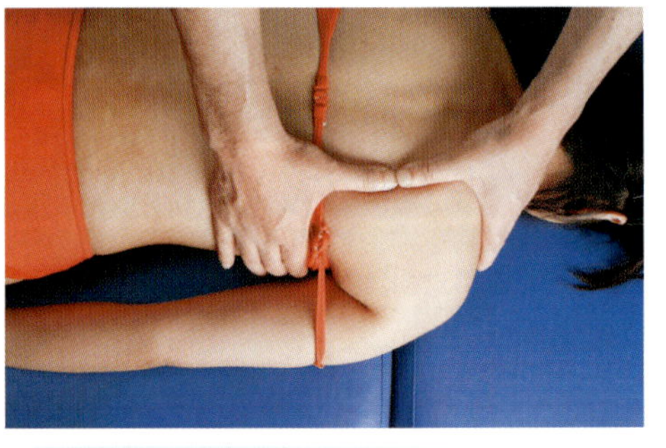

어깨뼈의 아래각

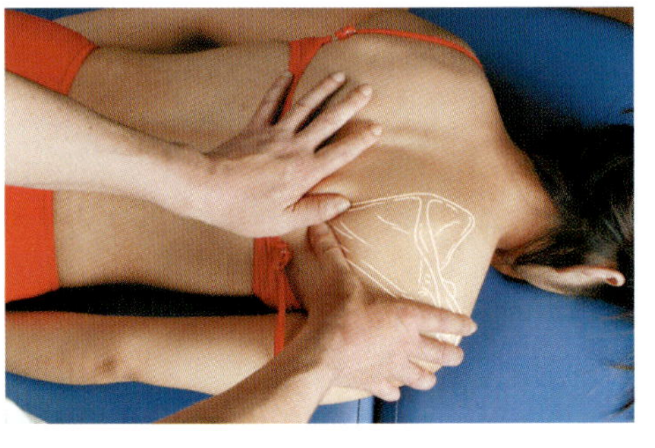

P 큰마름근의 촉진 포인트

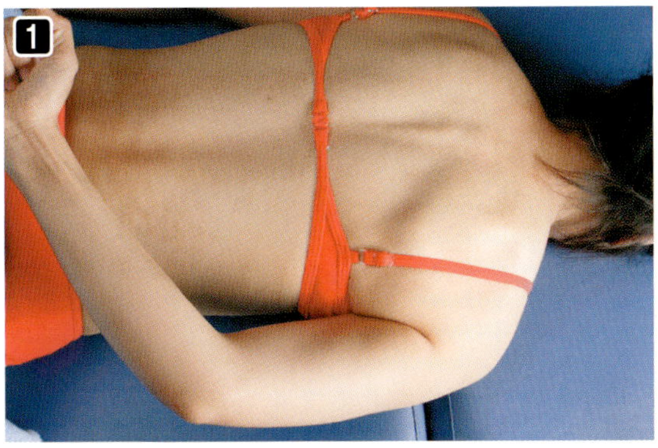

1 불룩해진 힘살

피검자의 손등을 허리부위에 두고 몸통에서 팔을 떼듯 힘을 주면, 불룩해진 힘살을 관찰할 수 있다. 작은마름근과의 근육 사이는 명확하지 않다.

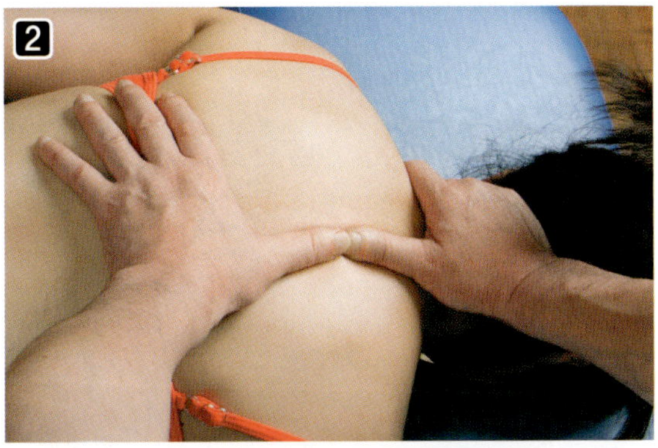

2 이는곳

이는곳은 T1~4 등뼈가시돌기의 가쪽을 가시돌기를 향해 밀어 넣듯 촉진한다. 큰마름근은 등세모근의 깊은부분에 위치하므로, 등세모근의 섬유보다 약간 깊게 촉진하도록 한다.

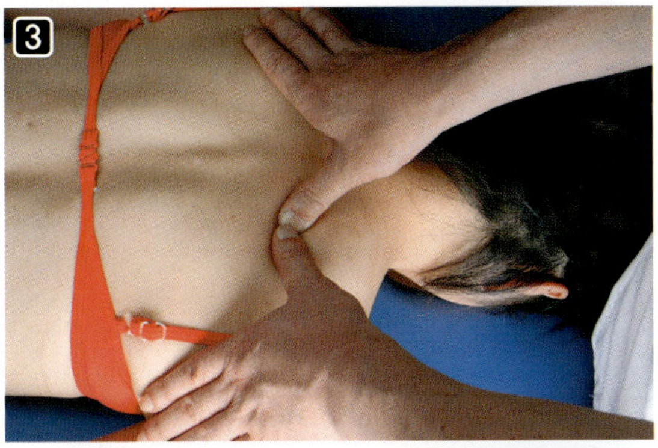

3 위모서리(작은마름근과의 근육 사이)

큰마름근의 위모서리는 T1 등뼈가시돌기부터 어깨뼈가시의 안쪽 끝에 걸쳐 있고, 이 부위에서 작은마름근과의 근육 사이를 확인할 수 있다. 힘살은 아래 안쪽 방향으로 밀어 넣듯 촉진한다. 또한 얕은층을 주행하는 등세모근과는 근육섬유의 주행이 다르므로 구별이 가능하다.

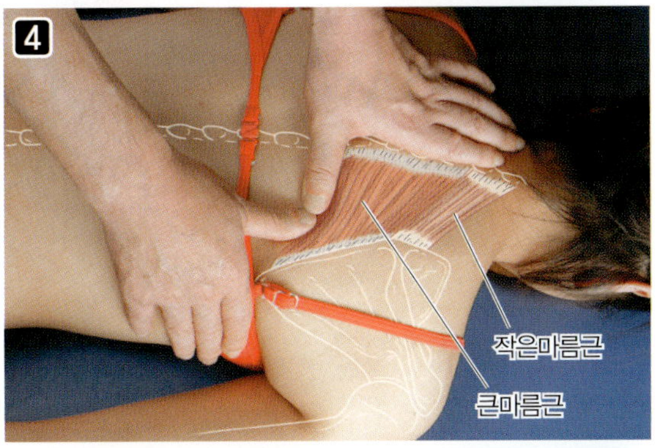

4 아래모서리

어깨뼈의 아래각부터 힘살을 확인하면서 위 안쪽 방향으로 이동하면, T4 등뼈가시돌기까지 이어지는 큰마름근의 아래모서리를 확인할 수 있다. 위 가쪽 방향으로 근육섬유를 모아 밀어 넣듯 촉진한다.

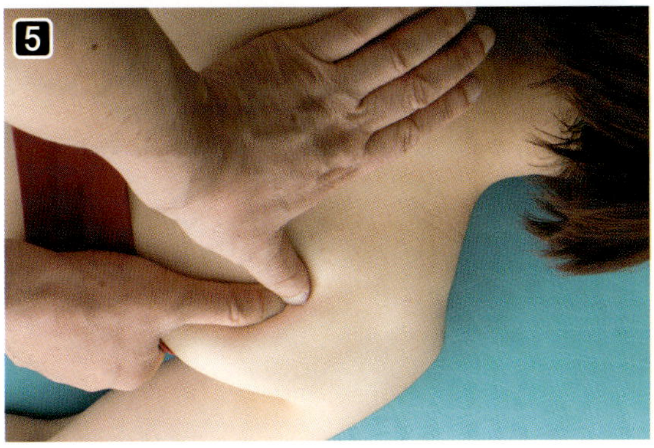

5 닿는곳

어깨뼈가시삼각을 확인한 후, 어깨뼈가시삼각보다 아래쪽에서 어깨뼈의 안쪽모서리로 힘껏 누르듯 촉진한다. 큰마름근은 비교적 두꺼워, 약간 깊은부분에 밀어 넣듯 실시한다. 그런 다음, 안쪽모서리로 힘껏 누르는 것이 좋다.

20 작은마름근_소능형근
Rhomboid minor muscle

이 는 곳: C6~7 목뼈가시돌기(제6~7 경추극돌기), 목덜미인대(항인대)
닿 는 곳: 어깨뼈의 안쪽모서리 윗부분 1/3
지배신경: 등쪽어깨신경(견갑배신경) C4~6
지배혈관: 가로목동맥(경횡동맥), 뒤갈비사이동맥(후늑간동맥) (위쪽)
작 용: 어깨뼈의 들임(후인) · 올림(거상) · 아래쪽돌림(하방회전)
연결근육: 큰마름근, 큰원근(대원근), 등세모근(승모근), 위뒤톱니근, 앞톱니근(전거근)

작은마름근 landmark의 촉진

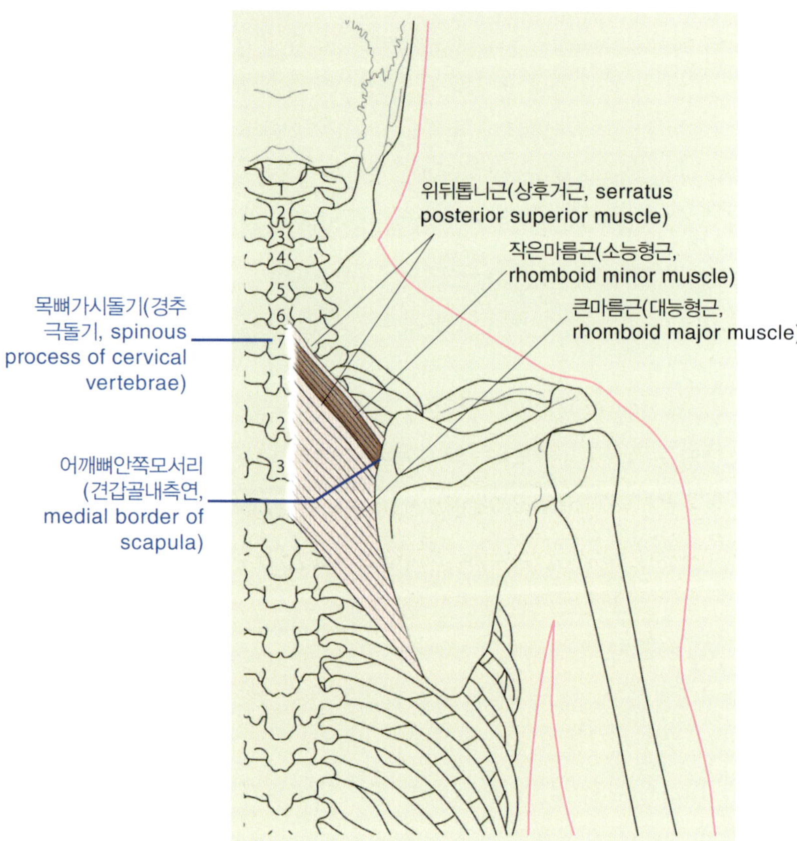

목뼈가시돌기

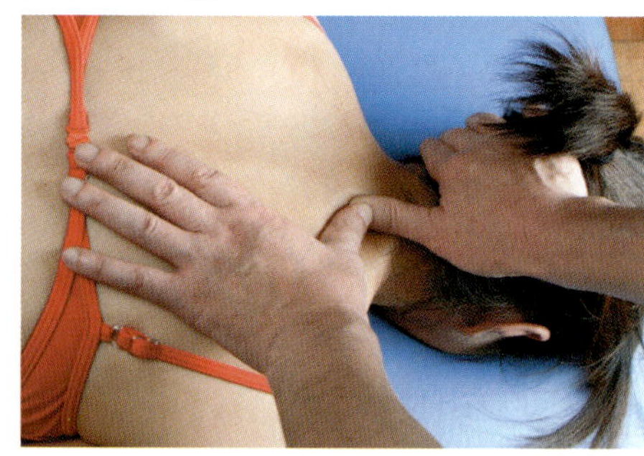

어깨뼈의 안쪽모서리 윗부분

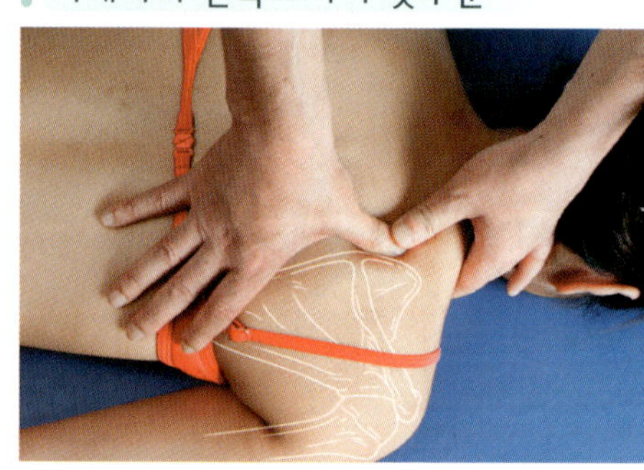

P 작은마름근의 촉진 포인트

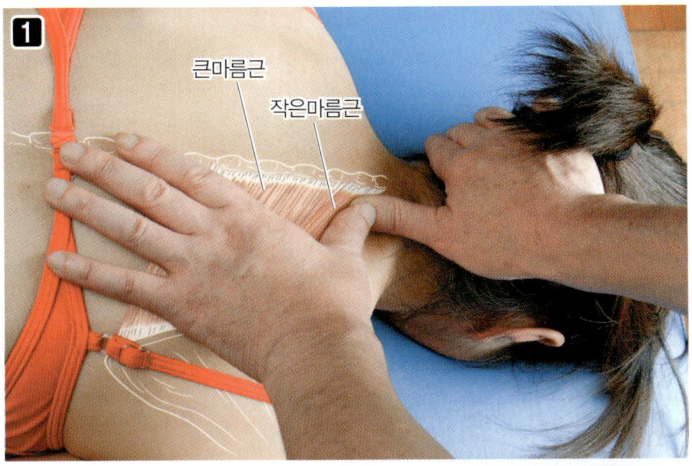

1 이는곳

이는곳은 C6 목뼈가시돌기의 가쪽을 가시돌기에 밀어 넣듯 촉진한다. 또한 등세모근의 깊은부분에 위치하므로, 등세모근을 촉진할 때보다 깊게 밀어 넣듯 촉진한다.

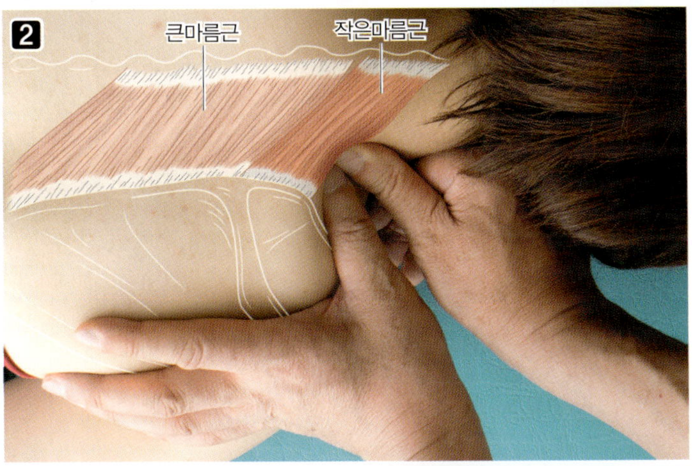

2 위모서리

작은마름근은 등세모근에 덮여 있어, 등세모근의 주행과 구별하면서 힘살을 확인한다. 어깨뼈가시(견갑극)의 안쪽 끝에서 C6 목뼈가시돌기까지 이어지는 작은마름근의 위모서리를 확인할 수 있다. 위모서리는 위 가쪽에서 작은마름근의 근육섬유에 수직으로 밀어 넣듯 촉진한다.

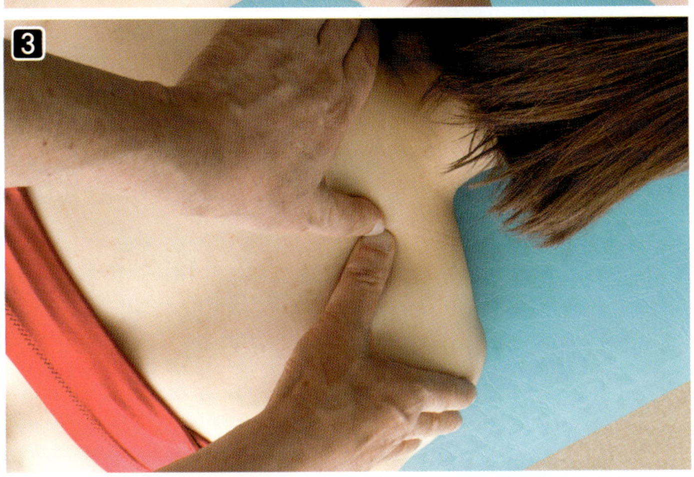

3 아래모서리(큰마름근과의 근육 사이)

C7 목뼈가시돌기와 어깨뼈가시의 안쪽 사이에서 작은마름근과 큰마름근의 근육 사이를 확인한 후, 이 근육 사이에서 위쪽으로 밀어 올리듯 촉진한다. 작은마름근의 힘살은 비교적 두께가 있어, 약간 깊은부분으로 밀어 넣으면서 실시하는 것이 좋다.

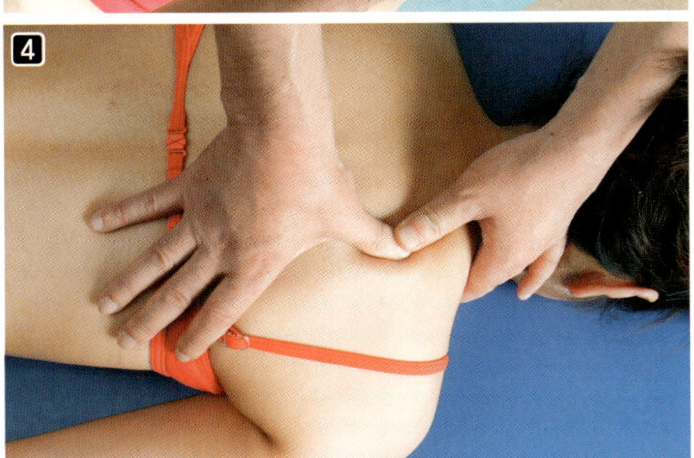

4 닿는곳

어깨뼈가시삼각을 확인한 후, 어깨뼈가시삼각보다 몸쪽에서 어깨뼈의 안쪽모서리로 힘껏 누르듯 촉진한다. 작은마름근보다 몸쪽에 어깨올림근(견갑거근)이 부착되어 있으므로, 구별해 두는 것이 좋다. 또한 등세모근의 깊은부분에 위치하므로, 등세모근을 촉진할 때보다 깊게 밀어 넣듯 실시한다.

21 위뒤톱니근_상후거근
Serratus posterior superior muscle

이 는 곳: C4(5) 목뼈~T1(2) 등뼈의 가시돌기, 목덜미인대(항인대)
닿 는 곳: T2~5 갈비뼈(제2~5 늑골)의 갈비뼈각 및 가쪽부분
지배신경: T1~4 갈비사이신경(제1~4 늑간신경)
지배혈관: 가로목동맥(경횡동맥)의 깊은가지
작 용: T2~5 갈비뼈의 올림(거상) (숨을 들이쉴 때 보조하는 근육)
연결근육: 등세모근(승모근), 작은마름근

위뒤톱니근 landmark의 촉진

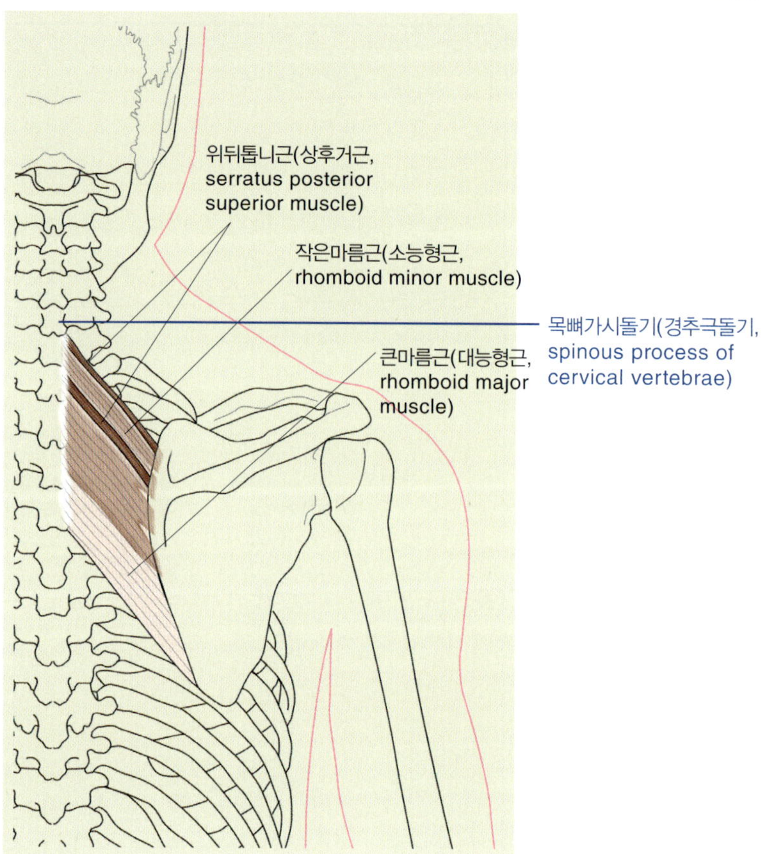

목뼈가시돌기

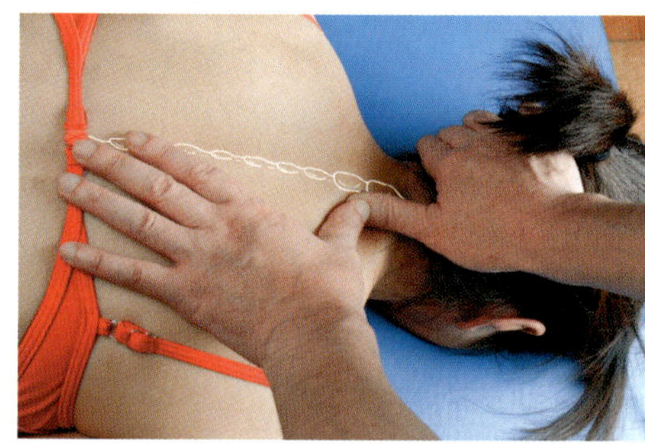

P 위뒤톱니근의 촉진 포인트

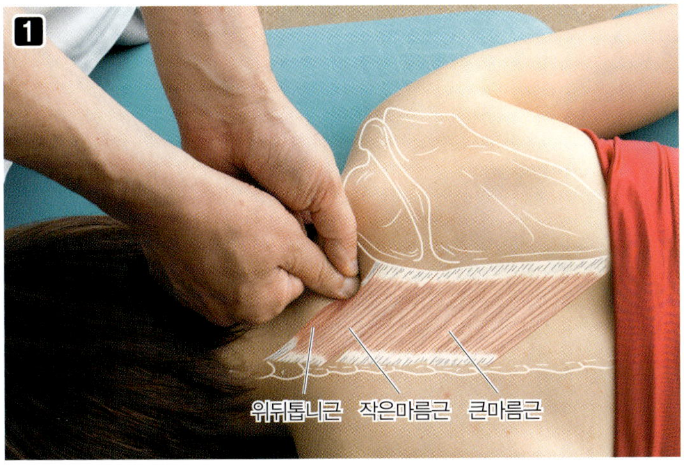

1 힘살

위뒤톱니근의 힘살은 판별하기 어렵다. 위섬유를 촉진하려면 우선 작은마름근을 촉진하고, 그 위모서리에서 깊은부분으로 진입한다. 그리고 가슴우리(흉곽)를 밀어 넣듯 촉진한다. 아래섬유는 작은마름근과 큰마름근의 근육 사이에서 깊은부분으로 진입하여, 가슴우리를 밀어 넣듯 촉진한다.

22 큰가슴근빗장부분_대흉근쇄골부
Clavicular head of pectoralis major muscle

이 는 곳: 빗장뼈의 안쪽 1/2

닿 는 곳: 위팔뼈(상완골)의 큰결절능선

지배신경: 안쪽 · 가쪽가슴근신경(내측 · 외측흉근신경) C5~T1

지배혈관: 가슴봉우리동맥(흉견봉동맥), 위가슴동맥(최상흉동맥), 가쪽가슴동맥(외측흉동맥), 앞위팔휘돌이동맥(전상완회선동맥), 속가슴동맥(내흉동맥)

작　　용: 어깨관절의 굽힘(굴곡) · 수평모음(수평내전)

연결근육: 큰가슴근복장갈비부분(대흉근흉늑부), 큰가슴근배부분(대흉근복부), 넓은목근(광경근), 넓은등근(광배근), 어깨세모근, 위팔두갈래근, 작은가슴근(소흉근), 위팔세갈래근(상완삼두근), 배곧은근(복직근), 반대쪽 큰가슴근빗장부분, 목빗근(흉쇄유돌근)

큰가슴근빗장부분 landmark의 촉진

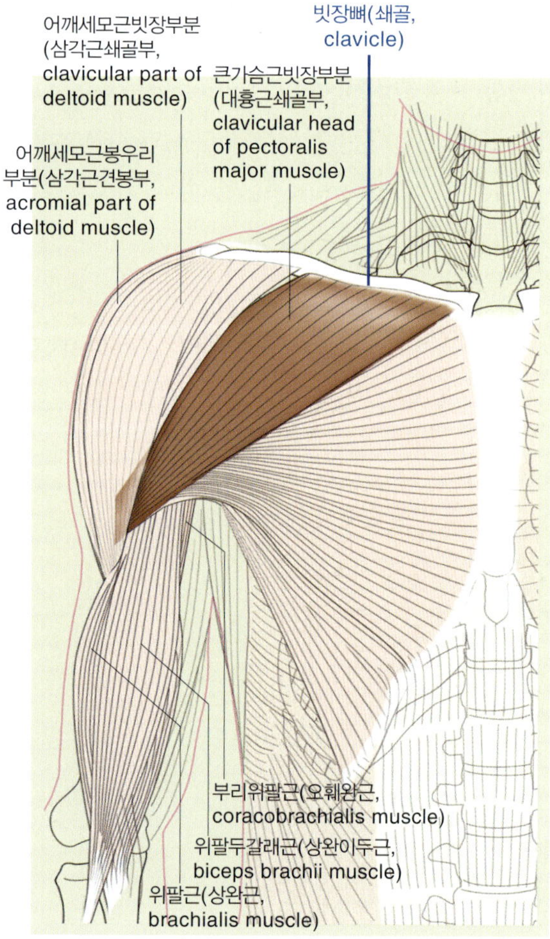

빗장뼈

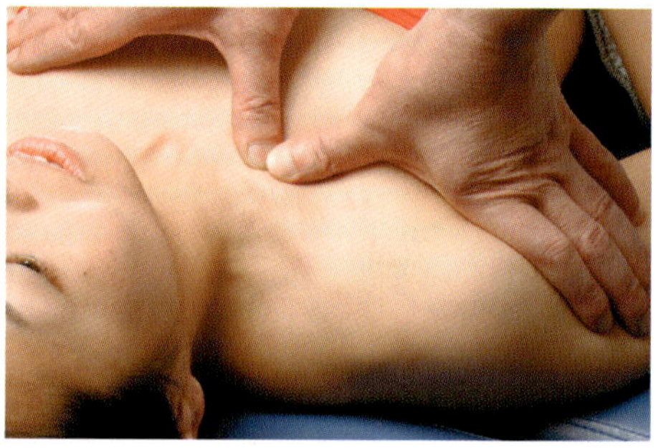

큰결절능선(대결절릉)

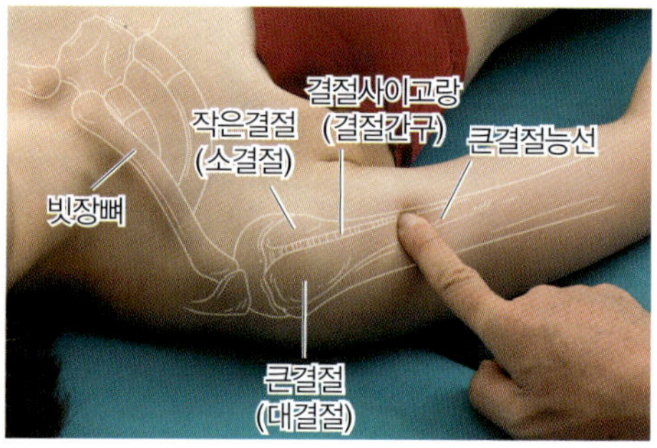

P 큰가슴근빗장부분의 촉진 포인트

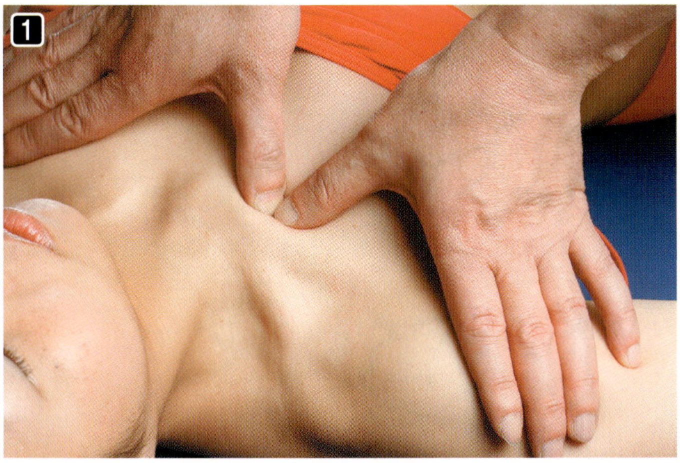

1 이는곳

이는곳은 빗장뼈의 아래모서리 안쪽 1/2을 앞쪽에서 깊은 부분으로 밀어 넣듯 촉진한다.

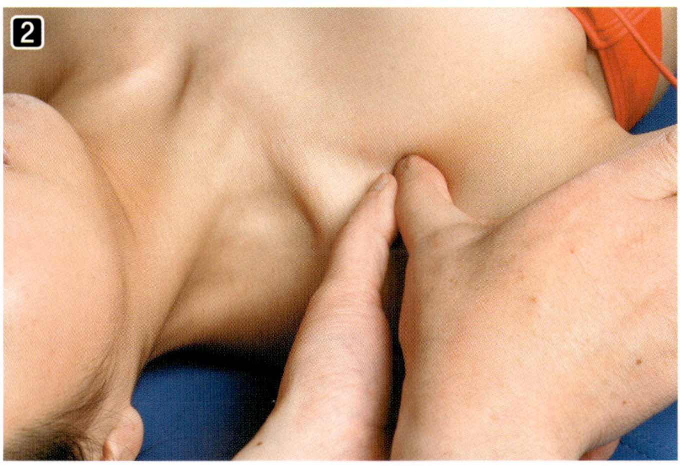

2 힘살

힘살의 위모서리는 어깨세모근빗장부분과의 사이에 세모가슴근삼각(삼각흉삼각)을 형성하므로, 이 근육 사이에서 가슴우리(흉곽)로 힘껏 누르듯 촉진한다. 복장빗장관절(흉쇄관절)을 경계로 힘살의 아래모서리는 복장갈비부분과 명확한 근육 사이(가슴근사이고랑)로 구별할 수 있다. 이 근육 사이에서 가슴우리로 힘껏 누르듯 촉진한다. 또한 아래모서리는 위팔두갈래근의 짧은갈래(단두), 부리위팔근과 교차하기 때문에 이 근육교차부위도 중점적으로 촉진하는 것이 좋다.

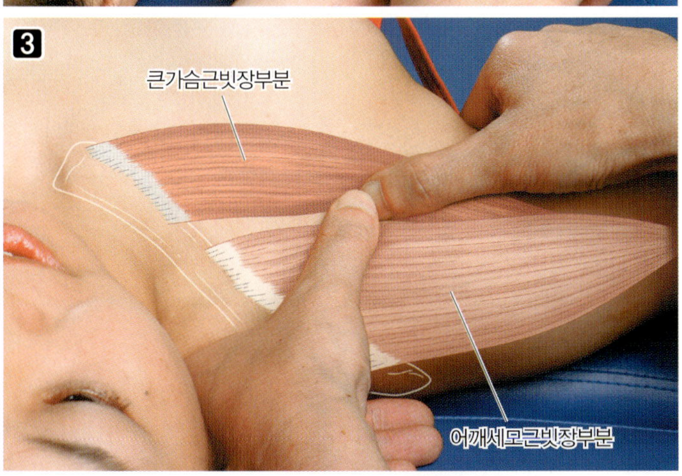

3 어깨세모근빗장부분과의 근육 사이

큰가슴근빗장부분의 위모서리와 어깨세모근빗장부분이 이루는 근육 사이는 어깨관절(견관절)부위를 90°로 벌림(외전)시키면 촉진하기 쉽다. 부리돌기(오훼돌기)를 강하게 압박하여 통증을 유발하지 않도록 주의한다.

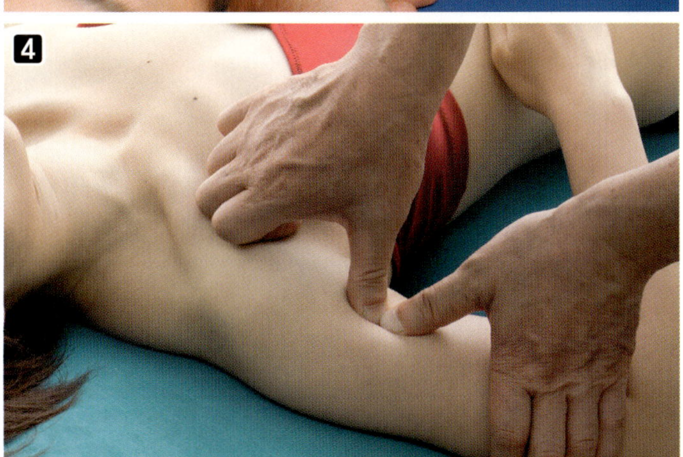

4 닿는곳

어깨세모근빗장부분의 깊은부분에 들어가 큰결절능선의 먼쪽부분을 밀어 넣듯 촉진한다.

23 큰가슴근복장갈비부분_대흉근흉늑부
Sternocostal head of pectoralis major muscle

이 는 곳: 복장뼈(흉골) 및 T2~7 갈비연골(제2~7 늑연골)의 앞면

닿 는 곳: 위팔뼈(상완골)의 큰결절능선

지배신경: 안쪽 · 가쪽가슴근신경(내측 · 외측흉근신경) C5~T1

지배혈관: 가슴봉우리동맥(흉견봉동맥), 위가슴동맥(최상흉동맥), 가쪽가슴동맥(외측흉동맥), 앞위팔휘돌이동맥(전상완회선동맥), 속가슴동맥(내흉동맥)

작 용: 어깨관절의 모음(내전)

연결근육: 큰가슴근복장갈비부분, 큰가슴근배부분(대흉근복부), 넓은목근(광경근), 넓은등근(광배근), 어깨세모근, 위팔두갈래근, 작은가슴근(소흉근), 위팔세갈래근(상완삼두근), 배곧은근(복직근), 반대쪽 큰가슴근복장갈비부분, 목빗근(흉쇄유돌근)

큰가슴근복장갈비부분 landmark의 촉진

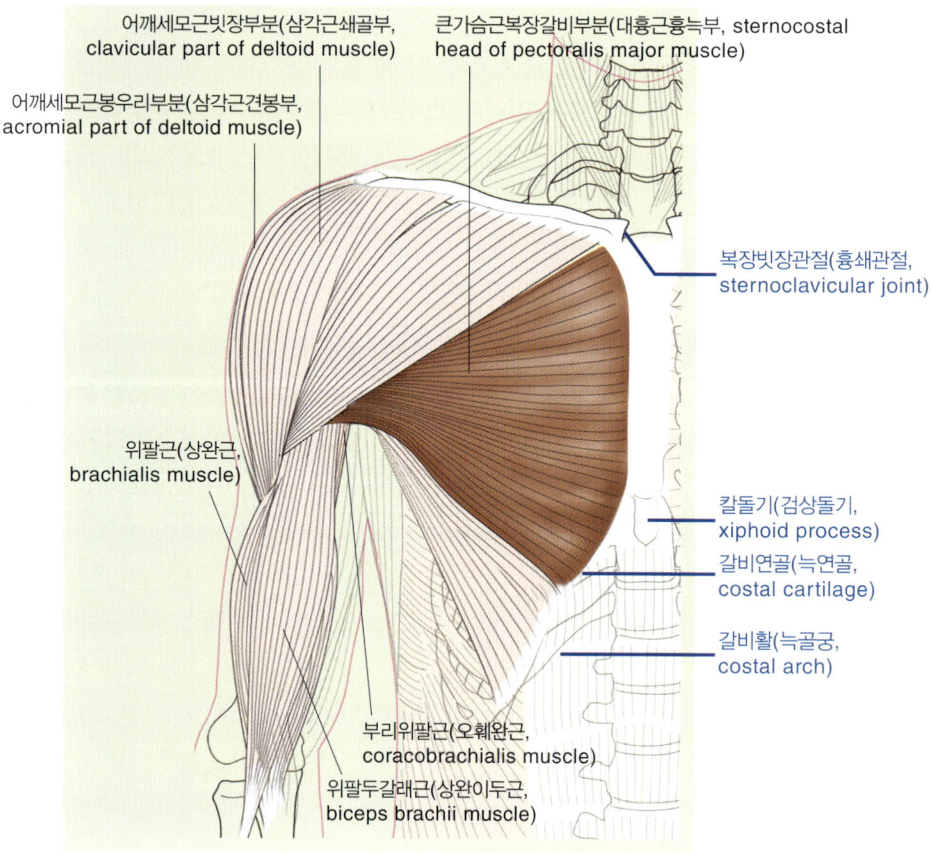

복장빗장관절

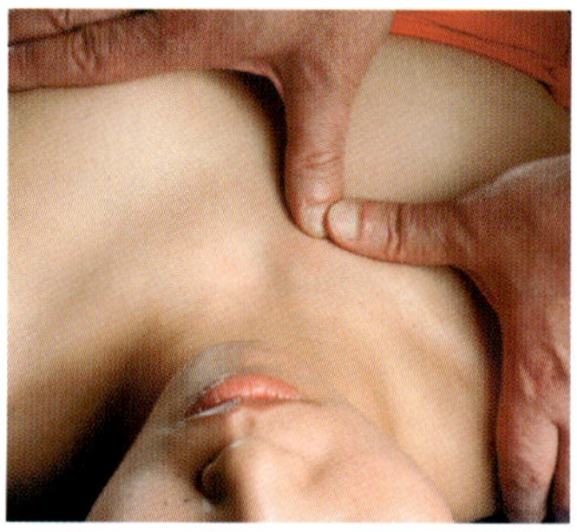

복장뼈각(흉골각)

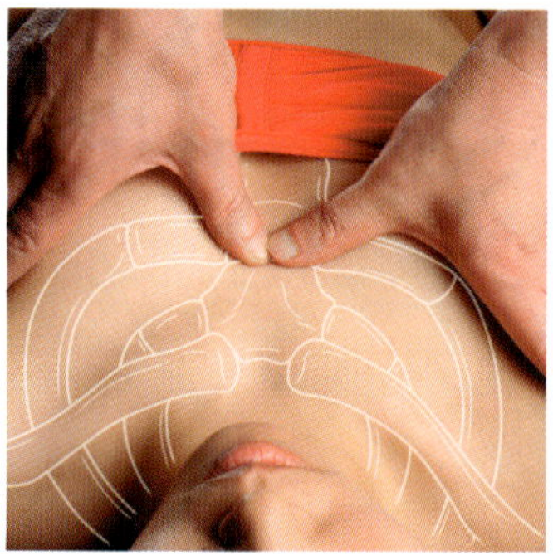

갈비연골

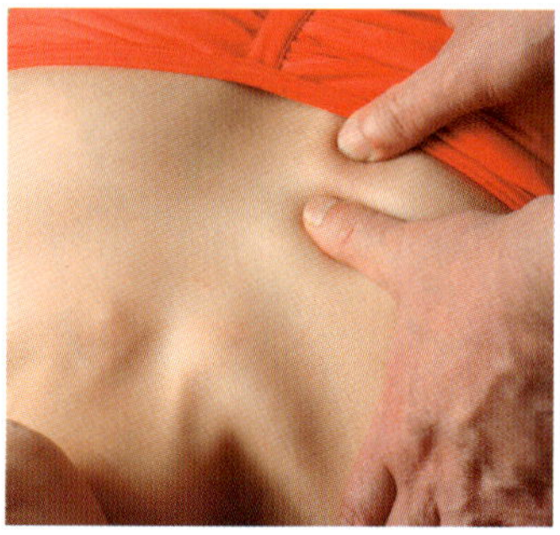

큰결절능선(대결절릉)

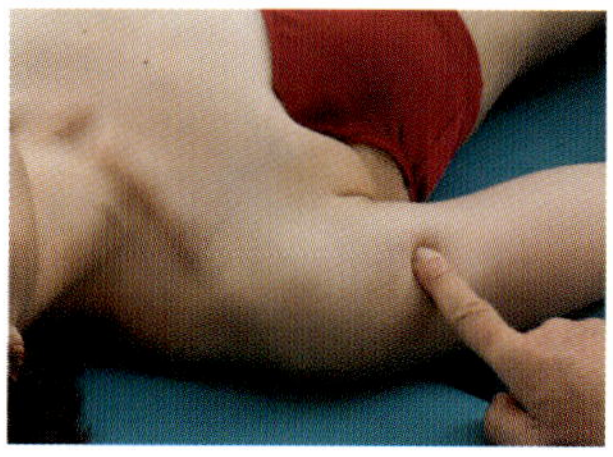

갈비활

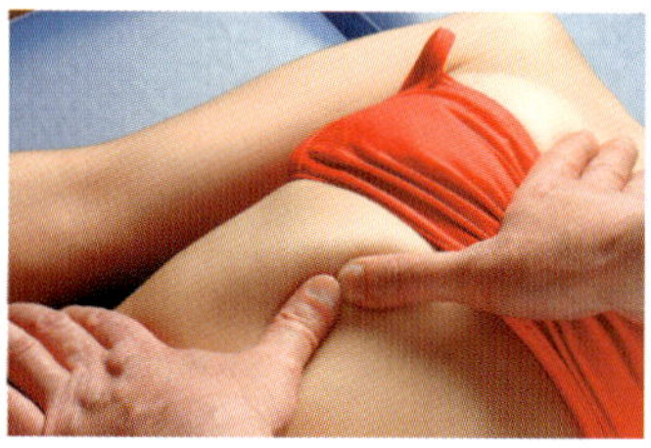

칼돌기

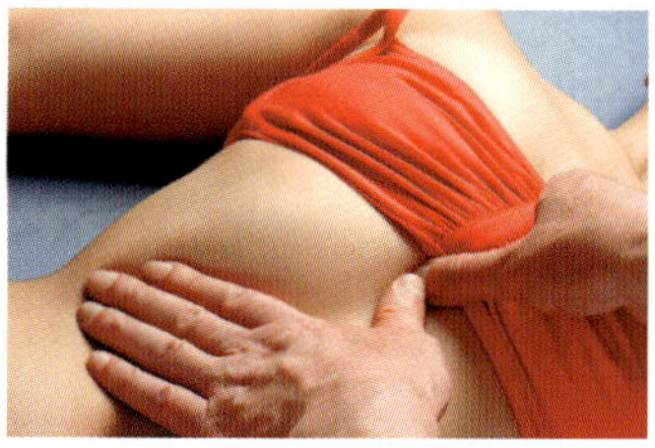

P 큰가슴근복장갈비부분의 촉진 포인트

1

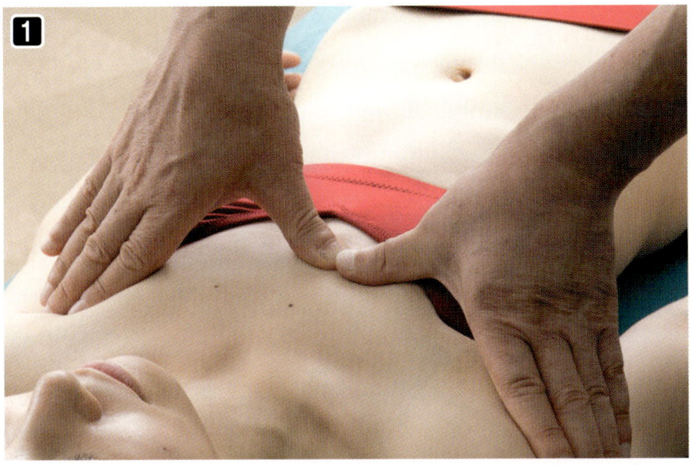

1 이는곳

복장뼈의 앞면 및 갈비연골에 부착된 큰가슴근복장갈비부분의 이는곳을 복장뼈 및 갈비연골로 힘껏 누르듯 촉진한다.

2

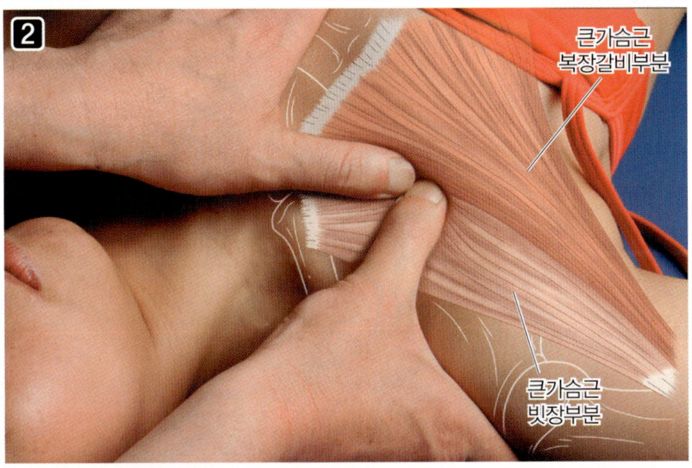

2 빗장부분과의 근육 사이

큰가슴근복장갈비부분의 위모서리는 복장빗장관절을 경계로 빗장부분과 명확한 근육 사이(가슴근사이고랑)로 구별할 수 있다. 위모서리는 이 가슴근사이고랑을 따라 가슴우리(흉곽)로 힘껏 누르듯 촉진하고, 어깨세모근빗장부분의 깊은부분까지 실시한다. 또한 복장갈비부분의 아래모서리에 있는 힘살은 어깨관절을 수평모음하면, T6~7 갈비뼈(제6~7 늑골) 이는곳에서 확인할 수 있다.

3

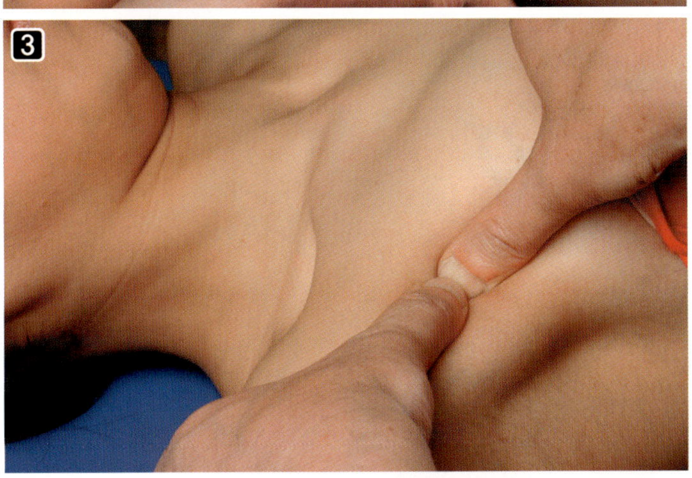

3 배부분과의 근육 사이

배부분과의 근육 사이는 명확하게 확인할 수 없는 경우가 있다. 이때는 어깨관절의 굽힘 자세에서 폄, 모음 방향으로 저항을 주면, 큰가슴근복장갈비부분의 아래모서리와 배부분의 위모서리가 이루는 근육 사이를 확인할 수 있다. 이 근육 사이에서 가슴우리로 힘껏 누르듯 촉진한다.

4

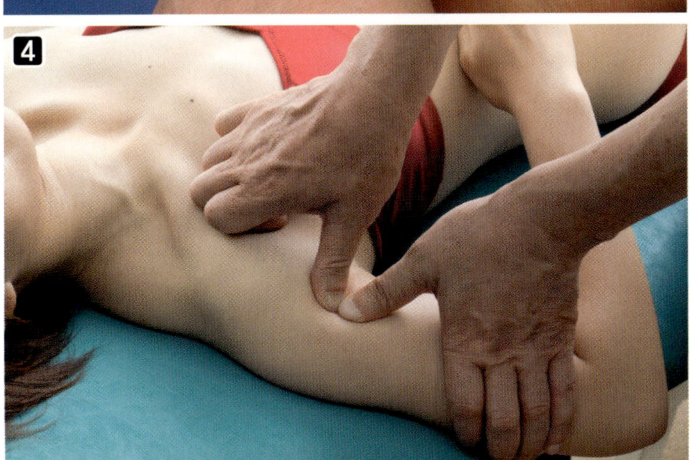

4 닿는곳

어깨세모근빗장부분의 깊은부분에 들어가 큰결절능선의 중심부분에 밀어 넣듯 촉진한다.

24 큰가슴근배부분_대흉근복부
Abdominal part of pectoralis major muscle

이 는 곳: 배곧은근집앞층(복직근초전엽)

닿 는 곳: 위팔뼈(상완골)의 큰결절능선

지배신경: 안쪽 · 가쪽가슴근신경(내측 · 외측흉근신경) C5~T1

지배혈관: 가슴봉우리동맥(흉견봉동맥), 위가슴동맥(최상흉동맥), 가쪽가슴동맥(외측흉동맥), 앞위팔휘돌이동맥(전상완회선동맥), 속가슴동맥(내흉동맥)

작　 용: 어깨관절의 모음(내전) · 수평굽힘(수평굴곡)

연결근육: 큰가슴근복장갈비부분(대흉근흉늑부), 넓은목근(광경근), 넓은등근(광배근), 어깨세모근, 위팔두갈래근, 작은가슴근(소흉근), 위팔세갈래근(상완삼두근), 배곧은근(복직근), 반대쪽 큰가슴근배부분, 목빗근(흉쇄유돌근)

큰가슴근배부분 landmark의 촉진

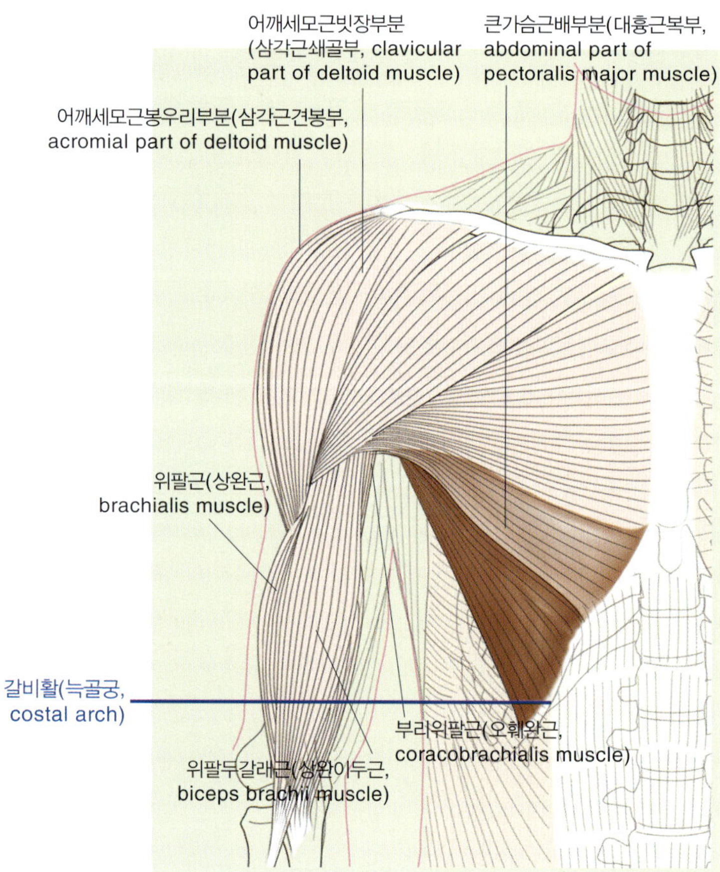

큰결절능선(대결절릉)

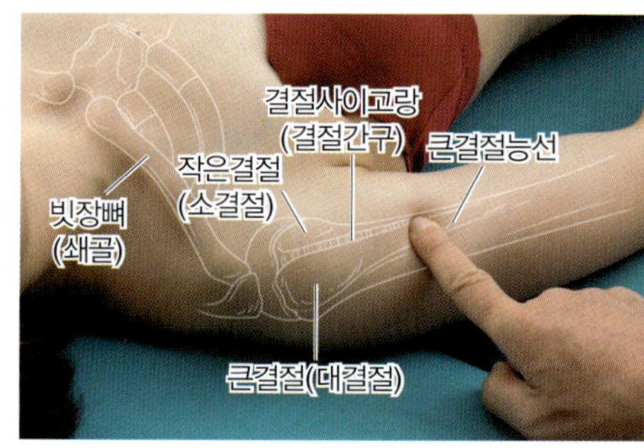

갈비활

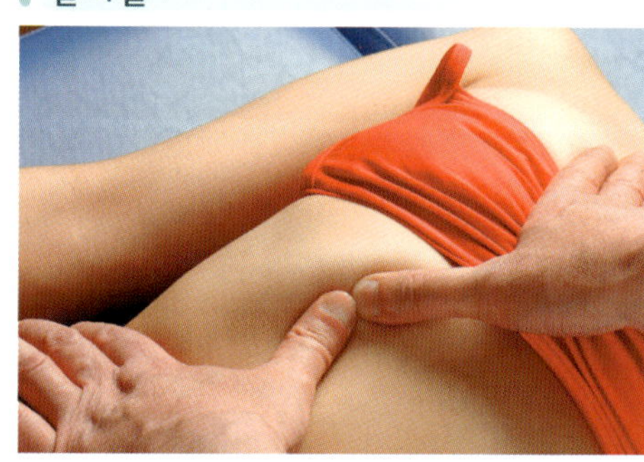

P 큰가슴근배부분의 촉진 포인트

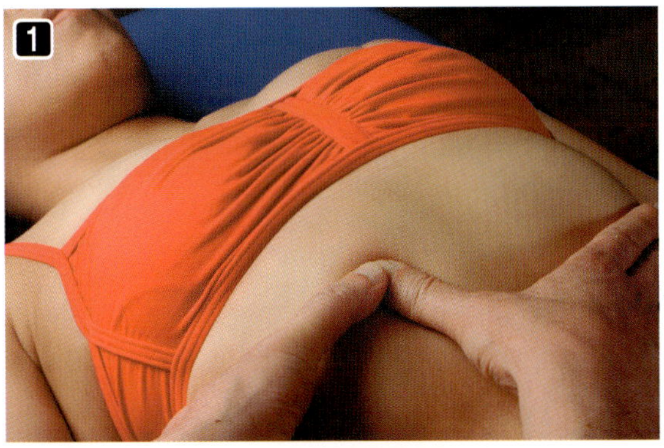

1 이는곳

이는곳과 배곧은근은 근육이 연결되어 있다. 이는곳을 촉진하려면 갈비활로 힘껏 누르듯 실시하고, 근육이 연결된 부위를 확인하는 것이 좋다.

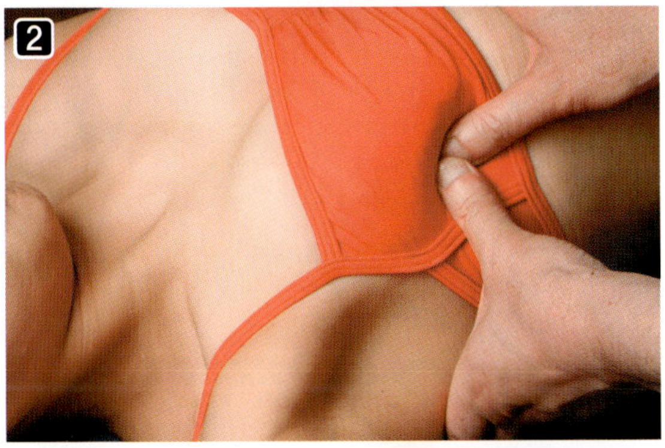

2 가쪽모서리

유두에서 약 두 손가락 너비만큼 가쪽을 주행하는 큰가슴근배부분을 갈비뼈에 밀어 넣듯 촉진한다.

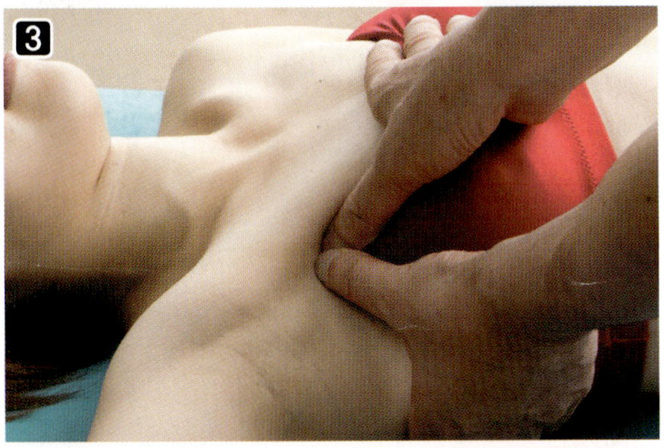

3 힘살

힘살은 어깨관절의 약 120° 벌림(외전) 자세에서 비스듬하게 아래쪽으로 모음(내전)시키면, 유두의 가쪽부분을 따라 주행하는 근육섬유를 관찰할 수 있다. 힘살부위를 촉진할 때는 위팔뼈의 위쪽 끝 바로 앞까지 힘살을 건져 올리듯 실시한다.

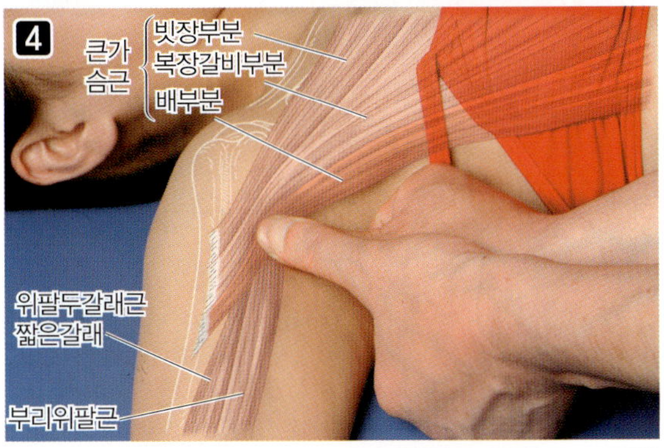

4 위팔두갈래근짧은갈래 및 부리위팔근과의 근육 교차

큰가슴근배부분의 닿는곳 부근은 배부분섬유의 깊은부분을 위팔두갈래근짧은갈래 및 부리위팔근이 교차하므로, 주행의 차이를 감지하면서 촉진한다.

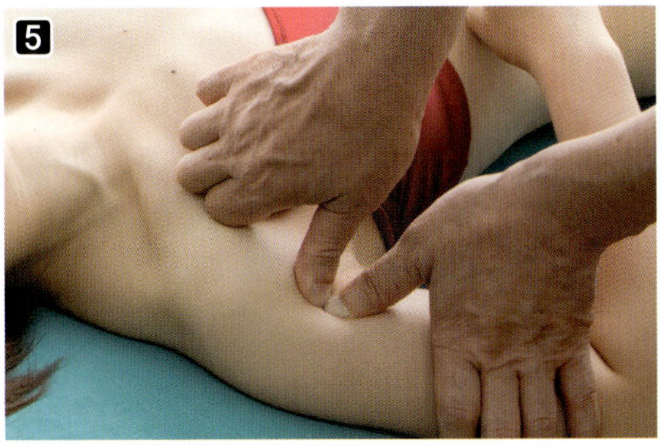

5 닿는곳

배부분섬유의 닿는곳은 빗장부분 및 복장갈비부분의 섬유에 덮인 후, 그 뒷면에서 위팔뼈큰결절능선의 몸쪽부분을 향해 주행한다. 어깨세모근빗장부분의 깊은부분에 들어가, 큰결절능선의 몸쪽부분에 밀어 넣듯 촉진한다.

25 작은가슴근_소흉근
Pectoralis minor muscle

이 는 곳: T2(3)~5 갈비뼈의 앞면
닿 는 곳: 어깨뼈의 부리돌기
지배신경: 안쪽가슴근신경(내측흉근신경) C7~8
지배혈관: 가슴봉우리동맥(흉견봉동맥), 가쪽가슴동맥(외측흉동맥), 속가슴동맥(내흉동맥)
작　　용: 어깨뼈의 내림(하강) · 아래쪽돌림(하방회전) · 내밈(전인)
연결근육: 큰가슴근(대흉근), 부리위팔근, 속갈비사이근(내늑간근)

작은가슴근 landmark의 촉진

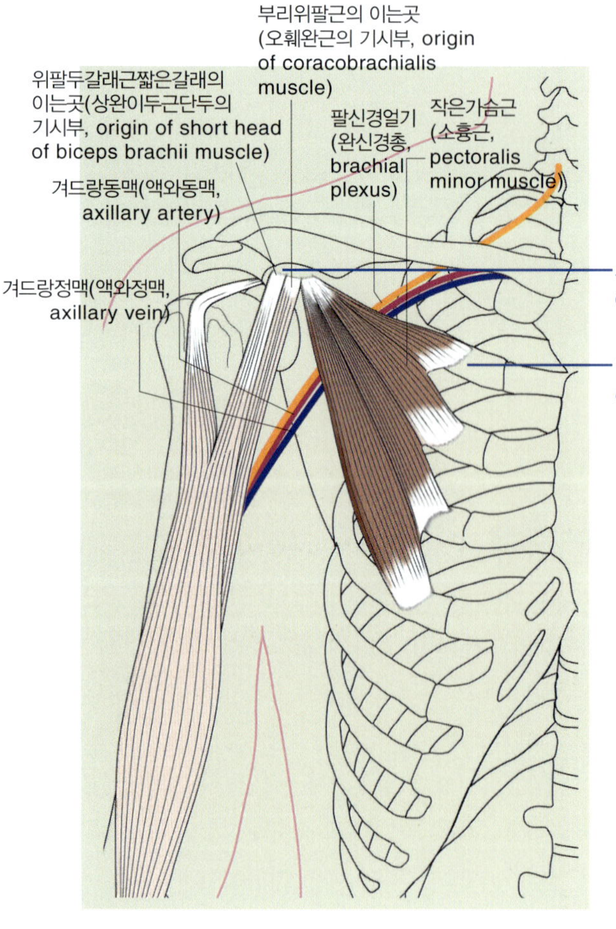

부리돌기

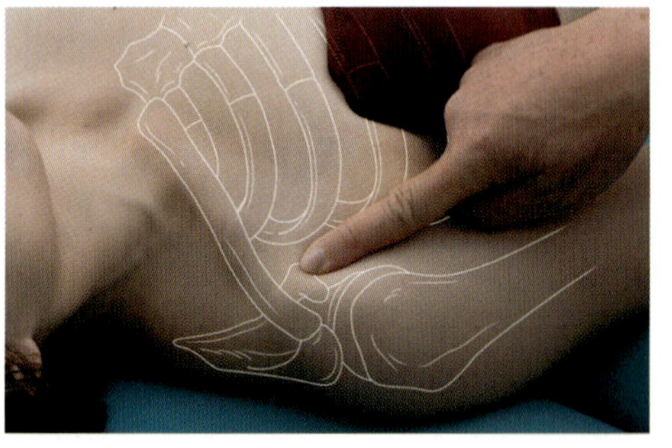

갈비뼈의 앞면

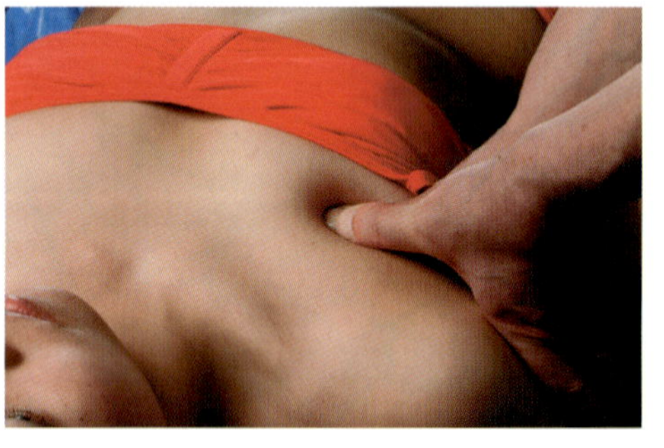

P 작은가슴근의 촉진 포인트

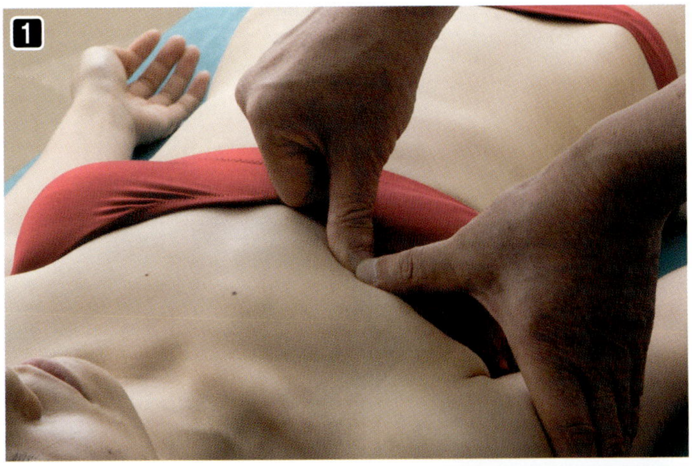

1 이는곳

T2~5 갈비뼈의 앞면을 힘껏 누르듯 촉진한다. 작은가슴근은 큰가슴근의 깊은부분을 주행하므로 큰가슴근을 이완시킨 후 실시한다.

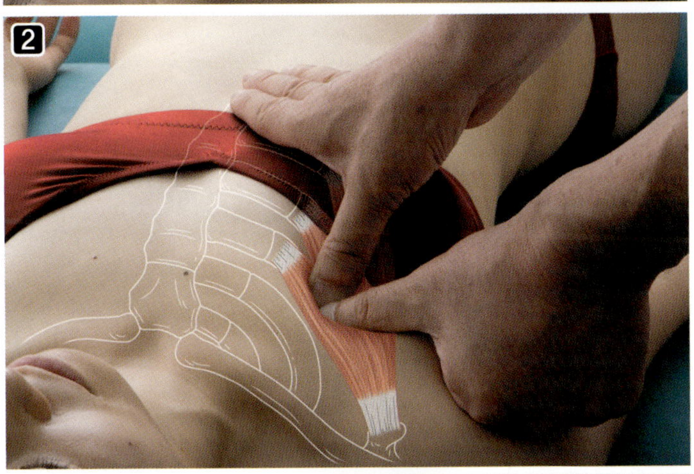

2 힘살

큰가슴근의 섬유와 주행이 다르므로, T2~5 갈비뼈의 앞면에서 부리돌기를 향한 섬유를 어림잡은 후, 갈비뼈에 밀어 넣듯 촉진한다. 또한 작은가슴근은 윗부분의 섬유만큼 수평으로 가까워지는 주행을 하므로, 이에 유의하면서 실시한다.

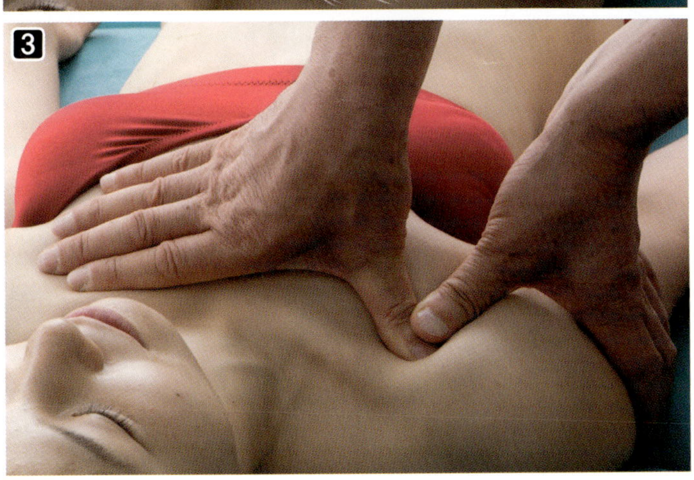

3 닿는곳

작은가슴근은 부리돌기의 가장자리가 아니라, 부리돌기의 약간 깊은부분에 부착되어 있다. 따라서 부리돌기의 깊은부분 쪽을 밀어 넣듯 촉진한다. 또한 닿는곳 부근에서는 작은가슴근의 깊은부분을 팔신경얼기, 겨드랑동 · 정맥이 주행하므로 너무 강하게 밀어 넣지 않도록 주의한다.

26 어깨세모근빗장부분_삼각근쇄골부
Clavicular part of deltoid muscle

이 는 곳: 빗장뼈의 가쪽 1/3
닿 는 곳: 위팔뼈(상완골)의 세모근거친면
지배신경: 겨드랑신경(액와신경) C4~6
지배혈관: 뒤위팔휘돌이동맥(후상완회선동맥), 가슴봉우리동맥(흉견봉동맥), 깊은위팔동맥(상완심동맥)
작 용: 어깨관절의 굽힘(굴곡)
연결근육: 어깨세모근봉우리부분, 어깨세모근가시부분(삼각근견갑극부), 등세모근(승모근), 가시아래근(극하근), 큰가슴근, 부리위팔근, 넓은등근(광배근), 위팔근, 넓은목근(광경근), 위팔세갈래근가쪽갈래(상완삼두근외측두)

어깨세모근빗장부분 landmark의 촉진

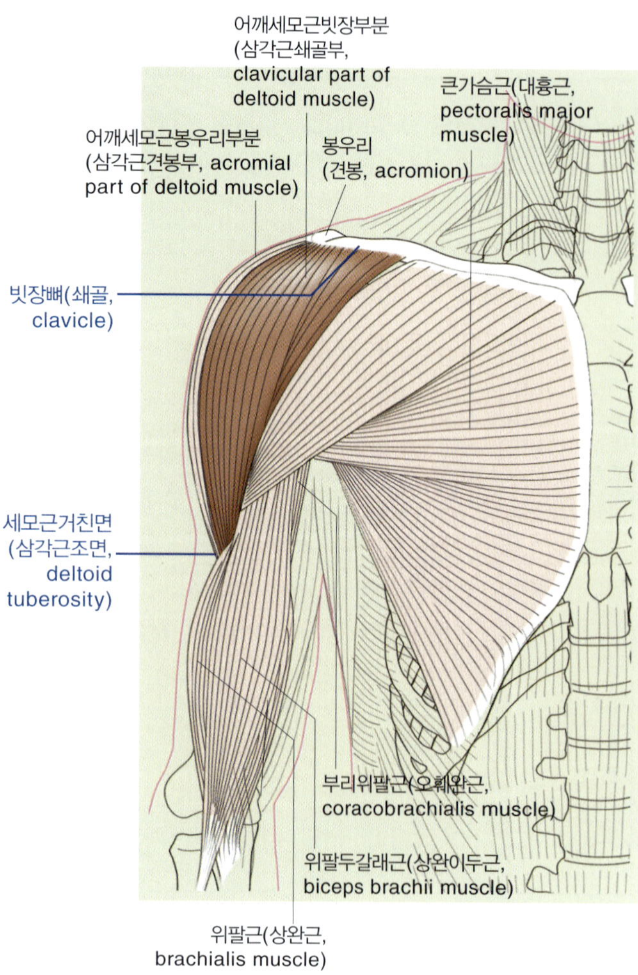

빗장뼈

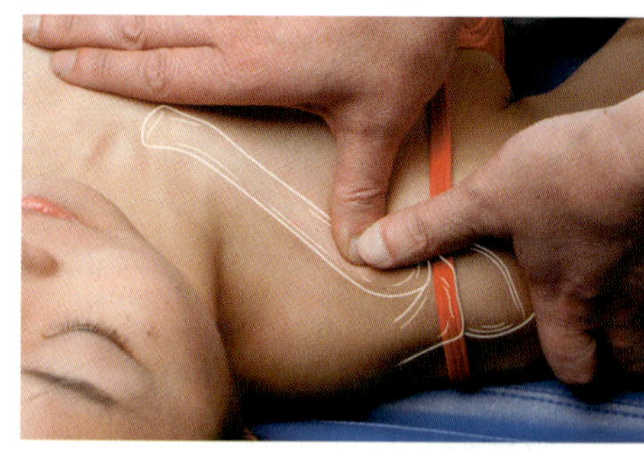

세모근거친면

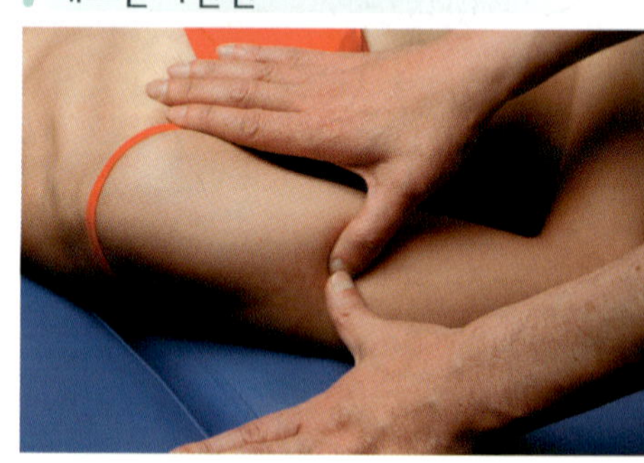

P 어깨세모근빗장부분의 촉진 포인트

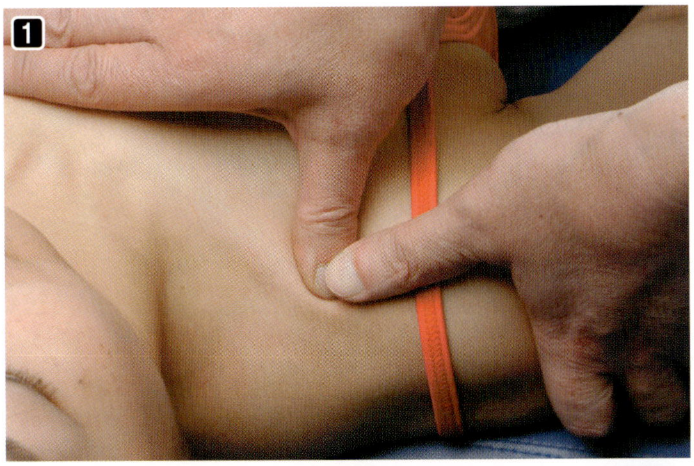

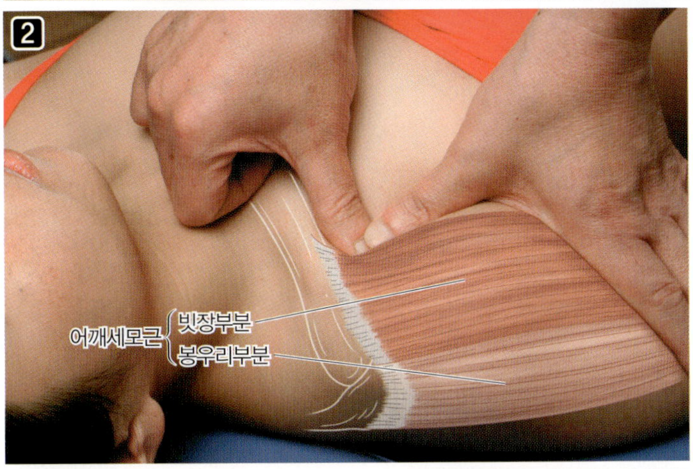

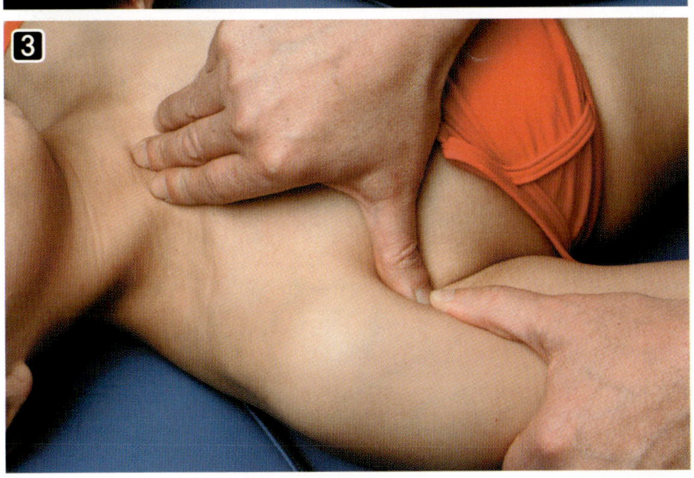

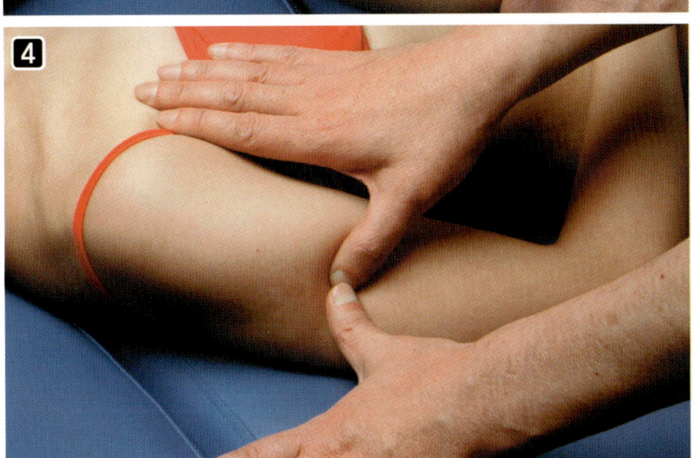

1 이는곳

이는곳은 빗장뼈의 약간 아래모서리에서 시작하므로, 이는곳을 촉진하려면 빗장뼈의 아래모서리로 힘껏 누르듯 실시하면 된다.

2 앞모서리

어깨세모근빗장부분의 앞모서리는 빗장뼈의 가쪽 1/3 부위에 있는 큰가슴근과의 고랑[세모가슴근삼각(삼각흉삼각)]부터 힘살을 확인하면서 아래 가쪽 방향으로 이동하면, 부리돌기(오훼돌기)의 바로 아래를 지나 세모근거친면까지의 사이에서 쉽게 촉진할 수 있다. 또한 어깨관절을 굽히면 빗장뼈의 가쪽 1/3부터 어깨뼈봉우리의 앞모서리에 걸쳐 힘살을 쉽게 확인할 수 있다.

3 위팔두갈래근과의 근육교차부위

위팔두갈래근긴갈래의 힘줄은 겨드랑(액와) 부근에서 어깨세모근빗장부분의 깊은부분에 파고들듯 주행한다. 이렇게 근육이 교차된 부위를 촉진할 때 위팔두갈래근을 수축시켜 긴갈래의 힘줄을 감지한 후 실시하면, 근육의 주행에 차이가 있음을 쉽게 판별할 수 있다.

4 닿는곳

닿는곳인 세모근거친면에서는 어깨세모근의 빗장부분과 위팔근, 위팔세갈래근의 가쪽갈래가 강하게 연결되어 있어, 명확하게 근육의 부착을 확인하기 어렵다. 따라서 근육 연결에 중점을 두고, 위팔을 향해 근육이 연결된 부위를 밀어 넣듯 닿는곳을 촉진한다.

27 어깨세모근봉우리부분_삼각근견봉부
Acromial part of deltoid muscle

이 는 곳: 어깨뼈의 봉우리
닿 는 곳: 위팔뼈(상완골)의 세모근거친면
지배신경: 겨드랑신경(액와신경) C4~6
지배혈관: 뒤위팔휘돌이동맥(후상완회선동맥), 가슴봉우리동맥(흉견봉동맥), 깊은위팔동맥(상완심동맥)
작 용: 어깨관절의 벌림(외전)
연결근육: 어깨세모근빗장부분, 어깨세모근가시부분(삼각근견갑극부), 등세모근(승모근), 가시아래근(극하근), 큰가슴근, 부리위팔근, 넓은등근(광배근), 위팔근, 넓은목근(광경근), 위팔세갈래근가쪽갈래(상완삼두근외측두)

어깨세모근봉우리부분 landmark의 촉진

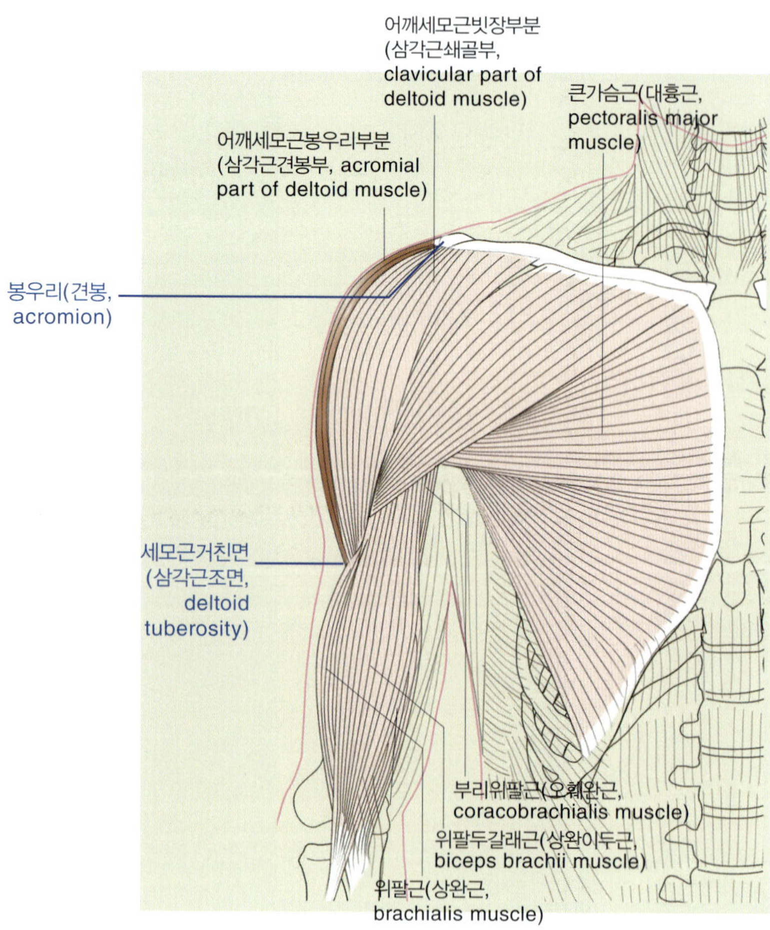

봉우리

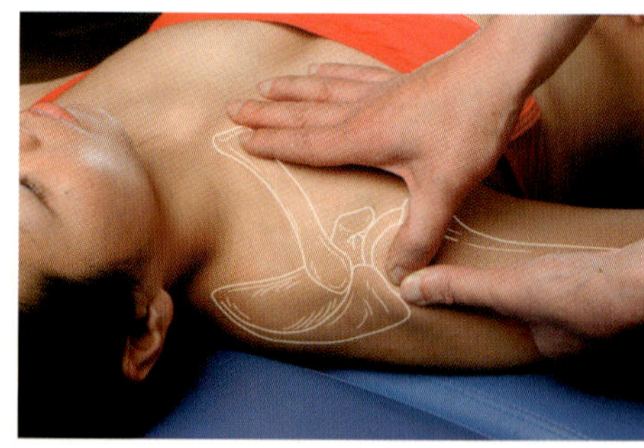

세모근거친면

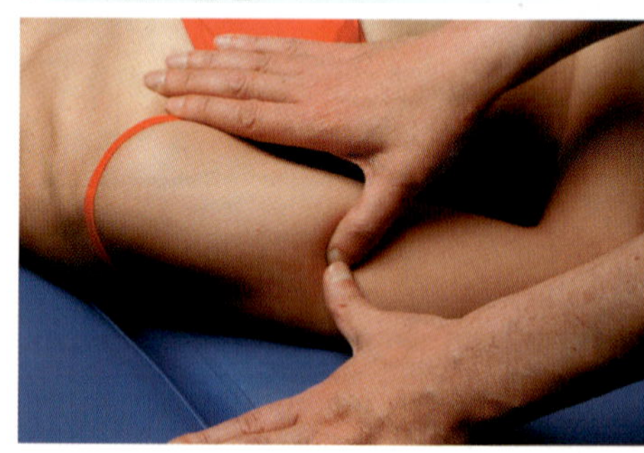

P 어깨세모근봉우리부분의 촉진 포인트

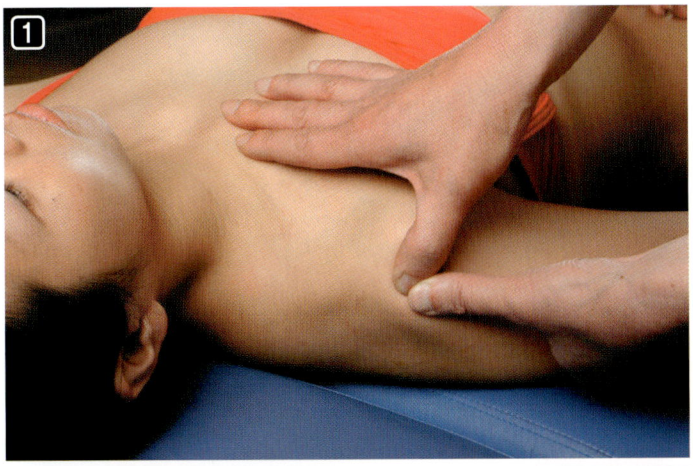

1 이는곳

어깨뼈봉우리의 앞각부터 뒷각까지 부착된 어깨세모근봉우리부분을 봉우리를 향해 가볍게 아래쪽부터 밀어 올리듯 촉진한다.

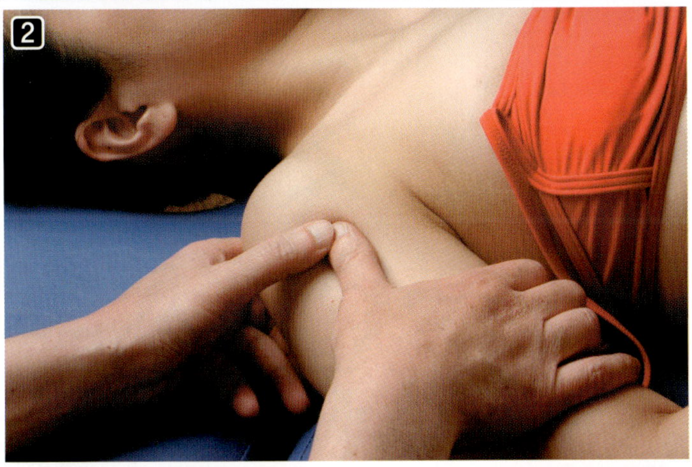

2 앞모서리

봉우리부분은 표면에서 관찰한 것과 달리 이는곳 · 닿는곳에 힘줄이 많아, 촉진할 때 주의해야 한다. 힘살의 앞모서리는 어깨뼈봉우리의 앞각부터 닿는곳인 세모근거친면까지 빗장부분의 섬유와 뚜렷한 근육 사이를 이루는데, 이 근육 사이에 진입하여 촉진한다. 또한 봉우리부분의 근육섬유는 엮인 듯 주행하므로, 단단하고 탄탄한 섬유로 감지될 수 있다.

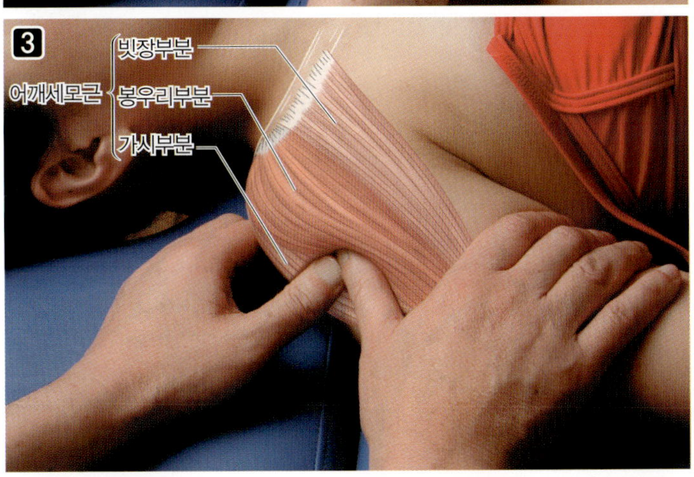

3 뒤모서리

뒤모서리는 어깨뼈봉우리의 뒷각에서 시작하여 위팔뼈의 세모근거친면으로 주행하고, 가시부분과 명확하게 근육 사이를 이룬다. 이 근육 사이부터 진입하여 촉진한다.

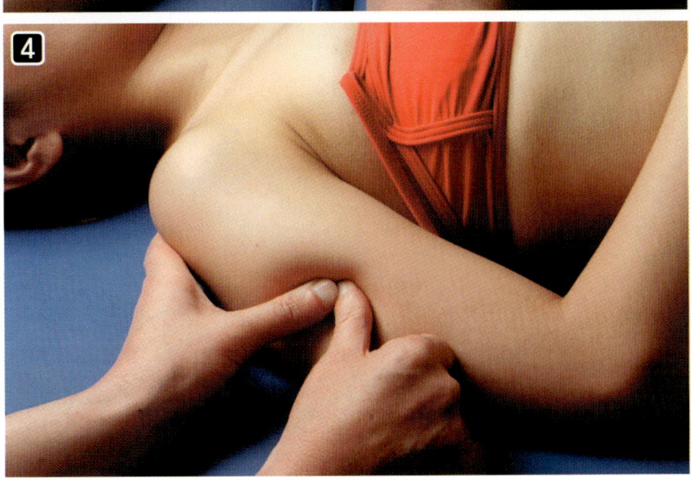

4 닿는곳

닿는곳인 위팔뼈의 세모근거친면에서는 어깨세모근의 봉우리부분과 위팔근, 위팔세갈래근의 가쪽갈래가 강하게 연결되어 있어, 명확하게 근육의 부착을 확인하기 어렵다. 근육 연결에 중점을 두고, 위팔을 향해 근육이 연결된 부위를 밀어 넣듯 닿는곳을 촉진한다.

28 어깨세모근가시부분_삼각근견갑극부
Spinal part of deltoid muscle

이 는 곳: 어깨뼈가시
닿 는 곳: 위팔뼈(상완골)의 세모근거친면
지배신경: 겨드랑신경(액와신경) C4~6
지배혈관: 뒤위팔휘돌이동맥(후상완회선동맥), 가슴봉우리동맥(흉견봉동맥), 깊은위팔동맥(상완심동맥)
작 용: 어깨관절의 폄(신전)
연결근육: 어깨세모근빗장부분(삼각근쇄골부), 어깨세모근봉우리부분(삼각근견봉부), 등세모근(승모근), 가시아래근, 큰가슴근(대흉근), 부리위팔근(오훼완근), 넓은등근(광배근), 위팔근(상완근), 넓은목근(광경근), 위팔세갈래근가쪽갈래(상완삼두근외측두), 위팔세갈래근긴갈래(상완삼두근장두)

어깨세모근가시부분 landmark의 촉진

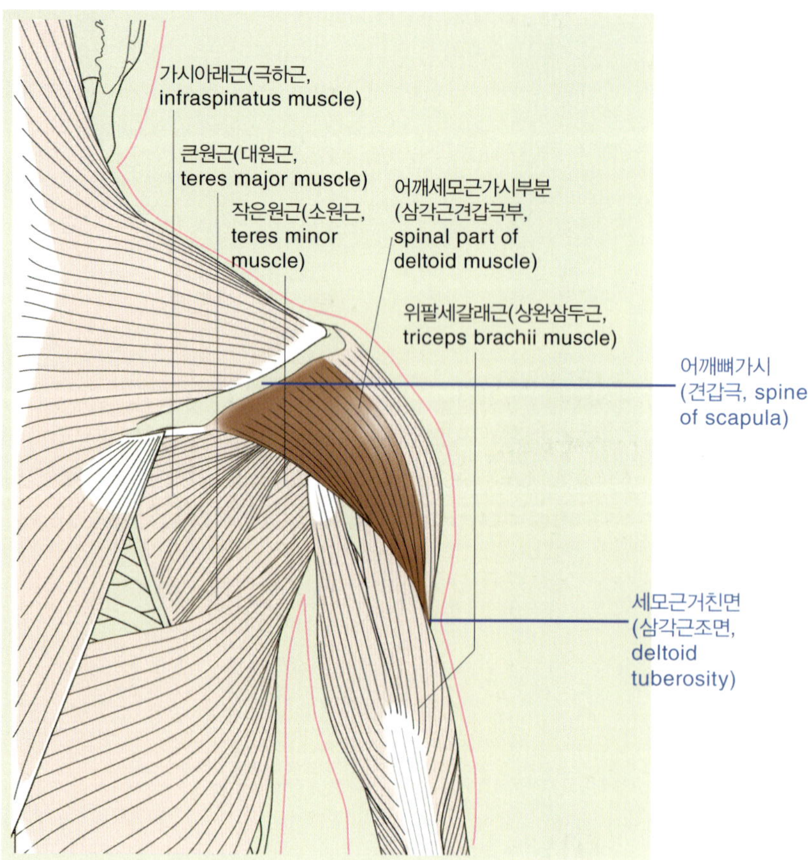

어깨뼈가시

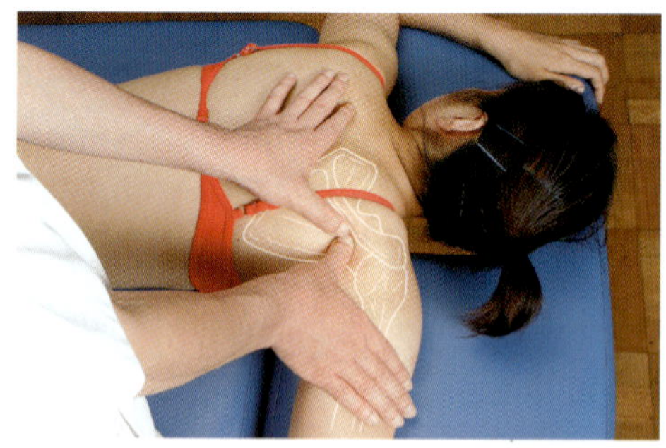

세모근거친면

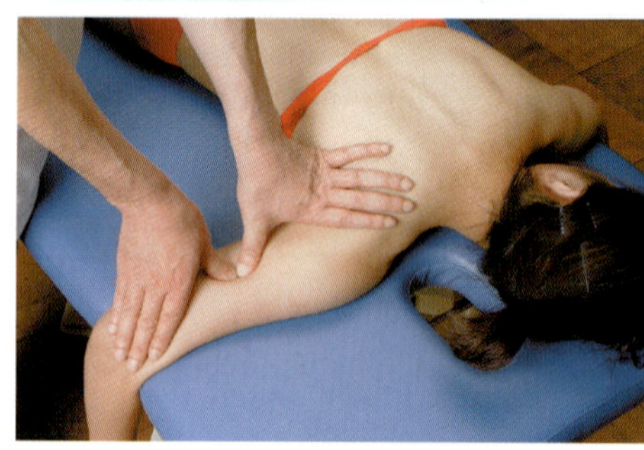

P 어깨세모근가시부분의 촉진 포인트

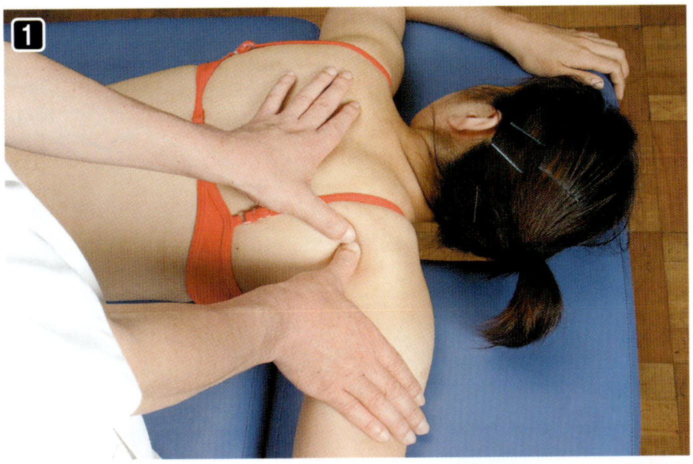

① 이는곳

어깨뼈가시의 안쪽 1/4부터 어깨뼈봉우리(견봉)의 뒷각까지 어깨뼈가시의 아래모서리를 힘껏 누르듯 촉진한다.

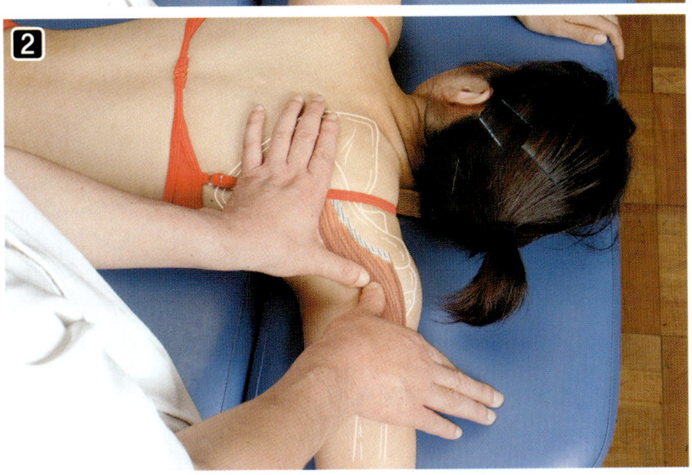

② 힘살의 뒤모서리

힘살의 뒤모서리는 어깨관절의 90° 벌림(외전) 자세에서 어깨뼈가시의 아래모서리와 위팔뼈의 세모근거친면을 잇는 선을 어림잡고, 근육섬유를 모으듯 촉진한다.

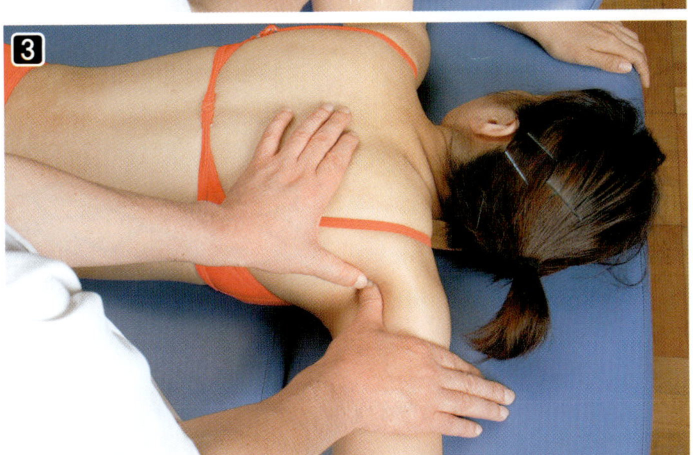

③ 위팔세갈래근과의 근육교차부위

힘살의 뒤모서리는 겨드랑(액와)의 뒷벽에서 위팔세갈래근의 긴갈래와 교차하는데, 어깨관절의 90° 벌림 자세에서는 위팔세갈래근의 긴갈래와 거의 평행하게 주행하므로 촉진하기 쉽다.

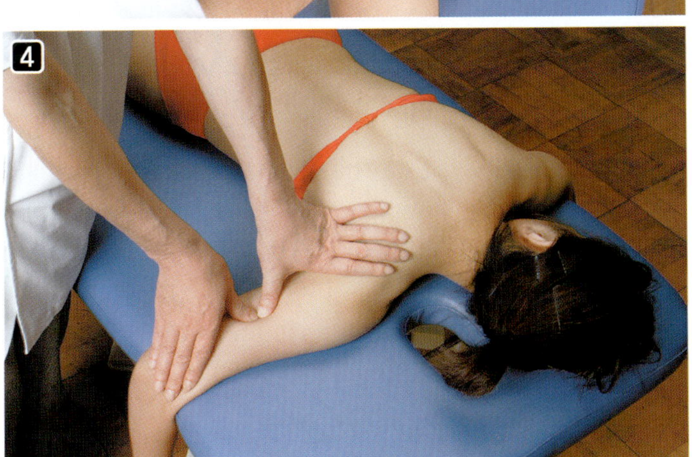

④ 닿는곳

닿는곳인 위팔뼈의 세모근거친면에서는 어깨세모근의 가시부분과 위팔근, 위팔세갈래근의 가쪽갈래가 강하게 연결되어 있어, 명확하게 근육의 부착을 확인하기 어렵다. 근육 연결에 중점을 두고, 위팔을 향해 근육이 연결된 부위를 밀어 넣듯 닿는곳을 촉진한다.

29 가시위근_극상근
Supraspinatus muscle

이 는 곳: 가시위오목, 가시위근막(극상근막)
닿 는 곳: 위팔뼈(상완골)의 큰결절, 어깨관절주머니(견관절낭)
지배신경: 어깨위신경(견갑상신경) C4~6
지배혈관: 어깨위동맥(견갑상동맥), 어깨휘돌이동맥(견갑회선동맥)
작 용: 어깨관절의 벌림(외전)
연결근육: 가시아래근, 작은원근

가시위근 landmark의 촉진

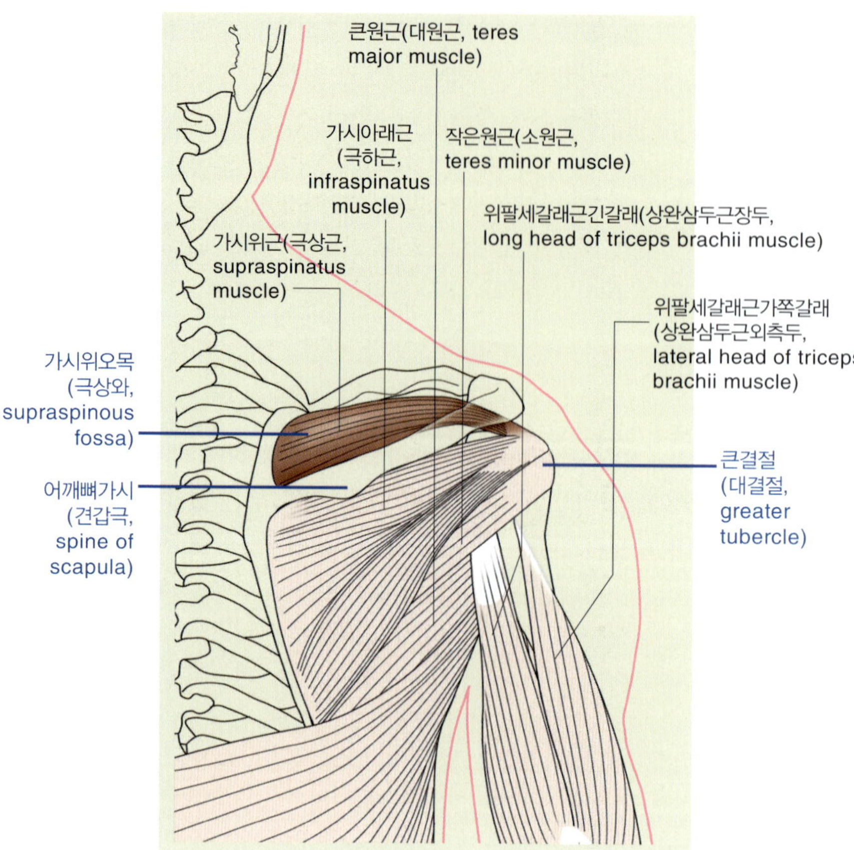

가시위오목

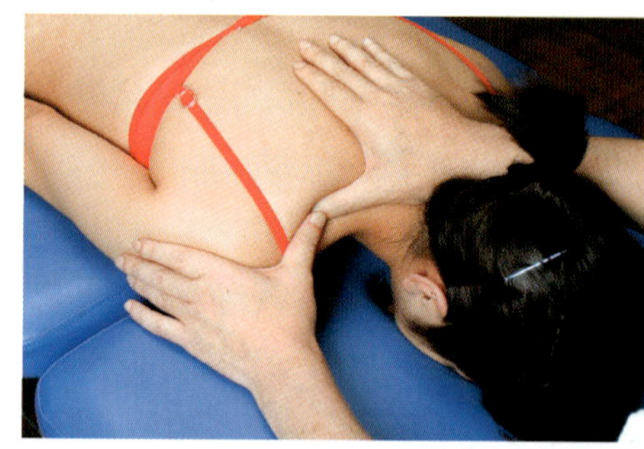

어깨뼈가시

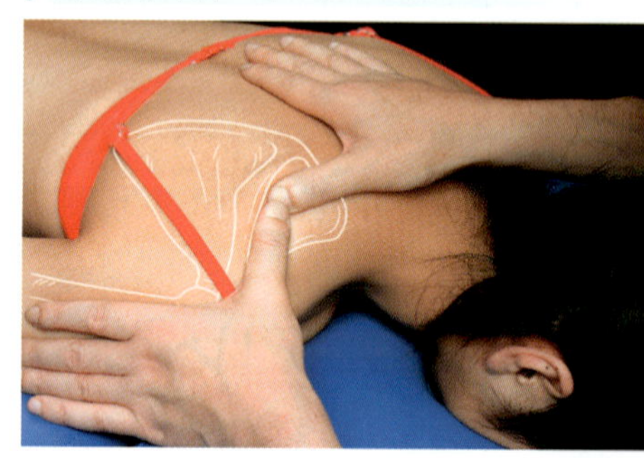

큰결절

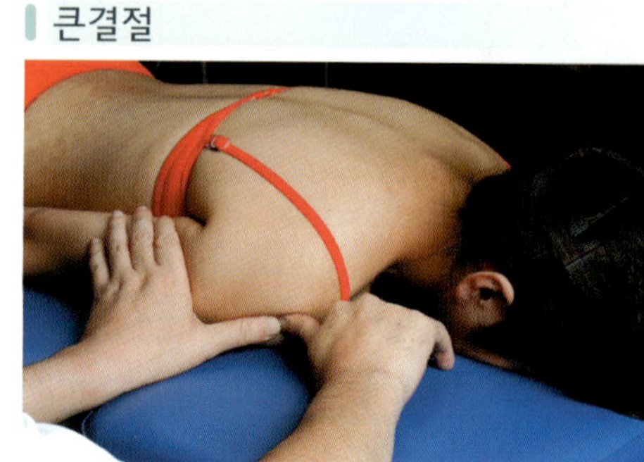

P 가시위근의 촉진 포인트

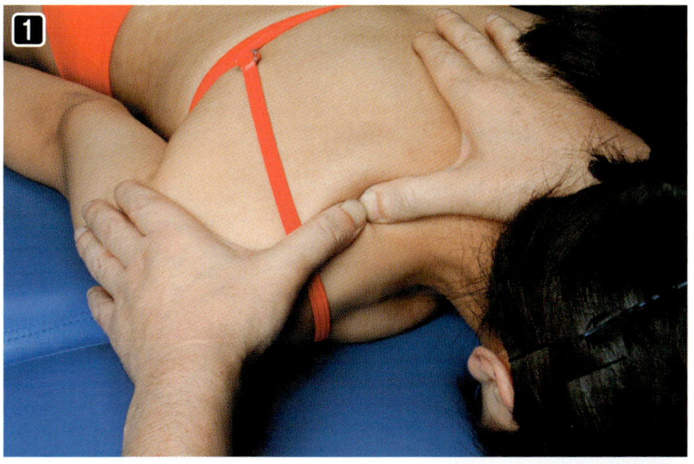

1 이는곳

어깨뼈(견갑골)의 안쪽모서리 윗부분부터 위각까지 밀어 넣듯 촉진한다.

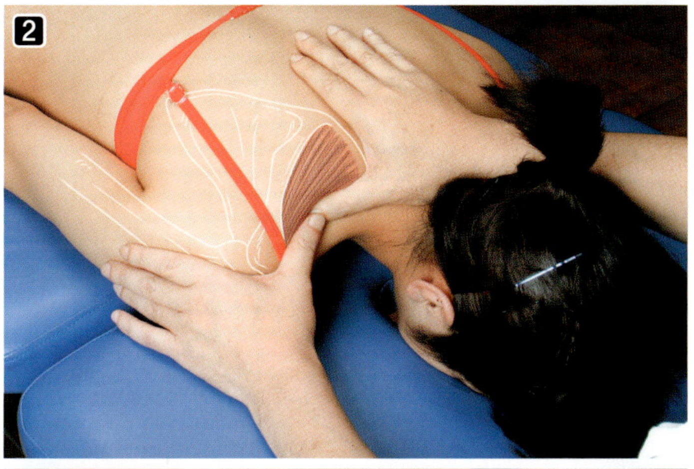

2 힘살

가시위근의 힘살은 가시위오목에 위치하며, 등세모근(승모근)의 중간섬유를 사이에 두고 어깨뼈의 위각부터 빗장뼈(쇄골)의 뒤모서리와 어깨뼈가시에 가로막히기까지 그 사이에서 확인할 수 있다. 어깨뼈가시 또는 가시위오목을 밀어 넣듯 힘살을 촉진한다. 또한 깊이와 근육섬유의 주행 차이로 등세모근의 중간섬유와 구별한다.

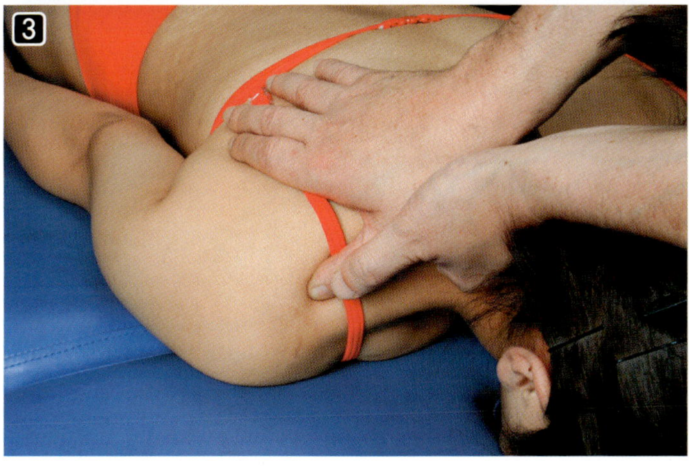

3 가시위오목의 가쪽

가시위근의 닿는곳 부근에서 약 1/3의 힘살은 어깨뼈봉우리(견봉)의 깊은부분을 주행하므로 촉진하기 어렵다. 봉우리빗장관절(견봉쇄골관절)의 깊은부분에 손가락을 끼워 넣어 최대한 가쪽부분까지 촉진한다.

30 가시아래근_극하근 Infraspinatus muscle

이 는 곳: 가시아래오목, 가시아래근막(극하근막)
닿 는 곳: 위팔뼈큰결절(상완골대결절)의 중심부분, 어깨관절주머니(견관절낭)
지배신경: 어깨위신경(견갑상신경) C5~6
지배혈관: 어깨휘돌이동맥(견갑회선동맥), 어깨위동맥(견갑상동맥)
작　　용: 어깨관절의 가쪽돌림(외회전) · 수평폄(수평신전)
연결근육: 가시위근, 작은원근, 어깨세모근(삼각근), 큰원근, 넓은등근(광배근)

가시아래근 landmark의 촉진

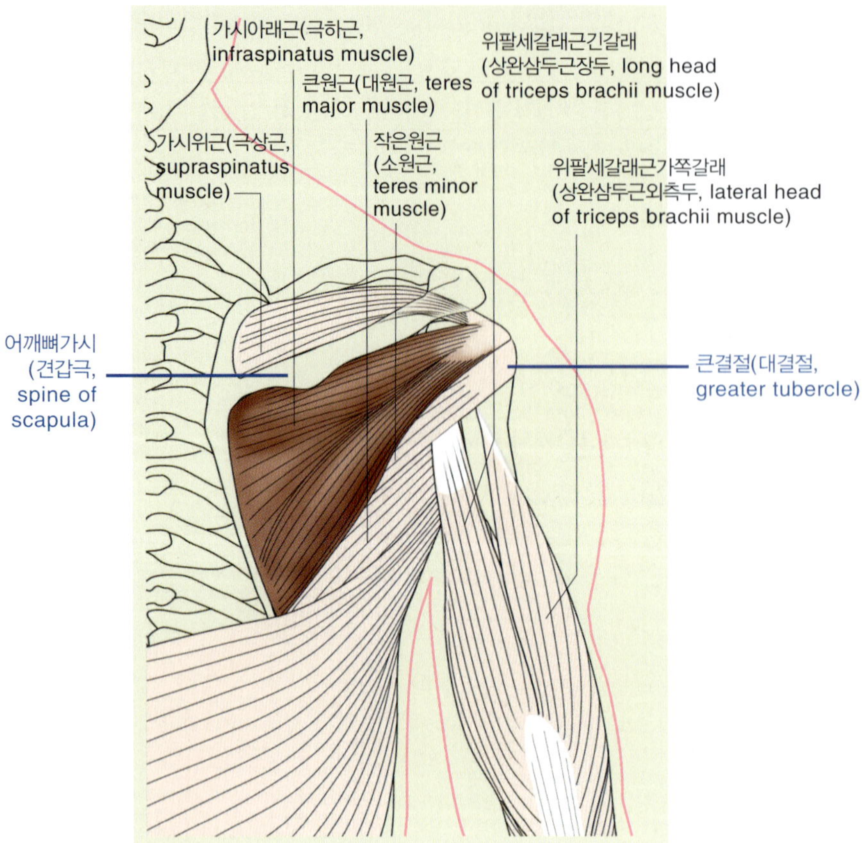

큰결절

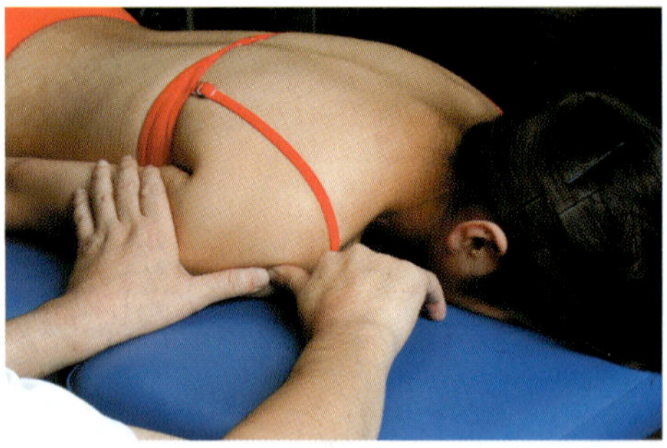

어깨뼈가시

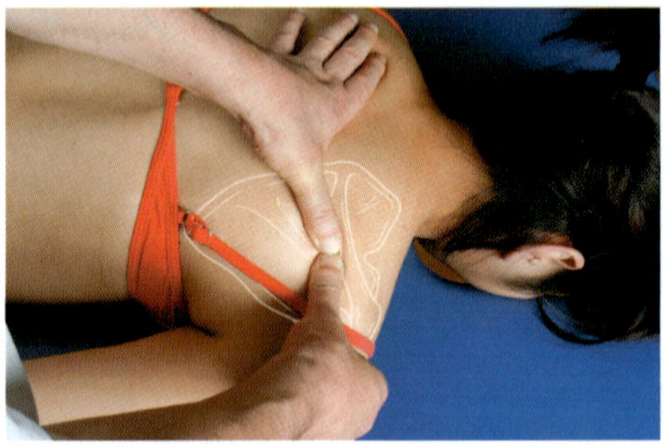

가시아래오목(극하와)

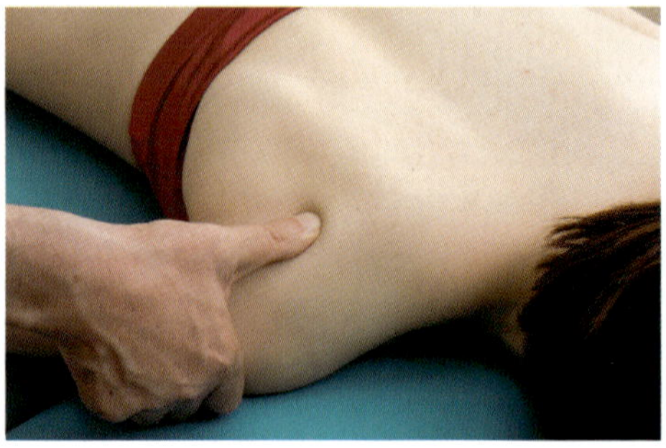

P 가시아래근의 촉진 포인트

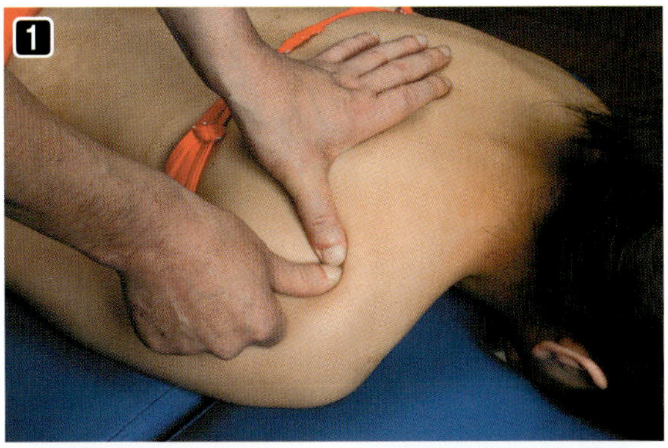

1 위섬유

위섬유는 어깨뼈의 안쪽모서리 중간부분 1/3부터 위팔뼈의 큰결절까지 가쪽 방향으로 주행한다. 힘살은 어깨뼈가시의 깊은부분으로 파고든 부분이 많고, 간신히 근육섬유를 느낄 정도인 경우도 있다. 위섬유의 아래모서리와 중간섬유와의 근육 사이에서 어깨뼈가시를 향해 밀어 넣듯 촉진한다. 닿는곳에서는 어깨세모근가시부분의 깊은부분에 진입하여, 가시아래근의 아래섬유와 연결된 부위를 촉진한다.

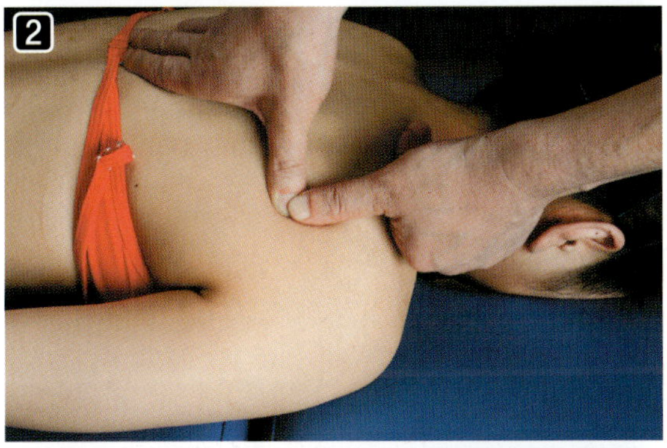

2 중간섬유

중간섬유는 위섬유와 아래섬유와의 사이에서 평평한 근육으로서 확인할 수 있다. 어깨뼈(견갑골)를 밀어 넣듯 어깨뼈의 안쪽모서리에서 가시아래근의 위 · 아래섬유가 연결된 부위까지 촉진한다.

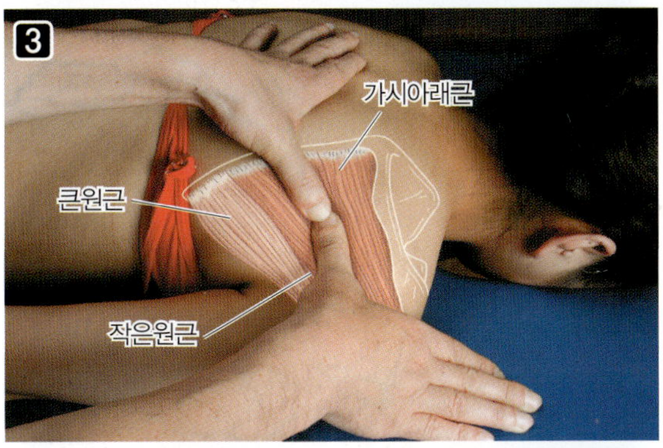

3 아래섬유의 위모서리

아래섬유의 위모서리는 어깨뼈의 안쪽모서리 아랫부분 1/3에서 촉진할 수 있다. 아랫부분의 근육섬유일수록 위 가쪽으로 주행이 바뀌므로, 힘살을 확인할 때 촉진하는 손가락이 움직이는 방향에 주의한다. 아래섬유의 위모서리와 중간섬유와의 근육 사이를 어깨뼈에 밀어 넣듯 위섬유와 연결된 부위까지 촉진한다.

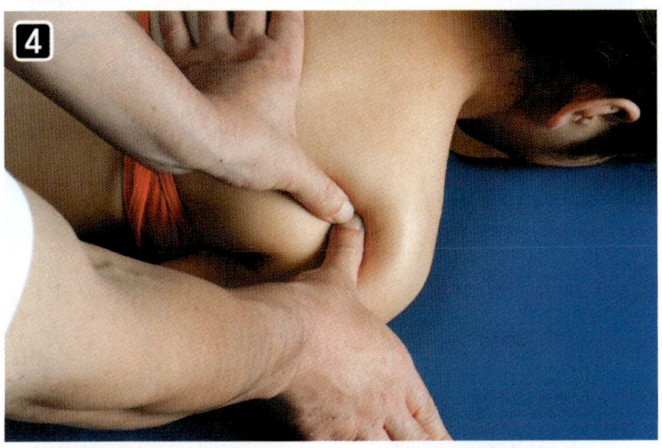

4 아래섬유의 아래모서리

아래섬유의 아래모서리는 어깨뼈의 아래각 부근에서 큰원근과, 어깨뼈의 가쪽모서리 부근에서 작은원근과 근육 사이를 이룬다. 각 근육 사이를 밀어 넣듯 진입하여, 어깨세모근가시부분의 깊은부분에 있는 닿는곳까지 촉진한다.

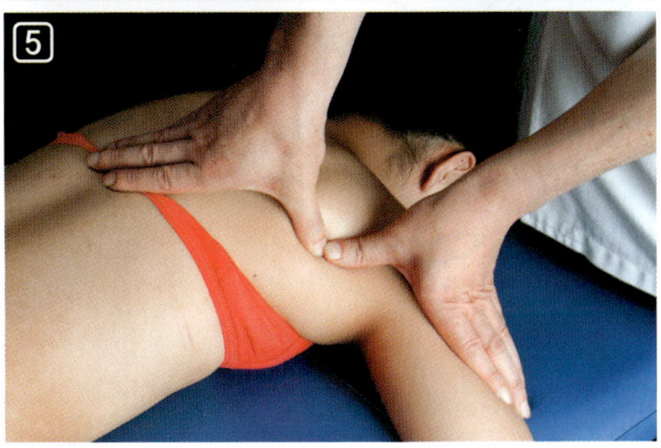

5 어깨세모근가시부분과의 근육교차부위

어깨세모근의 가시부분은 어깨관절을 가쪽으로 돌리면 근육이 불룩해지는 것을 관찰할 수 있으므로, 가시아래근과는 쉽게 구별할 수 있다. 또한 어깨관절을 벌림하면, 어깨세모근가시부분의 섬유가 머리쪽 방향 가쪽으로 주행 방향을 바꾸므로, 닿는곳 근처까지 가시아래근을 촉진할 수 있다.

31 작은원근_소원근
Teres minor muscle

이 는 곳: 어깨뼈가쪽모서리 부근의 뒷면, 가시아래근막(극하근막)
닿 는 곳: 위팔뼈(상완골)의 큰결절, 어깨관절주머니(견관절낭)
지배신경: 겨드랑신경(액와신경) C5
지배혈관: 어깨휘돌이동맥(견갑회선동맥)
작 용: 어깨관절의 가쪽돌림(외회전)
연결근육: 가시위근, 가시아래근, 큰원근

작은원근 landmark의 촉진

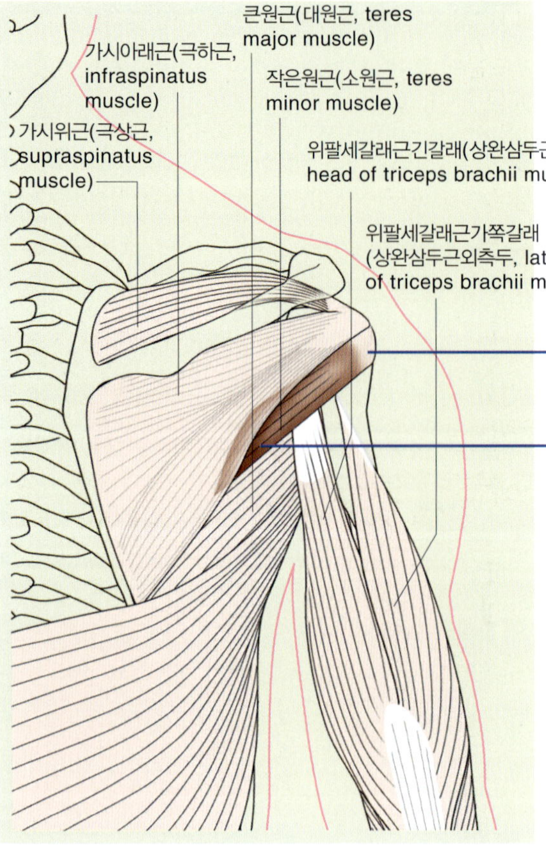

큰결절

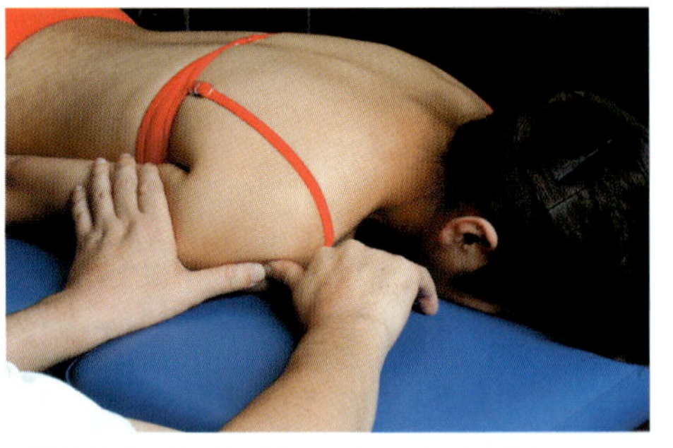

어깨뼈의 가쪽모서리

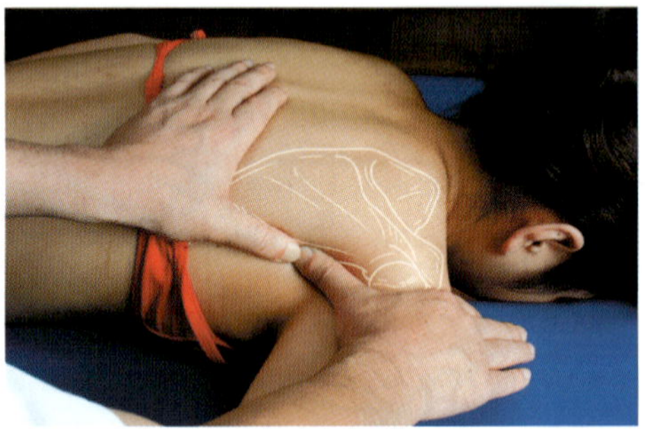

P 작은원근의 촉진 포인트

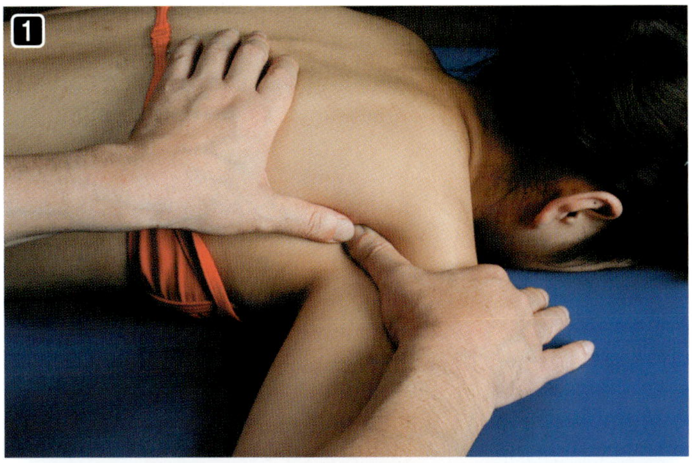

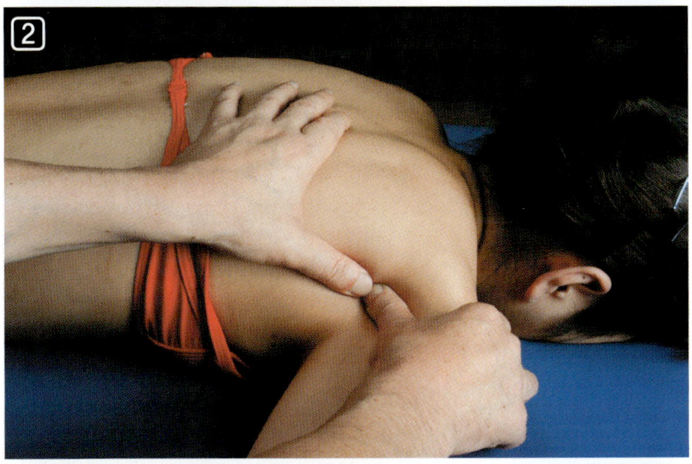

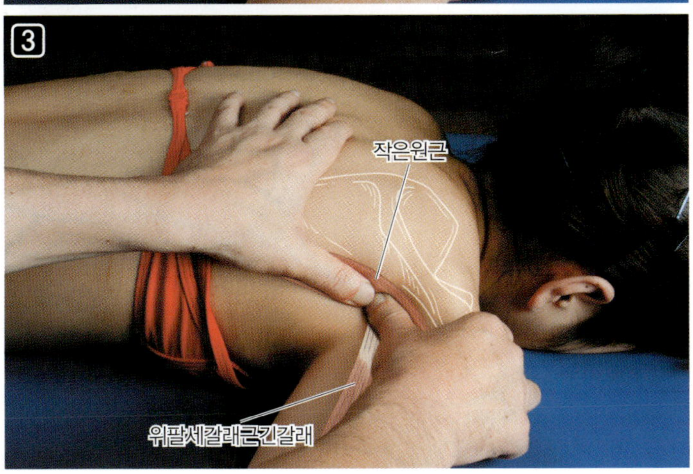

1 이는곳

이는곳은 어깨뼈의 가쪽모서리에서, 가시아래근의 아래섬유와 큰원근의 위모서리 사이에서 확인할 수 있다. 힘살이 작아 판별하기 어려우므로, 어깨관절을 벌림(외전)한 자세에서 가쪽돌림하여 약 한 손가락 굵기로 근육이 수축된 것을 감지하는 것이 좋다. 어깨뼈의 가쪽모서리를 향해 힘살을 힘껏 누르듯 촉진한다.

2 힘살

작은원근의 닿는곳인 큰결절은 어깨세모근(삼각근)의 깊은부분에 있어, 어깨관절을 벌림 · 가쪽돌림시켜야 확인하기 쉽다. 닿는곳의 대부분은 돌림근띠(회전근개)를 형성하는데, 아랫부분에 있는 근육섬유 중 일부는 돌림근띠를 형성하지 않고 근육섬유인 채로 부착된 경우도 있다. 그러므로 어깨세모근가시부분(삼각근견갑극부)의 깊은층에 진입하고 큰결절까지 힘살을 확인하면서 촉진한다. 또한 닿는곳은 근육 폭이 비교적 넓게 부착된 것을 염두에 둔다.

3 위팔세갈래근긴갈래와의 근육교차부위

작은원근은 어깨세모근가시부분의 뒤모서리 깊은부분에서 위팔세갈래근긴갈래의 등쪽을 주행한다. 위팔세갈래근긴갈래와 근육이 교차된 부위는 어깨관절의 벌림 자세에서 위팔세갈래근을 수축시켜, 주행을 확인한 후 촉진하는 편이 쉽다.

32 큰원근_대원근
Teres major muscle

이 는 곳: 어깨뼈의 아래각 뒷면
닿 는 곳: 위팔뼈(상완골)의 작은결절능선
지배신경: 어깨밑신경(견갑하신경) C5~7
지배혈관: 어깨밑동맥(견갑하동맥), 가슴등동맥(흉배동맥), 어깨휘돌이동맥(견갑회선동맥)
작　　용: 어깨관절의 폄(신전) · 모음(내전) · 안쪽돌림(내회전)
연결근육: 넓은등근(광배근), 위팔세갈래근, 큰마름근(대능형근), 가시아래근, 작은원근

큰원근 landmark의 촉진

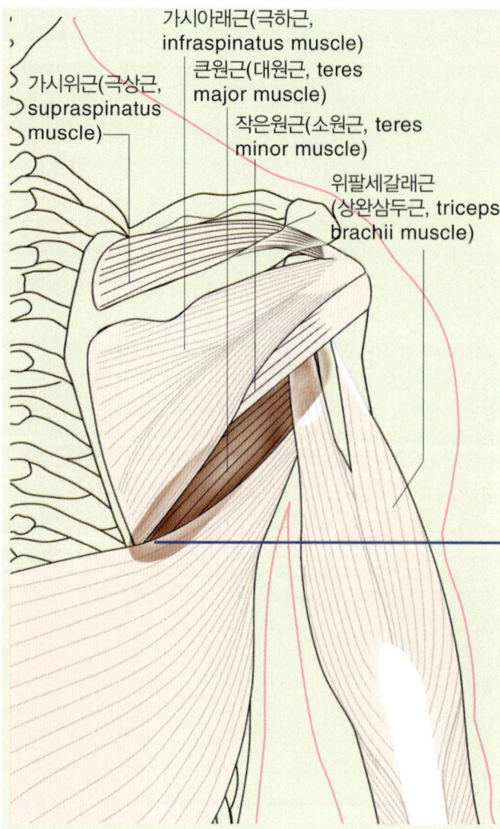

작은결절능선(소결절릉)

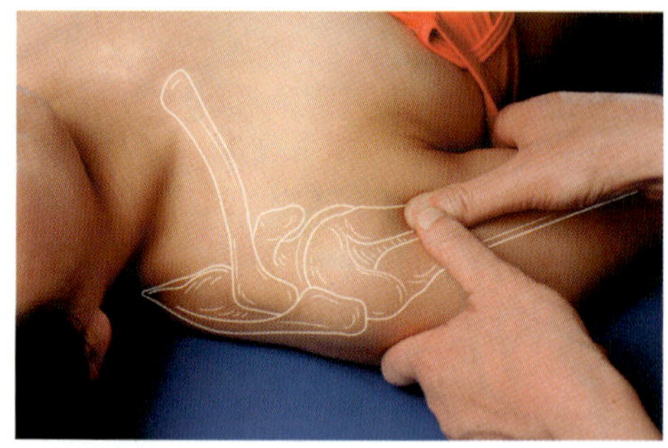

어깨뼈의 아래각

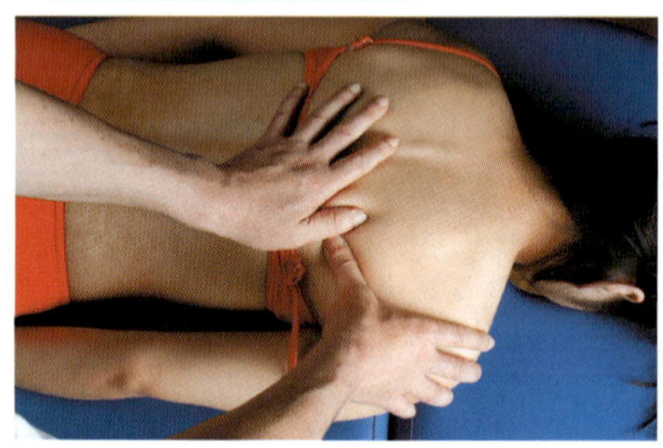

P 큰원근의 촉진 포인트

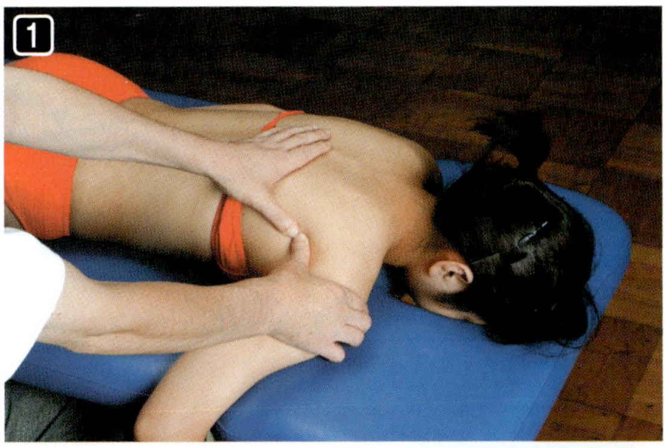

1 근육의 주행

큰원근은 넓은등근과 더불어 겨드랑(액와)의 뒷벽을 이루고 있다. 어깨뼈의 아래각 뒷면에서 위 가쪽 방향으로 이동하면, 위팔세갈래근긴갈래(상완삼두근장두)가 부착된 어깨뼈의 접시아래결절(관절하결절) 바로 앞까지 이어진 큰원근의 힘살을 확인할 수 있다. 겨드랑의 뒷벽에서는 넓은등근과 함께 주행하는데, 닿는곳 부근에서는 동일한 닿는곳힘줄을 가진다. 또한 위팔세갈래근을 수축시키면 위팔세갈래근긴갈래의 밑에 파고들어 주행하는 큰원근을 확인할 수 있다.

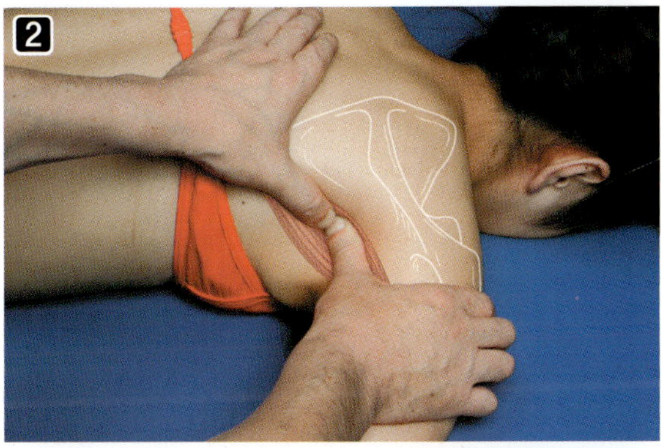

2 이는곳 · 힘살

어깨뼈의 아래각에서 어깨뼈의 가쪽모서리를 밀어 넣듯 이는곳 · 힘살을 촉진한다. 이때, 힘살부위는 큰 덩어리로 감지될 수 있다.

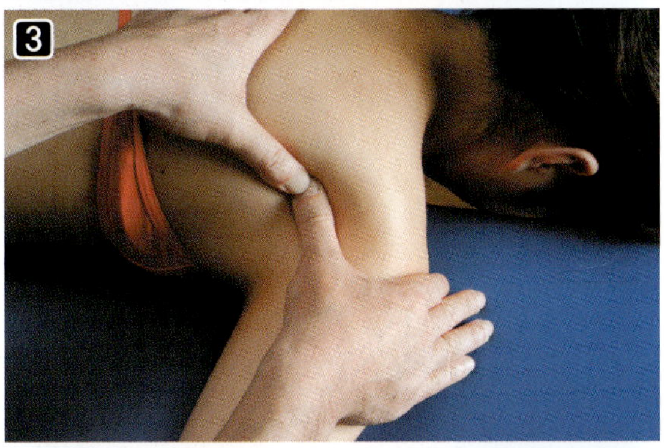

3 위모서리

이는곳에서는 큰원근의 위모서리와 가시아래근의 아래섬유 아래모서리가 이루는 근육 사이를 확인할 수 있다. 또한 어깨뼈의 가쪽모서리 부근에서는 어깨뼈의 가쪽모서리에 이는곳을 가진 작은원근과의 근육 사이를 확인할 수 있다. 이는곳에서 가시아래근의 아래섬유와 이루는 근육 사이를 어깨뼈에 밀어 넣듯 촉진하고, 작은원근과의 근육 사이는 어깨뼈의 가쪽모서리에 밀어 넣듯 촉진한다.

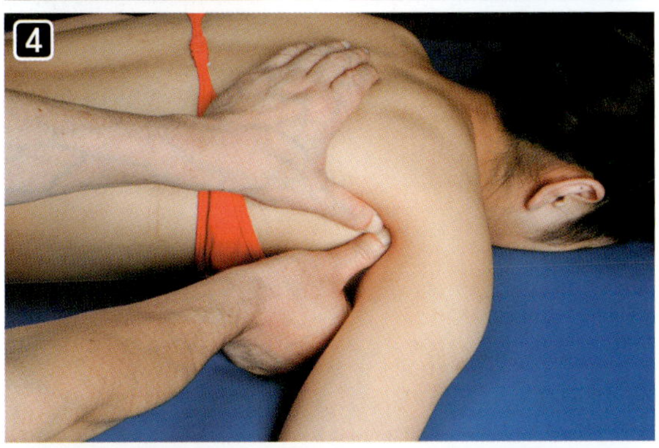

4 위팔세갈래근과의 근육교차부위

큰원근은 어깨세모근가시부분(삼각근견갑극부)의 뒤모서리 부근에서 위팔세갈래근긴갈래의 배쪽과 근육이 교차하고, 위팔뼈의 앞면에 있는 작은결절능선에 부착되어 있다(이 부위는 위팔세갈래근긴갈래를 큰원근과 작은원근 사이에 끼워 넣는 형태임). 이 위팔세갈래근긴갈래와 근육이 교차된 부위는 어깨관절의 벌림(외전) 자세에서 위팔세갈래근을 수축시켜, 주행을 확인한 후 촉진하면 판별하기 쉽다.

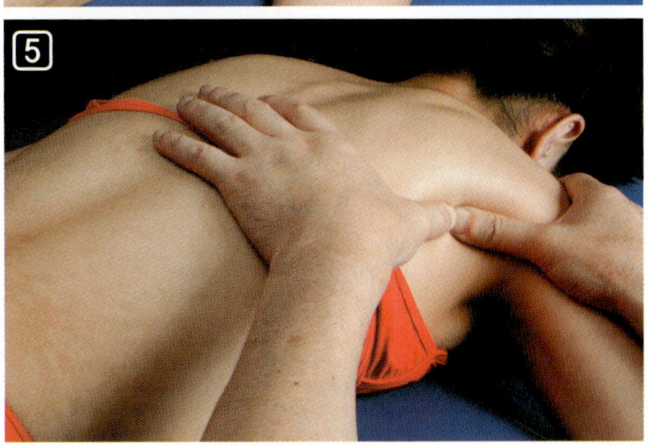

5 넓은등근과의 근육연결부위

겨드랑의 뒷벽에서는 등쪽에 큰원근, 배쪽에 넓은등근이 주행하는데, 그 근육 사이를 명확하게 확인할 수 있다. 큰원근이 부드럽게 부푼 힘살로 느껴지는 것에 반해, 넓은등근은 이보다 단단하게 느껴지므로 두 근육을 구별할 수 있다. 닿는곳인 작은결절능선 부근에서는 두 근육이 동일한 힘줄을 가지므로 구별하기 어렵다. 근육이 연결된 부위는 넓은등근과의 근육 사이에서 큰원근의 근육섬유를 수직으로 밀어 넣듯 촉진하면 된다.

33 넓은등근_광배근
Latissimus dorsi muscle

이 는 곳: 등허리근막얕은층(흉요근막천엽), 아래쪽 4~8개 등뼈 · 모든 허리뼈 · 엉치뼈(천추)의 가시돌기, 어깨뼈의 아래각, 엉덩뼈능선, 아래쪽 3~4개의 갈비뼈

닿 는 곳: 위팔뼈(상완골)의 작은결절능선

지배신경: 가슴등신경(흉배신경) C6~8

지배혈관: 가슴등동맥(흉배동맥), 가로목동맥(경횡동맥)

작　　용: 어깨관절의 폄(신전) · 모음(내전)

연결근육: 배바깥빗근(외복사근), 큰가슴근(대흉근), 큰원근, 어깨세모근(삼각근), 위팔세갈래근, 척주세움근(척주기립근), 부리위팔근(오훼완근), 위팔두갈래근(상완이두근), 노쪽손목굽힘근(요측수근굴근), 자쪽손목폄근(척측수근신근), 등세모근(승모근), 아래뒤톱니근(하후거근), 가시아래근

넓은등근 landmark의 촉진

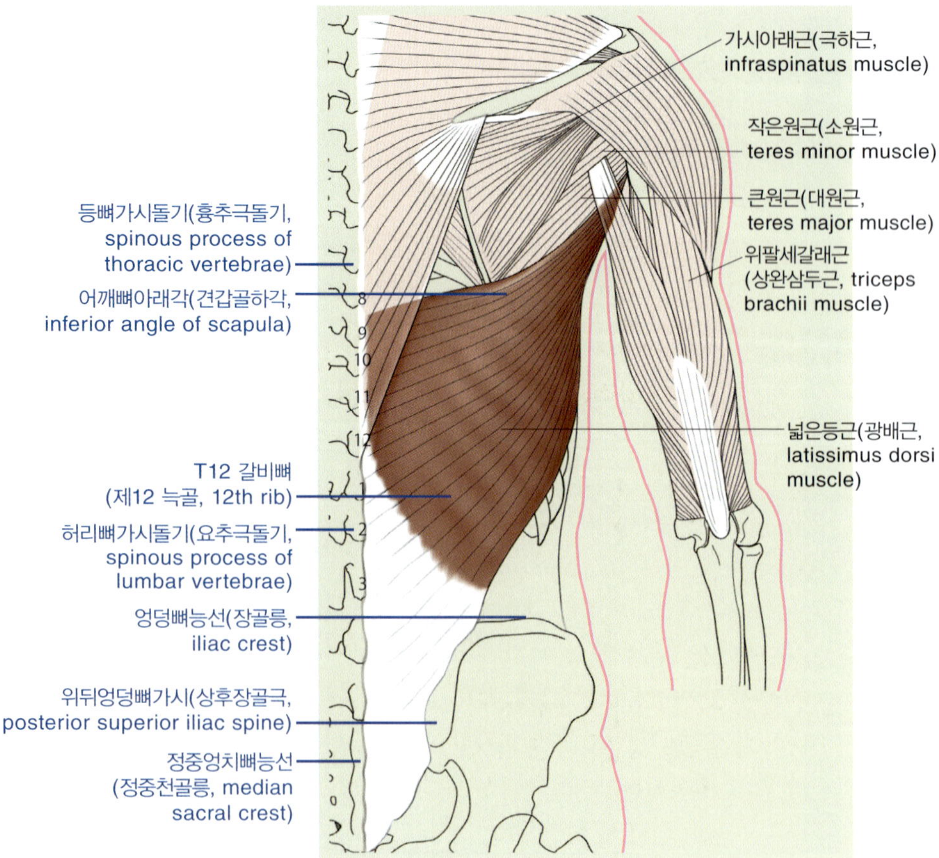

작은결절능선(소결절릉)

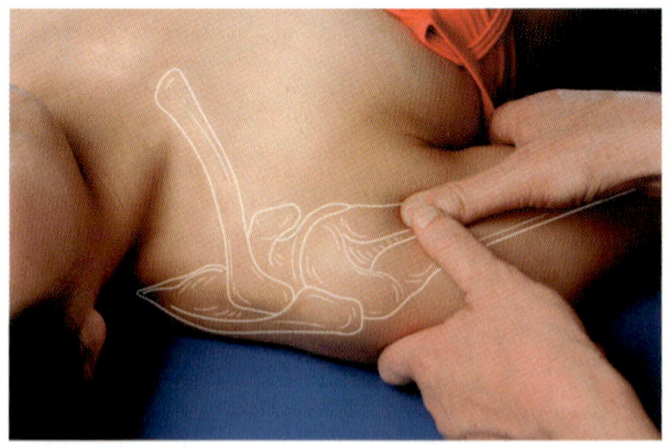

등뼈가시돌기

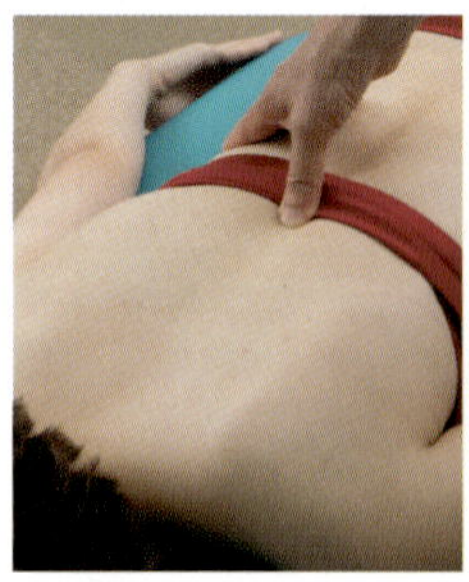

어깨뼈의 아래각

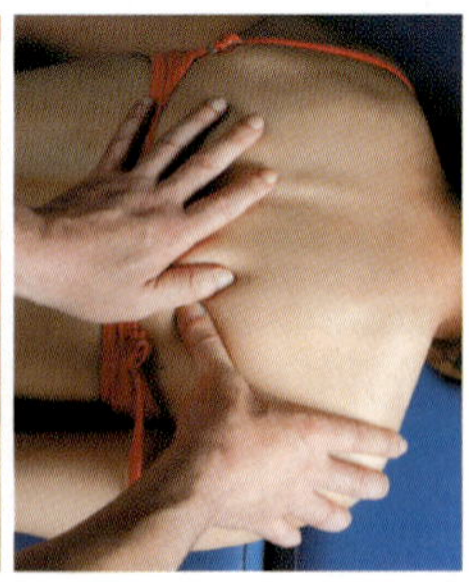

T12 갈비뼈

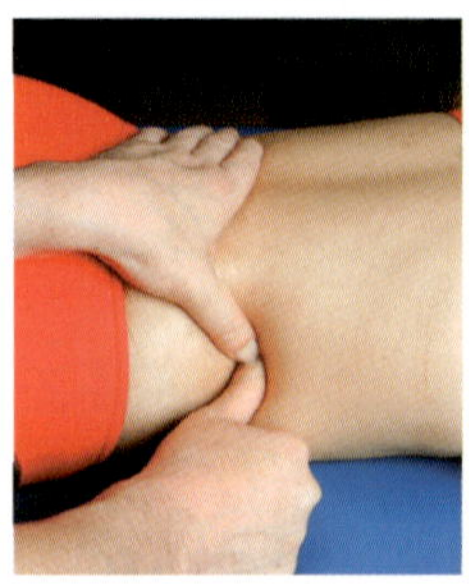

허리뼈가시돌기

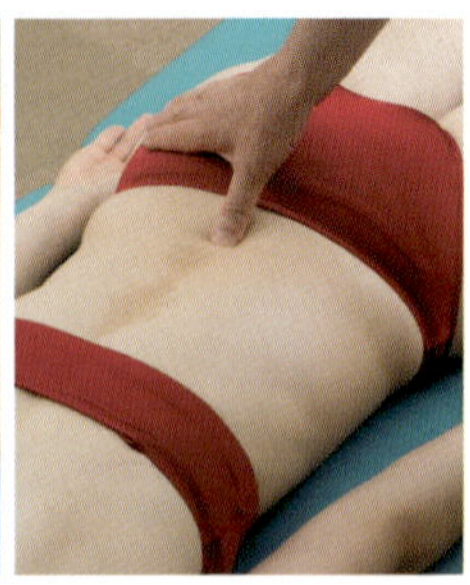

정중엉치뼈능선

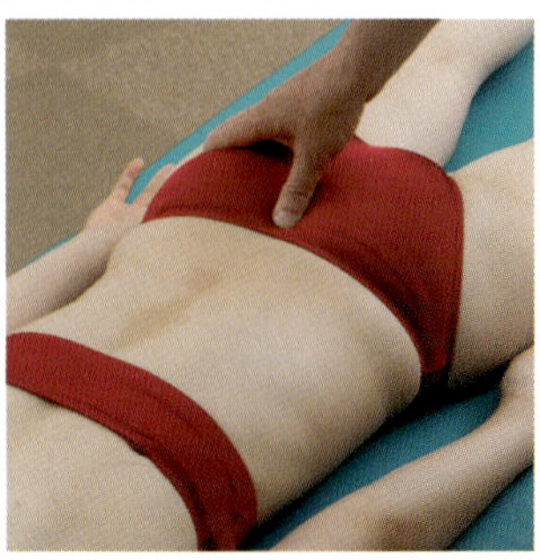

위뒤엉덩뼈가시

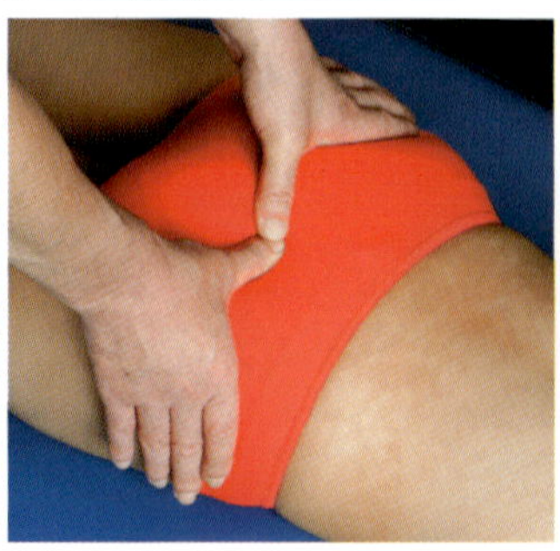

엉덩뼈능선

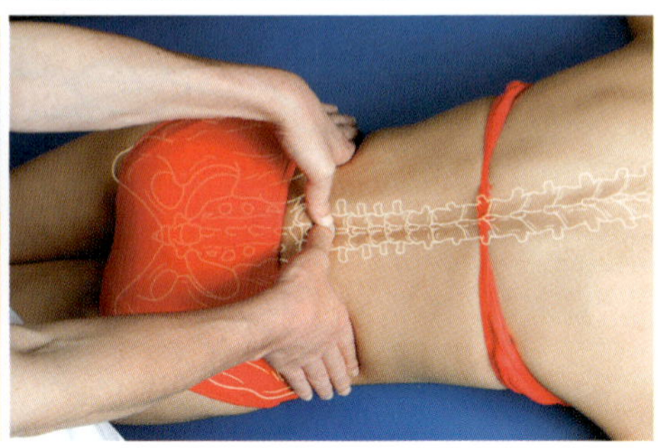

P 넓은등근의 촉진 포인트

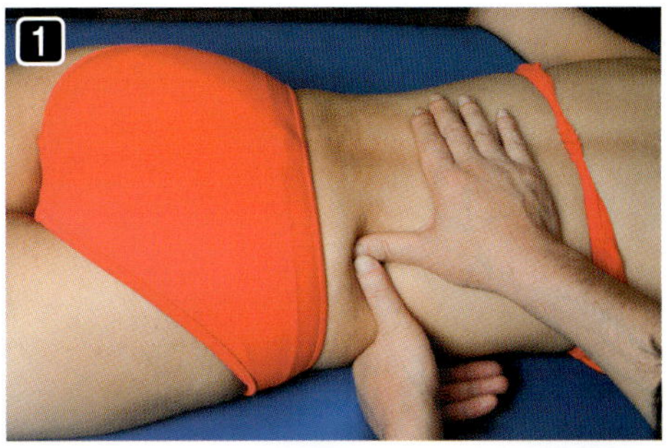

1 이는곳(엉덩뼈능선부위)

엉덩뼈능선부위를 촉진하려면 큰볼기근(대둔근), 중간볼기근(중둔근)과의 근육 연결을 의식하면서, 엉덩뼈능선의 위모서리를 수직으로 밀어 넣듯 실시하면 된다. 촉진 방향은 엉덩뼈능선의 모양에 따라 변하므로 주의한다. 엉치부위(천골부)는 널힘줄(건막)로 되어 있으며, 위뒤엉덩뼈가시까지 촉진한다.

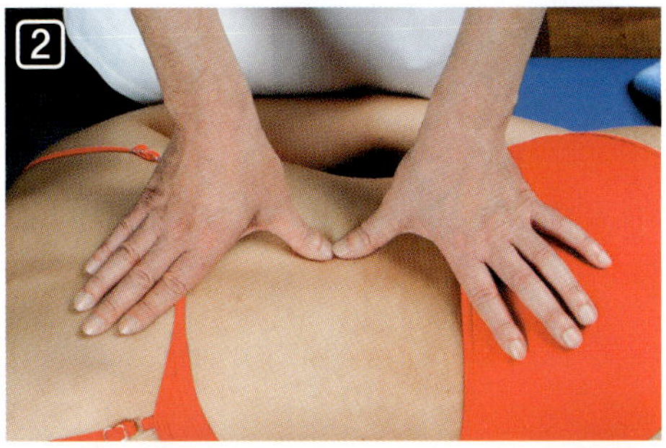

2 이는곳(등뼈 · 허리뼈가시돌기부위)

이는곳인 등허리근막의 얕은층뿐만 아니라, 등뼈 · 허리뼈가시돌기 부근은 근막으로 이행하므로 확인하기가 어렵다. 등뼈 · 허리뼈가시돌기의 가쪽을 가볍게 문지르듯 촉진한다.

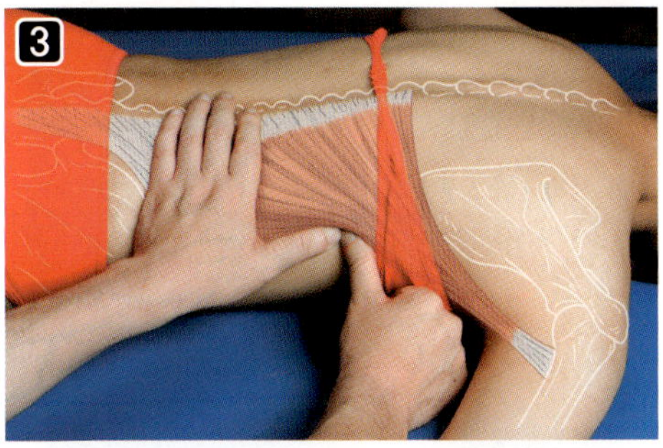

3 가쪽모서리

가쪽모서리는 엉덩뼈능선의 뒤 가쪽부분에서 허리부위를 지나 위팔뼈의 작은결절능선 방향으로 주행하는데, T9~12 갈비뼈 부근은 확인하기가 약간 어렵다. 허리부위는 가쪽모서리에서 안쪽을 향해 근육섬유를 모으듯 촉진한다. 갈비뼈부위는 가슴우리(흉곽)를 따라가듯, 또 갈비뼈에서 이는곳은 갈비뼈를 문지르듯 촉진한다[T11, 12 갈비뼈는 뜬갈비뼈(부유늑골)이므로 가볍게 압박한다].

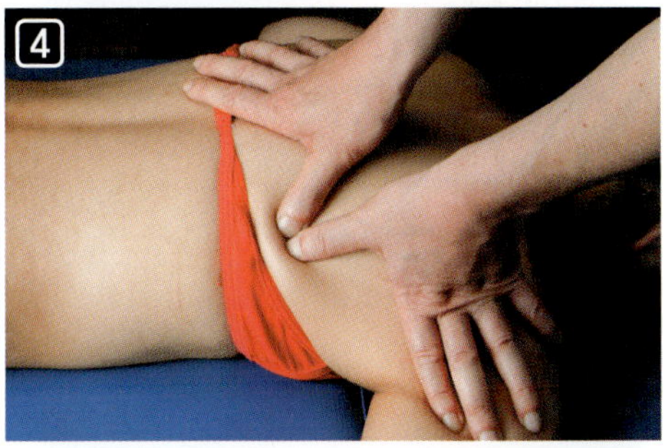

4 위모서리

위모서리는 등세모근과 서로 겹치지만, 등세모근이 얇아 등세모근을 통해 확인할 수 있다. 어깨뼈의 아래각부터 근육섬유의 주행은 큰원근을 일부 덮으면서 닿는곳인 위팔뼈의 작은결절능선에 가까워짐에 따라 비스듬히 가쪽에서 서서히 위쪽 방향으로 바꾼다. 또한 위모서리의 근육섬유를 수직으로 밀어 넣듯 촉진한다.

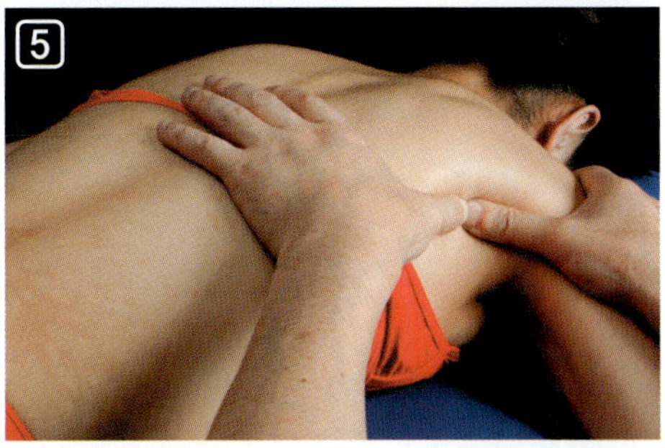

5 큰원근과의 근육 사이

겨드랑의 뒷벽부위에서 큰원근의 앞쪽으로 돌아서 가는 것을 확인하면서, 큰원근의 아래모서리와 넓은등근의 위모서리가 이루는 근육 사이를 가슴우리를 향해 밀어 넣듯 촉진한다.

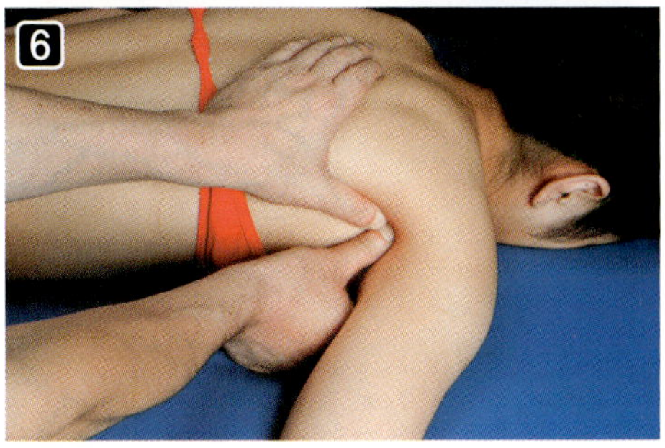

6 위팔세갈래근과의 근육교차부위

넓은등근은 어깨세모근가시부분(삼각근견갑극부)의 뒤모서리 부근에서 위팔세갈래근과 근육이 교차한다. 큰원근은 위팔세갈래근의 배쪽을 지나는데, 넓은등근은 보다 더 큰원근의 앞 방향으로 돌아서 가므로, 대부분 큰원근과 근육이 교차한다. 이렇게 근육이 교차하는 부위를 촉진하려면 큰원근과 더불어 중점적으로 실시하면 된다.

34 어깨밑근_견갑하근 Subscapularis muscle

이 는 곳: 어깨뼈밑오목(견갑하와), 어깨밑근막의 속면
닿 는 곳: 위팔뼈(상완골)의 작은결절 · 작은결절능선(소결절릉)
지배신경: 어깨밑신경(견갑하신경) C5~6
지배혈관: 어깨밑동맥(견갑하동맥), 어깨휘돌이동맥(견갑회선동맥)
작　　용: 어깨관절의 모음(내전) · 안쪽돌림(내회전)
연결근육: 가시위근(극상근)

어깨밑근 landmark의 촉진

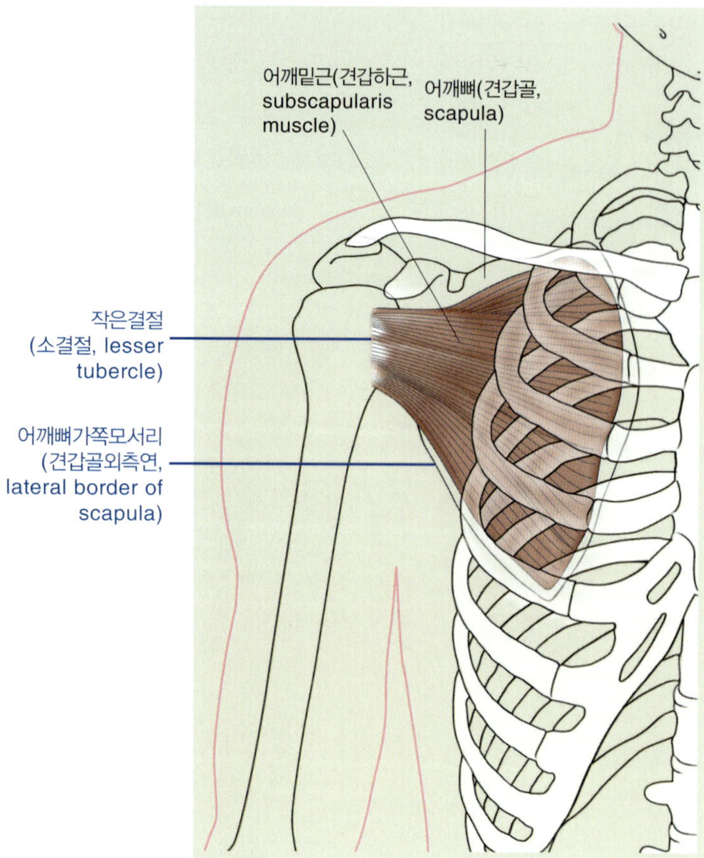

작은결절

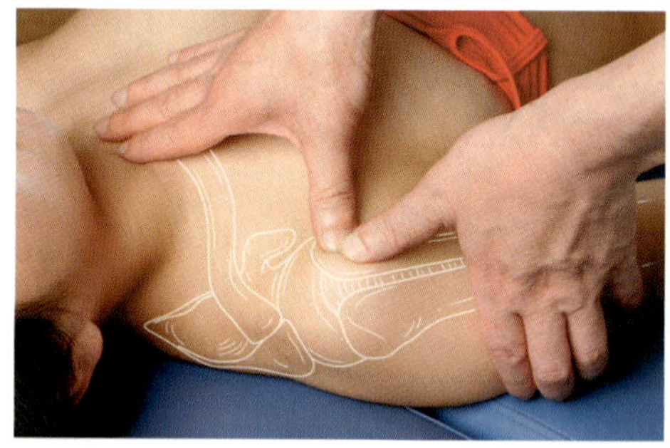

어깨뼈의 가쪽모서리

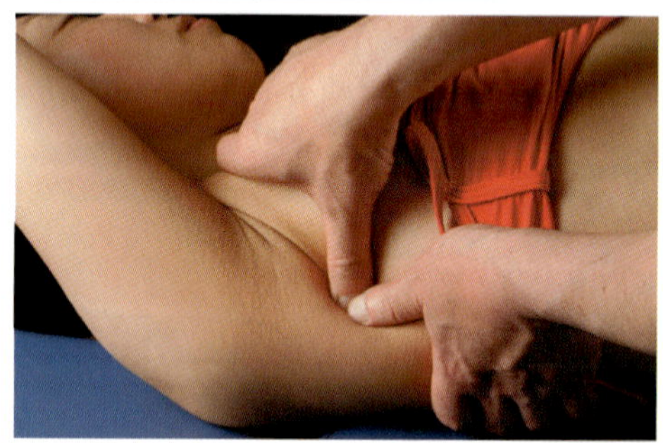

P 어깨밑근의 촉진 포인트

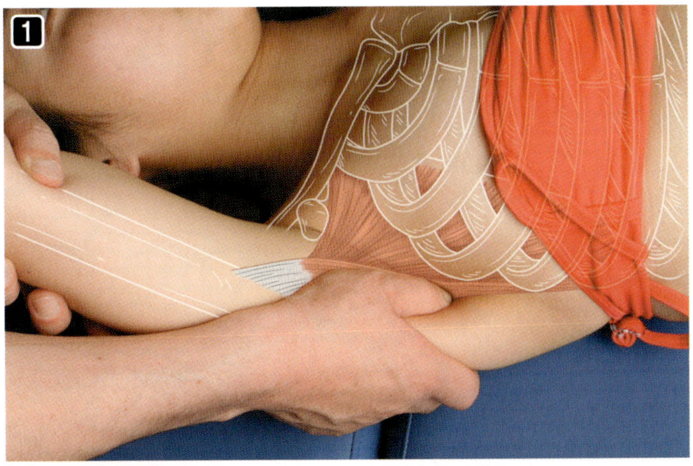

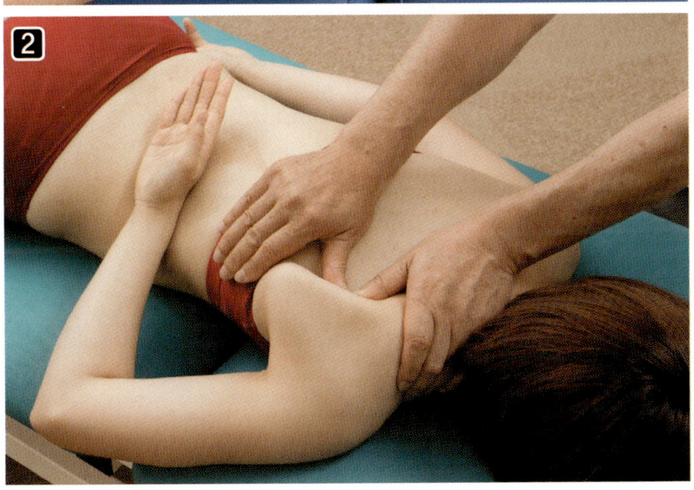

1 힘살

어깨뼈의 앞면이 닿도록 어깨관절을 굽히고, 큰원근, 넓은등근의 안쪽부터 진입하여 힘살을 겨드랑(액와)에서 어깨뼈로 힘껏 누르듯 촉진한다. 또한 가슴우리(흉곽)와 어깨뼈 사이를 가능한 한 안쪽으로 촉진하는 것이 좋다.

2 어깨뼈의 안쪽모서리에서 촉진

오른손을 뒤로 돌린 자세에서, 어깨뼈를 들임(후인)하고 안쪽돌림하여 주위 근육의 긴장을 풀어 준다. 어깨관절을 안쪽돌림시키고 어깨뼈의 안쪽모서리에서 어깨뼈의 앞면으로 최대한 촉진하는 손가락을 밀어 넣어, 큰마름근(대능형근), 앞톱니근(전거근)을 사이에 두고 간접적으로 촉진한다.

35 위팔세갈래근_상완삼두근
Triceps brachii muscle

이 는 곳: 【긴갈래】 어깨뼈(견갑골)의 접시아래결절, 【가쪽갈래】 위팔뼈(상완골)의 뒷면 및 가쪽위팔근육사이막, 【안쪽갈래】 위팔뼈의 뒷면 및 안쪽위팔근육사이막(내측상완근간중격)

닿 는 곳: 자뼈(척골)의 팔꿈치머리

지배신경: 노신경(요골신경) C6~8

지배혈관: 뒤위팔휘돌이동맥(후상완회선동맥), 깊은위팔동맥(상완심동맥), 자쪽곁동맥(척측측부동맥)

작　　용: 팔꿉관절의 폄(신전)

연결근육: 큰원근(대원근), 어깨밑근(견갑하근), 넓은등근(광배근), 큰가슴근(대흉근), 팔꿈치근, 부리위팔근(오훼완근), 위팔근(상완근)

위팔세갈래근 landmark의 촉진

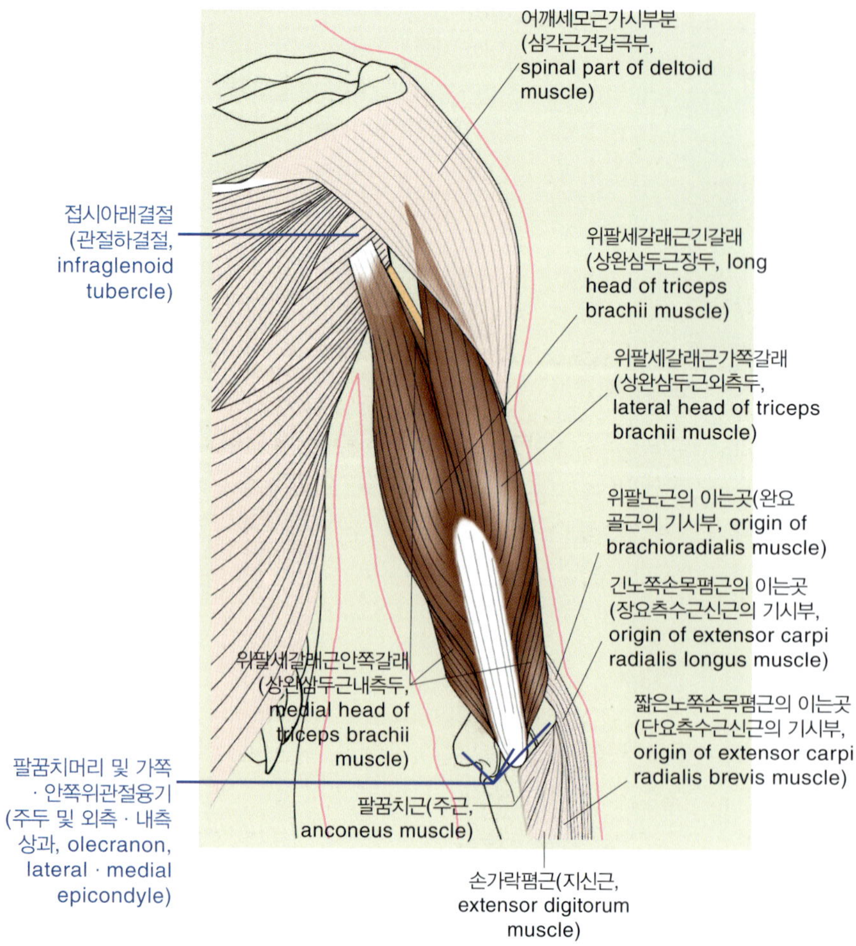

접시아래결절

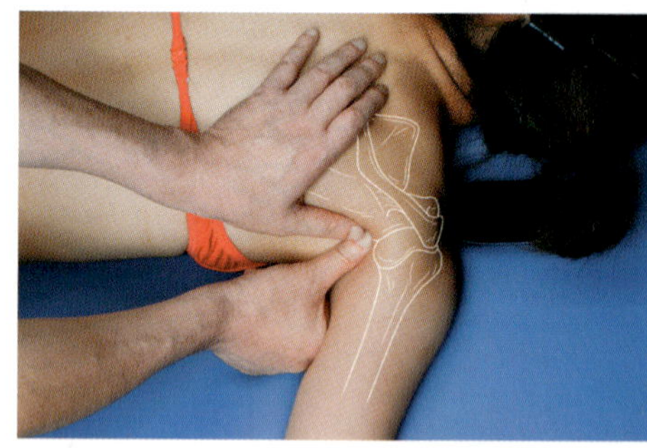

가쪽위팔근육사이막(외측상완근간중격)

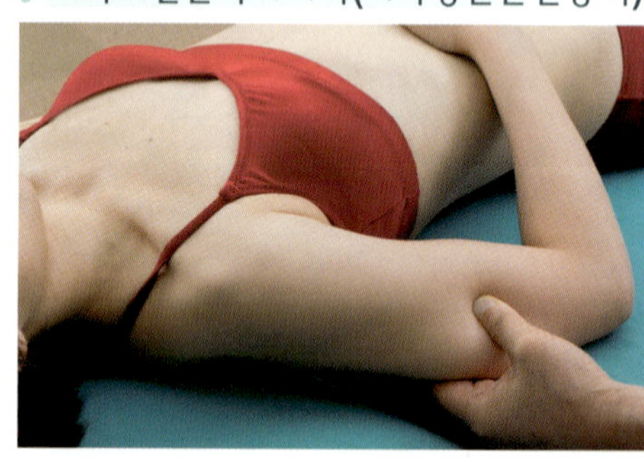

팔꿈치머리

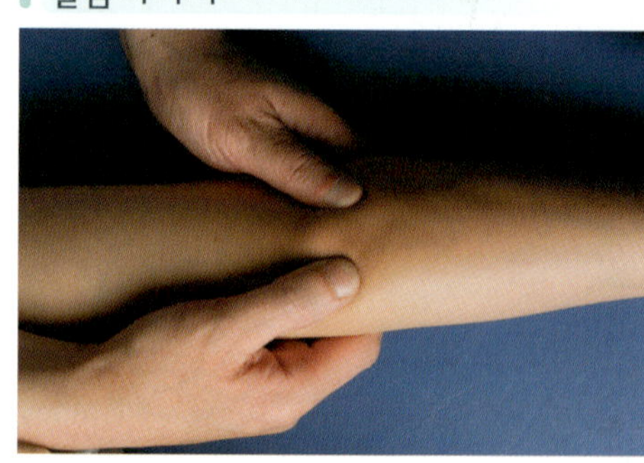

안쪽위관절융기

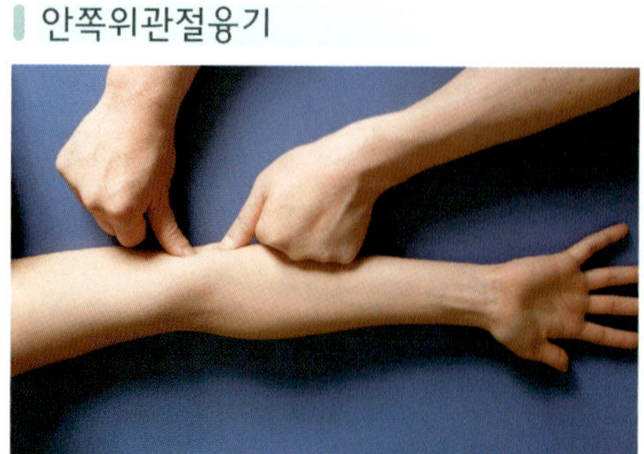

가쪽위관절융기

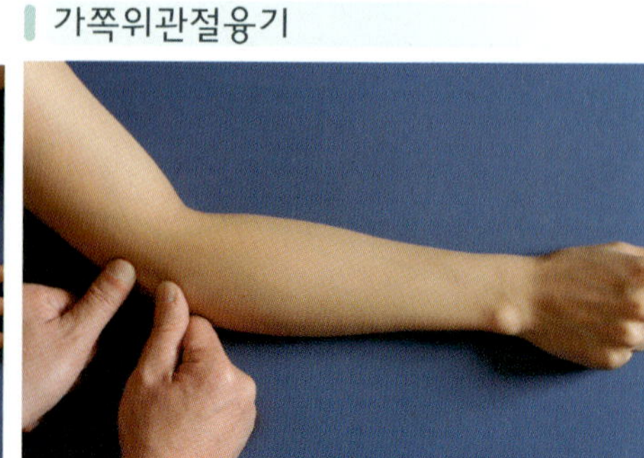

P 위팔세갈래근의 촉진 포인트

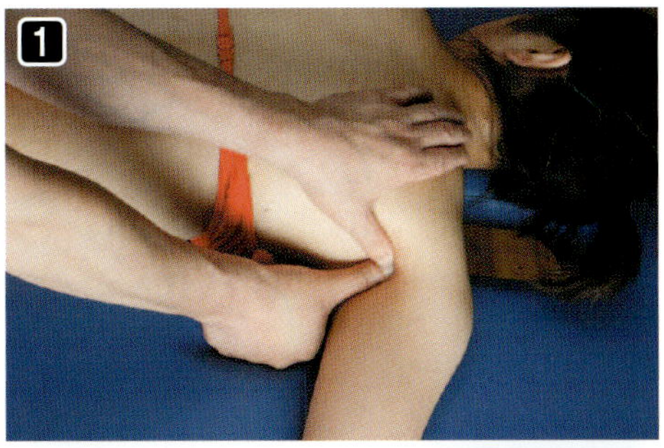

1 이는곳

위팔세갈래근긴갈래의 이는곳은 배쪽이 큰원근, 등쪽이 작은원근(소원근)에 끼인듯 주행한다. 이렇게 근육이 교차하는 부위에 중점을 두고, 큰원근과 작은원근 사이에 손가락을 대고 힘껏 눌러 촉진한다. 또한 긴갈래와 어깨세모근의 가시부분이 이루는 근육 사이도 촉진한다. 어깨관절(견관절)의 90° 벌림(외전) 자세를 취하면 촉진하기 쉽다.

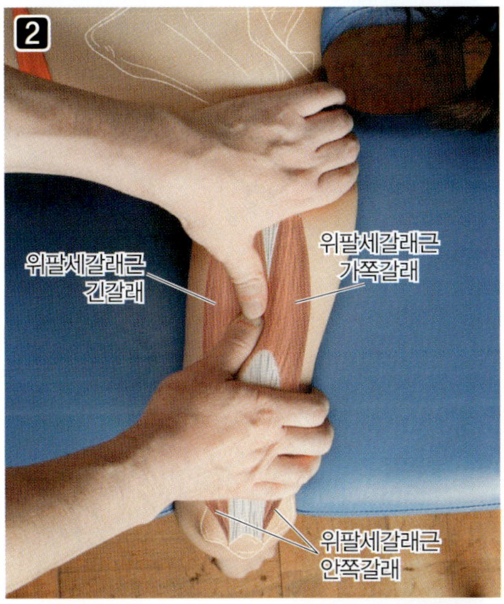

2 긴갈래와 가쪽갈래의 근육 사이

방추형인 위팔세갈래근긴갈래의 힘살은 어깨뼈의 접시아래결절부터 힘살을 확인하면서 위팔(상완)의 안쪽 뒷면을 따라 주변 방향으로 이동하면, 위팔의 몸쪽 2/3 부근까지 확인할 수 있다. 위팔세갈래근의 가쪽갈래는 이 긴갈래의 힘살에서 가쪽 아래에 나란히 주행한다. 또한 긴갈래와 가쪽갈래의 근육 사이는 팔꿈치머리 부근까지 확인할 수 있다. 이 근육 사이부터 각각 긴갈래와 가쪽갈래의 근육섬유를 수직으로 밀어 넣듯 촉진한다.

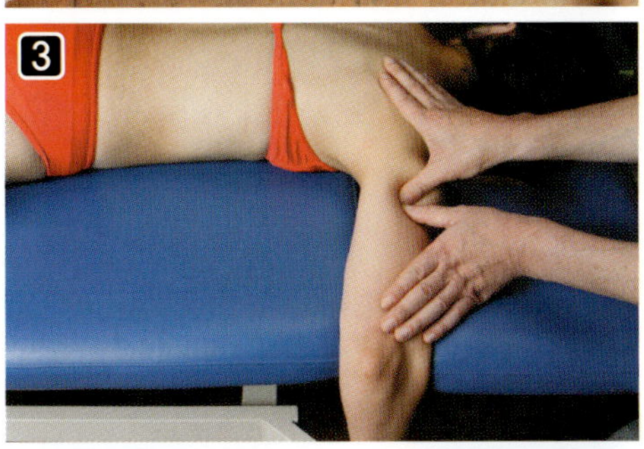

3 가쪽갈래의 힘살

위팔세갈래근은 노신경고랑(요골신경구)에서 몸쪽에 이는곳이 있는 근육섬유를 가쪽갈래, 먼쪽에 이는곳이 있는 근육섬유를 안쪽갈래라 한다. 가쪽갈래는 어깨세모근가시부분의 닿는곳 부근에서 가시부분의 뒤모서리와 근육 사이를 이루며, 세모근거친면(삼각근조면)부위에서는 강한 근육 연결을 가진다. 이 근육 사이, 근육연결부위를 중점적으로 촉진한다. 힘살은 위팔뼈에 힘껏 누르듯 닿는곳의 힘줄까지 실시한다.

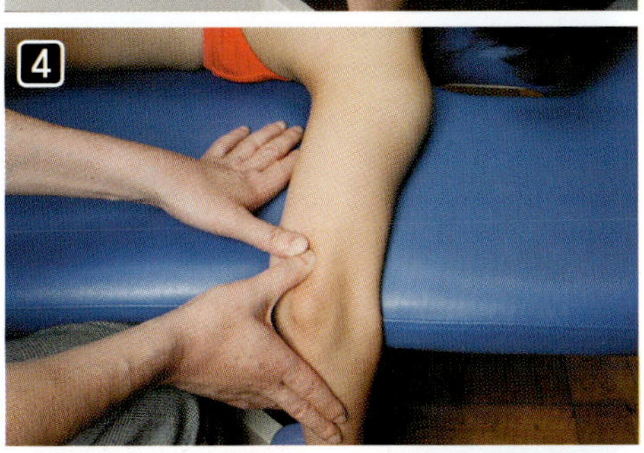

4 안쪽갈래의 힘살

위팔세갈래근안쪽갈래의 근육섬유는 긴갈래의 깊은부분을 주행하므로, 긴갈래의 안쪽모서리에서 깊은부분으로 진입하여 안쪽갈래를 위팔뼈에 힘껏 누르듯 촉진한다. 위팔세갈래근의 닿는곳은 닿는곳힘줄의 안 가쪽에서 깊은부분으로 진입하여, 닿는곳힘줄에서 깊은부분의 힘살을 위팔뼈에 힘껏 누르듯 실시한다.

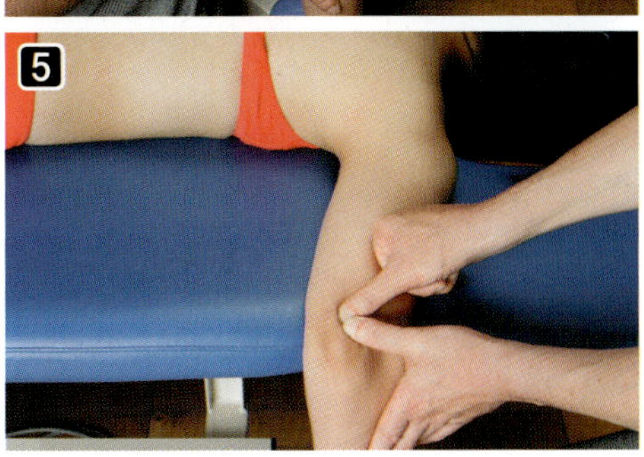

5 닿는곳

위팔세갈래근의 공통 힘줄인 닿는곳의 힘줄은 위팔의 뒷면에서 몸쪽 2/3 부근부터 자뼈의 팔꿈치머리까지 그 사이에서 확인할 수 있다. 또한 팔꿈치머리의 깊은부분에는 긴갈래와 안쪽갈래의 닿는곳힘줄이 부착되어 있다. 닿는곳힘줄의 안 가쪽에서 위팔뼈에 힘껏 누르듯 촉진한다.

36 위팔두갈래근_상완이두근
Biceps brachii muscle

이 는 곳: 【긴갈래】 어깨뼈의 접시위결절(관절상결절), 【짧은갈래】 부리돌기
닿 는 곳: 노뼈거친면, 아래팔근막
지배신경: 근육피부신경(근피신경) C5~6
지배혈관: 겨드랑동맥, 위팔동맥(상완동맥)
작　 용: 팔꿉관절의 굽힘(굴곡), 아래팔의 뒤침(회외)
연결근육: 원엎침근(원회내근), 큰가슴근(대흉근), 위팔근(상완근), 위팔노근, 노쪽손목굽힘근(요측수근굴근), 긴노쪽손목폄근(장요측수근신근), 넓은등근(광배근), 긴손바닥근(장장근), 자쪽손목굽힘근(척측수근굴근), 손가락폄근(지신근), 새끼폄근(소지신근), 새끼맞섬근(소지대립근), 【짧은갈래】 부리위팔근

위팔두갈래근 landmark의 촉진

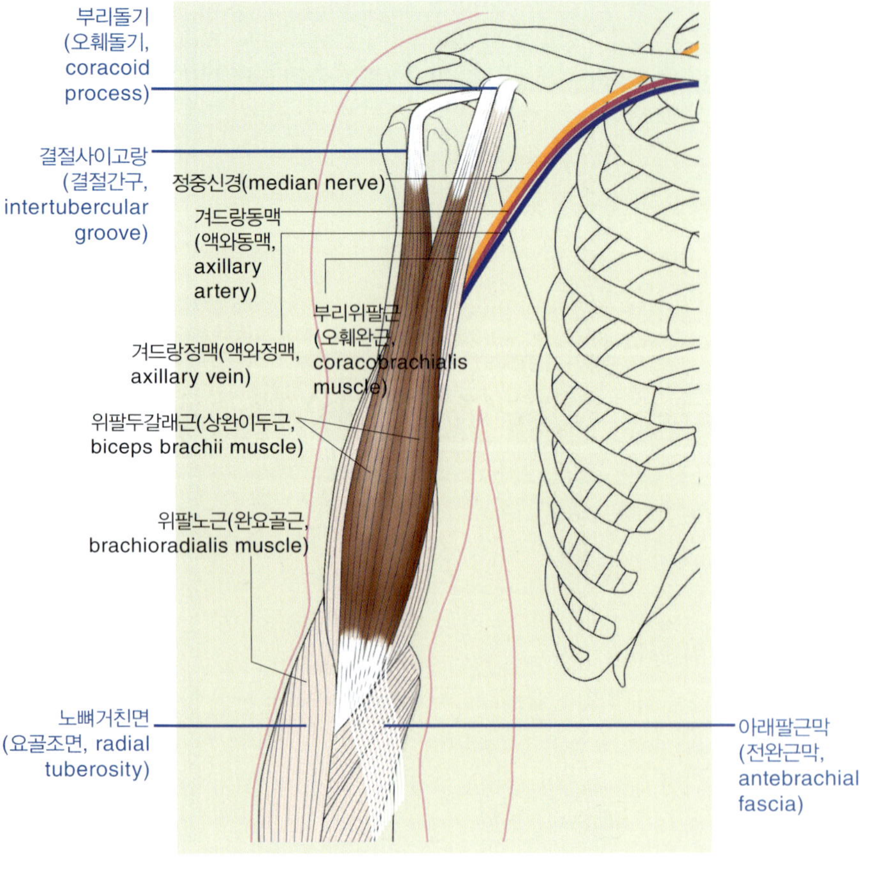

부리돌기

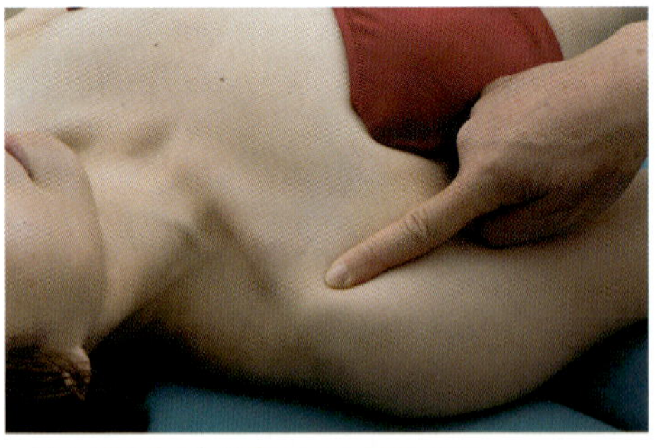

결절사이고랑

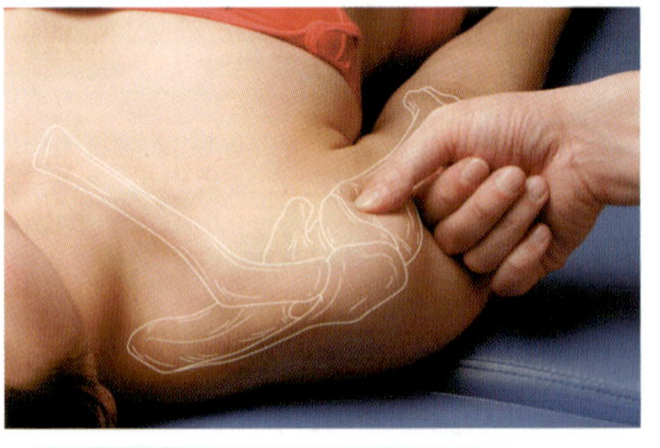

노뼈거친면

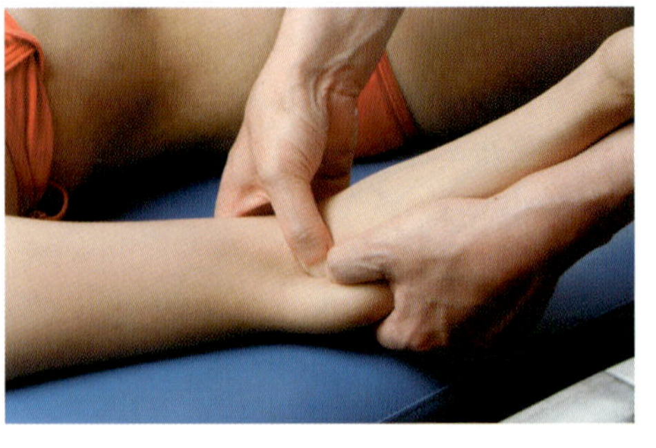

P 위팔두갈래근의 촉진 포인트

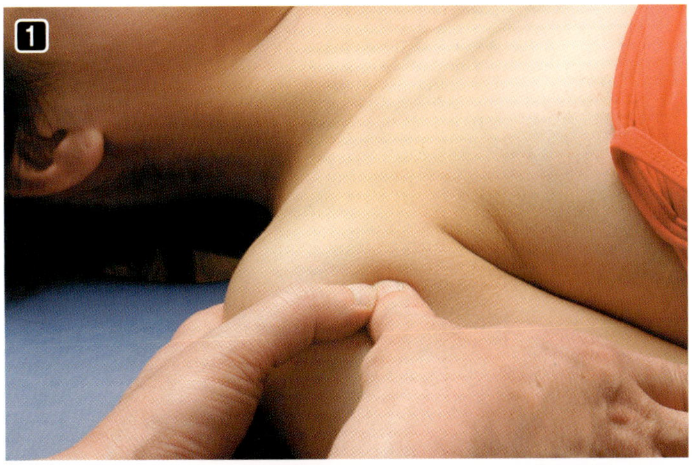

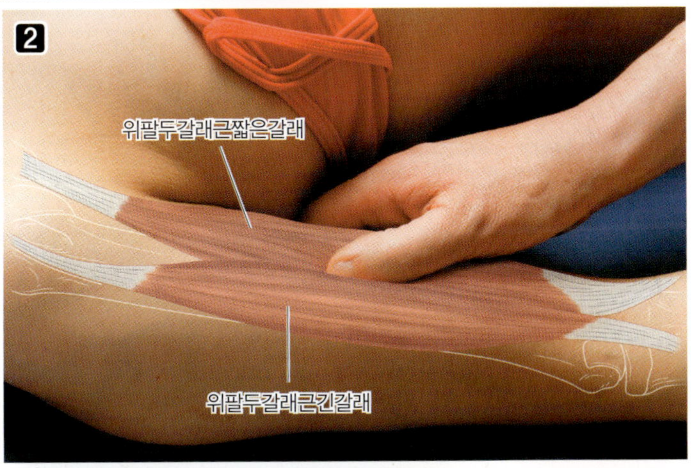

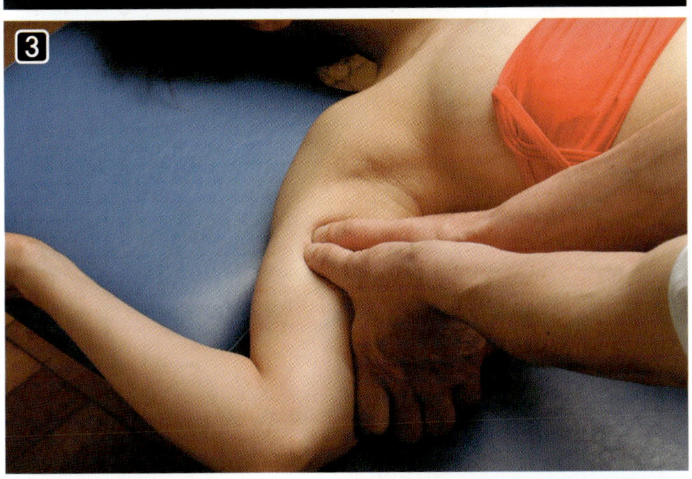

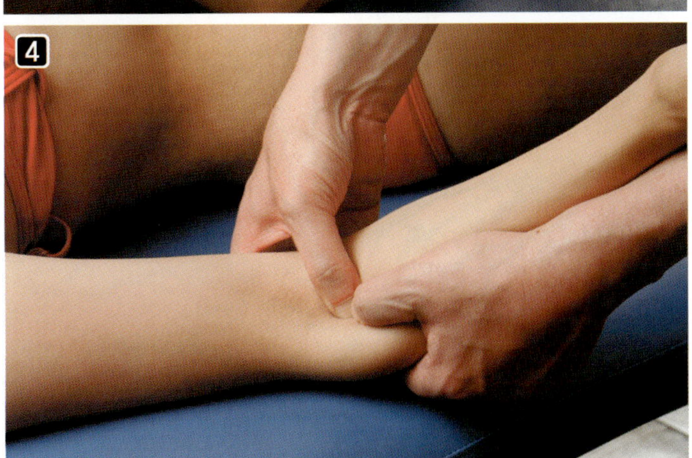

1 긴갈래힘줄

위팔두갈래근의 긴갈래힘줄은 위팔뼈(상완골)의 결절사이고랑에서 위팔(상완)의 앞면을 따라 주변 방향으로 이동하면, 위팔의 몸쪽 1/3 부근까지 이어지는 부위에서 확인할 수 있다. 단, 긴갈래힘줄은 결절사이고랑에서 결합조직에 덮여 주행하므로, 주의 깊게 관찰하지 않으면 판별하기 어렵다. 또한 유사한 장소에 근육섬유의 주행이 복잡한 어깨세모근(삼각근)의 봉우리부분(견봉부)이 주행하므로 주의해야 한다. 긴갈래힘줄은 큰결절(대결절)과 작은결절(소결절) 사이를 결절사이고랑에 밀어 넣듯 촉진한다.

2 긴갈래 · 짧은갈래의 판별

위팔두갈래근의 짧은갈래는 어깨뼈의 부리돌기에서 위팔의 앞면을 따라 주변 방향으로 이동하면, 어깨세모근빗장부분(삼각근쇄골부)섬유의 아래모서리부터 위팔의 몸쪽 1/3 부근까지 이어지는 부위에서 확인할 수 있다. 또한 긴갈래와 짧은갈래는 위팔의 몸쪽 1/3 부근에서 나란히 주행하고, 팔꿉관절의 앞면 바로 앞까지 확인할 수 있다. 긴갈래와 짧은갈래의 근육 사이는 위팔의 중앙에서 힘살을 위팔뼈에 밀어 넣으면 쉽게 확인할 수 있다. 이 근육 사이를 각각 긴갈래와 짧은갈래에 밀어 넣듯 촉진한다.

3 부리위팔근과의 구별

위팔두갈래근의 짧은갈래는 어깨관절(견관절)의 벌림(외전) · 가쪽돌림(외회전) 자세에서 위팔과 거의 평행하게 주행하는 것에 반해, 부리위팔근은 위팔두갈래근의 깊은 부분에 파고들듯 주행한다. 짧은갈래와 부리위팔근은 부착부위 부근의 주행 차이에 따라 감별할 수 있다. 이 두 근육의 근육 사이 및 부리위팔근이 짧은갈래에 파고드는 부분의 근육교차부위를 중점적으로 촉진한다.

4 닿는곳

위팔두갈래근의 힘줄을 따라 먼쪽으로 이동하여, 원엎침근의 위모서리와 위팔노근의 안쪽모서리가 교차하는 부위를 깊은부분으로 지긋이 누르듯 촉진한다.

37 부리위팔근_오훼완근
Coracobrachialis muscle

이 는 곳: 어깨뼈(견갑골)의 부리돌기

닿 는 곳: 위팔뼈(상완골)의 중심부분에서 작은결절능선의 아랫부분

지배신경: 근육피부신경(근피신경) C6~7

지배혈관: 뒤위팔휘돌이동맥(후상완회선동맥), 앞위팔휘돌이동맥(전상완회선동맥)

작 용: 어깨관절의 굽힘(굴곡) · 모음(내전)

연결근육: 어깨세모근(삼각근), 위팔두갈래근짧은갈래(상완이두근단두), 위팔근(상완근), 위팔세갈래근(상완삼두근), 원엎침근(원회내근), 넓은등근(광배근), 작은가슴근(소흉근)

부리위팔근 landmark의 촉진

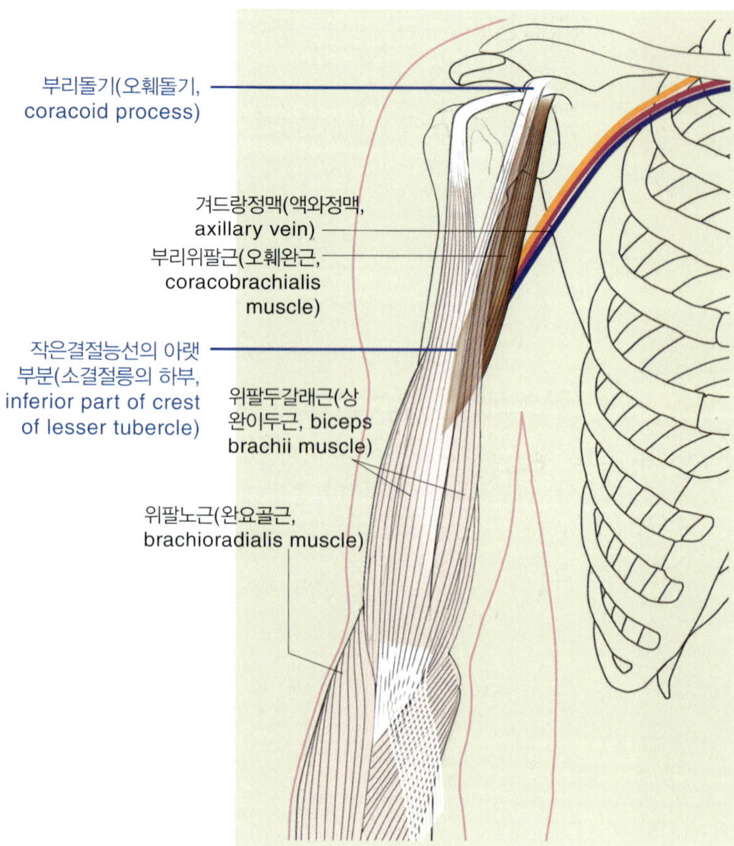

부리돌기

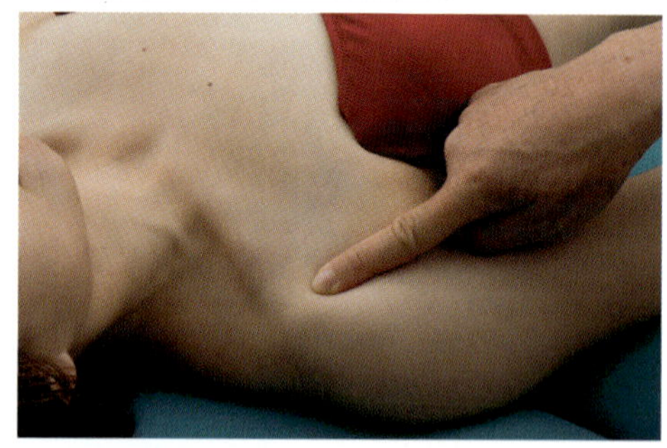

작은결절능선의 아랫부분

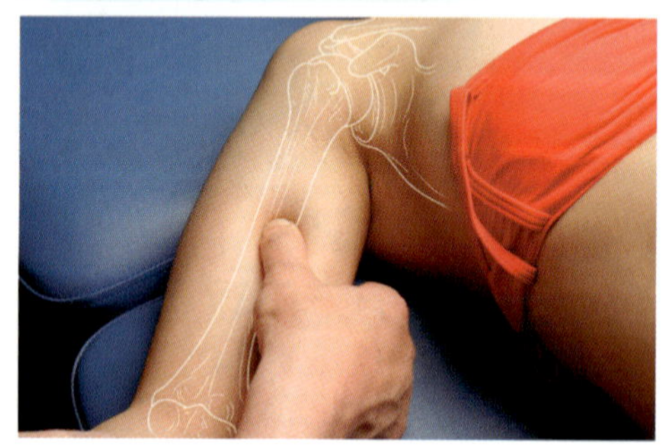

P 부리위팔근의 촉진 포인트

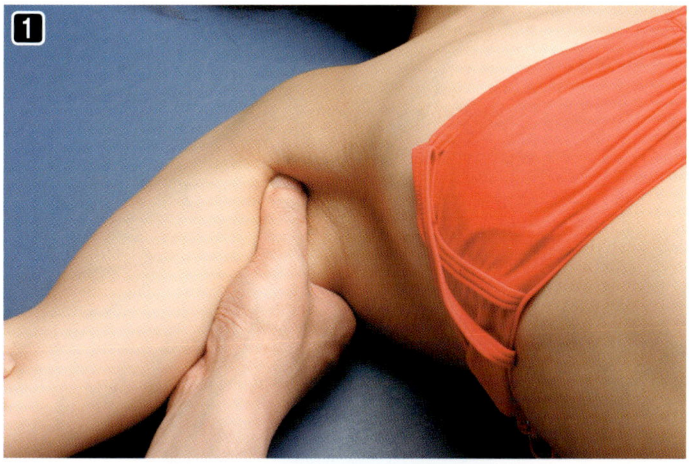

1 힘살

부리위팔근의 힘살은 큰가슴근배부분(대흉근복부)의 섬유와 근육이 교차한다. 큰가슴근배부분의 아래모서리에서 깊은부분에 진입하여, 위팔두갈래근의 짧은갈래와 더불어 부리돌기를 향해 밀어 넣듯 촉진한다.

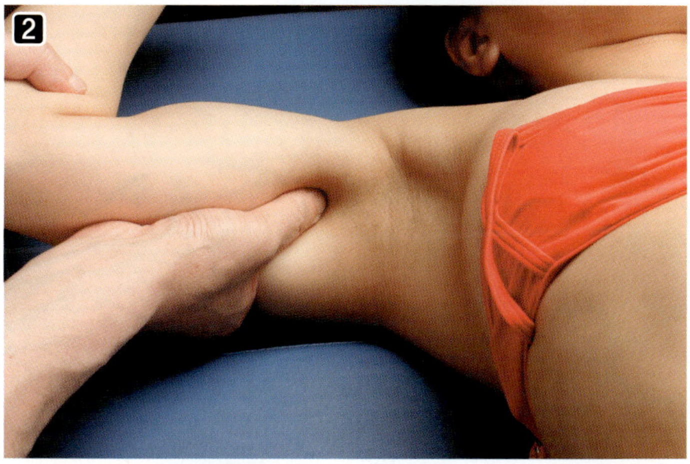

2 닿는곳

부리위팔근은 닿는곳에서 위팔근, 위팔세갈래근안쪽갈래(상완삼두근내측두)와 안쪽위팔근육사이막(내측상완근간중격)을 사이에 두고 강한 근육 연결을 가진다. 이 근육 연결을 중점으로 위팔두갈래근을 피하듯 촉진한다.

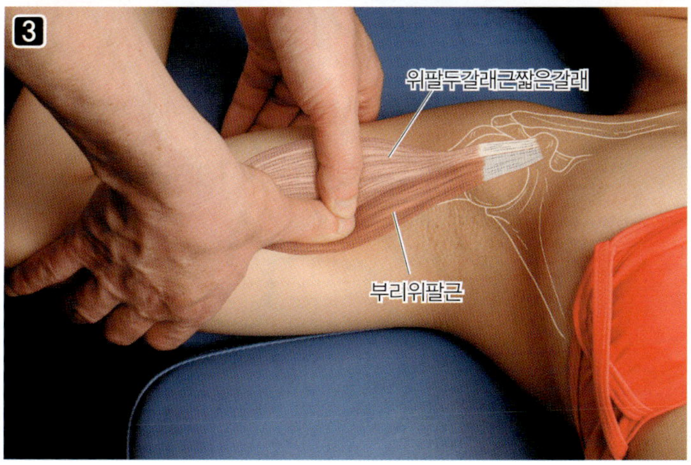

3 위팔두갈래근짧은갈래와의 구별

부리위팔근힘살은 위팔두갈래근짧은갈래의 뒤쪽을 주행한다. 위팔두갈래근힘살의 깊은부분에 주행하는 부리위팔근힘살을 위팔뼈에 밀어 넣듯 촉진한다. 또한 부리위팔근의 뒤쪽에는 정중신경이 주행하고 있으므로 주의해야 한다.

38 위팔근_상완근
Brachialis muscle

이 는 곳: 위팔(상완)의 앞면에서 세모근거친면의 먼쪽부분, 안쪽 · 가쪽위팔근육사이막(내 · 외측상완근간중격), 팔꿉관절주머니(주관절낭)의 앞면

닿 는 곳: 자뼈갈고리돌기, 자뼈거친면, 팔꿉관절주머니의 앞면

지배신경: 근육피부신경(근피신경) C5~7, 가쪽부분은 노신경(요골신경) C7이 많음

지배혈관: 아래자쪽곁동맥(하척측측부동맥)

작 용: 팔꿉관절의 굽힘(굴곡)

연결근육: 어깨세모근(삼각근), 부리위팔근, 위팔세갈래근(상완삼두근), 위팔노근

위팔근 landmark의 촉진

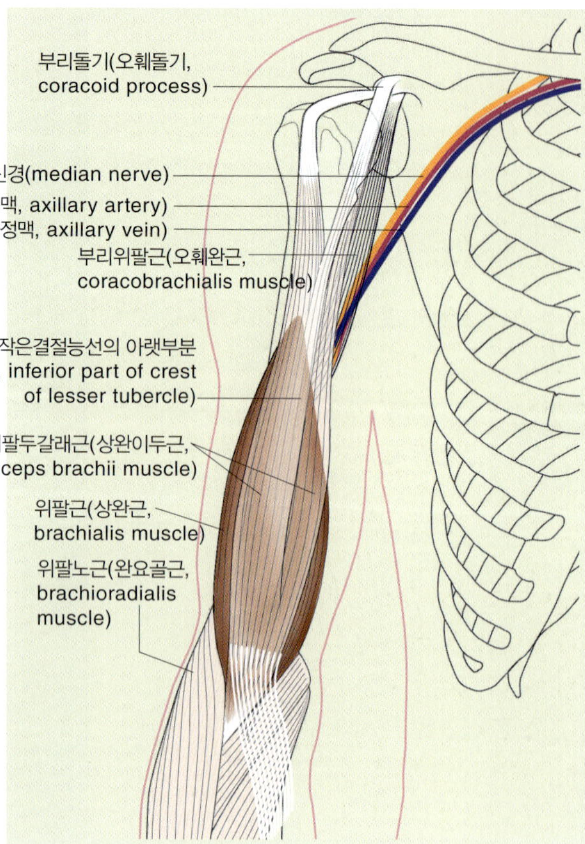

세모근거친면(삼각근조면)

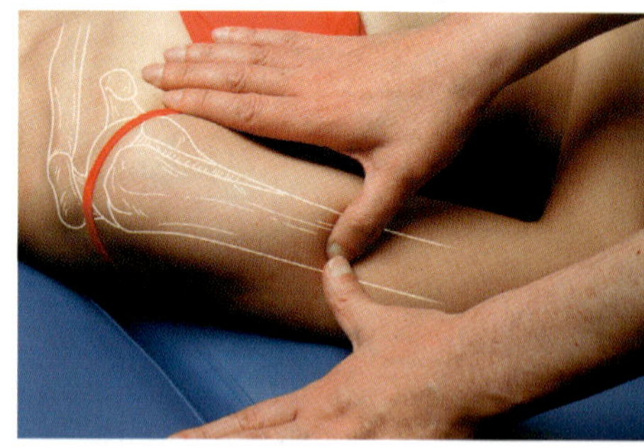

가쪽위팔근육사이막

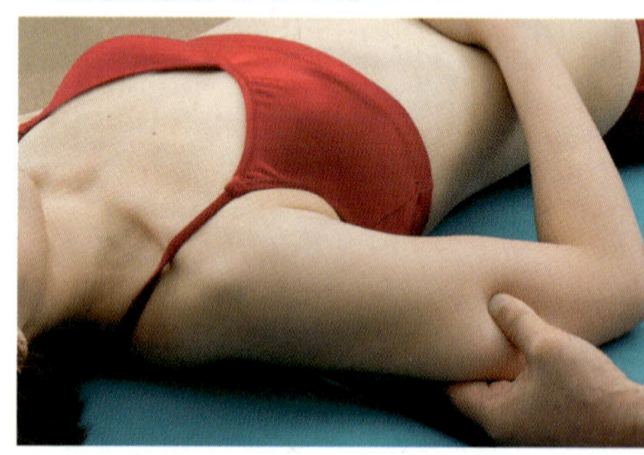

자뼈갈고리돌기(척골구상돌기)

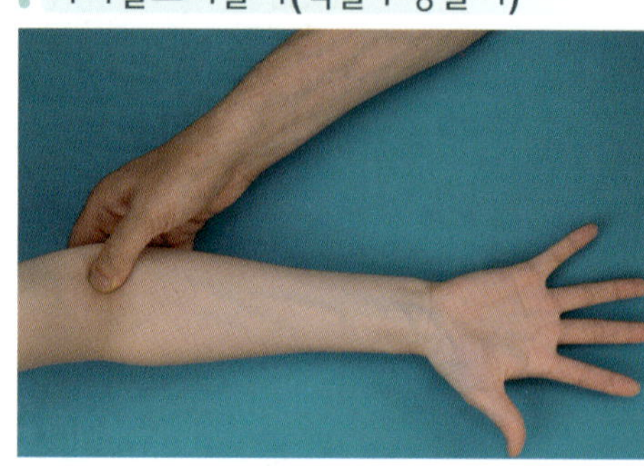

자뼈거친면(척골조면)

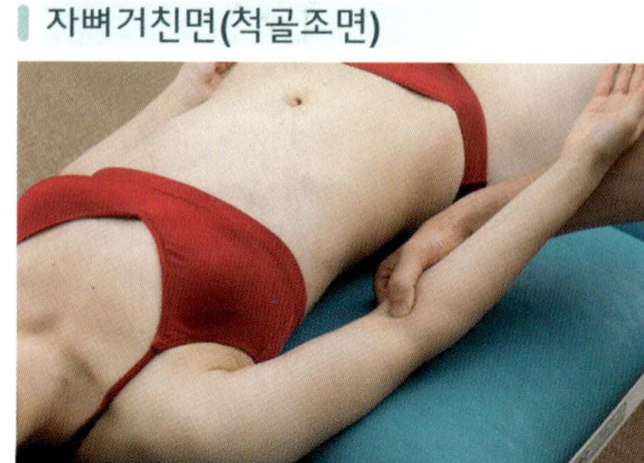

P 위팔근의 촉진 포인트

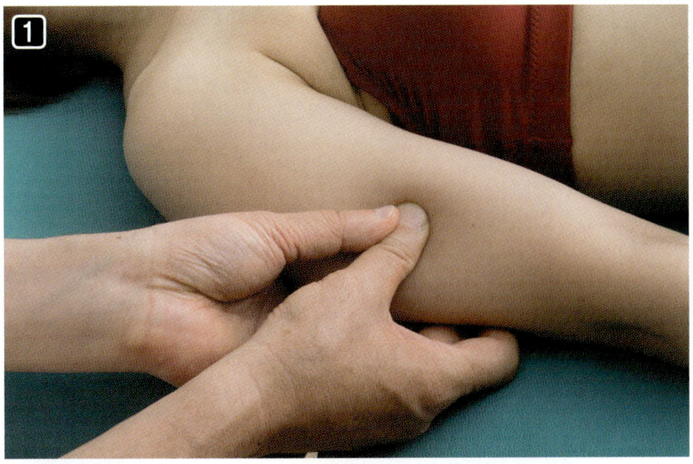

1 이는곳

위팔근의 이는곳은 어깨세모근의 닿는곳과 근육이 연결된다. 이 근육연결부위에서 위팔의 먼쪽 가쪽면을 밀어 넣듯 촉진한다. 위팔의 앞면을 촉진할 때는 위팔두갈래근을 피해서 촉진하는 것이 좋다.

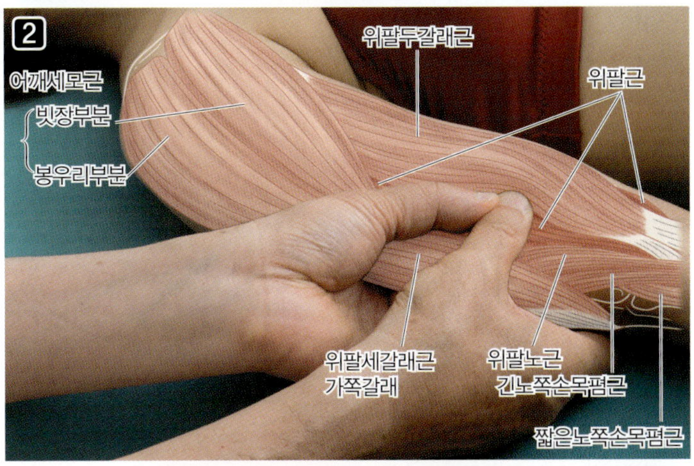

2 가쪽모서리

가쪽위팔근육사이막의 윗부분에서 위팔근의 힘살을 확인한 후, 이 힘살을 위팔뼈에 밀어 넣듯 촉진한다. 위팔근의 가쪽모서리에서 몸쪽 1/2은 위팔세갈래근의 가쪽갈래와, 먼쪽 1/2은 위팔노근과 근육이 연결된다.

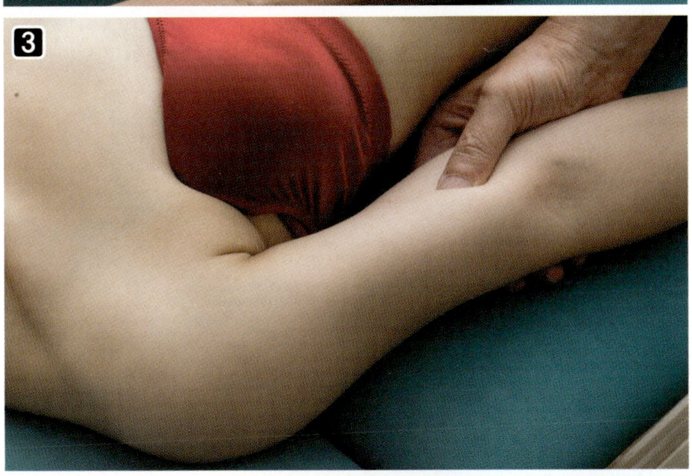

3 안쪽모서리

안쪽위팔근육사이막의 윗부분에서 위팔근의 힘살을 확인한 후, 이 힘살을 위팔뼈에 밀어 넣듯 촉진한다. 부리위팔근의 힘살을 따라 먼쪽으로 이동하면, 위팔근의 안쪽모서리와 근육이 연결되어 있음을 확인할 수 있다. 정중신경이 위팔근의 안쪽을 주행하므로 주의해야 한다.

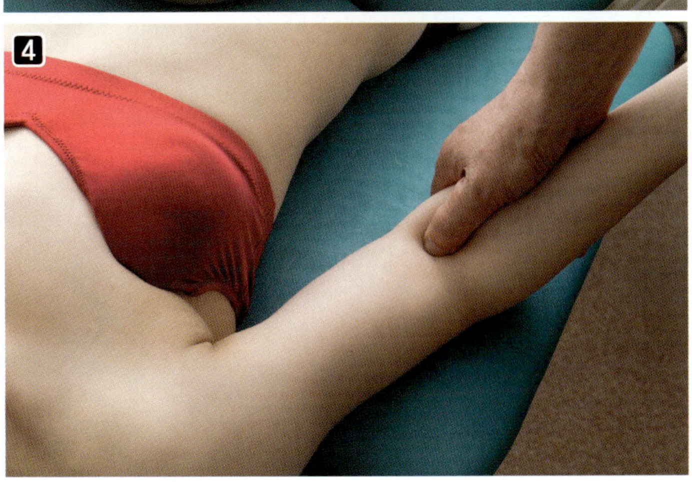

4 닿는곳

위팔근의 힘줄을 따라 먼쪽으로 이동하여, 원엎침근(원회내근)의 깊은부분에 밀어 넣으면서 자뼈의 가쪽을 밀어 넣듯 촉진한다.

39 위팔노근_완요골근
Brachioradialis muscle

이 는 곳: 위팔뼈의 가쪽 아래모서리, 가쪽위팔근육사이막
닿 는 곳: 노뼈붓돌기의 위쪽
지배신경: 노신경(요골신경) C5~6
지배혈관: 노쪽곁동맥(요측측부동맥), 노쪽되돌이동맥(요측반회동맥)
작 용: 팔꿉관절의 굽힘(굴곡), 아래팔의 엎침(회내) · 뒤침(회외)
연결근육: 위팔근, 긴노쪽손목폄근, 긴엄지벌림근, 위팔두갈래근, 위팔세갈래근

위팔노근 landmark의 촉진

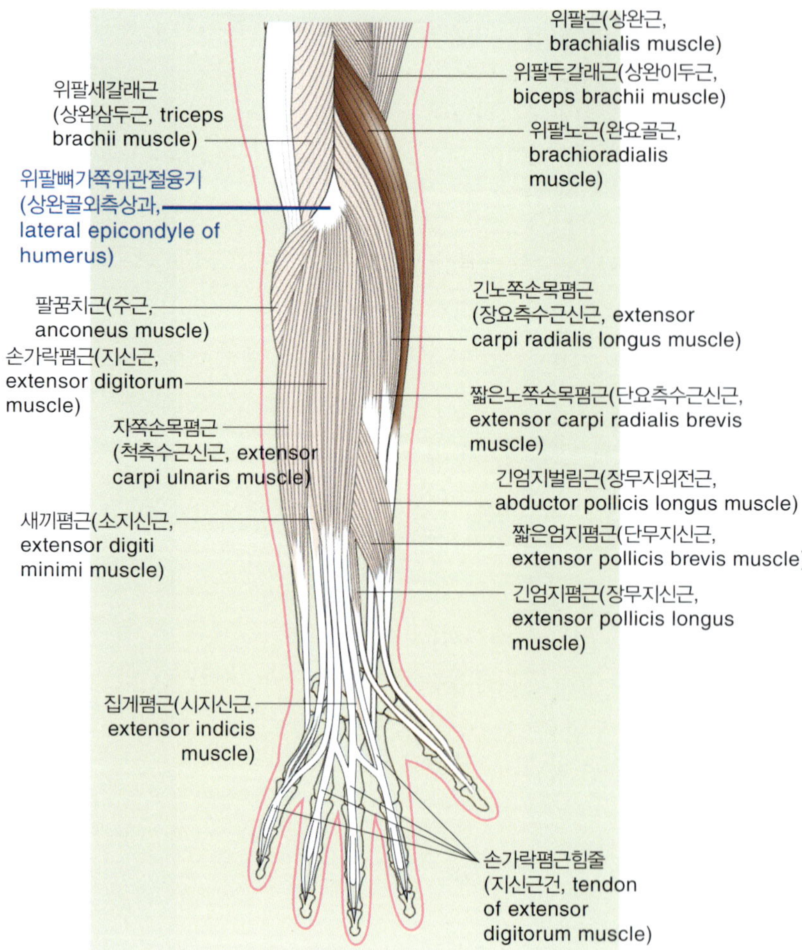

가쪽위팔근육사이막(외측상완근간중격)

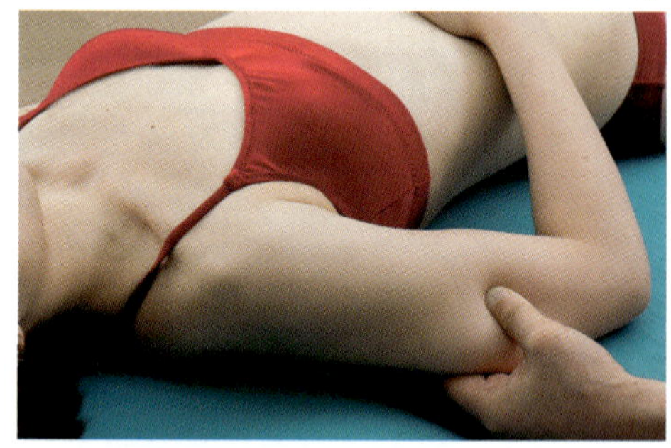

가쪽위관절융기

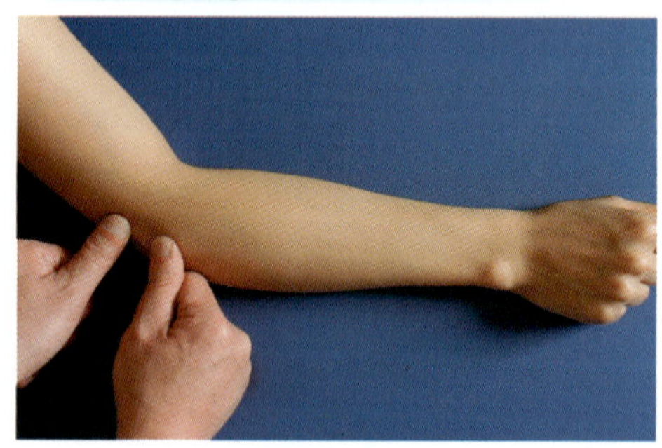

노뼈붓돌기(요골경상돌기)

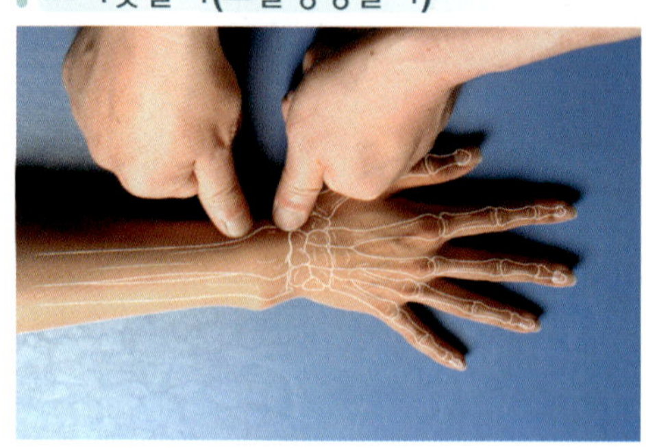

P 위팔노근의 촉진 포인트

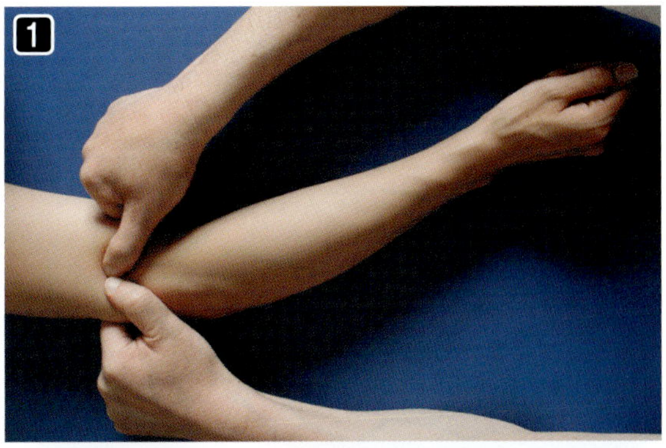

1 이는곳

위팔노근의 이는곳은 위팔세갈래근, 위팔근과의 근육 사이에서 깊은 부분으로 파고들며, 이 근육들과 연결되어 있다. 이 근육연결부위를 위팔뼈에 힘껏 누르듯 촉진한다.

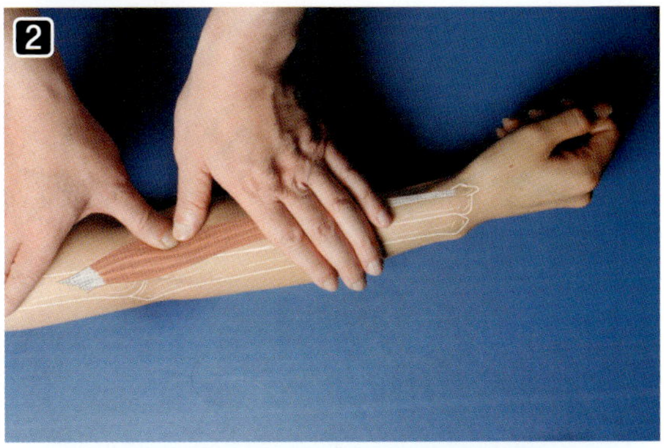

2 힘살

위팔노근은 아래팔을 엎침 · 뒤침의 중립위치에 두고 팔꿉관절의 굽힘 방향으로 힘을 주게 하면, 위팔뼈의 가쪽 아래 1/4 부근부터 노뼈(요골)에 걸쳐 불룩한 힘살로 확인할 수 있다. 아래팔을 엎침 · 뒤침의 중립위치에 두면 촉진하기 쉽고, 위팔뼈가쪽위관절융기의 윗부분에 있는 이는곳에서 노뼈붓돌기까지 힘살의 중심을 노뼈에 힘껏 누르듯 촉진한다.

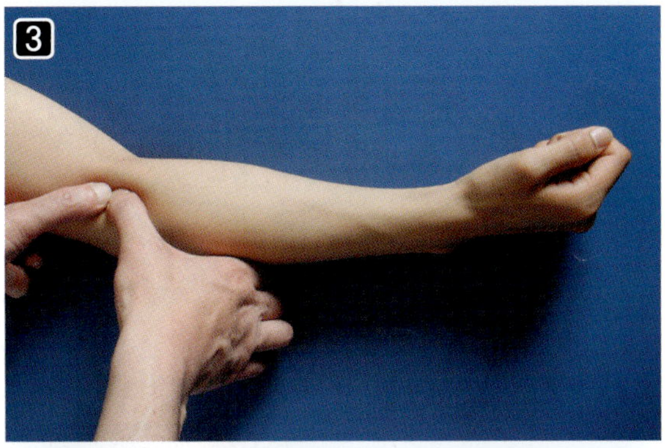

3 긴 · 짧은노쪽손목폄근과의 근육 사이

위팔노근의 등쪽에서는 긴 · 짧은노쪽손목폄근과의 근육 사이를 확인할 수 있다. 이 근육 사이에서 위팔노근의 힘살을 노뼈에 힘껏 누르듯 촉진한다.

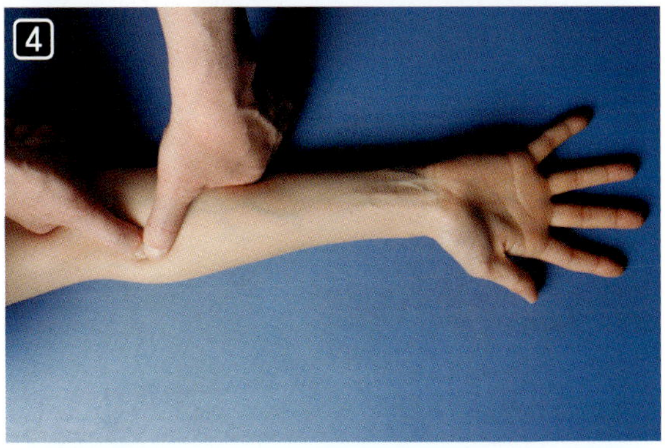

4 원엎침근(원회내근)과의 구별

원엎침근은 위팔두갈래근과의 부착부위 부근에서 위팔노근의 깊은부분을 주행하고 교차한다. 이렇게 근육이 교차된 부위에서 위팔노근의 깊은부분으로 진입하여 촉진한다.

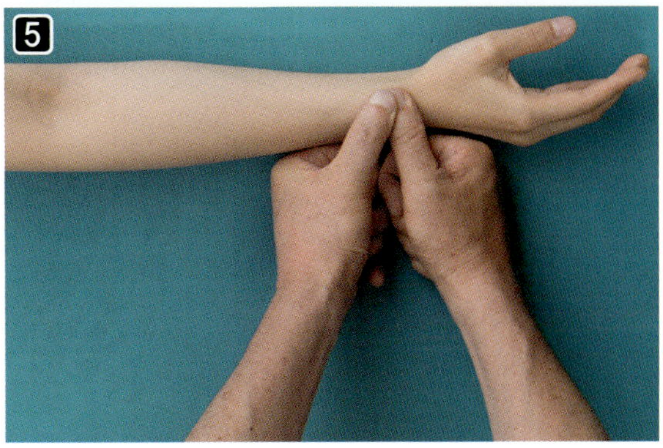

5 닿는곳

아래팔을 엎침 · 뒤침의 중립위치에 두고 노뼈붓돌기에 부착된 위팔노근의 힘줄을 노뼈에 힘껏 누르듯 촉진한다.

40 긴노쪽손목폄근_장요측수근신근
Extensor carpi radialis longus muscle

이 는 곳: 위팔뼈의 가쪽위관절융기, 가쪽위팔근육사이막

닿 는 곳: 둘째손허리뼈바닥의 등쪽면

지배신경: 노신경(요골신경) C6~7

지배혈관: 노쪽곁동맥(요측측부동맥), 노쪽되돌이동맥(요측반회동맥)

작 용: 손목관절의 손등굽힘(배굴) · 노쪽굽힘(요굴)

연결근육: 위팔노근, 엄지모음근(무지내전근), 짧은노쪽손목폄근, 손가락폄근, 새끼폄근, 자쪽손목폄근, 짧은엄지폄근, 위팔두갈래근, 위팔근, 위팔세갈래근(상완삼두근)

긴노쪽손목폄근 landmark의 촉진

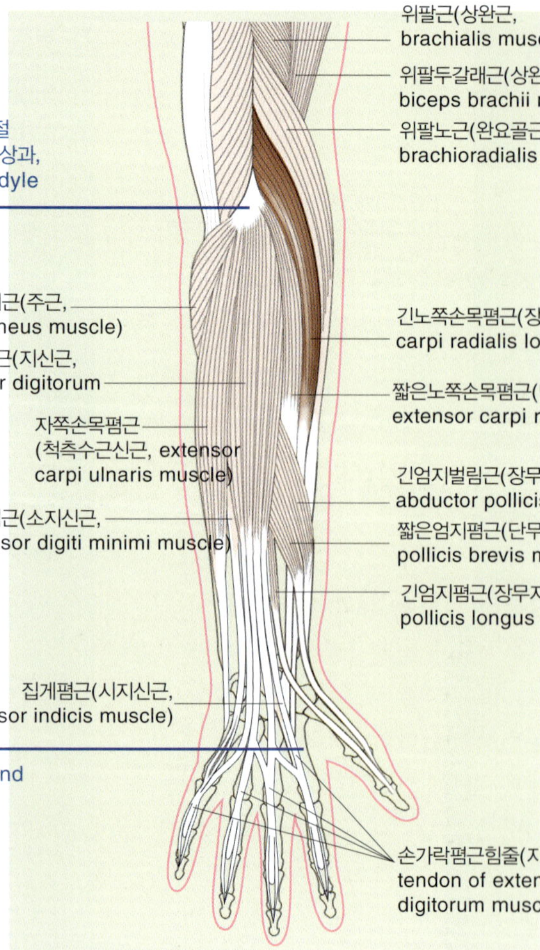

가쪽위팔근육사이막(외측상완근간중격)

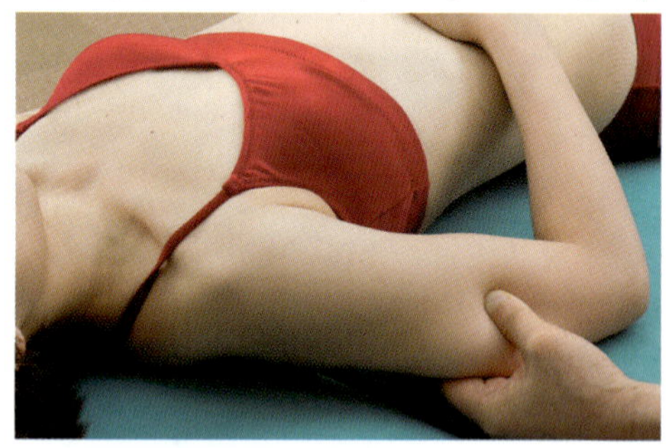

가쪽위관절융기

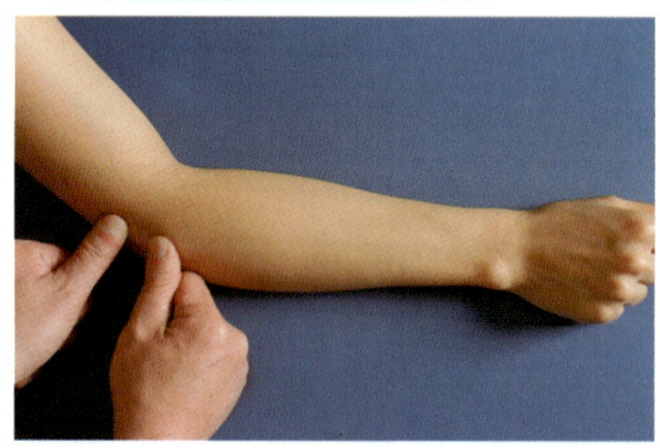

둘째손허리뼈

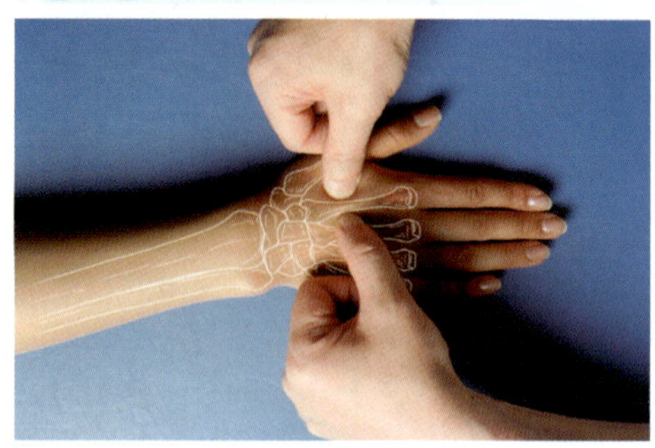

P 긴노쪽손목폄근의 촉진 포인트

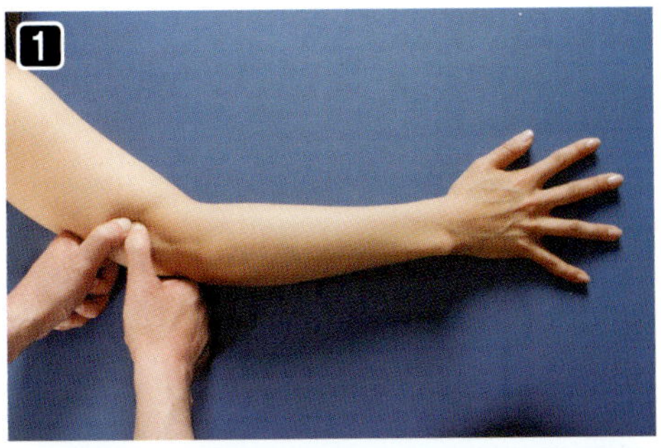

1 이는곳

긴노쪽손목폄근은 위팔세갈래근의 깊은부분에 이는곳이 있어, 위팔세갈래근과 교차한다. 따라서 긴노쪽손목폄근의 이는곳을 촉진하려면 위팔세갈래근과의 근육교차부위에서 위팔세갈래근의 깊은부분에 진입하여 위팔뼈에 힘껏 누르듯 실시하면 된다. 또한 긴노쪽손목폄근은 위팔세갈래근과는 가쪽위팔근육사이막에 가려져 있어, 팔꿉관절을 펴는 데에만 힘을 쓰면 위팔세갈래근과의 경계를 명확하게 감지할 수 있다.

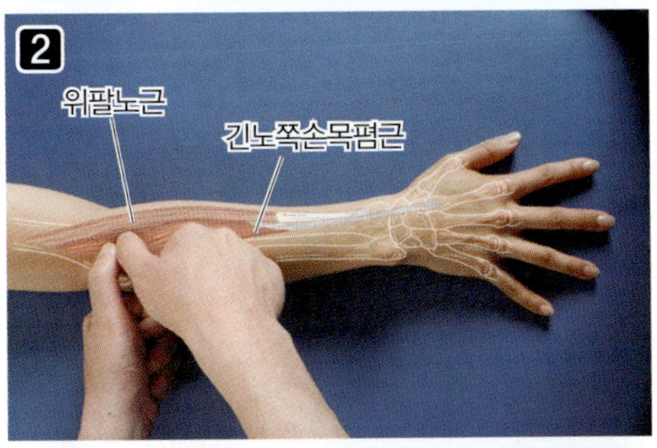

2 힘살

긴노쪽손목폄근은 위팔노근의 등쪽에서 먼쪽에 있다. 팔꿉관절을 45° 정도로 굽히고 손목관절의 노쪽굽힘 · 손등굽힘 방향으로 저항을 가하면, 힘살을 확인할 수 있다. 힘살의 중앙을 위팔뼈 또는 노뼈(요골)로 힘껏 누르고, 위팔뼈의 가쪽위관절융기에서 노뼈의 가쪽모서리를 따라 주변 방향으로 이동하여, 아래팔(전완)의 가장자리 1/3 부근에 있는 긴엄지벌림근, 짧은엄지폄근에 덮이기 직전까지 촉진한다.

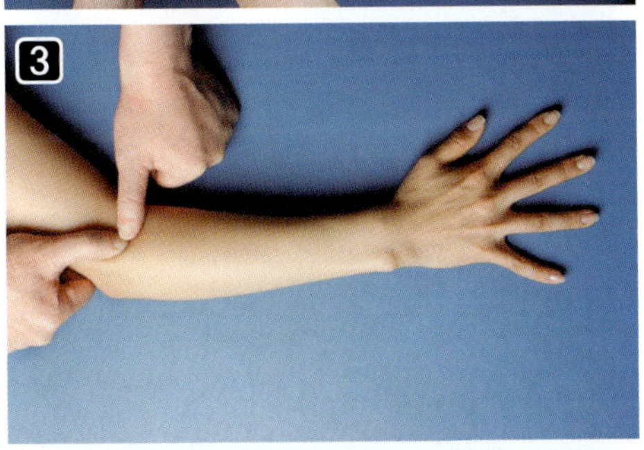

3 위팔노근과의 근육 사이

긴노쪽손목폄근의 이는곳은 위팔노근, 위팔세갈래근에 가려져 판별하기 어렵다. 위팔뼈의 가쪽위관절융기 부근에서 위팔노근과의 근육 사이를 확인한 후, 이 근육 사이에서 힘살을 위팔뼈로 힘껏 누르듯 촉진한다.

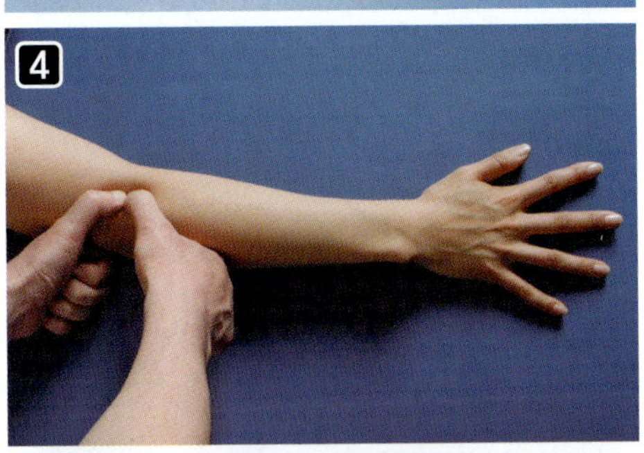

4 짧은노쪽손목폄근 · 손가락폄근과의 근육 사이

아래팔의 엎침(회내) 자세에서 긴노쪽손목폄근의 가쪽모서리와 짧은노쪽손목폄근의 근육 사이를 확인할 수 있다. 두 근육은 주행의 차이에 따라 쉽게 구별할 수 있다. 즉, 긴노쪽손목폄근은 아래팔에 비스듬하게 주행하는데, 짧은노쪽손목폄근은 아래팔의 긴 축을 중심으로 나란히 주행한다. 이 근육 사이에서 힘살을 노뼈에 힘껏 누르듯 촉진한다. 또한 긴노쪽손목폄근은 위팔뼈의 가쪽위관절융기에서 손가락폄근과 연결되어 있으므로, 이 근육연결부위의 부근을 촉진하려면 위팔뼈의 가쪽위관절융기에 힘껏 누르듯 실시하면 된다.

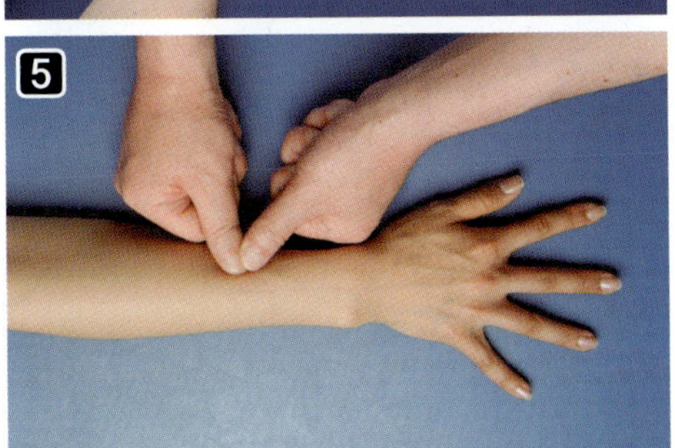

5 긴엄지벌림근 · 짧은엄지폄근과의 근육 교차

긴노쪽손목폄근은 아래팔의 노쪽 먼쪽 1/3 부근에서 긴엄지벌림근, 짧은엄지폄근과 교차한다. 두 근육은 이 부위에서 두 개의 부푼 힘살로 감지될 수 있다. 따라서 이 부위를 촉진하려면 긴엄지벌림근과 짧은엄지폄근의 깊은부분을 노뼈를 향해 힘껏 누르듯 실시하면 된다.

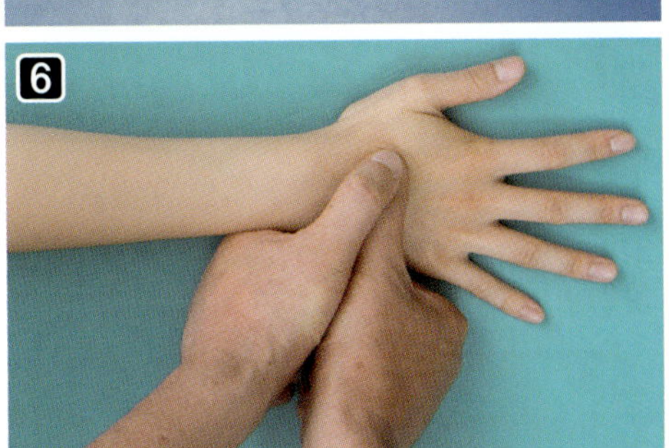

6 닿는곳

둘째손허리뼈를 따라 몸쪽으로 이동하여, 둘째손허리뼈바닥에 부착된 긴노쪽손목폄근의 힘줄을 힘껏 누르듯 촉진한다.

41 짧은노쪽손목폄근_단요측수근신근
Extensor carpi radialis brevis muscle

이 는 곳: 위팔뼈의 가쪽위관절융기, 노뼈머리띠인대(요골윤상인대)
닿 는 곳: 셋째손허리뼈바닥
지배신경: 노신경(요골신경)의 깊은가지 C5~7
지배혈관: 노쪽곁동맥(요측측부동맥), 노쪽되돌이동맥(요측반회동맥)
작 용: 손목관절의 손등굽힘(배굴) · 노쪽굽힘(요굴)
연결근육: 긴노쪽손목폄근, 손뒤침근(회외근), 집게폄근

짧은노쪽손목폄근 landmark의 촉진

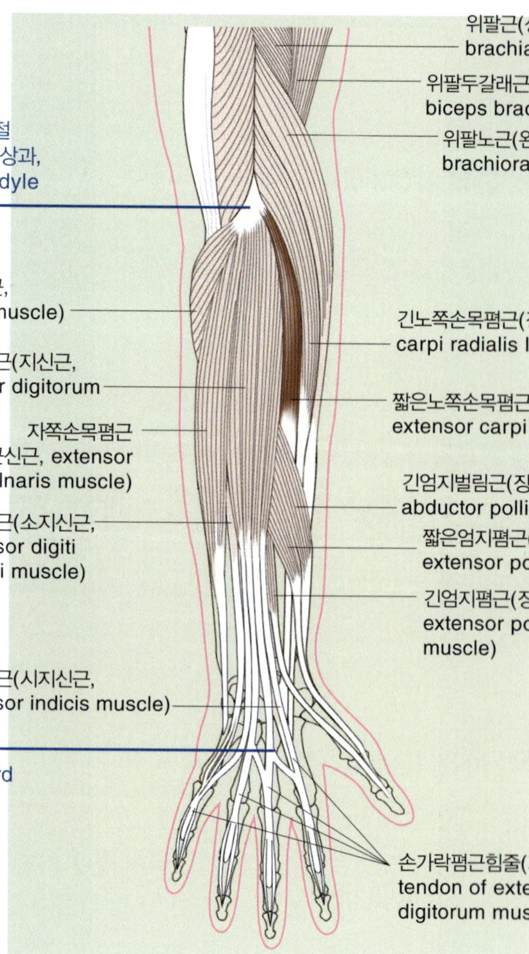

가쪽위관절융기

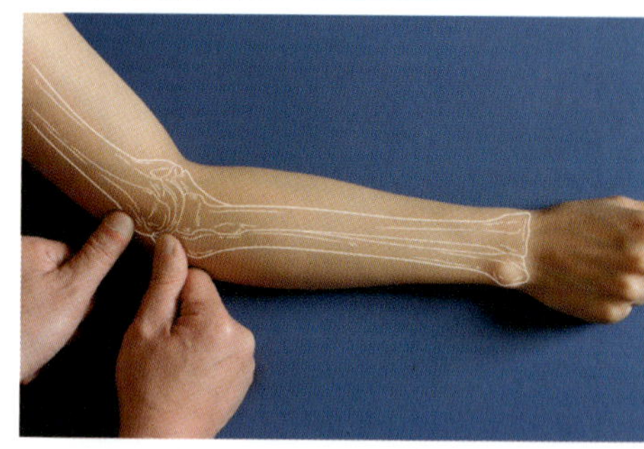

노뼈머리(요골두)

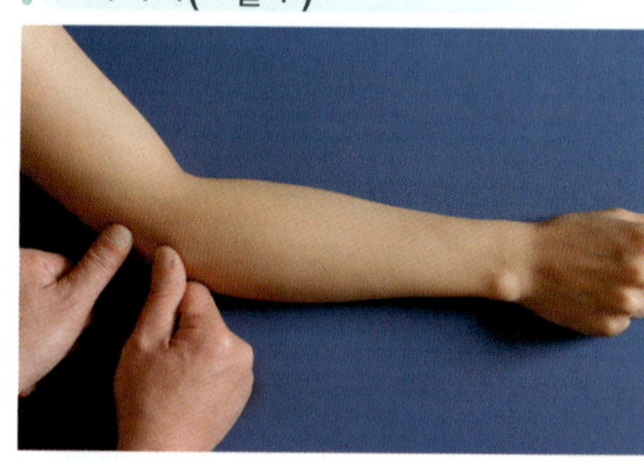

셋째손허리뼈

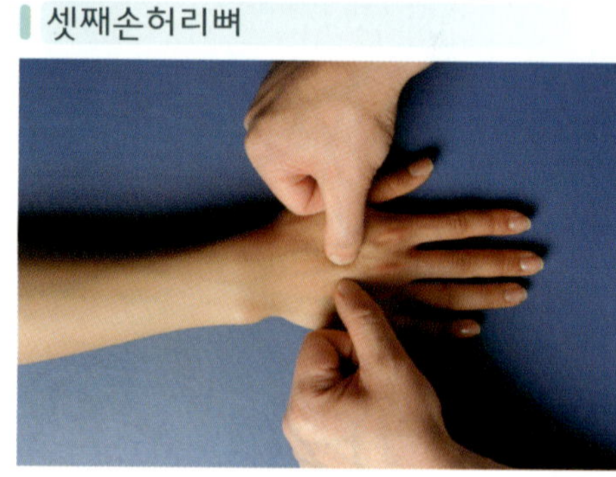

P 짧은노쪽손목폄근의 촉진 포인트

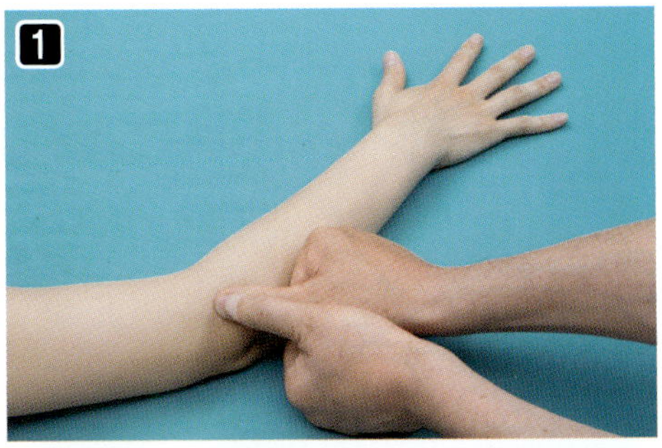

1 이는곳

위팔뼈의 가쪽위관절융기에 밀어 넣듯 촉진한다. 이는곳은 손가락폄근, 자쪽손목폄근과 공통된 힘줄을 가지므로 판별하기 어렵다.

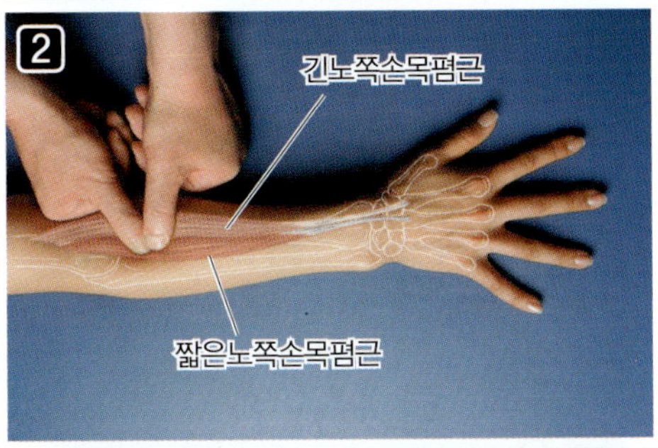

2 힘살

아래팔의 엎침(회내) 자세에서 긴노쪽손목폄근은 위팔노근의 가쪽에 위치한다. 짧은노쪽손목폄근의 힘살은 보다 더 가쪽에 위치하고, 손목관절을 향해 아래팔의 긴 축 방향으로 주행한다. 아래팔의 엎침 자세에서 힘살을 노뼈(요골) 또는 뼈사이막(골간막)에 힘껏 누르듯 촉진한다.

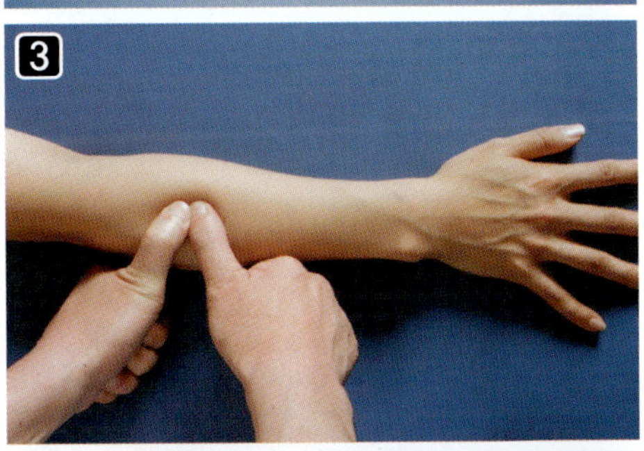

3 손가락폄근과의 근육 사이

아래팔의 엎침 자세에서 짧은노쪽손목폄근의 가쪽으로 손가락폄근과의 근육 사이를 아래팔 1/3 정도까지 확인할 수 있다. 따라서 손가락폄근과의 근육 사이에서 노뼈로 밀어 넣듯 촉진한다.

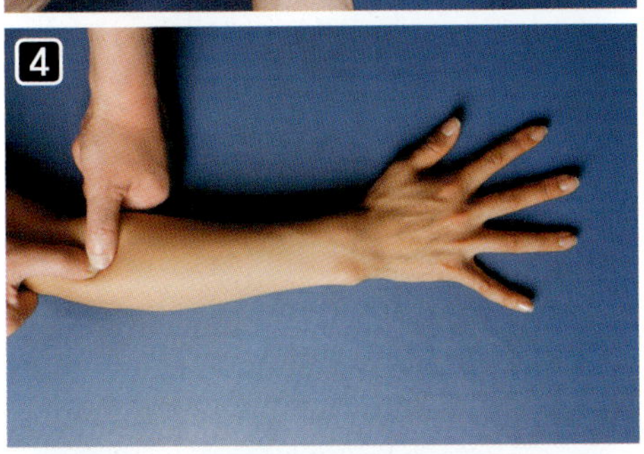

4 긴노쪽손목폄근과의 근육 사이

긴노쪽손목폄근과의 근육 사이는 아래팔의 엎침 자세에서 짧은노쪽손목폄근의 안쪽 몸쪽에서 확인할 수 있다. 이 근육 사이를 확인함으로써 긴·짧은노쪽손목폄근의 주행 차이를 이해할 수 있다. 힘살을 이 근육 사이에서 노뼈 또는 뼈사이막에 힘껏 누르듯 촉진한다.

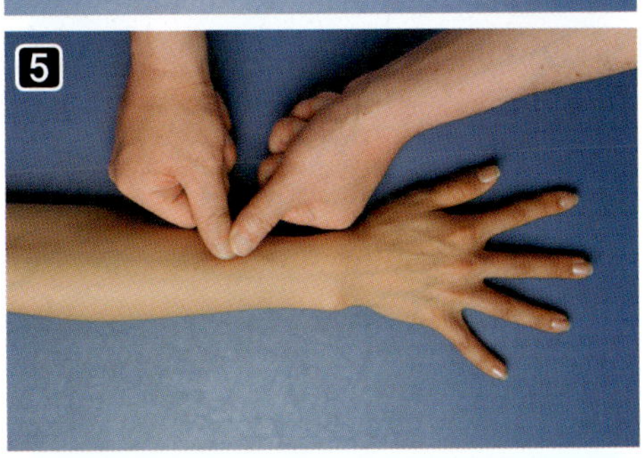

5 긴엄지벌림근 · 짧은엄지폄근과의 근육 교차

짧은노쪽손목폄근은 아래팔의 노쪽 먼쪽 1/3 부근에서 긴엄지벌림근, 짧은엄지폄근과 근육이 교차한다. 따라서 긴엄지벌림근과 짧은엄지폄근의 깊은부분을 노뼈를 향해 밀어 넣듯 촉진한다.

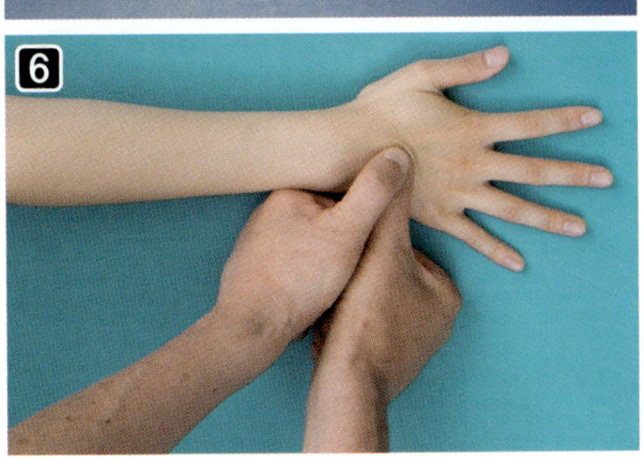

6 닿는곳

셋째손허리뼈를 따라 몸쪽으로 이동하여, 셋째손허리뼈바닥에 부착된 짧은노쪽손목폄근의 힘줄을 힘껏 누르듯 촉진한다.

42 자쪽손목폄근_척측수근신근

Extensor carpi ulnaris muscle

이 는 곳: 위팔뼈의 가쪽위관절융기, 팔꿉관절의 노쪽곁인대(가쪽곁인대), 자뼈의 뒷면
닿 는 곳: 다섯째손허리뼈바닥의 등쪽면
지배신경: 노신경(요골신경)의 깊은가지 C6~8
지배혈관: 뒤뼈사이동맥(후골간동맥)
작　　용: 손목관절의 손등굽힘(배굴) · 자쪽굽힘(척굴)
연결근육: 자쪽손목굽힘근(척측수근굴근), 깊은손가락굽힘근(심지굴근), 긴노쪽손목폄근, 집게폄근, 새끼폄근

자쪽손목폄근 landmark의 촉진

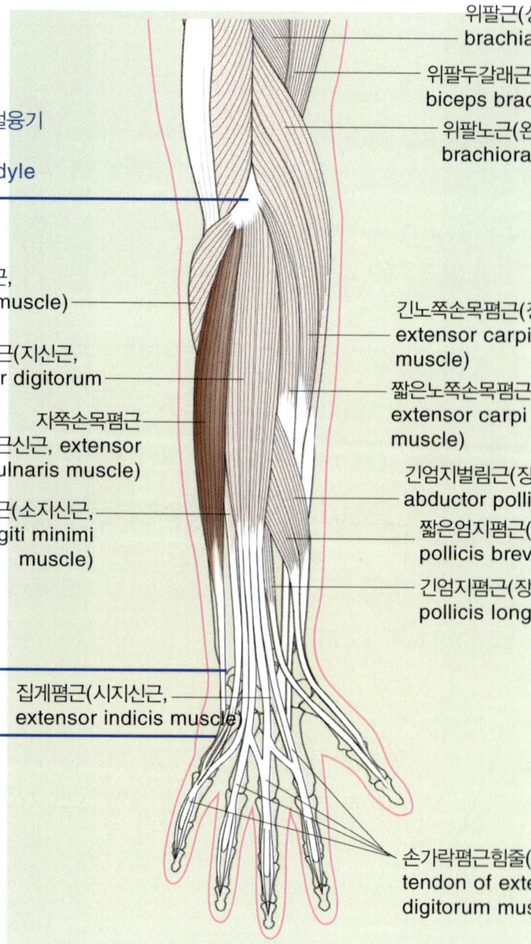

가쪽위관절융기

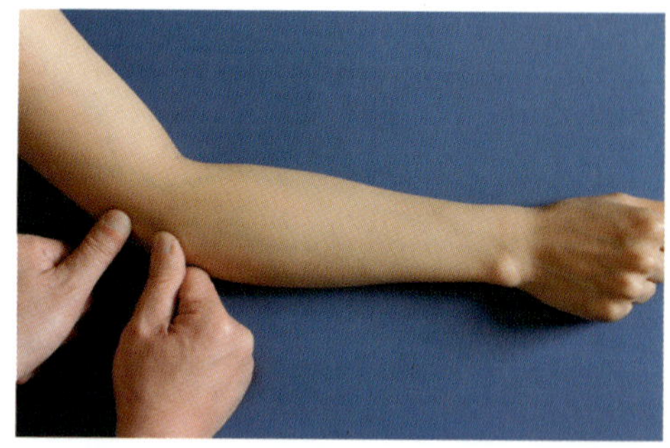

자뼈(척골)의 뒷면

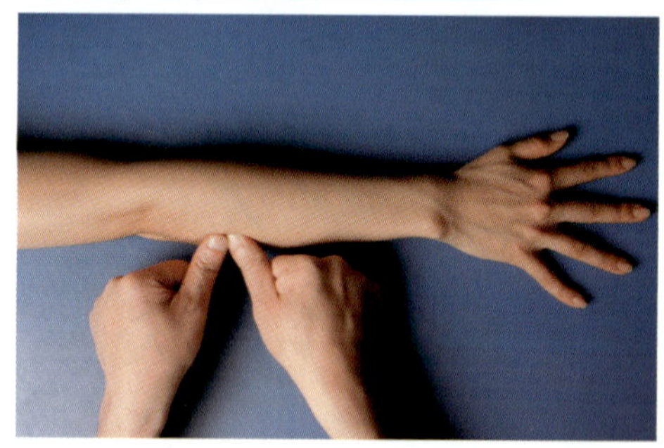

자뼈붓돌기

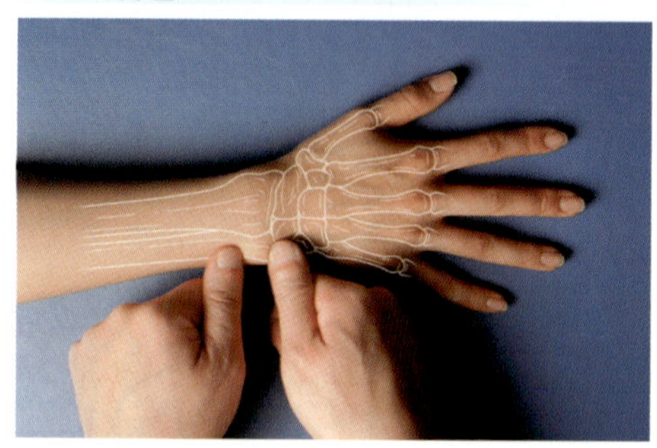

다섯째손허리뼈

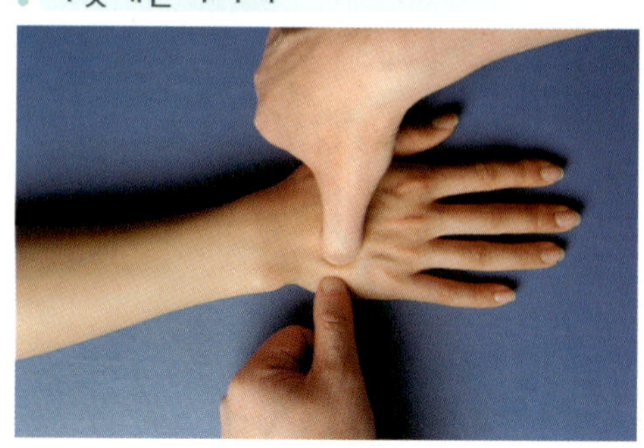

P 자쪽손목폄근의 촉진 포인트

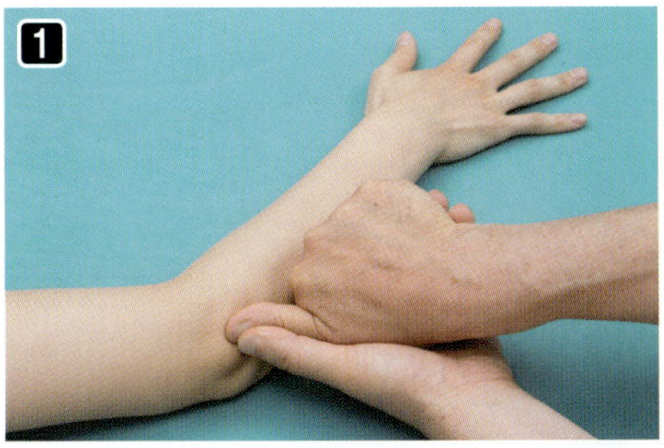

1 이는곳

위팔뼈의 가쪽위관절융기에 밀어 넣듯 촉진한다. 이는곳은 짧은노쪽손목폄근, 손가락폄근과 공통된 힘줄을 가지므로 판별하기 어렵다.

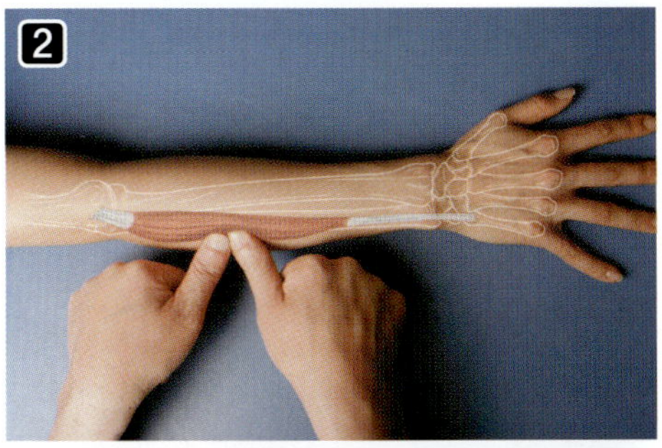

2 힘살

자쪽손목폄근은 팔꿉관절을 가볍게 굽힌 상태에서 손목관절을 자쪽굽힘 · 손등굽힘하면, 자뼈에서 팔꿈치머리(주두)의 가쪽면, 자뼈의 가쪽에서 등쪽면, 자뼈붓돌기의 노쪽, 다섯째손허리뼈바닥까지 주행하는 것을 확인할 수 있다. 특히, 자쪽손목폄근의 힘줄은 자뼈붓돌기 부근에서 쉽게 확인할 수 있다. 힘살을 자뼈에 힘껏 누르듯 촉진한다.

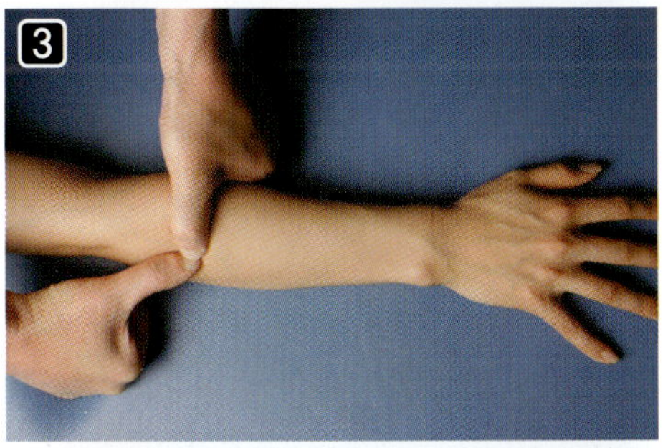

3 손가락폄근과의 근육 사이

자쪽손목폄근은 아래팔의 엎침(회내) 자세에서 손가락폄근의 가쪽과 근육 사이를 이룬다. 이 근육 사이에서 힘살을 자뼈에 힘껏 누르듯 촉진한다.

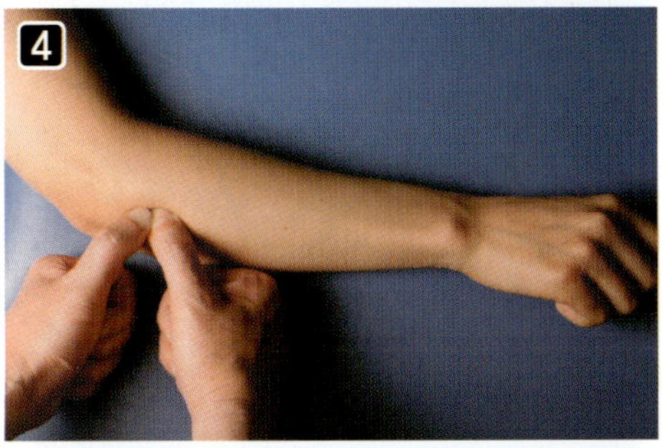

4 팔꿈치근과의 근육 사이

자쪽손목폄근과 팔꿈치근의 근육 사이는 아래팔을 엎침시키면 자쪽손목폄근의 이는곳 가쪽에서 확인할 수 있다. 근육 사이에서 힘살을 깊은부분에 밀어 넣듯 촉진한다.

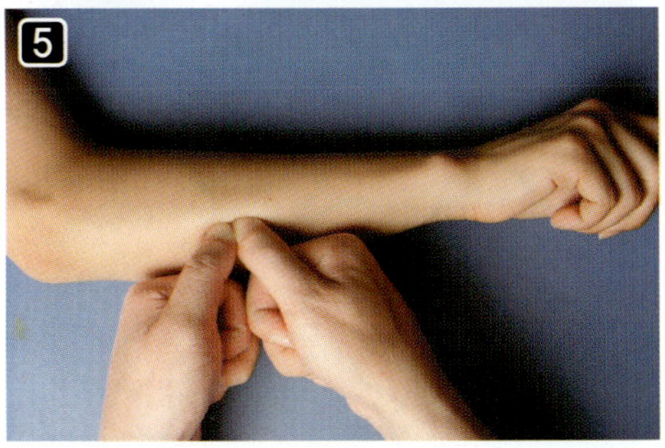

5 안쪽모서리

자쪽손목폄근의 안쪽모서리는 자뼈 바로 등쪽에서 힘살을 깊은부분에 밀어 넣듯 촉진한다.

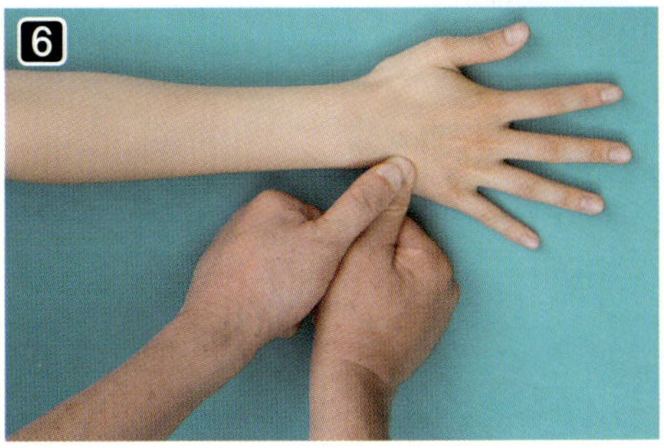

6 닿는곳

다섯째손허리뼈를 따라 몸쪽으로 이동하여, 다섯째손허리뼈바닥에 부착된 자쪽손목폄근의 힘줄을 힘껏 누르듯 촉진한다.

43 팔꿈치근_주근 Anconeus muscle

이 는 곳: 위팔뼈의 가쪽위관절융기
닿 는 곳: 자뼈(척골)에서 팔꿈치머리의 노쪽면
지배신경: 노신경(요골신경) C6~8
지배혈관: 노쪽되돌이동맥(요측반회동맥)
작 용: 팔꿉관절의 폄(신전)
연결근육: 자쪽손목폄근

팔꿈치근 landmark의 촉진

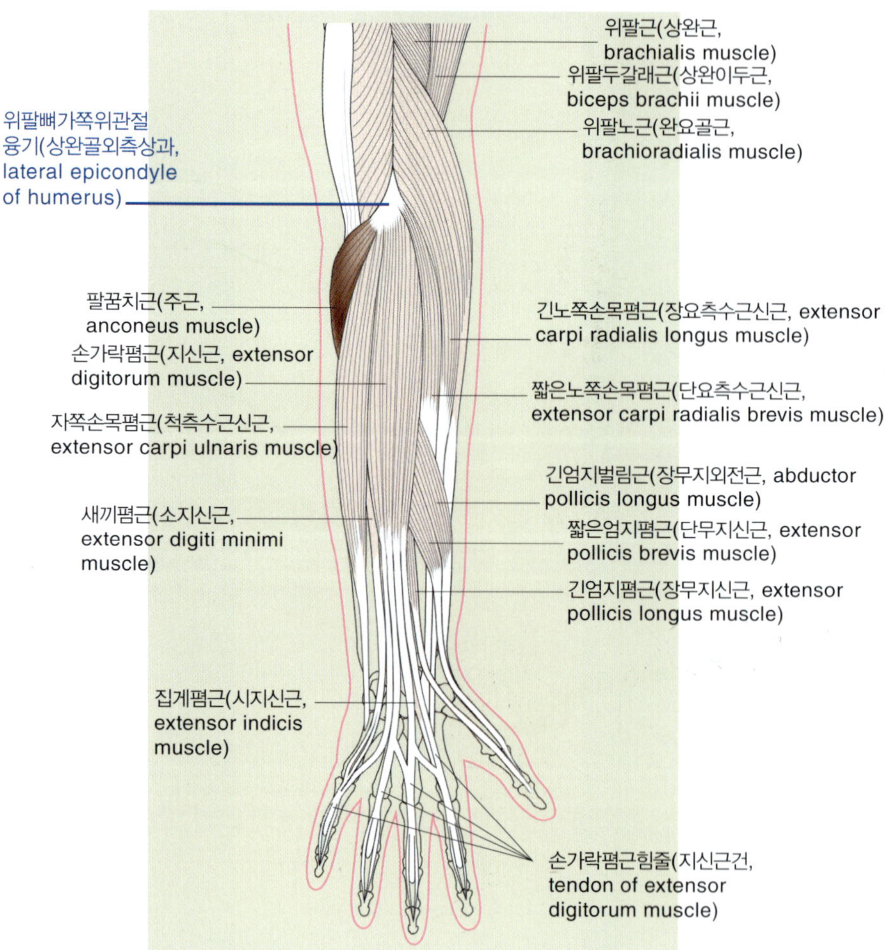

가쪽위관절융기

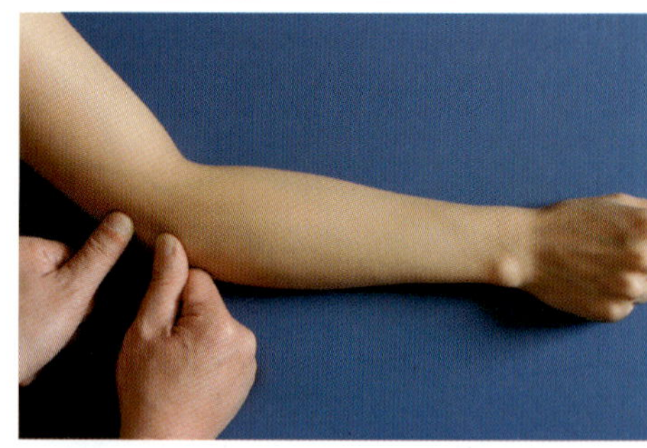

팔꿈치머리(주두)

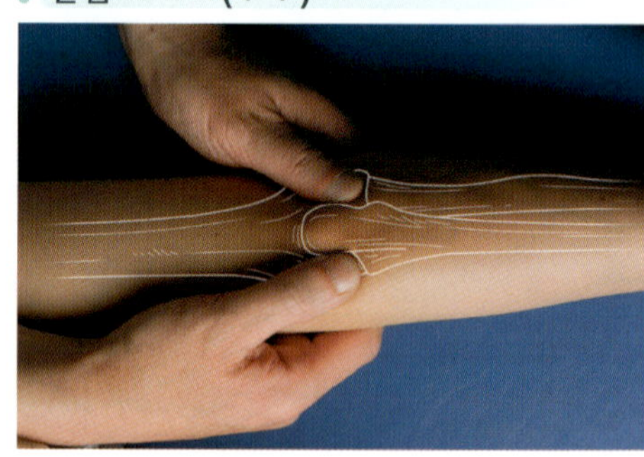

P 팔꿈치근의 촉진 포인트

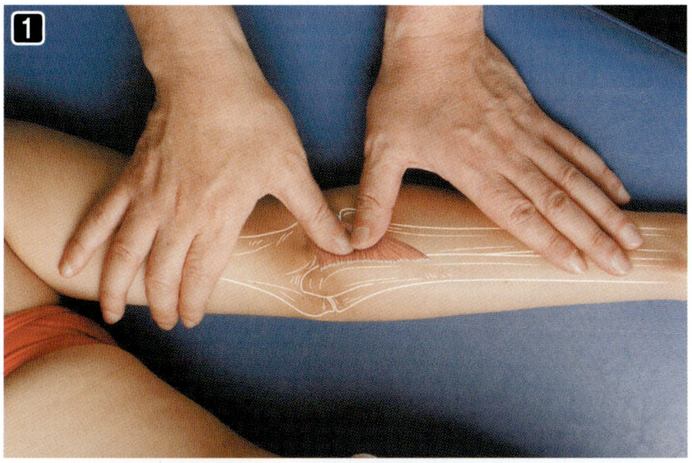

1 힘살

팔꿈치근의 힘살은 자쪽손목폄근의 이는곳 뒤쪽을, 위팔뼈의 가쪽위관절융기에서 팔꿈치머리를 향해 비스듬히 주행한다. 따라서 힘살을 팔꿈치머리의 가쪽에 밀어 넣듯 촉진한다.

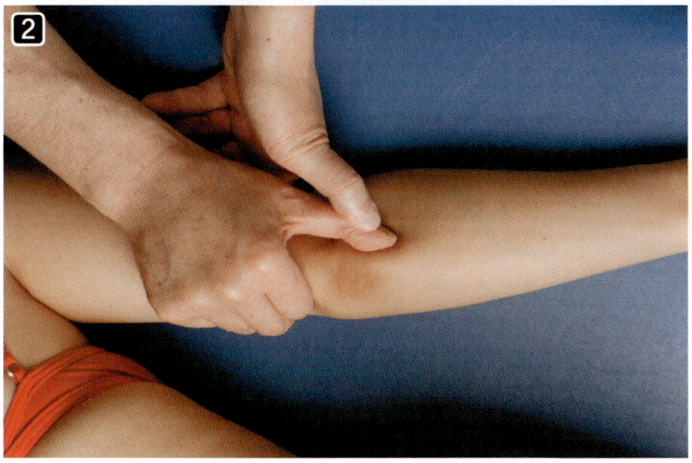

2 자쪽손목폄근과의 근육 사이

팔꿈치근과 자쪽손목폄근과의 근육 사이는 팔꿈치근의 가쪽에서 확인할 수 있다. 따라서 이 근육 사이에서 팔꿈치근의 힘살을 자뼈에 힘껏 누르듯 촉진한다.

44 손뒤침근_회외근
Supinator muscle

이 는 곳: 위팔뼈의 가쪽위관절융기, 노쪽곁인대(가쪽곁인대), 노뼈머리띠인대(요골윤상인대), 자뼈의 뒤침근능선(회외근릉)

닿 는 곳: 노뼈(요골)의 몸쪽 1/3

지배신경: 노신경(요골신경)의 깊은가지 C5~7

지배혈관: 노쪽되돌이동맥(요측반회동맥), 뒤뼈사이동맥(후골간동맥)

작 용: 아래팔의 뒤침(회외)

연결근육: 손가락폄근(지신근), 짧은노쪽손목폄근(단요측수근신근), 긴엄지벌림근(장무지외전근)

손뒤침근 landmark의 촉진

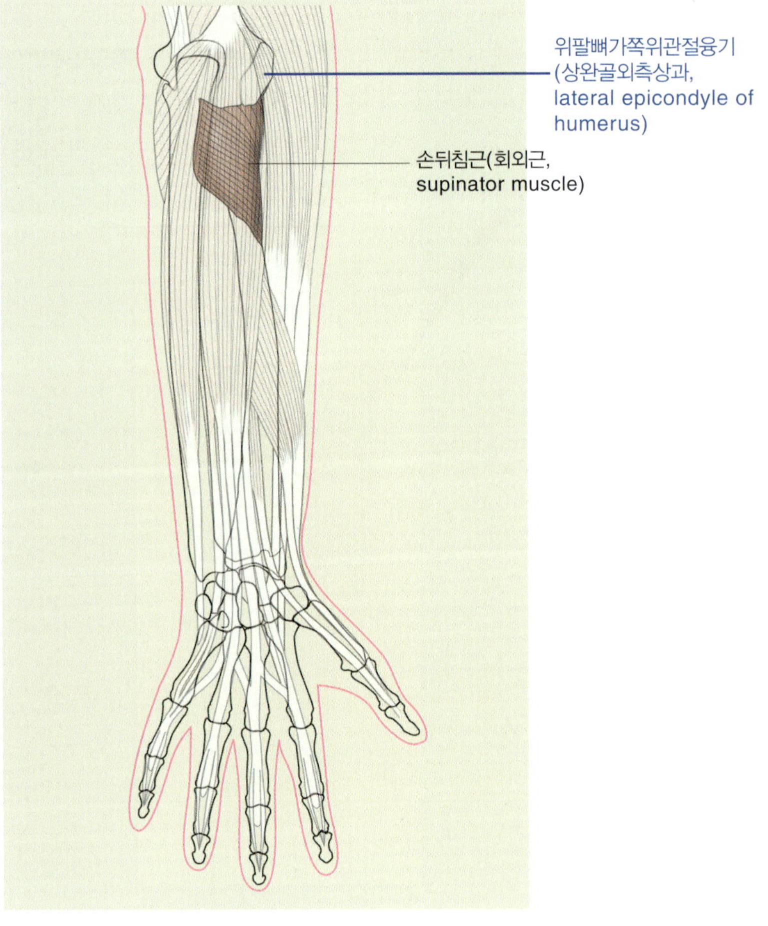

가쪽위관절융기

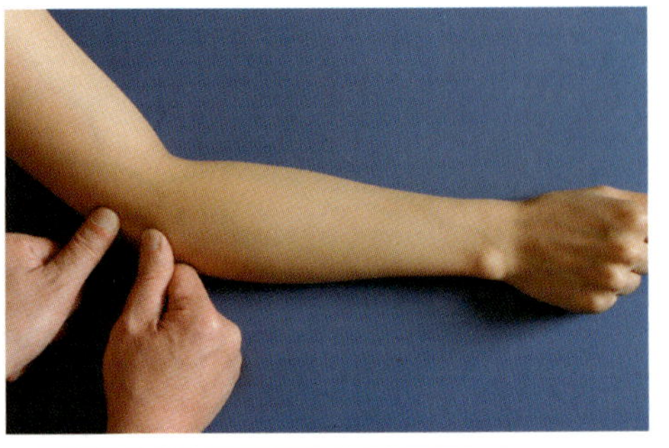

노뼈머리(요골두)

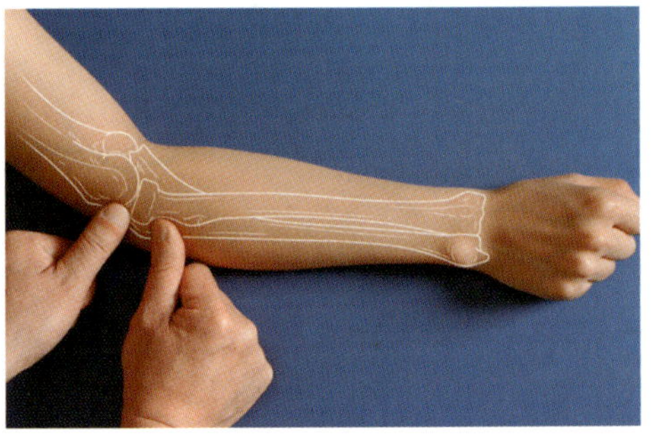

P 손뒤침근의 촉진 포인트

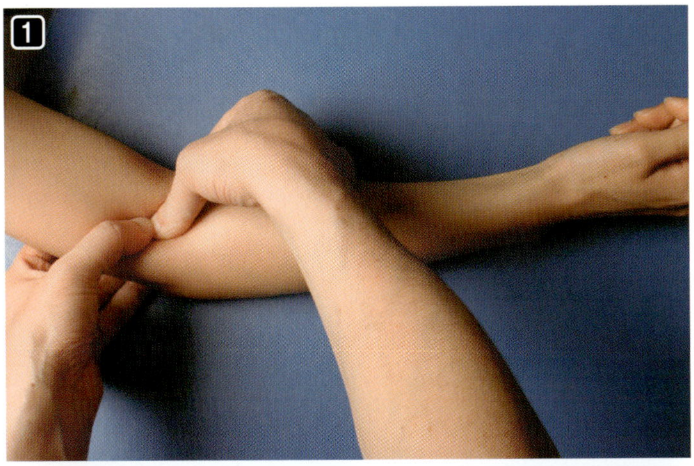

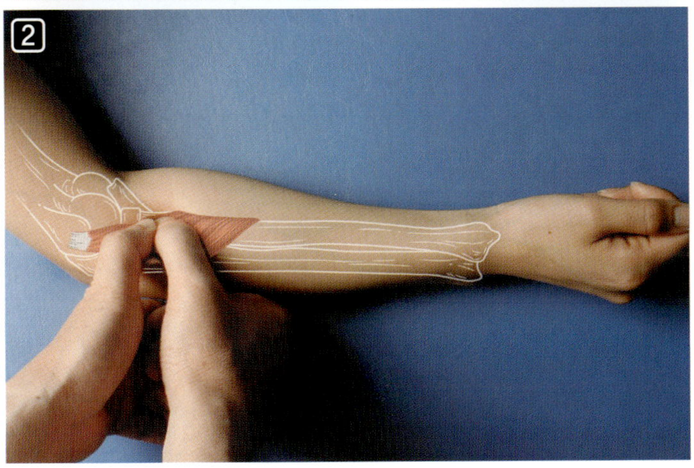

1 이는곳

손뒤침근의 이는곳은 위팔노근(완요골근)과 긴노쪽손목폄근(장요측수근신근)과의 근육 사이에서 촉진한다.

2 힘살

손뒤침근은 위팔뼈의 가쪽위관절융기에서 노뼈머리를 덮듯이 주행한다. 손뒤침근의 힘살은 노뼈머리의 먼쪽부분에서 아래팔의 뒤침에 저항을 가할 때 약간 불룩해진다. 위팔뼈의 가쪽위관절융기부터 먼쪽부분의 노뼈머리까지, 그리고 짧은노쪽손목폄근과 손가락폄근의 근육 사이에서 노뼈몸통(요골체)의 가쪽부분 몸쪽 1/3 부근까지 힘껏 누르듯 촉진한다.

45 손가락폄근_지신근
Extensor digitorum muscle

이 는 곳: 위팔뼈의 가쪽위관절융기, 아래팔근막(전완근막)
닿 는 곳: 둘째~다섯째중간마디뼈바닥 · 끝마디뼈바닥(제2~5 중절골저 · 말절골저)
지배신경: 노신경(요골신경)의 깊은가지 C6~8
지배혈관: 뒤뼈사이동맥(후골간동맥)
작 용: 둘째~다섯째손가락의 폄(신전), 손목관절의 손등굽힘(배굴)
연결근육: 짧은노쪽손목폄근, 자쪽손목폄근, 바닥쪽뼈사이근(장측골간근), 새끼폄근, 긴엄지벌림근, 짧은엄지벌림근(단무지외전근), 짧은엄지폄근, 집게폄근, 엄지모음근(무지내전근), 새끼벌림근(소지외전근), 짧은엄지굽힘근(단무지굴근), 벌레근(충양근)

손가락폄근 landmark의 촉진

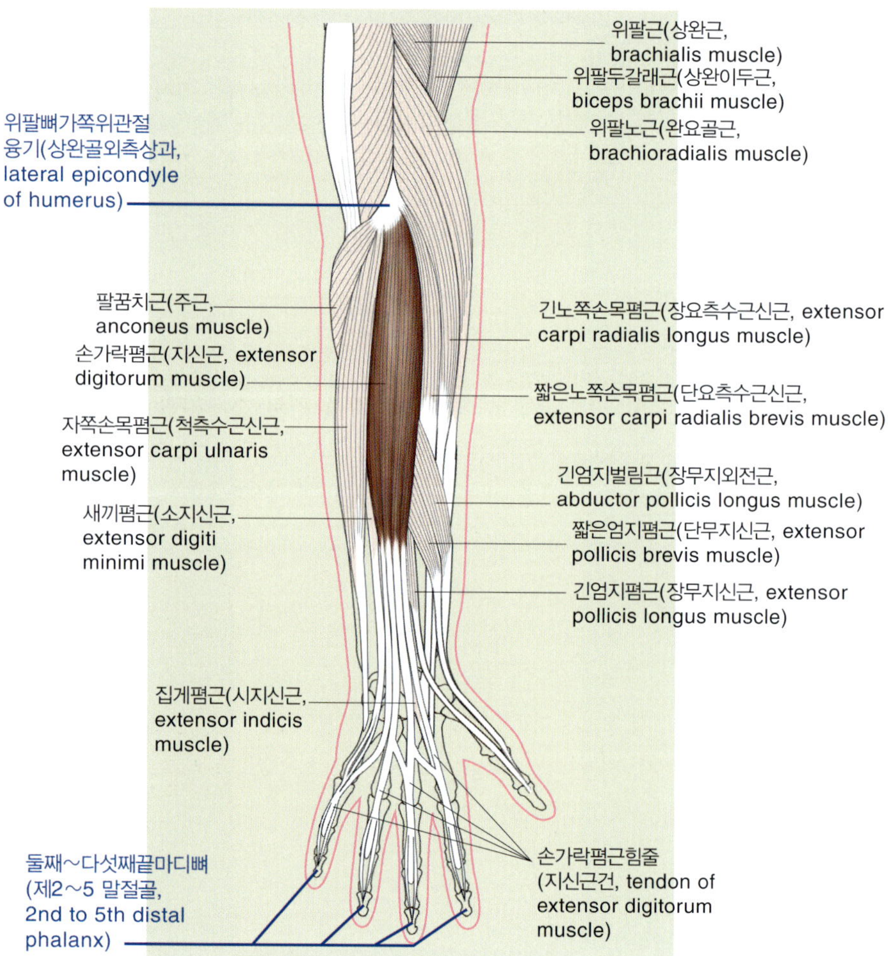

위팔뼈가쪽위관절융기

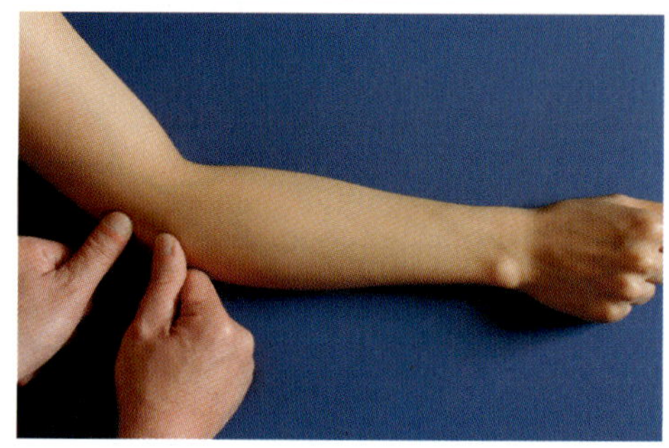

둘째~다섯째끝마디뼈

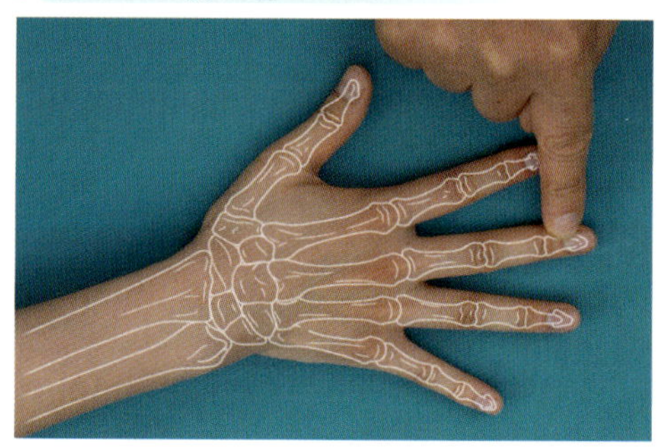

P 손가락폄근의 촉진 포인트

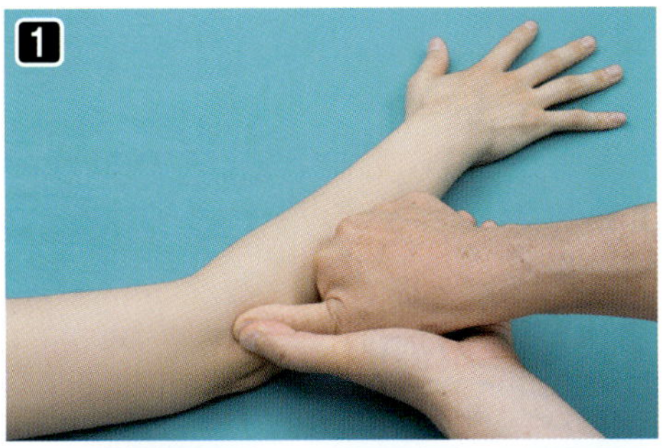

1 이는곳

위팔뼈의 가쪽위관절융기에 밀어 넣듯 촉진한다. 이는곳은 짧은노쪽손목폄근, 자쪽손목폄근과 공통된 힘줄을 가지므로 판별하기 어렵다.

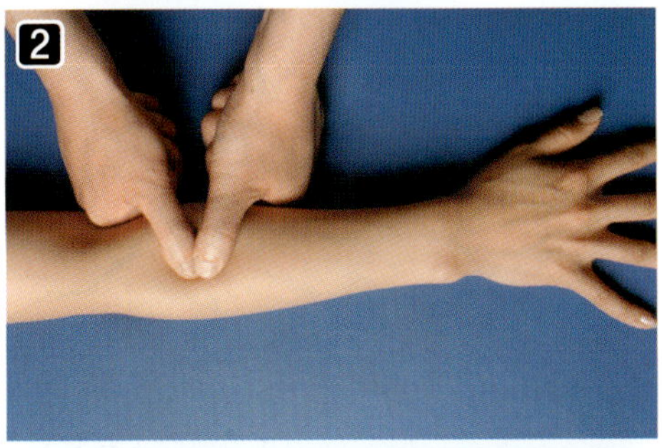

2 긴 · 짧은노쪽손목폄근과의 근육 사이

손가락폄근은 위팔뼈의 가쪽위관절융기부위에서 긴노쪽손목폄근과, 거기서 바로 가장자리에서는 짧은노쪽손목폄근과 근육 사이를 이룬다. 따라서 이 근육 사이에서 힘살을 뼈사이막(골간막)에 힘껏 누르듯 촉진한다.

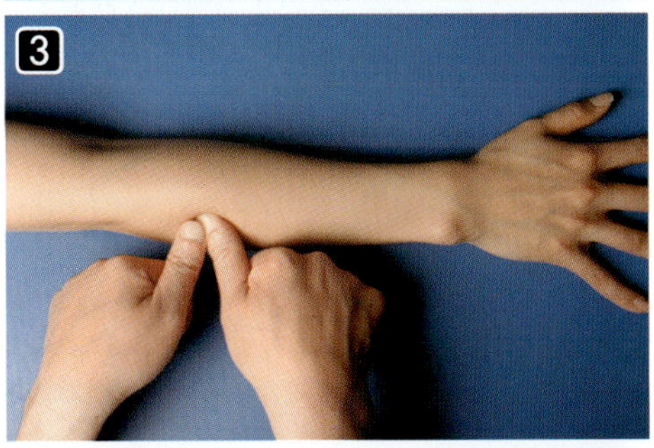

3 자쪽손목폄근과의 근육 사이

손가락폄근은 힘살의 자쪽에서 자쪽손목폄근과 근육 사이를 이룬다. 이 근육 사이에서 힘살을 뼈사이막에 힘껏 누르듯 위팔뼈의 가쪽위관절융기까지 촉진한다. 또한 촉진이 어려울 경우에는 손가락을 펴는 것이 좋다.

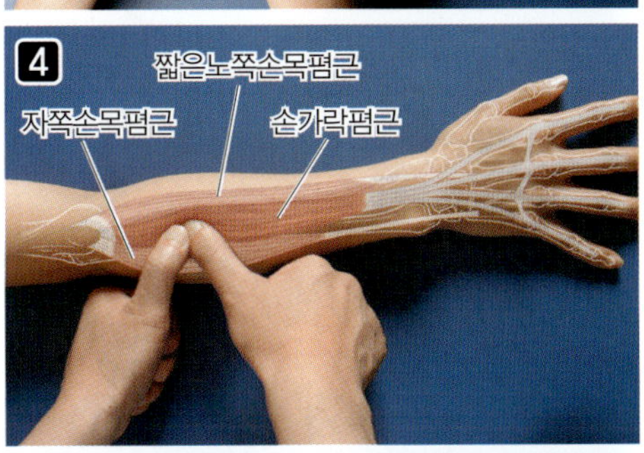

4 힘살

손가락폄근의 힘살은 손가락을 편 자세에서, 위팔뼈의 가쪽위관절융기부터 아래팔의 등쪽에 걸쳐 짧은노쪽손목폄근(노쪽)과 자쪽손목폄근(자쪽)의 사이에서 확인할 수 있다. 힘살을 뼈사이막에 힘껏 누르듯 촉진한다.

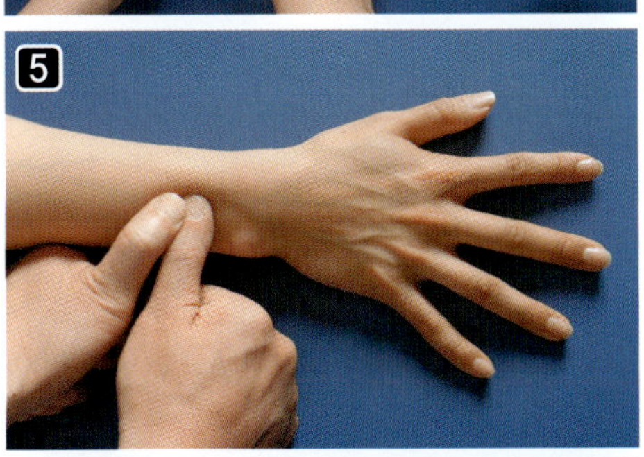

5 폄근지지띠(신근지대)에서 몸쪽

긴 · 짧은노쪽손목폄근은 손목관절을 노쪽굽힘(요굴) · 손등굽힘, 자쪽손목폄근은 손목관절을 자쪽굽힘(척굴) · 손등굽힘시킴으로써, 각각 손가락폄근의 힘살과 구별할 수 있다.

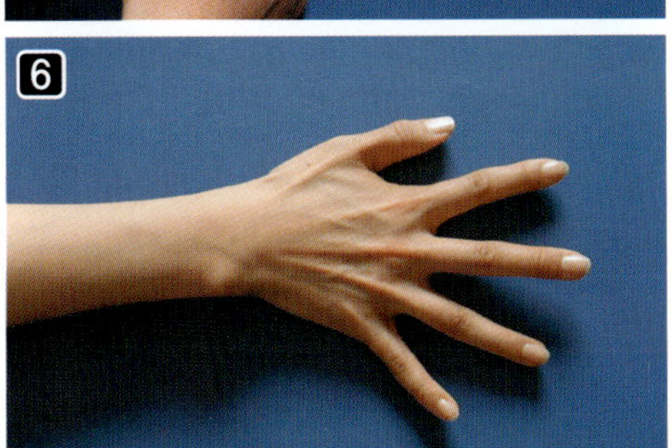

6 힘줄의 관찰

손가락폄근힘줄은 둘째~다섯째손허리뼈(제2~5 중수골)의 등쪽면 부분 및 손허리손가락뼈사이관절(중수지절간관절)로부터 가장자리에 있는 관절부위의 등쪽면에서 쉽게 관찰할 수 있지만, 손가락의 등쪽면 부분에서는 관찰하기 어렵다. 또한 집게손가락(시지)에서는 손가락폄근힘줄과 집게폄근힘줄이 나란히 주행하고 있으므로 구별하기 어렵다. 그러나 집게손가락만 편 상태로 두면, 손가락폄근힘줄이 집게폄근힘줄을 건너뛰어 가운데손가락(중지)의 힘줄로 꺾어 주행하므로 구별할 수 있다.

46 긴엄지폄근_장무지신근
Extensor pollicis longus muscle

이 는 곳: 아래팔뼈사이막(전완골간막), 자쪽손목폄근의 근막
닿 는 곳: 첫째끝마디뼈바닥
지배신경: 노신경(요골신경)의 깊은가지 C6~8
지배혈관: 뒤뼈사이동맥(후골간동맥)
작 용: 엄지손가락에서 손가락뼈사이관절의 폄(신전), 엄지손가락에서 손허리손가락관절의 폄 · 노쪽벌림(요측외전) · 손바닥쪽모음(장측내전)
연결근육: 짧은엄지폄근, 긴엄지굽힘근(장무지굴근), 손가락폄근, 집게폄근, 긴엄지벌림근, 깊은손가락굽힘근(심지굴근)

긴엄지폄근 landmark의 촉진

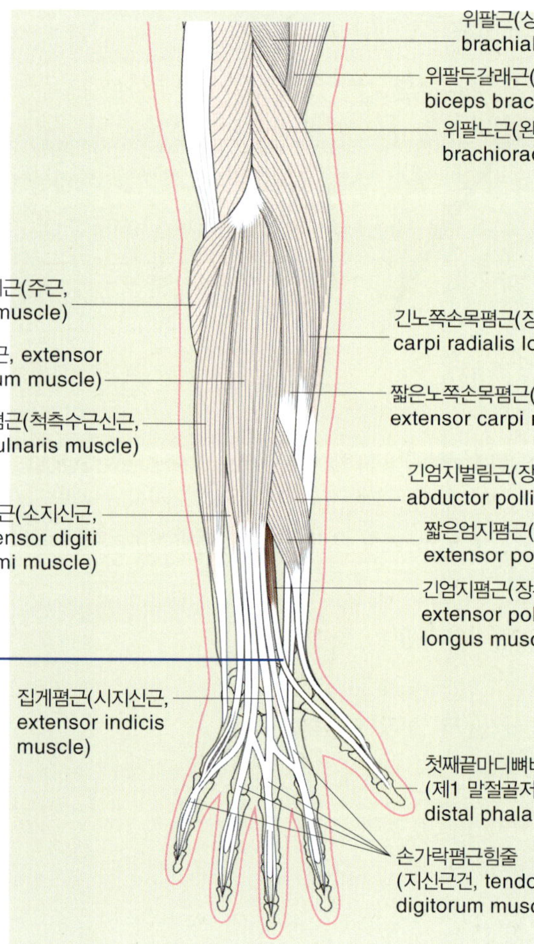

자뼈(척골)의 뒷면

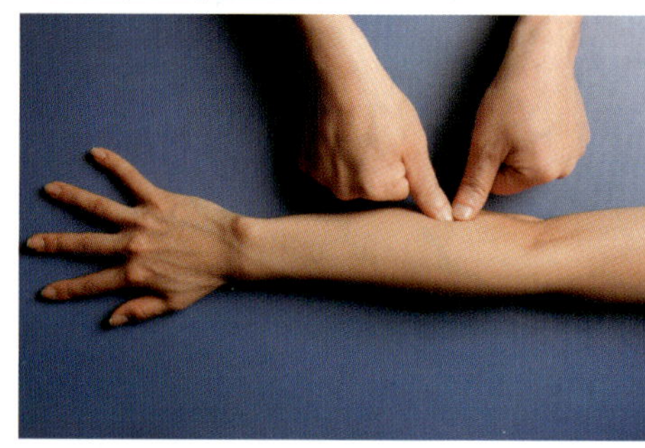

노뼈뒤결절

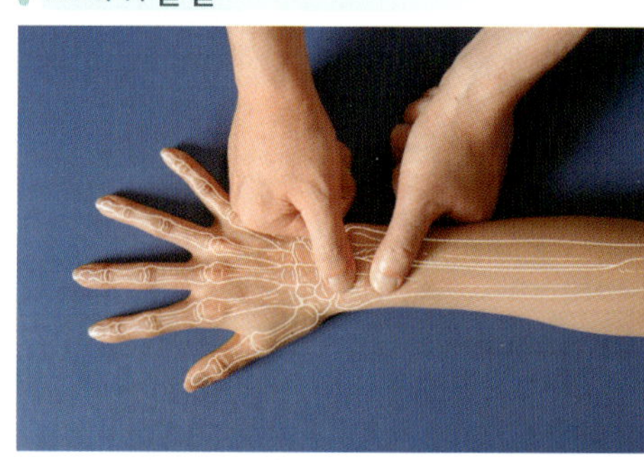

첫째끝마디뼈바닥

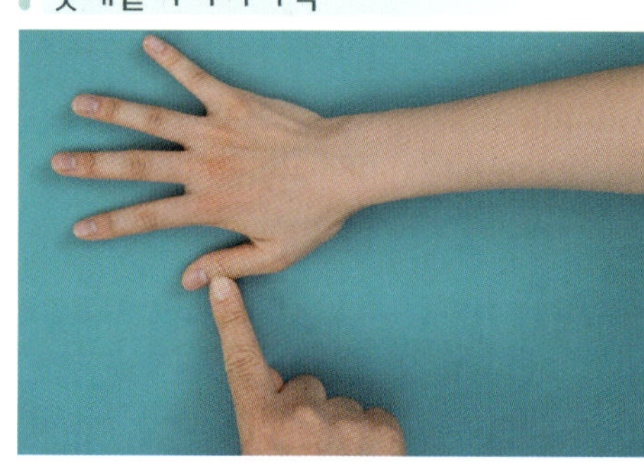

P 긴엄지폄근의 촉진 포인트

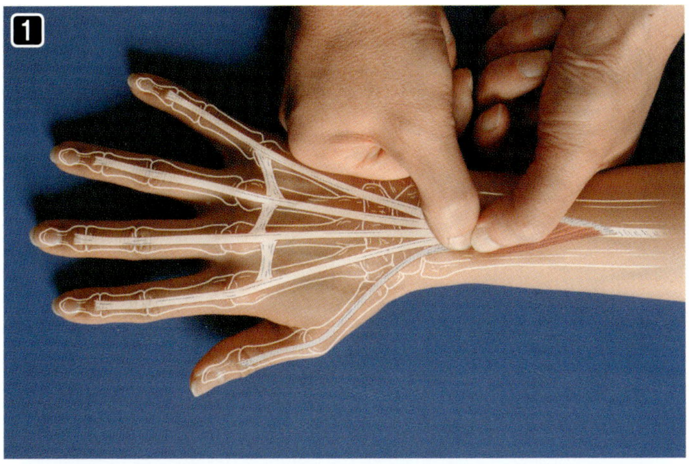

1 힘살

힘살은 폄근지지띠(신근지대)의 바로 중심 쪽, 손가락폄근힘줄의 바로 노쪽에서 아래팔(전완)에 밀어 넣듯 촉진한다. 또한 힘살을 판별하기는 매우 어렵지만, 엄지를 펴면 깊은부분에 불룩한 힘살을 감지할 수 있다.

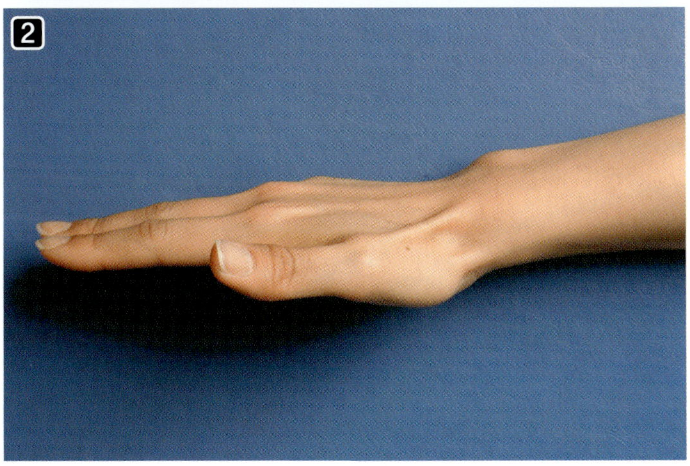

2 힘줄의 관찰

긴엄지폄근의 힘줄은 엄지를 폄으로써 폄근지지띠까지 명확하게 관찰할 수 있다. 그러나 폄근지지띠의 몸쪽에서 긴엄지폄근은 손가락폄근의 근육조직 바로 아래를 주행하므로 관찰하기 어렵다.

47 짧은엄지폄근_단무지신근
Extensor pollicis brevis muscle

이 는 곳: 아래팔뼈사이막(전완골간막), 노뼈(요골)
닿 는 곳: 첫째첫마디뼈바닥
지배신경: 노신경(요골신경)의 깊은가지 C6~8
지배혈관: 뒤뼈사이동맥(후골간동맥)
작　　용: 엄지손가락에서 손허리손가락관절의 폄(신전), 엄지손가락의 벌림(외전)
연결근육: 긴엄지폄근, 짧은엄지벌림근(단무지외전근), 긴노쪽손목폄근, 긴엄지굽힘근(장무지굴근), 손가락폄근, 긴엄지벌림근

짧은엄지폄근 landmark의 촉진

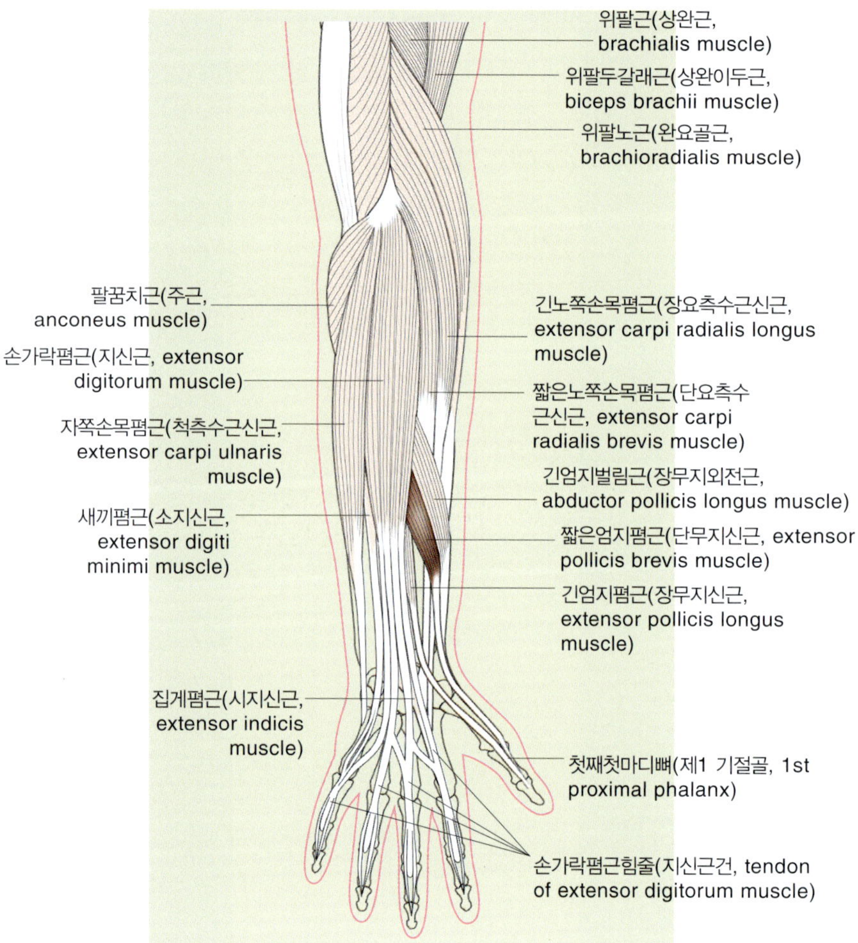

첫째첫마디뼈

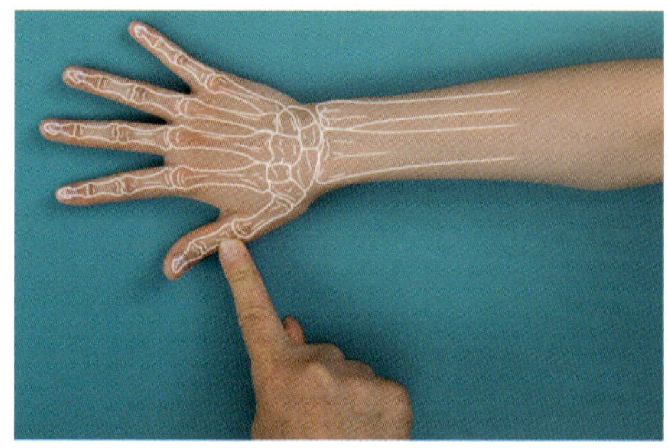

P 짧은엄지폄근의 촉진 포인트

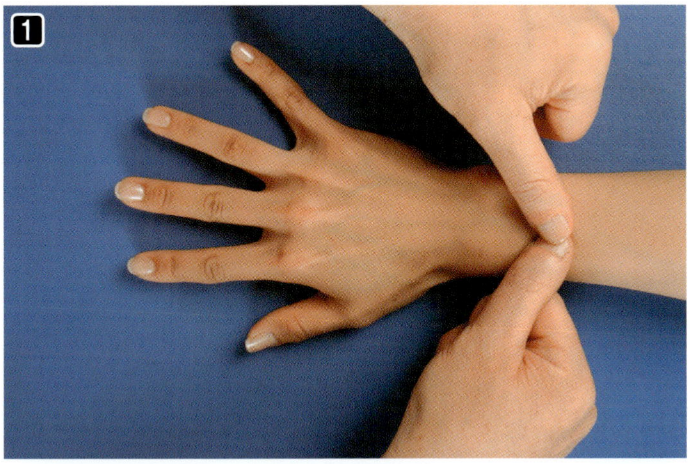

1 손가락폄근과의 근육교차부위

짧은엄지폄근은 긴엄지벌림근과 나란히 주행하는데, 먼쪽을 주행하는 것이 짧은엄지폄근의 힘살이다. 손가락폄근의 깊은부분에 진입하여, 이는곳을 뼈사이막(골간막)에 힘껏 누르듯 촉진한다. 또한 근육이 교차하는 부위도 중점적으로 촉진하는 것이 좋다.

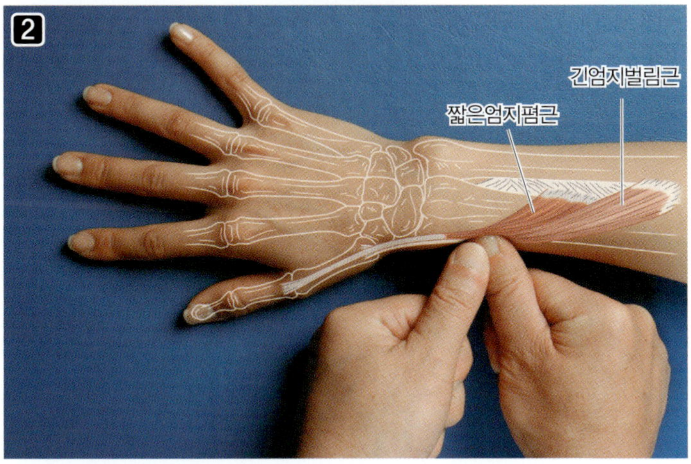

2 힘살

짧은엄지폄근과 긴엄지벌림근은 폄근지지띠(신근지대)를 통과한 후 비스듬히 등쪽으로 주행하고, 긴 · 짧은노쪽손목폄근힘줄의 표층을 넘어 손가락폄근의 깊은부분에 파고들듯 부착되어 있다. 짧은엄지폄근의 힘살은 손목관절에서 몸쪽으로 세 손가락이나 네 손가락 너비 정도에서 긴엄지벌림근과 함께 비스듬히 주행한다. 따라서 긴 · 짧은노쪽손목폄근힘줄과 더불어 노뼈에 힘껏 누르듯 촉진한다.

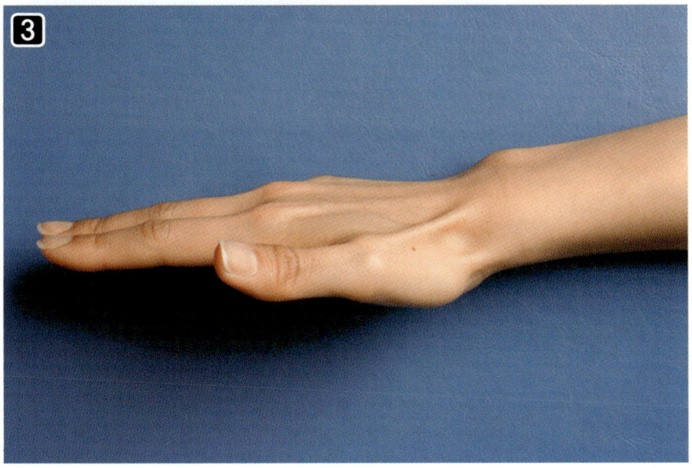

3 힘줄의 관찰

짧은엄지폄근은 엄지의 폄 · 벌림운동으로 긴엄지벌림근의 힘줄과 거의 평행하게 폄근지지띠의 깊은부분을 주행한다.

48 긴엄지벌림근_장무지외전근
Abductor pollicis longus muscle

이 는 곳: 자뼈의 뼈사이모서리(골간연), 아래팔뼈사이막(전완골간막), 노뼈(요골)의 뒷면
닿 는 곳: 첫째손허리뼈바닥
지배신경: 노신경(요골신경)의 깊은가지 C6~8
지배혈관: 뒤뼈사이동맥(후골간동맥)
작 용: 손목관절의 노쪽굽힘(요굴), 손목 및 엄지손가락의 벌림(외전)
연결근육: 짧은엄지벌림근(단무지외전근), 엄지맞섬근(무지대립근), 위팔노근, 엄지모음근(무지내전근), 긴엄지굽힘근(장무지굴근), 손가락폄근, 짧은엄지폄근, 손뒤침근(회외근), 긴엄지폄근, 깊은손가락굽힘근(심지굴근)

긴엄지벌림근 landmark의 촉진

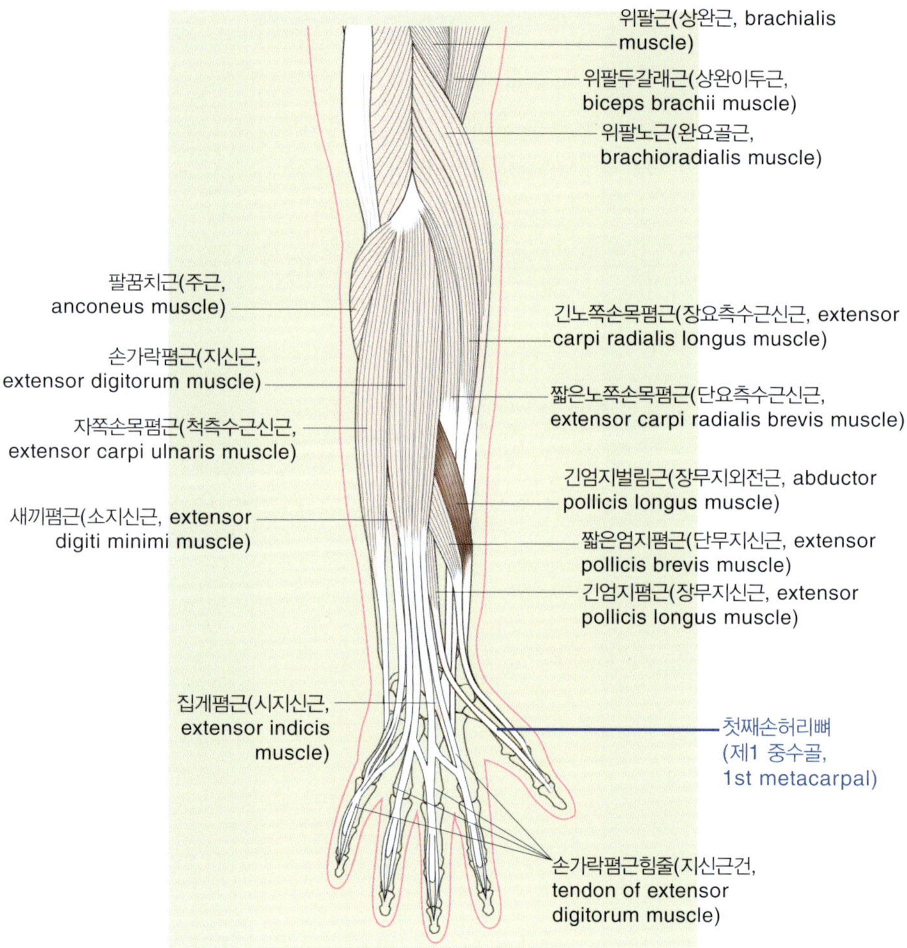

자뼈몸통(척골체)

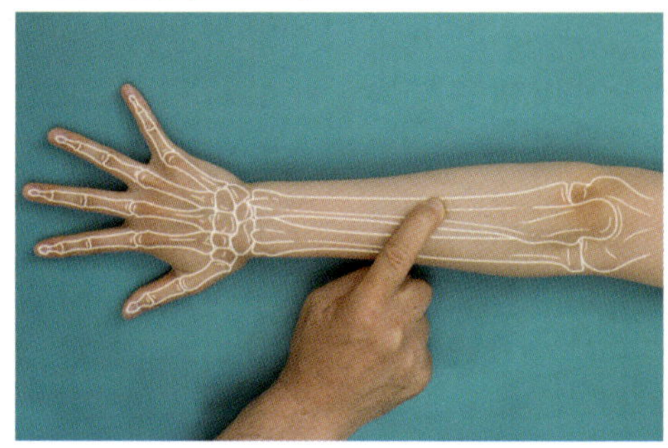

첫째손허리뼈

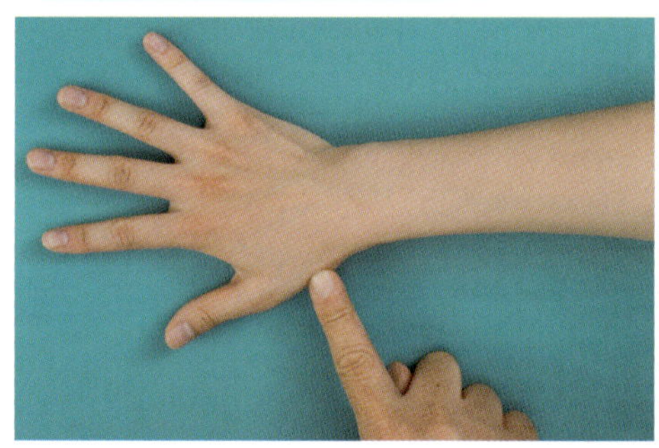

P 긴엄지벌림근의 촉진 포인트

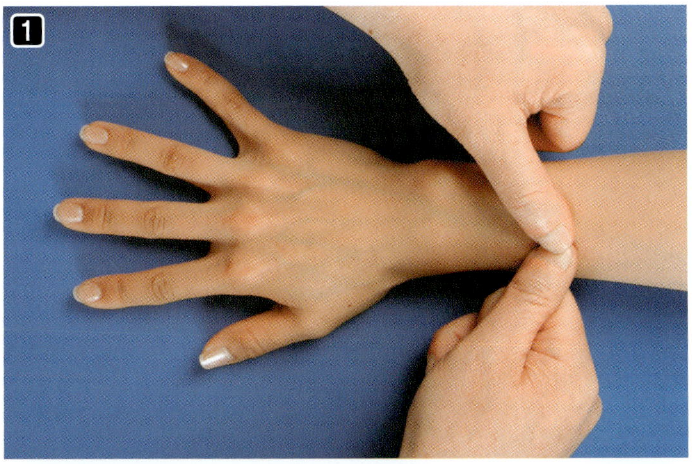

1

1 손가락폄근과의 근육교차부위

긴엄지벌림근은 짧은엄지폄근과 나란히 주행하는데, 몸쪽을 주행하는 것이 긴엄지벌림근의 힘살이다. 손가락폄근의 깊은부분에 진입하여, 이는곳을 뼈사이막(골간막)에 힘껏 누르듯 촉진한다. 또한 근육이 교차하는 부위도 중점적으로 촉진하는 것이 좋다.

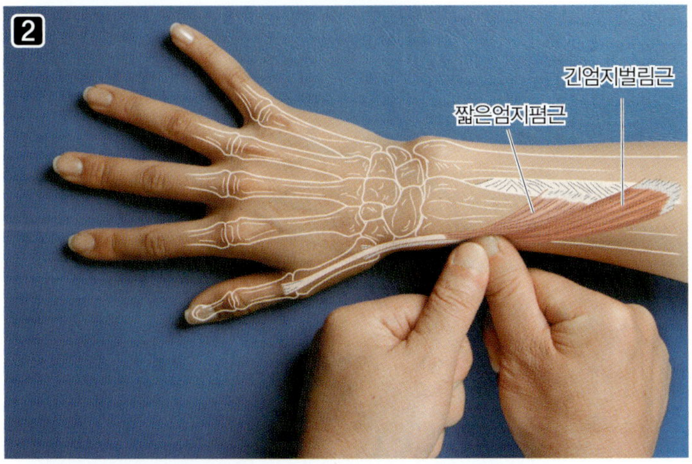

2 힘살

긴엄지벌림근과 짧은엄지폄근은 폄근지지띠(신근지대)를 통과한 후 비스듬히 등쪽으로 주행하고, 긴 · 짧은노쪽손목폄근힘줄의 얕은부분을 넘어 손가락폄근의 깊은부분에 파고들듯 부착되어 있다. 긴엄지벌림근의 힘살은 짧은엄지폄근과 함께 손목관절에서 몸쪽으로 세 손가락 또는 네 손가락 너비 정도에서 비스듬히 주행한다. 따라서 긴 · 짧은노쪽손목폄근힘줄과 더불어 노뼈에 힘껏 누르듯 촉진한다.

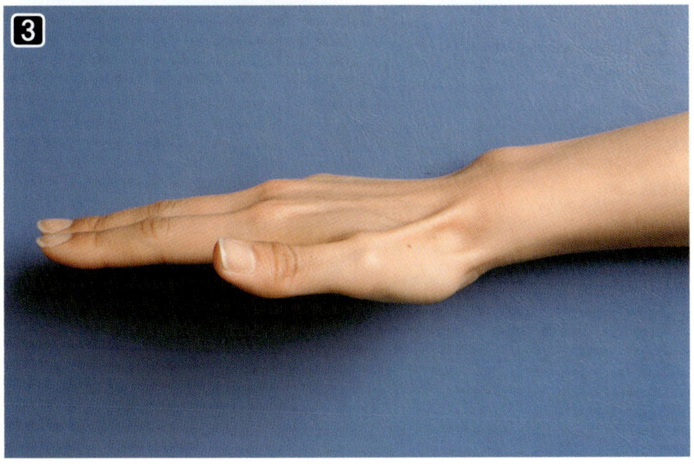

3

3 힘줄의 관찰

긴엄지벌림근의 힘줄은 엄지의 폄 · 벌림운동으로 짧은엄지폄근과 함께 평행하게 폄근지지띠의 깊은부분을 주행한다.

49 집게폄근_시지신근
Extensor indicis muscle

이 는 곳: 아래팔뼈사이막(전완골간막), 자뼈(척골)의 뒷면, 자쪽손목폄근의 근막
닿 는 곳: 둘째손가락의 폄근널힘줄(지배건막)
지배신경: 뒤뼈사이신경(후골간신경) C6~8
지배혈관: 뒤뼈사이동맥(후골간동맥), 앞뼈사이동맥(전골간동맥)
작　 용: 둘째손가락의 폄(신전)
연결근육: 손가락폄근, 자쪽손목폄근, 긴엄지폄근, 짧은노쪽손목폄근

집게폄근 landmark의 촉진

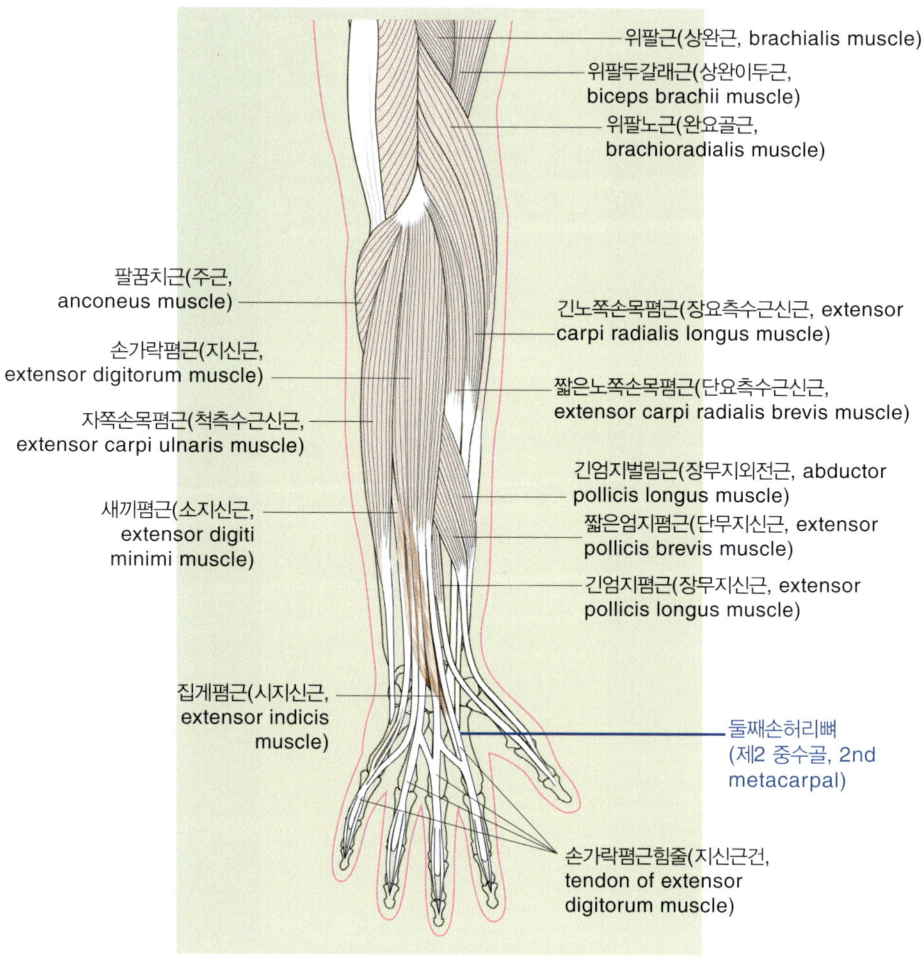

자뼈몸통(척골체)

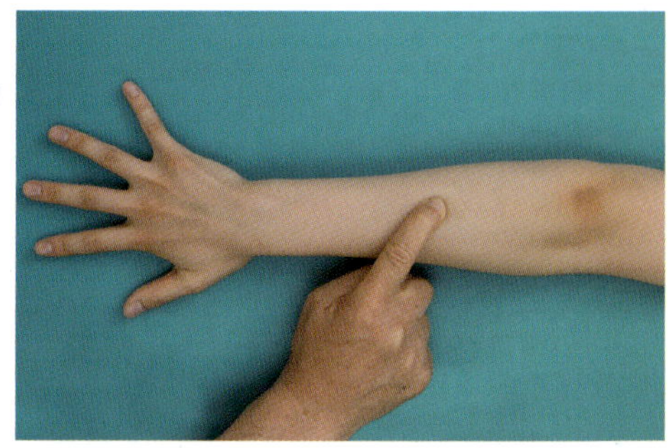

둘째손허리뼈

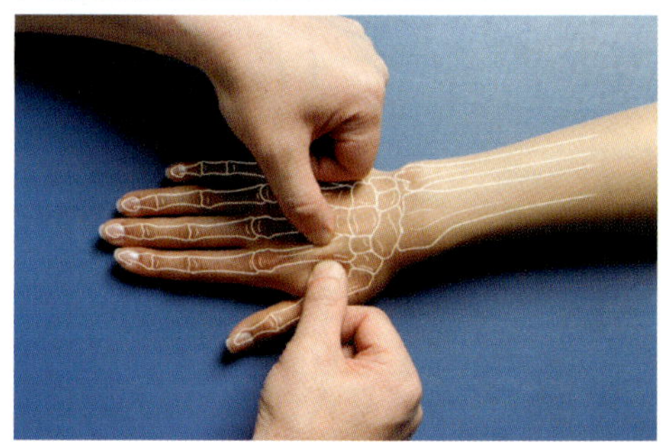

P 집게폄근의 촉진 포인트

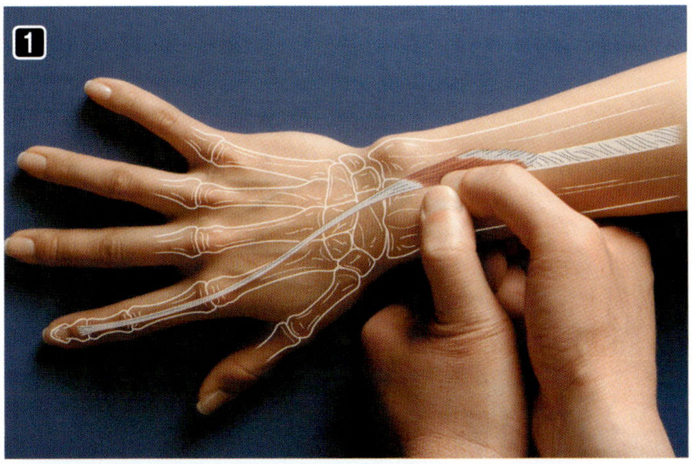

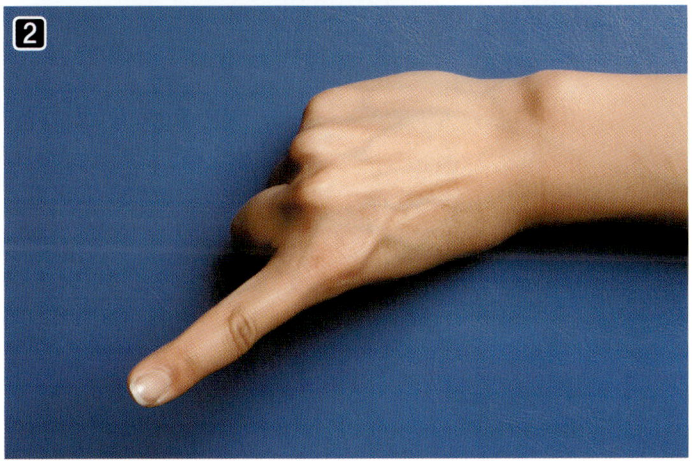

1 힘살

폄근지지띠(신근지대)의 바로 몸쪽에서, 손가락폄근의 자쪽모서리 바로 자쪽을 자뼈에 힘껏 누르듯 촉진한다. 이때, 힘살을 느끼기는 어렵다.

2 힘줄의 관찰[손가락을 편 상태]

집게손가락(시지)만 편 상태로 두면, 2개의 힘줄조직을 둘째손가락의 손허리손가락관절(중수지절관절)부위에서 관찰할 수 있다. 2개 중 노쪽에서 가운데손가락(중지)의 힘줄로 꺾어 주행하는 것이 손가락폄근의 힘줄이고, 자쪽에서 똑바로 몸쪽으로 향하는 것이 집게폄근의 힘줄이다. 이 두 힘줄은 서로 인접하며 손목관절을 향해 주행한다.

50 새끼폄근_소지신근
Extensor digiti minimi muscle

이 는 곳: 아래팔뼈사이막(전완골간막), 노뼈(요골)
닿 는 곳: 다섯째손가락의 폄근널힘줄(지배건막)
지배신경: 노신경(요골신경)의 깊은가지 C6~8
지배혈관: 뒤뼈사이동맥(후골간동맥)
작 용: 다섯째손가락의 폄(신전)
연결근육: 손가락폄근, 자쪽손목폄근

새끼폄근 landmark의 촉진

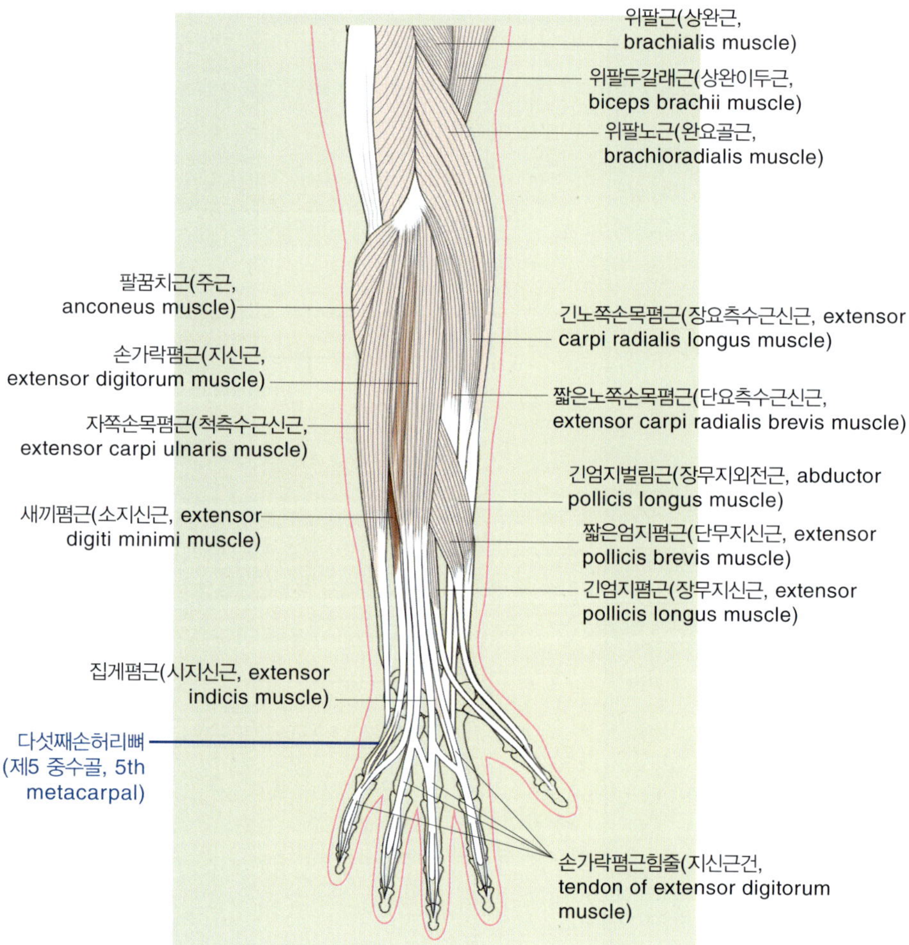

다섯째손허리뼈

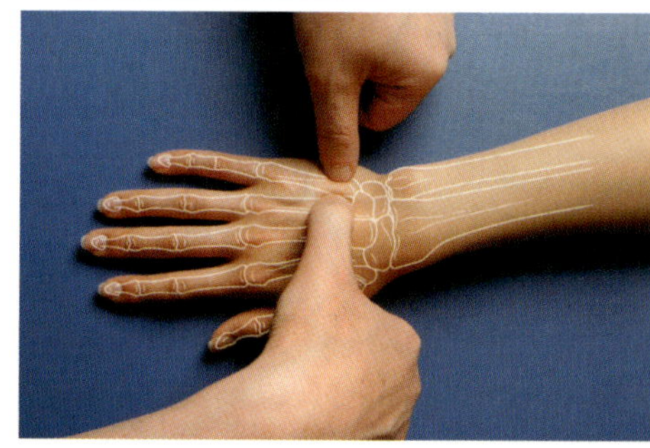

P 새끼폄근의 촉진 포인트

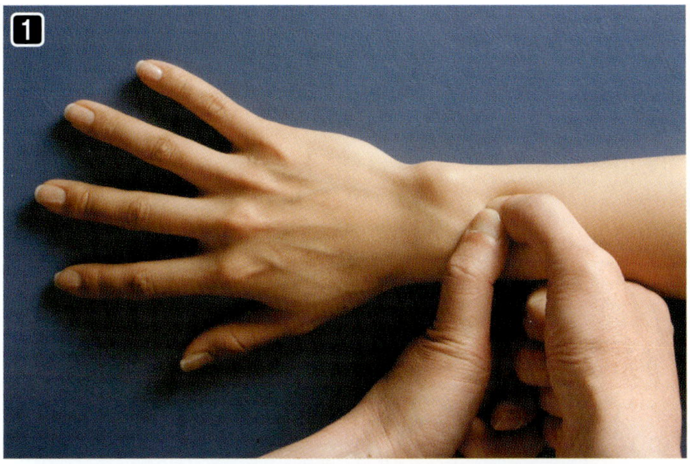

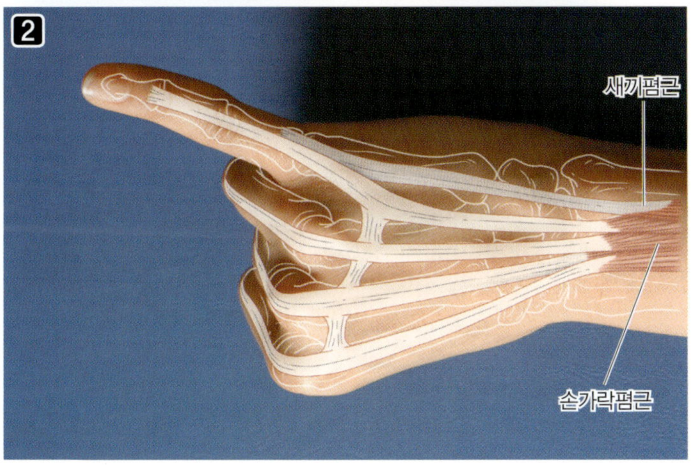

1 힘살

새끼폄근의 힘살은 손가락폄근과 나란히 주행하므로, 힘살을 촉진할 때는 손가락폄근과 더불어 밀어 넣듯 실시한다. 그러나 새끼폄근의 힘살과 손가락폄근은 판별하기 어렵다.

2 힘줄의 관찰[새끼손가락(소지)만 편 상태]

새끼폄근은 손가락폄근 중 다섯째손가락힘줄의 자쪽에서 다섯째손허리뼈의 등쪽을 똑바로 주행하고, 폄근지지띠(신근지대)의 아래를 지나며 손가락폄근의 자쪽을 나란히 주행한다.

51 원엎침근_원회내근
Pronator teres muscle

이 는 곳: 【얕은갈래】 위팔뼈의 안쪽위관절융기 · 안쪽위팔근육사이막(내측상완근간중격), 【깊은갈래】 자뼈갈고리돌기
닿 는 곳: 노뼈의 엎침근거친면(원회내근조면)
지배신경: 정중신경 C6~7
지배혈관: 앞자쪽되돌이동맥(전척측반회동맥)
작　　용: 팔꿉관절의 굽힘(굴곡), 아래팔의 엎침(회내)
연결근육: 위팔두갈래근, 노쪽손목굽힘근, 얕은손가락굽힘근

원엎침근 landmark의 촉진

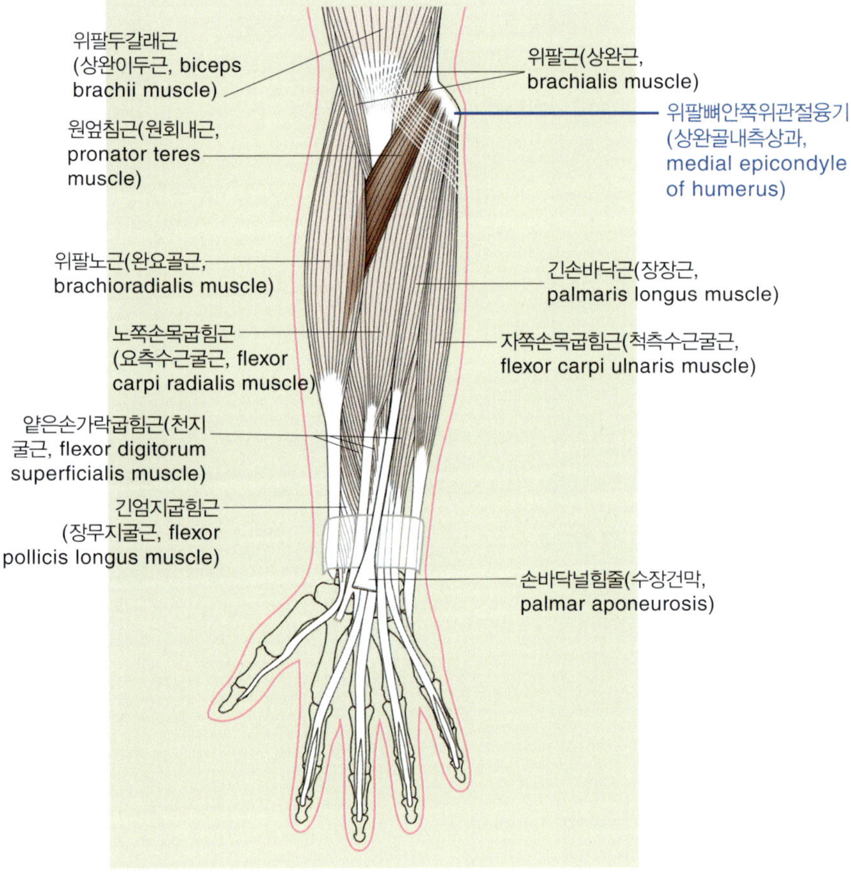

안쪽위관절융기

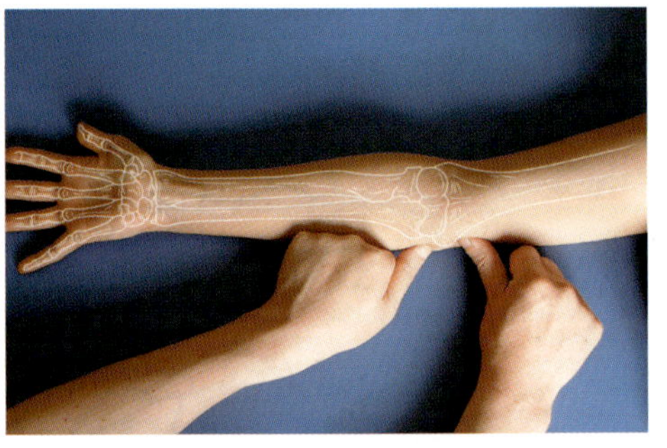

자뼈갈고리돌기(척골구상돌기)

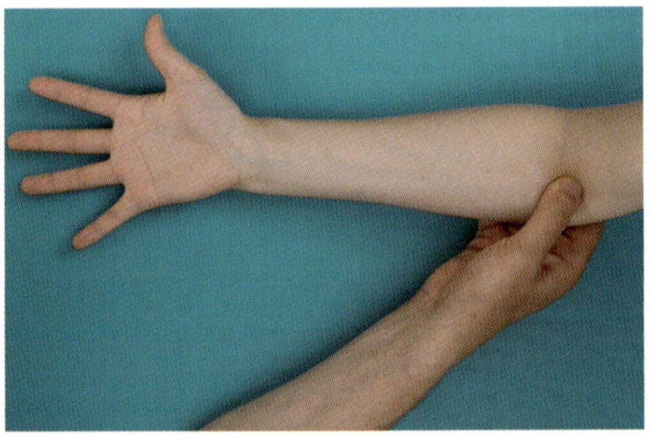

노뼈몸통(요골체)

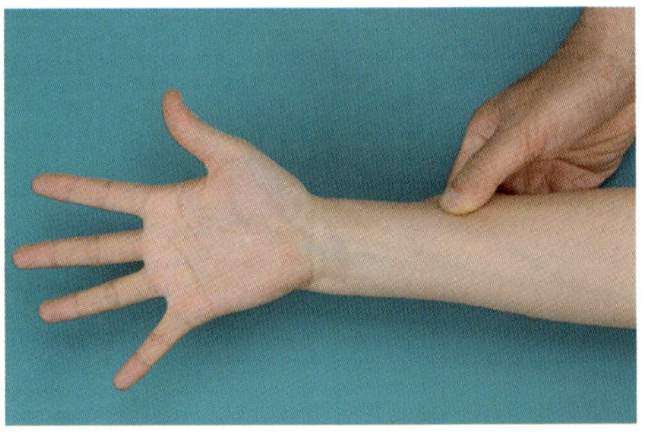

P 원엎침근의 촉진 포인트

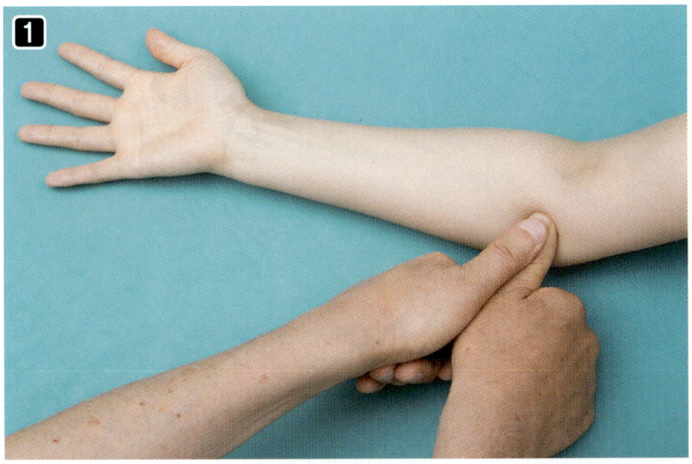

1 이는곳

위팔뼈에서 안쪽위관절융기의 앞면에 밀어 넣듯 촉진한다. 이는곳은 노쪽손목굽힘근, 긴손바닥근, 자쪽손목굽힘근과 공통된 힘줄을 가지므로 판별하기 어렵다.

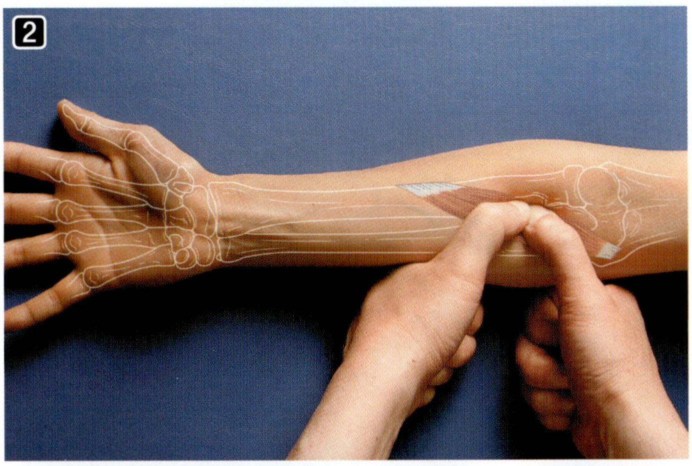

2 힘살

원엎침근은 위팔뼈의 안쪽위관절융기에서 위팔두갈래근 부착부위의 바로 먼쪽을 주행하는데, 위팔두갈래근의 널힘줄(건막)이 원엎침근의 힘살에서 중심부분의 얕은층을 주행하므로 확인하기가 약간 어렵다. 힘살을 뼈사이막(골간막)에 밀어 넣듯 촉진한다. 특히, 위팔두갈래근의 널힘줄과 근육이 교차하는 부위를 중점적으로 촉진한다.

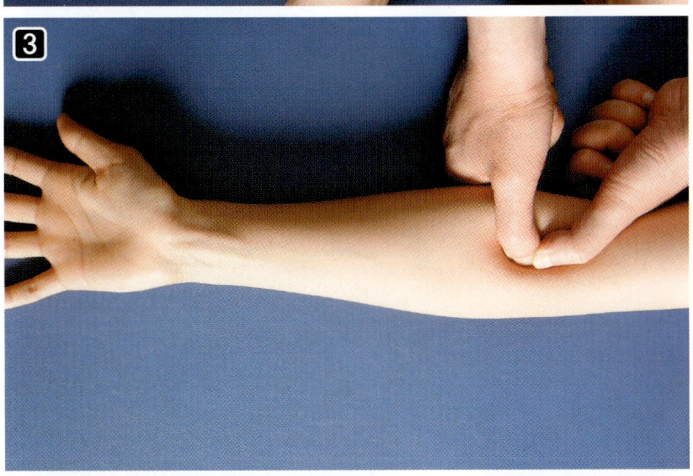

3 위팔노근과의 근육교차부위

원엎침근은 위팔노근의 깊은부분에 파고들듯 부착되어 있다. 위팔노근과 근육이 교차하는 부위를 노뼈에 밀어 넣듯 촉진한다.

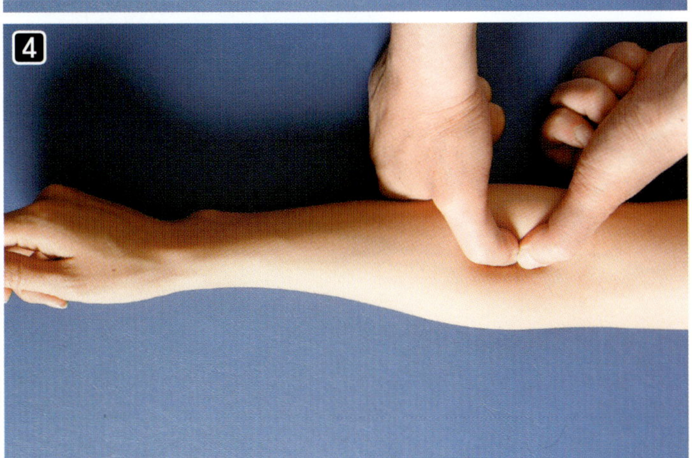

4 노쪽손목굽힘근과의 근육교차부위

원엎침근의 자쪽에서는 노쪽손목굽힘근과의 근육 사이를 확인할 수 있다. 이 근육 사이에서 힘살을 뼈사이막에 밀어 넣듯 촉진한다.

52 노쪽손목굽힘근_요측수근굴근
Flexor carpi radialis muscle

이 는 곳: 위팔뼈의 안쪽위관절융기, 아래팔근막(전완근막)
닿 는 곳: 둘째~셋째손허리뼈바닥(제2~3 중수골저)의 바닥쪽
지배신경: 정중신경 C6~8
지배혈관: 노동맥(요골동맥)
작 용: 아래팔의 엎침(회내), 손목관절의 손바닥굽힘(장굴)·노쪽굽힘(요굴)
연결근육: 원엎침근, 긴손바닥근, 자쪽손목굽힘근, 얕은손가락굽힘근, 위팔두갈래근, 짧은엄지벌림근(단무지외전근)

노쪽손목굽힘근 landmark의 촉진

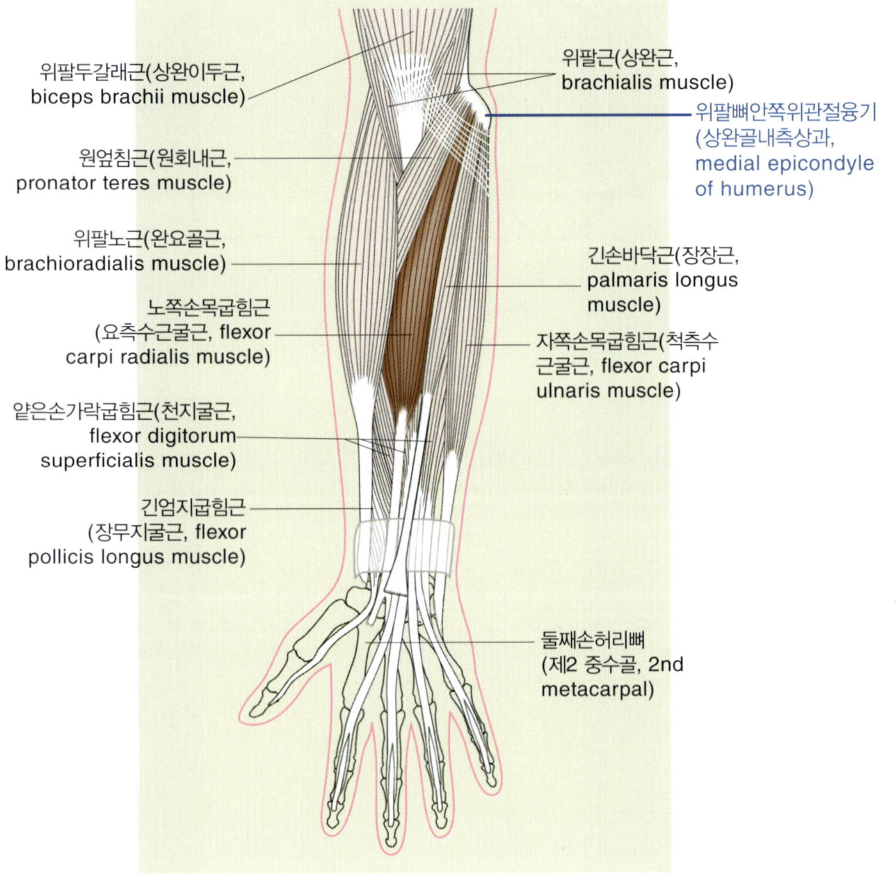

안쪽위관절융기

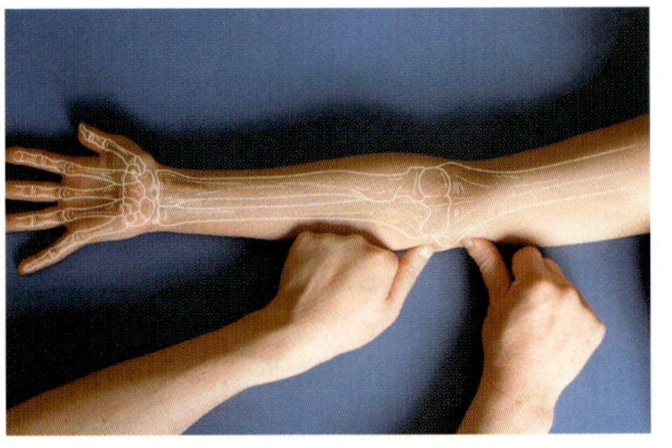

손허리뼈

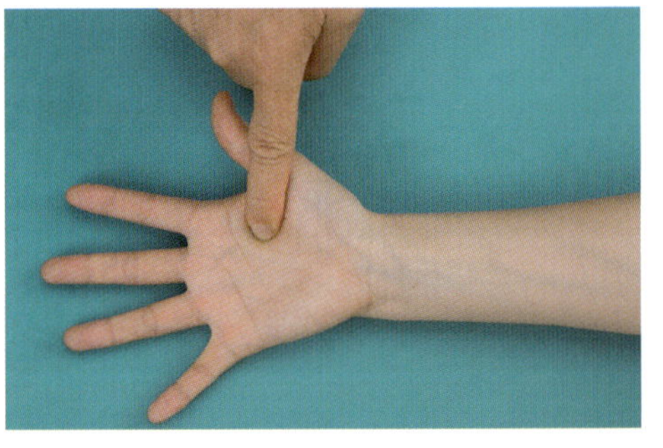

P 노쪽손목굽힘근의 촉진 포인트

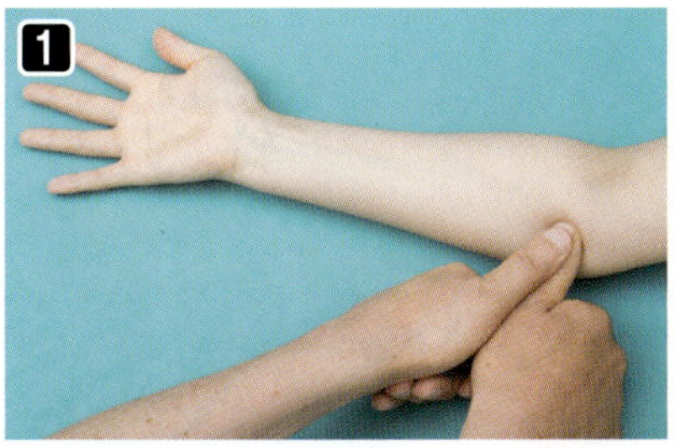

1 이는곳

위팔뼈에서 안쪽위관절융기의 앞면을 밀어 넣듯 촉진한다. 이는곳은 원엎침근, 긴손바닥근, 자쪽손목굽힘근과 공통된 힘줄을 가지므로 판별하기 어렵다.

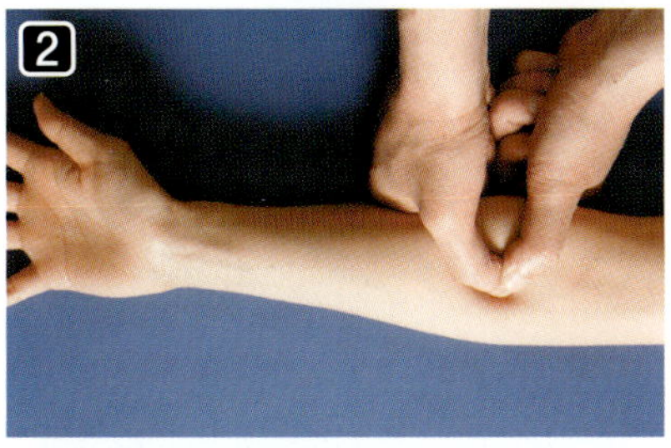

2 원엎침근과의 근육 사이

노쪽손목굽힘근은 노쪽에서 원엎침근과 근육 사이를 이룬다. 이 근육 사이에서 힘살을 뼈사이막(골간막)에 힘껏 누르듯 촉진한다.

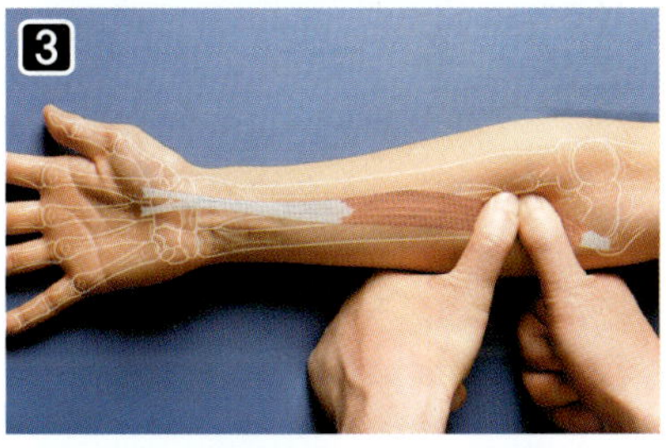

3 힘살

노쪽손목굽힘근의 힘살은 손목관절을 노쪽굽힘 · 손바닥굽힘시켜 힘줄을 따라 중심쪽으로 이동하면, 아래팔 1/2 부근부터 힘줄조직으로 이어져 확인할 수 있다. 또한 이는곳 부근에서는 위팔두갈래근의 널힘줄(건막)이 얕은층을 교차하므로, 확인하기가 약간 어렵다. 따라서 아래팔 1/2 부근에서 뼈사이막으로 힘껏 눌러 이는곳인 위팔뼈의 안쪽위관절융기까지 촉진한다.

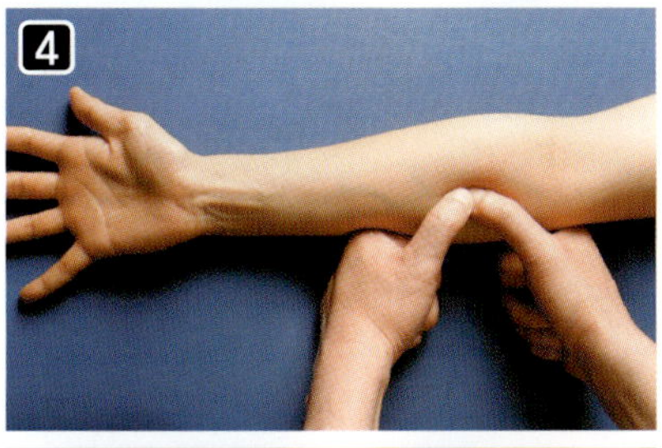

4 긴손바닥근과의 근육 사이

노쪽손목굽힘근은 자쪽에서 긴손바닥근과 근육 사이를 이루는데, 근육 사이가 약간 불분명하므로 손목관절의 몸쪽에 있는 힘줄에서부터 촉진하는 것이 좋다. 힘살을 근육 사이에서 뼈사이막으로 힘껏 누르듯 촉진한다.

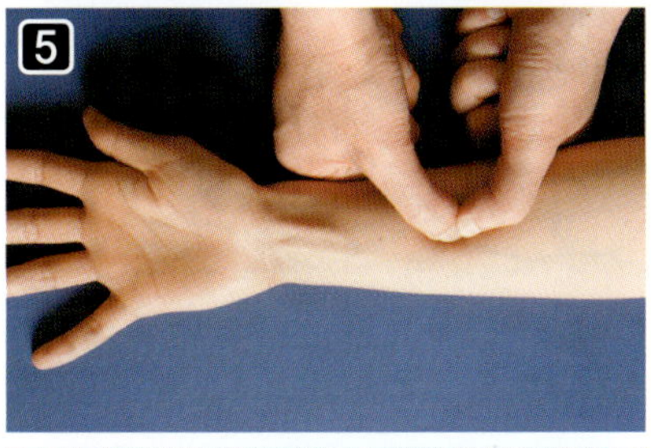

5 얕은손가락굽힘근과의 근육 연결

노쪽손목굽힘근의 이는곳은 깊은부분에서 얕은손가락굽힘근과 연결되어 있다. 힘살 부위는 이 근육 연결을 의식하면서 촉진하는 것이 좋다.

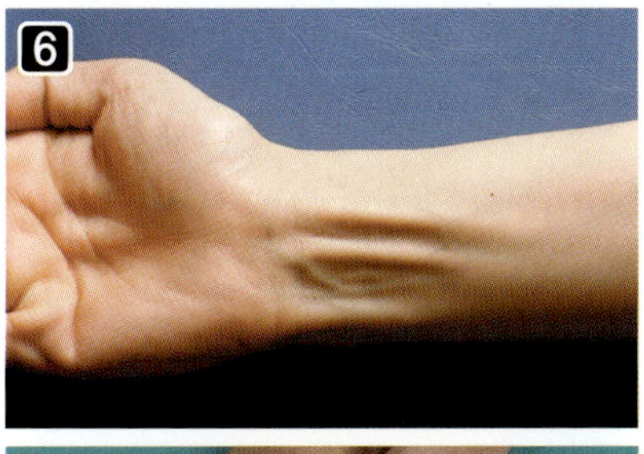

6 힘줄의 관찰

노쪽손목굽힘근의 힘줄은 손목관절을 노쪽굽힘 · 손바닥굽힘하면, 굽힘근지지띠(굴근지대)의 몸쪽과 긴손바닥근힘줄의 노쪽에서 불룩해진 것을 쉽게 확인할 수 있다.

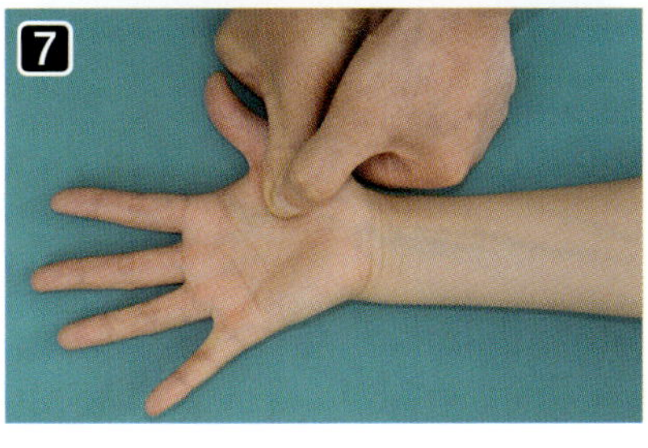

7 닿는곳

둘째, 셋째손허리뼈를 따라 몸쪽으로 이동하여 손허리뼈바닥의 바닥쪽을 힘껏 누르듯 촉진한다.

53 긴손바닥근_장장근
Palmaris longus muscle

이 는 곳: 위팔뼈의 안쪽위관절융기, 아래팔근막(전완근막)
닿 는 곳: 손바닥널힘줄(수장건막)
지배신경: 정중신경 C7~T1
지배혈관: 자동맥(척골동맥)
작　 용: 손목관절의 손바닥굽힘(장굴)
연결근육: 노쪽손목굽힘근, 자쪽손목굽힘근, 엄지모음근(무지내전근), 원엎침근, 새끼맞섬근(소지대립근), 위팔두갈래근, 얕은손가락굽힘근

긴손바닥근 landmark의 촉진

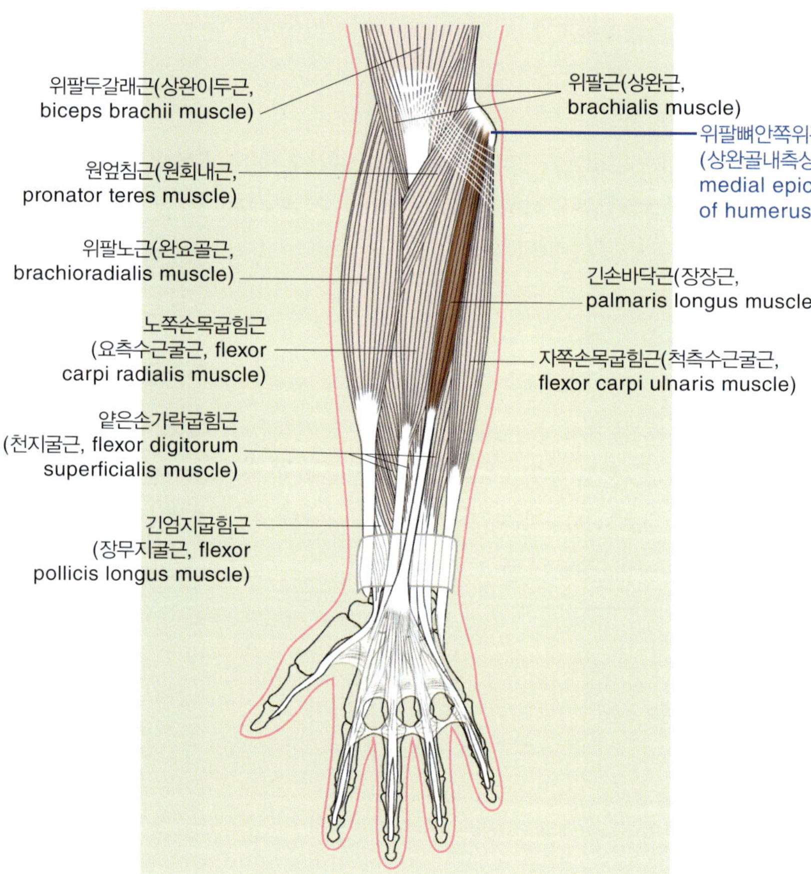

안쪽위관절융기

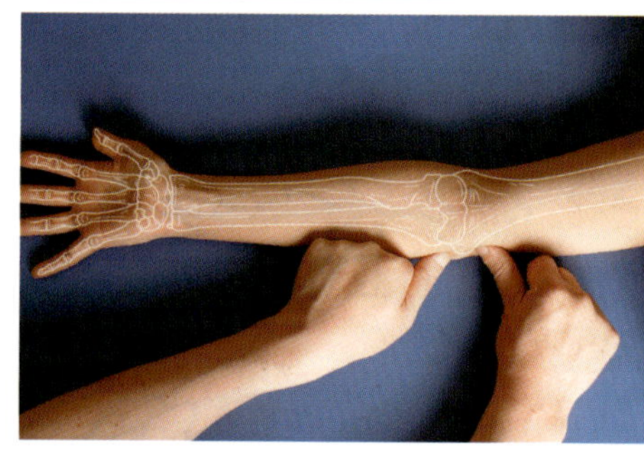

P 긴손바닥근의 촉진 포인트

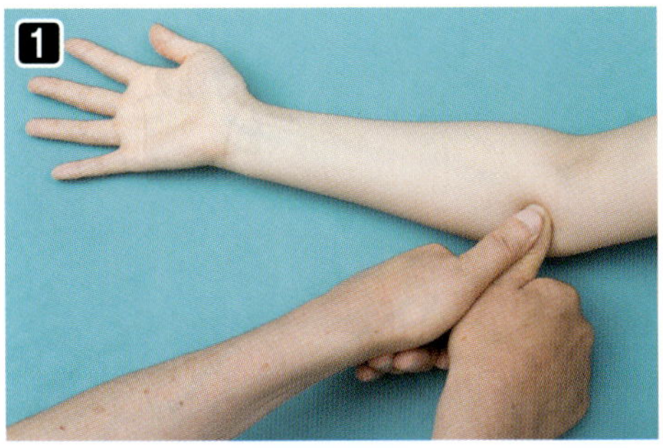

1 이는곳

위팔뼈에서 안쪽위관절융기의 앞면에 밀어 넣듯 촉진한다. 이는곳은 원엎침근, 노쪽손목굽힘근, 자쪽손목굽힘근과 공통된 힘줄을 가지므로 판별하기 어렵다.

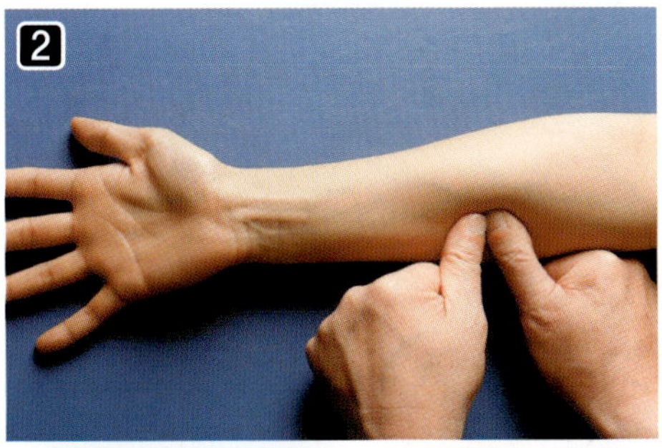

2 힘살

긴손바닥근은 노쪽손목굽힘근의 자쪽을 주행하고 있다. 손목관절을 손바닥굽힘하고 중심을 향해 이동하면 아래팔 1/2 부근까지는 힘줄을, 그 뒤로는 힘살을 확인할 수 있다. 따라서 힘살을 자뼈(척골)에 힘껏 누르듯, 이는곳인 위팔뼈의 안쪽위관절융기까지 촉진한다.

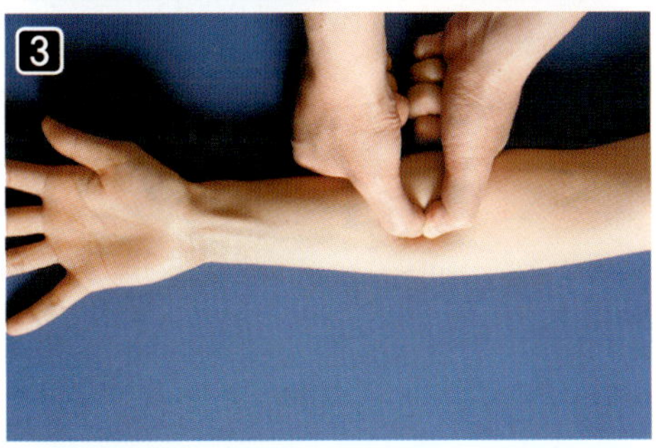

3 노쪽손목굽힘근과의 근육 사이

긴손바닥근의 노쪽에서는 노쪽손목굽힘근과 근육 사이를 이루지만, 그 경계가 명확하지 않다. 따라서 근육 사이를 판별하기 어려운 경우, 긴손바닥근의 힘줄에서 중심을 향해 확인한다. 이 근육 사이에서 힘살을 자뼈에 힘껏 누르듯 촉진한다.

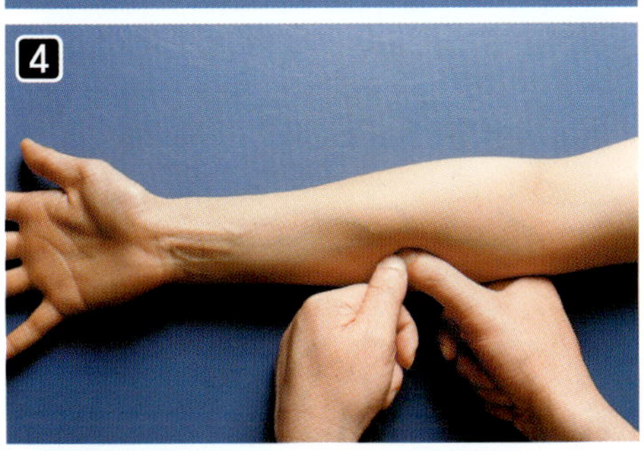

4 자쪽손목굽힘근과의 근육 사이

긴손바닥근의 자쪽에서는 자쪽손목굽힘근과 근육 사이를 이루지만, 그 경계가 명확하지 않다. 이 근육 사이에서 힘살을 자뼈에 힘껏 누르듯 촉진한다.

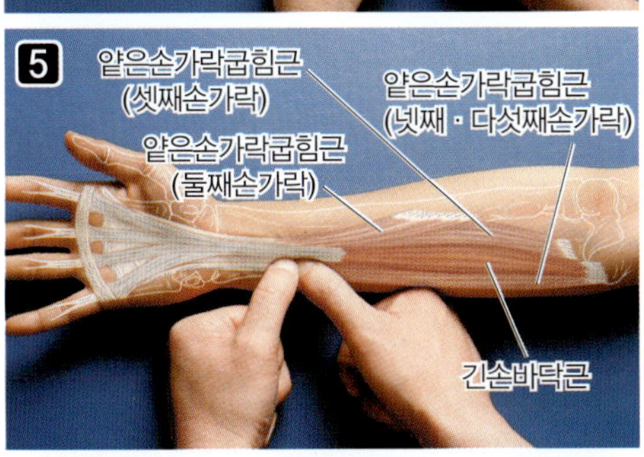

5 얕은손가락굽힘근과의 근육 연결

긴손바닥근은 깊은부분에서 얕은손가락굽힘근과 연결되어 있다. 힘살은 이 근육 연결을 의식하면서 촉진하는 것이 좋다.

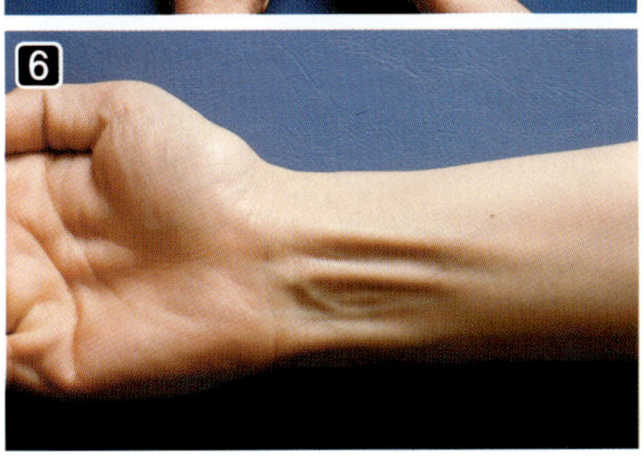

6 힘줄의 관찰

긴손바닥근의 힘줄은 굽힘근지지띠(굴근지대)의 표층을 주행하므로, 엄지손가락(무지)과 새끼손가락(소지)이 맞섬(대립)된 상태에서 손목관절을 손바닥굽힘하면 쉽게 관찰할 수 있다.

54 자쪽손목굽힘근_척측수근굴근
Flexor carpi ulnaris muscle

이 는 곳: 위팔뼈의 안쪽위관절융기, 자뼈의 팔꿈치머리(주두), 아래팔근막(전완근막), 자뼈의 중간부분까지 잇는 뒤모서리
닿 는 곳: 콩알뼈, 갈고리뼈, 다섯째손허리뼈바닥(제5 중수골저)
지배신경: 자신경(척골신경) C7~T1
지배혈관: 자쪽곁동맥(척측측부동맥), 자동맥(척골동맥)
작 용: 손목관절의 손바닥굽힘(장굴) · 자쪽굽힘(척굴)
연결근육: 자쪽손목폄근(척측수근신근), 깊은손가락굽힘근(심지굴근), 새끼벌림근(소지외전근), 원엎침근, 새끼맞섬근(소지대립근), 위팔두갈래근, 얕은손가락굽힘근, 긴손바닥근

자쪽손목굽힘근 landmark의 촉진

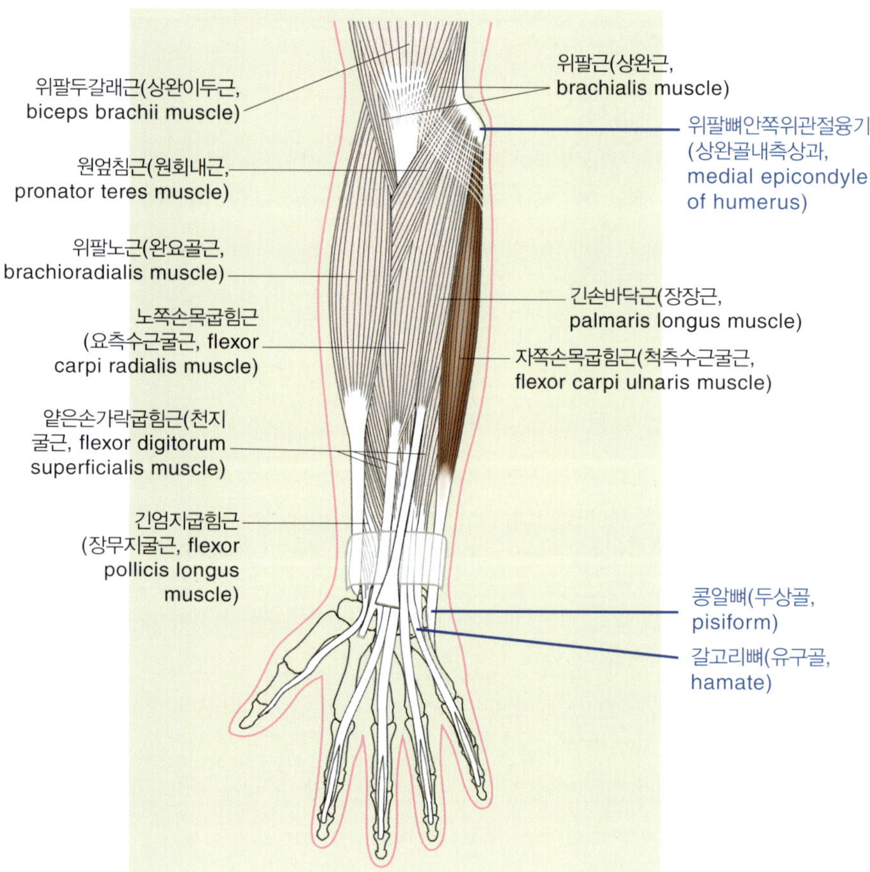

안쪽위관절융기

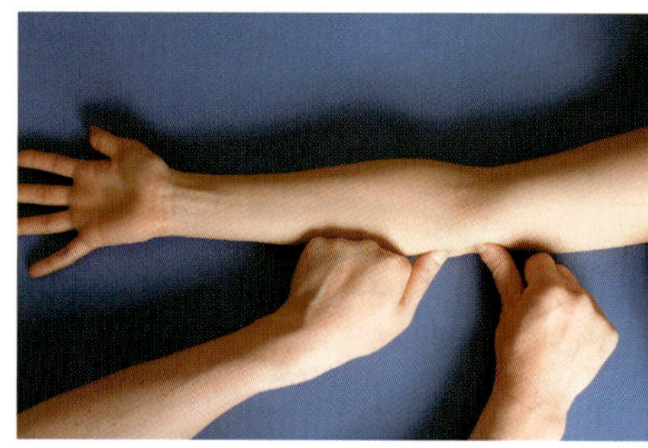

팔꿈치머리(주두)

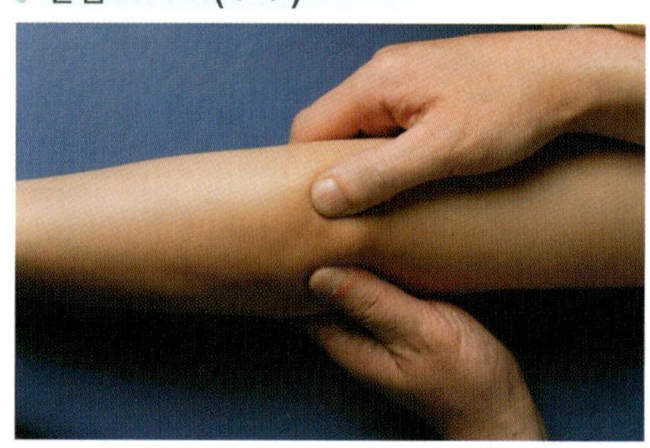

자뼈몸통(척골체)

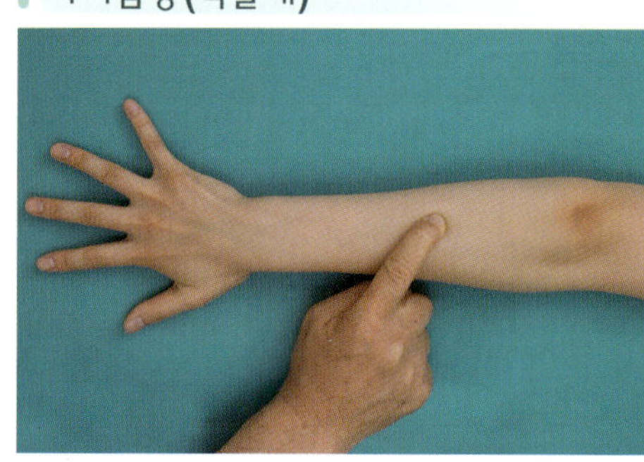

갈고리뼈

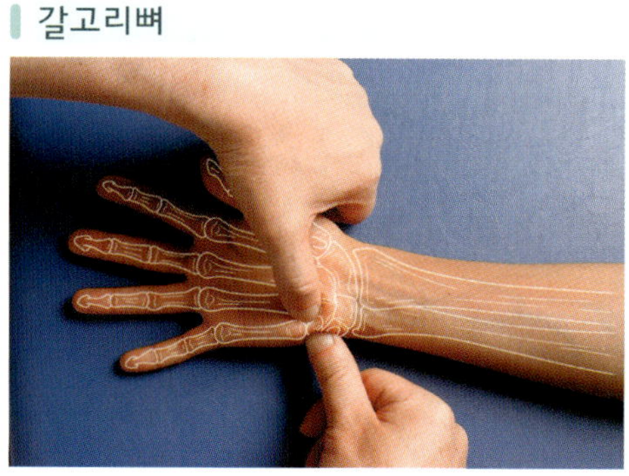

콩알뼈

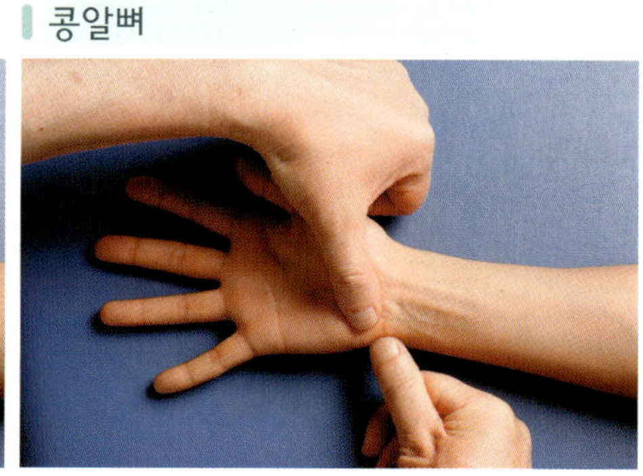

P 자쪽손목굽힘근의 촉진 포인트

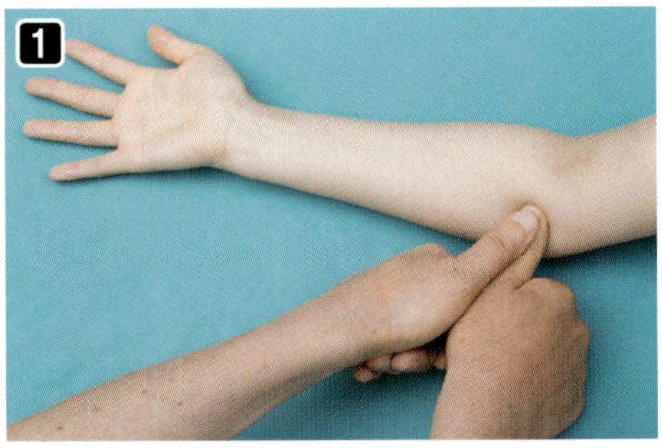

1 이는곳

위팔뼈에서 안쪽위관절융기의 앞면에 밀어 넣듯 촉진한다. 이는곳은 원엎침근, 노쪽손목굽힘근, 긴손바닥근과 공통된 힘줄을 가지므로 판별하기 어렵다.

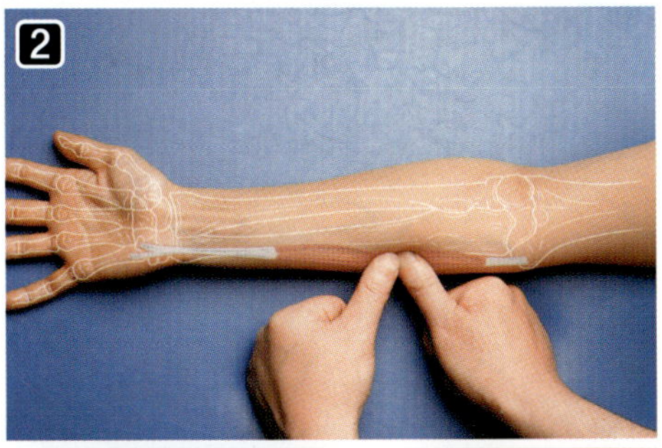

2 힘살

자쪽손목굽힘근은 긴손바닥근의 자쪽에 위치하여, 손목관절을 자쪽굽힘 · 손바닥굽힘시키면, 다섯째손허리뼈바닥에서부터 자뼈의 바로 위를 주행하는 근육이 불룩해진 것을 확인할 수 있다. 노쪽손목굽힘근과 마찬가지로 공통된 힘줄을 가지며, 위팔뼈의 안쪽위관절융기에 붙는 곳까지 힘살을 자뼈에 힘껏 누르듯 촉진한다.

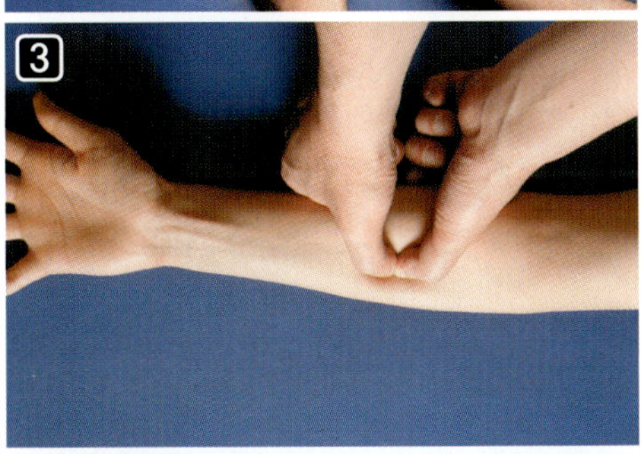

3 긴손바닥근과의 근육 사이

자쪽손목굽힘근은 노쪽에서 긴손바닥근과 근육 사이를 이룬다. 이 근육 사이에서 힘살을 자뼈에 힘껏 누르듯 촉진한다. 또한 이는곳은 얕은손가락굽힘근과 연결되어 있으므로, 깊은부분까지 충분히 촉진해야 한다.

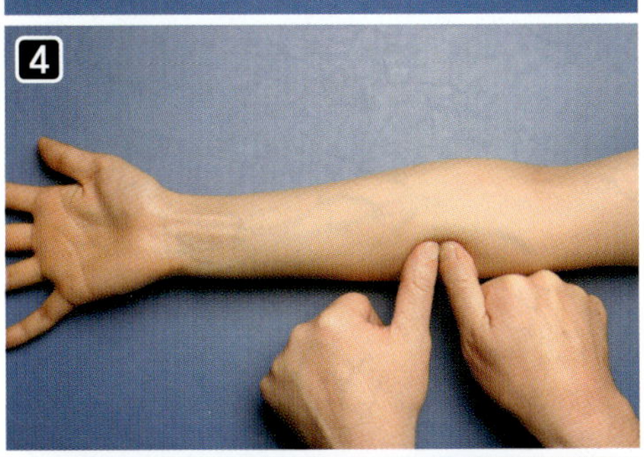

4 깊은손가락굽힘근과의 근육 사이

자쪽손목굽힘근은 아래팔을 뒤침(회외)한 상태에서 가장 자쪽을 주행하는 근육이다. 또한 자쪽손목굽힘근은 등쪽에서 깊은손가락굽힘근과 근육 사이를 이룬다. 따라서 이 근육 사이에서 힘살을 자뼈 또는 뼈사이막(골간막)에 밀어 넣듯 촉진한다.

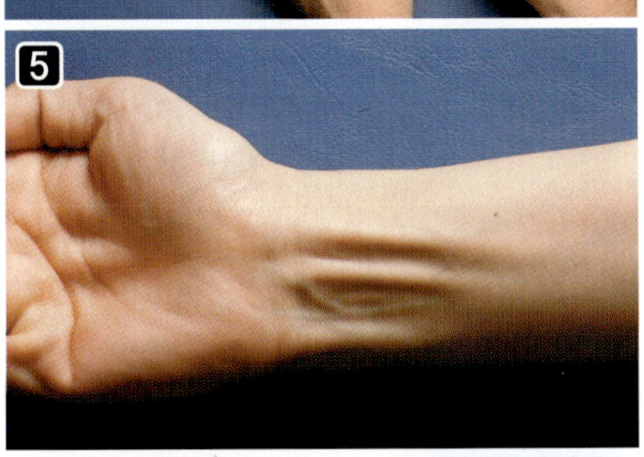

5 힘줄의 관찰

자쪽손목굽힘근의 힘줄은 손목관절을 자쪽굽힘 · 손바닥굽힘하면, 손목관절의 몸쪽부분에서 불룩해진다.

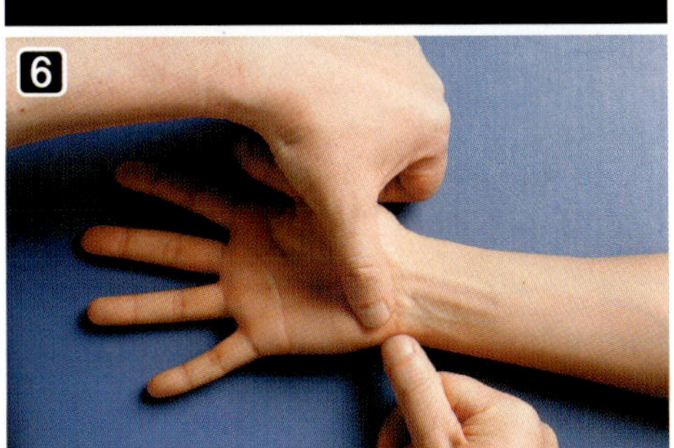

6 닿는곳

다섯째손허리뼈를 따라 몸쪽으로 이동하여 다섯째손허리뼈바닥 및 갈고리뼈, 콩알뼈에 부착된 자쪽손목굽힘근의 힘줄을 힘껏 누르듯 촉진한다.

55 얕은손가락굽힘근_천지굴근
Flexor digitorum superficialis muscle

이 는 곳: 【위팔자갈래】 위팔뼈의 안쪽위관절융기 · 자뼈거친면(척골조면)의 안쪽, 【노갈래】 노뼈(요골)의 앞면에서 몸쪽부분
닿 는 곳: 둘째~다섯째중간마디뼈바닥의 바닥쪽
지배신경: 정중신경 C7~T1
지배혈관: 자동맥(척골동맥), 노동맥(요골동맥)
작 용: 둘째~다섯째손가락에서 몸쪽손가락뼈사이관절의 굽힘(굴곡)
연결근육: 깊은손가락굽힘근(심지굴근), 긴엄지굽힘근, 원엎침근, 긴손바닥근, 노쪽손목굽힘근, 자쪽손목굽힘근, 위팔두갈래근

얕은손가락굽힘근 landmark의 촉진

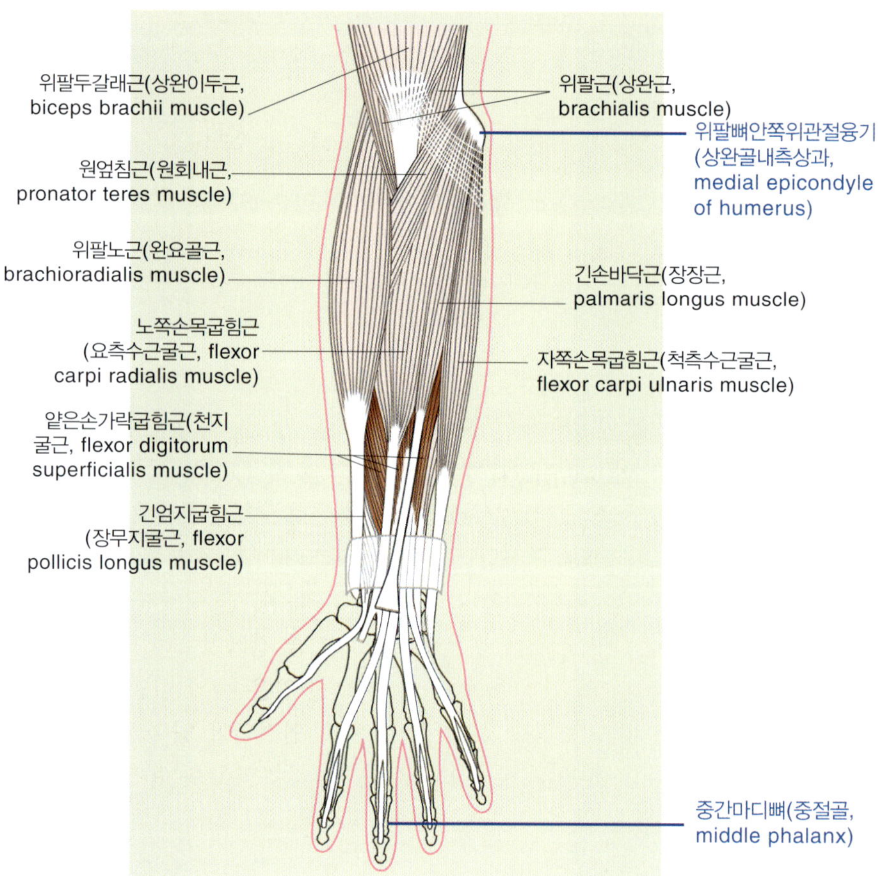

안쪽위관절융기

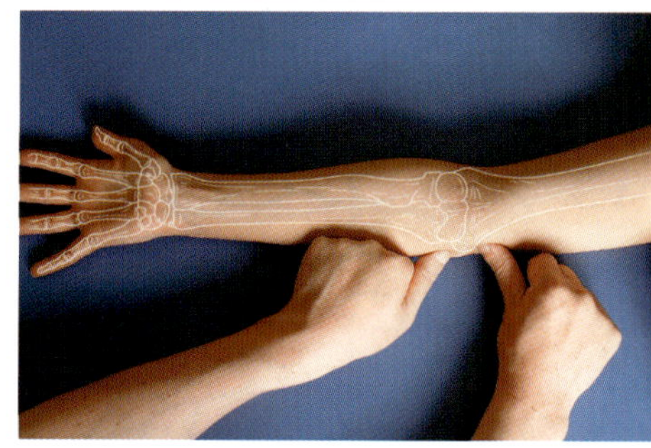

노뼈몸통(요골체)

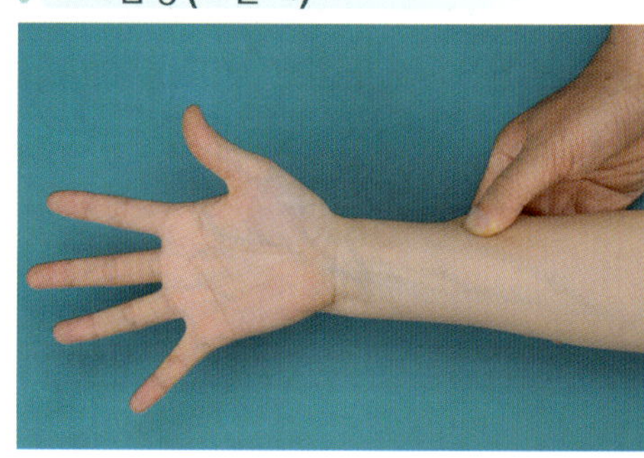

자뼈몸통(척골체)

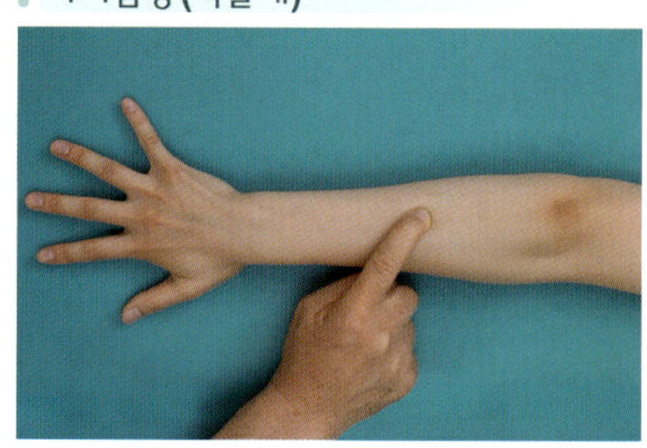

중간마디뼈

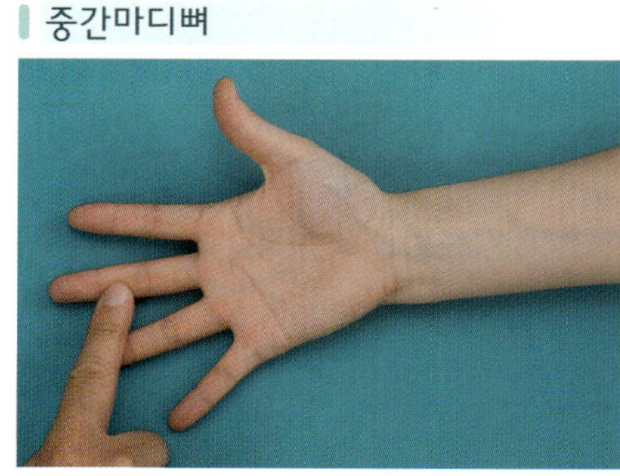

P 얕은손가락굽힘근의 촉진 포인트

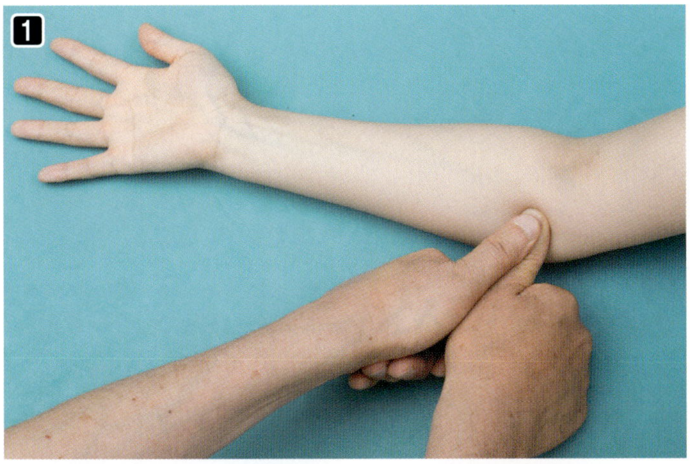

1 이는곳

위팔뼈에서 안쪽위관절융기의 앞면으로 밀어 넣듯 촉진한다. 이는곳은 원엎침근, 노쪽손목굽힘근, 긴손바닥근과 공통된 힘줄을 가지므로 판별하기 어렵다.

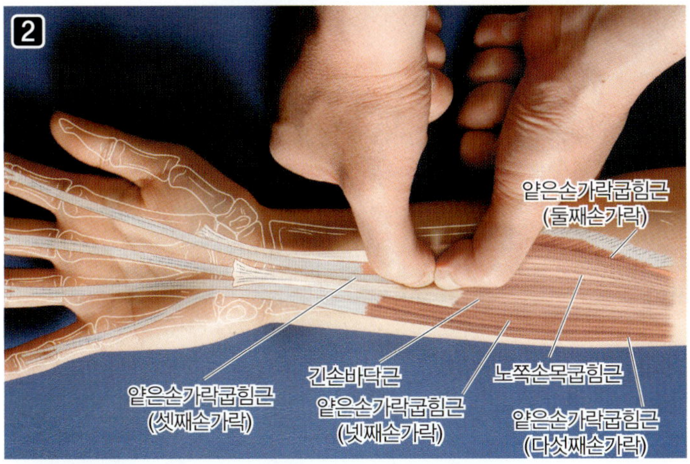

2 힘살

얕은손가락굽힘근은 아래팔(전완)의 바닥쪽을 넓게 주행하고 있어, 긴손바닥근과 노쪽손목굽힘근과의 근육 사이에서도 확인할 수 있다. 이 근육 사이에서 아래팔뼈사이막(전완골간막)으로 밀어 넣듯 촉진한다.

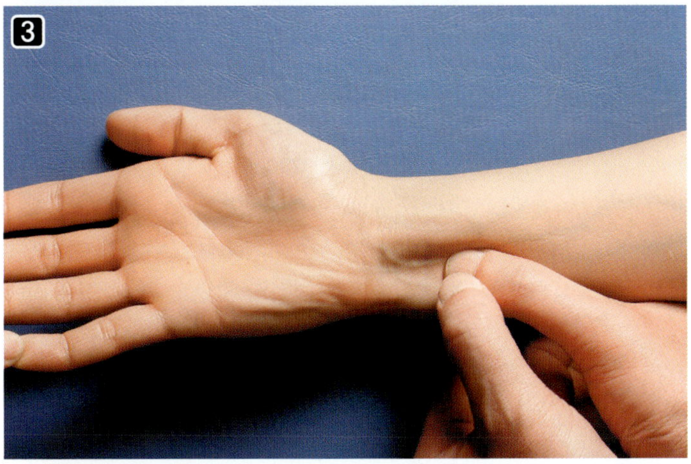

3 근육이 힘줄로 이행하는 부위

아래팔의 바닥쪽면에서는 노쪽부터 원엎침근 · 노쪽손목굽힘근 · 긴손바닥근 · 자쪽손목굽힘근 이렇게 네 근육이 표층을 주행한다. 얕은손가락굽힘근은 이 네 근육 사이의 깊은층에서 감지할 수 있다. 특히, 긴손바닥근과 자쪽손목굽힘근 사이에서는 서로 힘줄 간격이 넓어 얕은손가락굽힘근을 촉진하기 쉽다. 또한 얕은손가락굽힘근은 이 네 근육과 깊은부분에서 근육이 연결되어 있다. 이 근육 연결을 의식하면서, 깊은부분에 힘껏 누르듯 촉진한다.

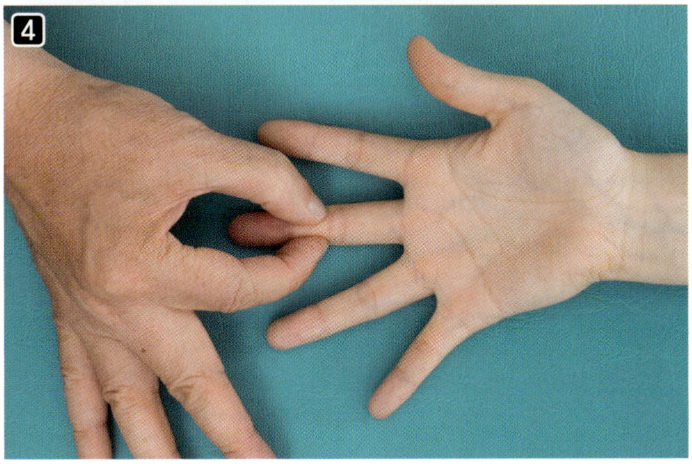

4 닿는곳

둘째~다섯째중간마디뼈의 몸쪽부분을 깊은손가락굽힘근 힘줄의 안쪽 · 가쪽에서 밀어 넣듯 촉진한다.

56 깊은손가락굽힘근_심지굴근
Flexor digitorum profundus muscle

이 는 곳: 자뼈(척골)의 앞면에서 몸쪽 2/3, 아래팔뼈사이막(전완골간막)
닿 는 곳: 둘째~다섯째끝마디뼈바닥
지배신경: 정중신경 C7~T1, 자신경(척골신경) C7~T1
지배혈관: 자동맥(척골동맥)의 바닥쪽뼈사이가지 및 근육가지
작　　용: 둘째~다섯째손가락에서 먼쪽손가락뼈사이관절의 굽힘(굴곡)
연결근육: 위팔두갈래근(상완이두근), 자쪽손목굽힘근(척측수근굴근), 긴엄지굽힘근, 긴엄지벌림근(장무지외전근), 긴엄지폄근(장무지신근)

깊은손가락굽힘근 landmark의 촉진

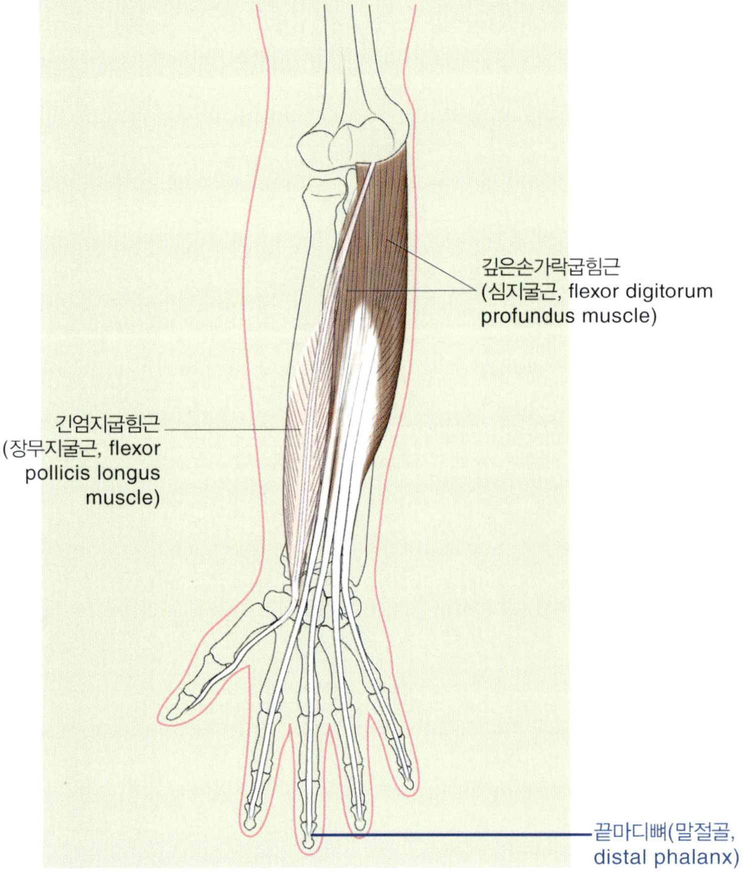

자뼈갈고리돌기(척골구상돌기)

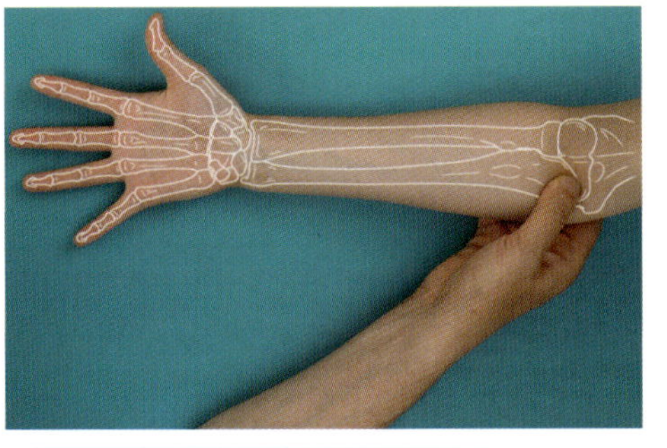

끝마디뼈

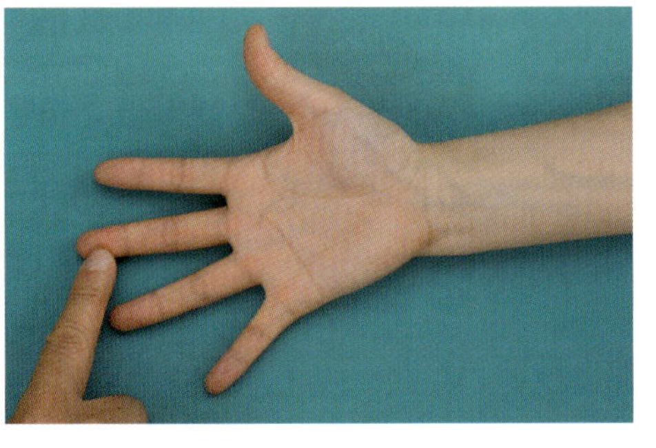

P 깊은손가락굽힘근의 촉진 포인트

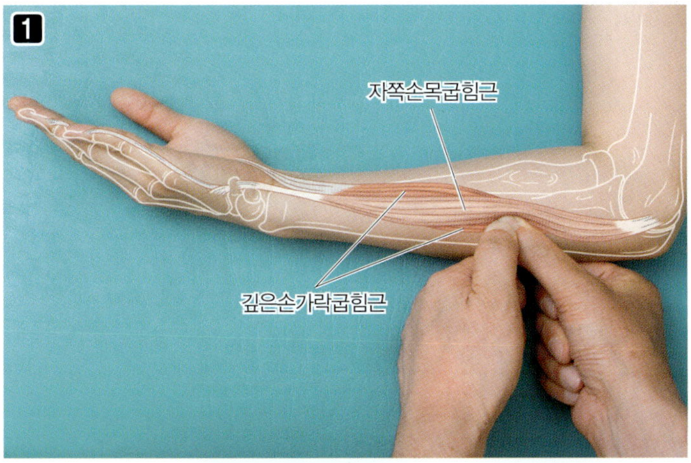

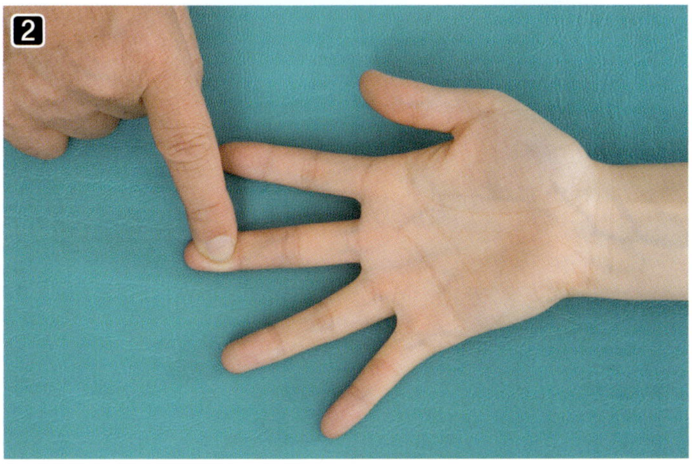

1 힘살

힘살은 자뼈와 자쪽손목굽힘근의 사이에서 확인할 수 있다. 특히 아래팔(전완)의 몸쪽에 가까워짐에 따라, 많은 근육섬유를 확인할 수 있다. 이 힘살을 수직으로 아래팔의 중심부분에 밀어 넣듯 촉진한다.

2 닿는곳

둘째~다섯째끝마디뼈의 몸쪽부분을 바닥쪽에서 밀어 넣듯 촉진한다.

57 긴엄지굽힘근_장무지굴근
Flexor pollicis longus muscle

이 는 곳: 노뼈의 앞면, 아래팔뼈사이막(전완골간막)
닿 는 곳: 첫째끝마디뼈바닥
지배신경: 앞뼈사이신경(전골간신경) C6~7
지배혈관: 자동맥(척골동맥)의 바닥쪽뼈사이가지
작 용: 엄지손가락에서 손가락뼈사이관절의 굽힘(굴곡)
연결근육: 깊은손가락굽힘근(심지굴근)

긴엄지굽힘근 landmark의 촉진

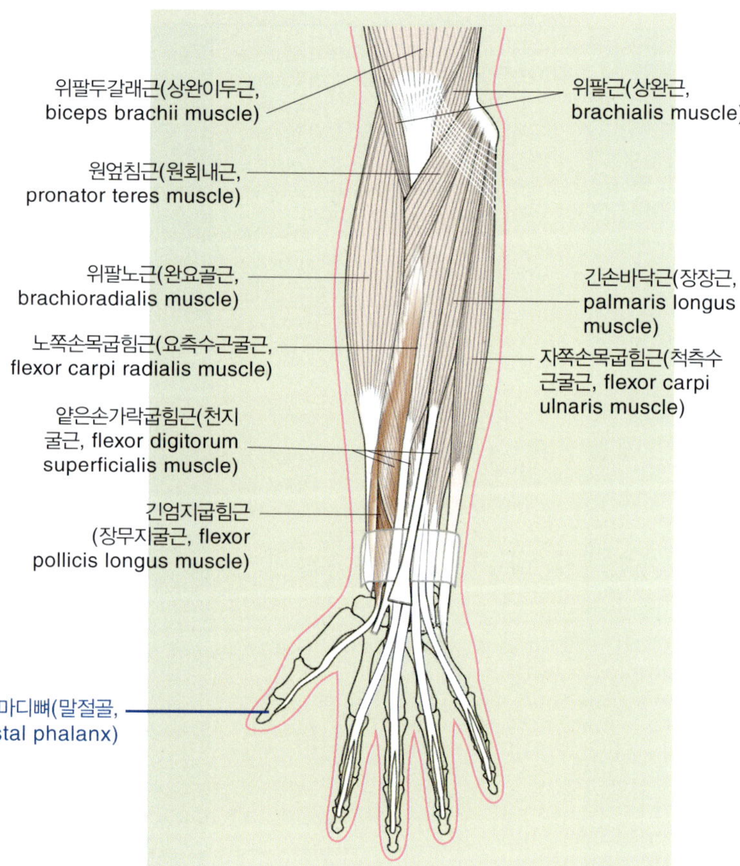

노뼈몸통(요골체)

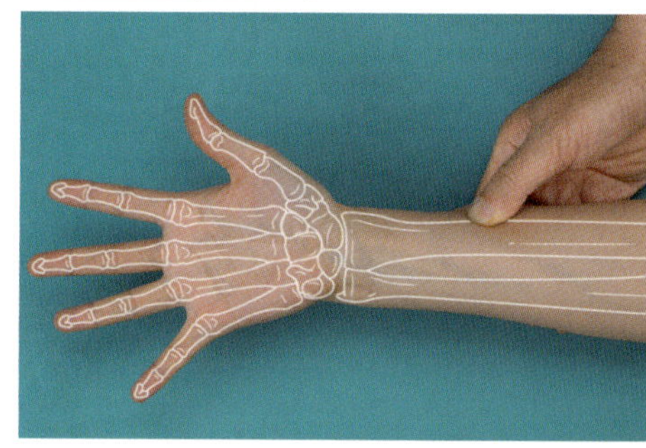

끝마디뼈

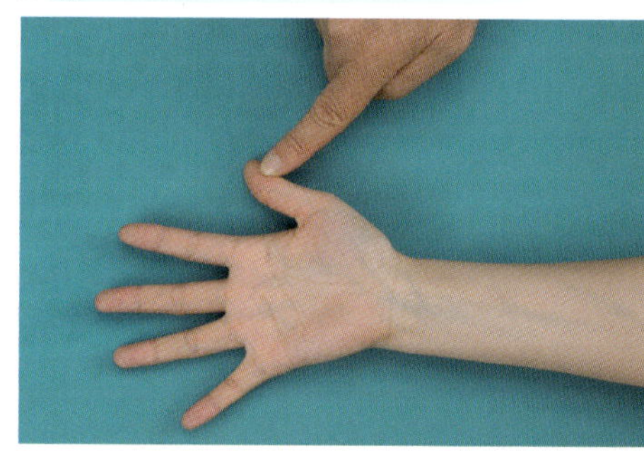

P 긴엄지굽힘근의 촉진 포인트

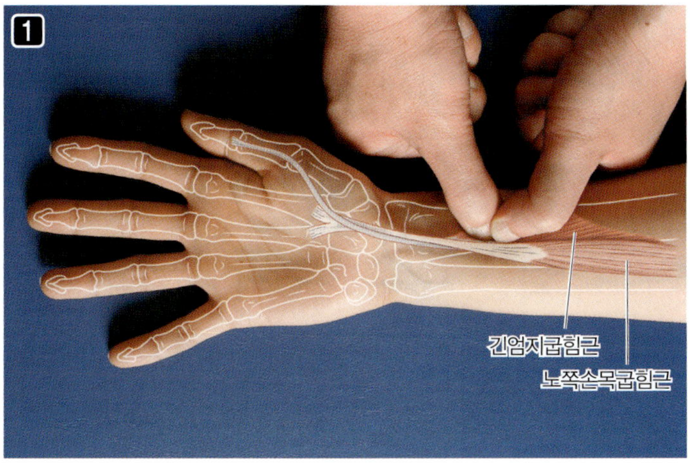

1 힘살

긴엄지굽힘근의 힘살은 아래팔(전완)의 먼쪽 1/3 부근에서 노쪽손목굽힘근힘줄의 노쪽에 촉진하는 손가락을 밀어 넣고 엄지의 손가락뼈사이관절을 굽힘시키면, 불룩해지는 것을 느낄 수 있다. 따라서 이 힘살을 노뼈에 힘껏 누르듯 촉진한다.

58 엄지맞섬근_무지대립근
Opponens pollicis muscle

이 는 곳: 큰마름뼈
닿 는 곳: 첫째손허리뼈의 노쪽모서리
지배신경: 정중신경 C6, C7
지배혈관: 노동맥(요골동맥)의 얕은손바닥가지
작 용: 엄지손가락에서 손목손허리관절의 맞섬(대립)

엄지맞섬근 landmark의 촉진

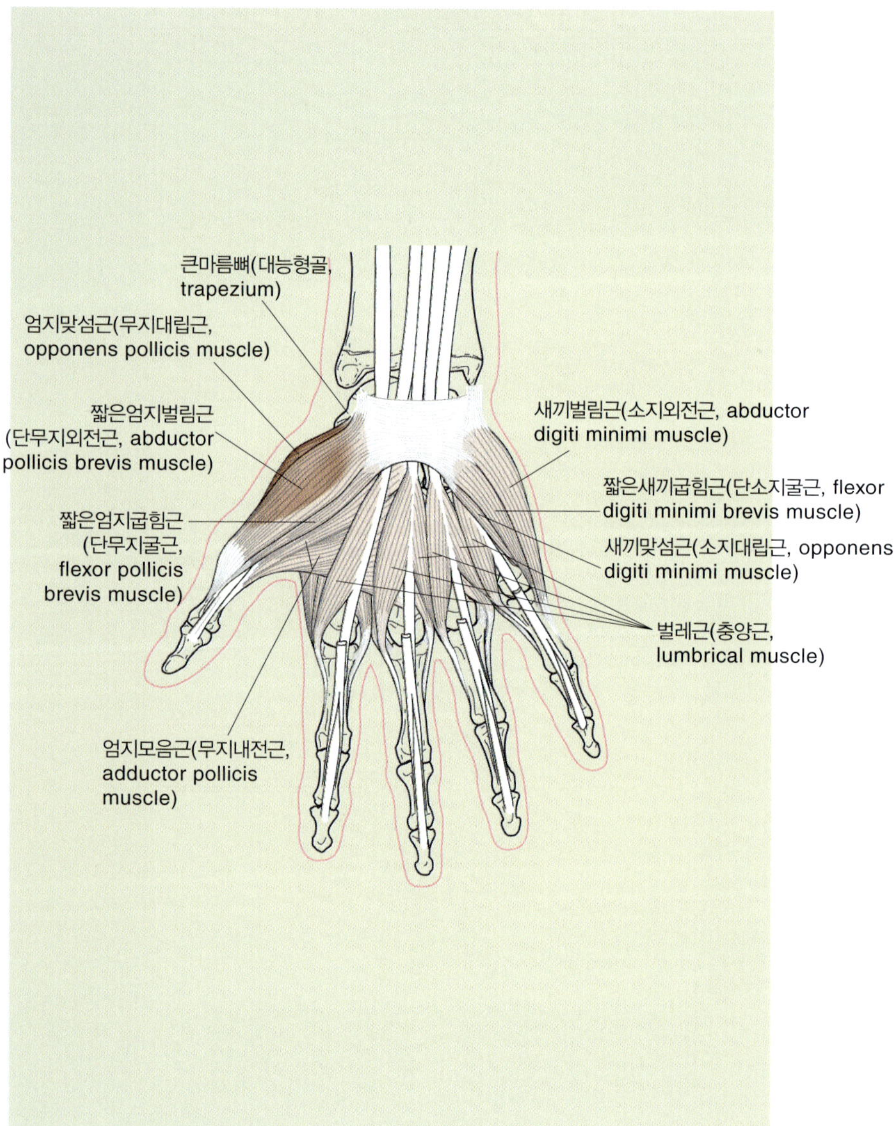

큰마름뼈

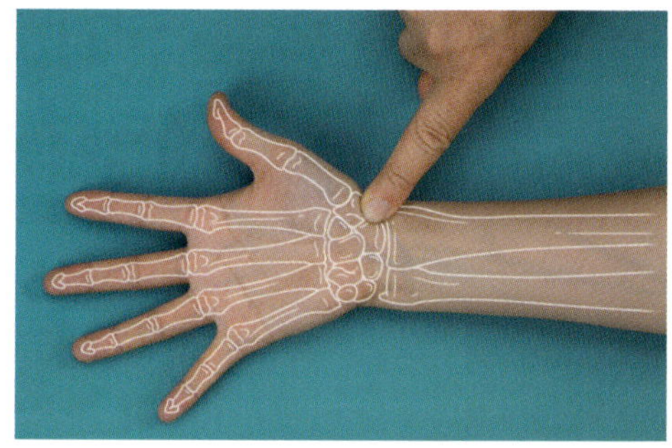

손허리뼈(중수골)

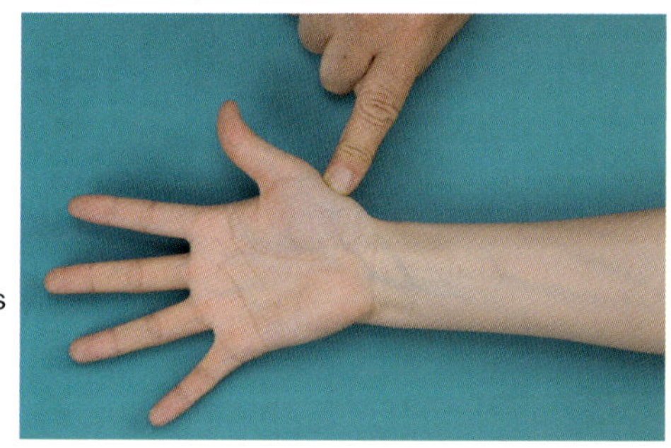

P 엄지맞섬근의 촉진 포인트

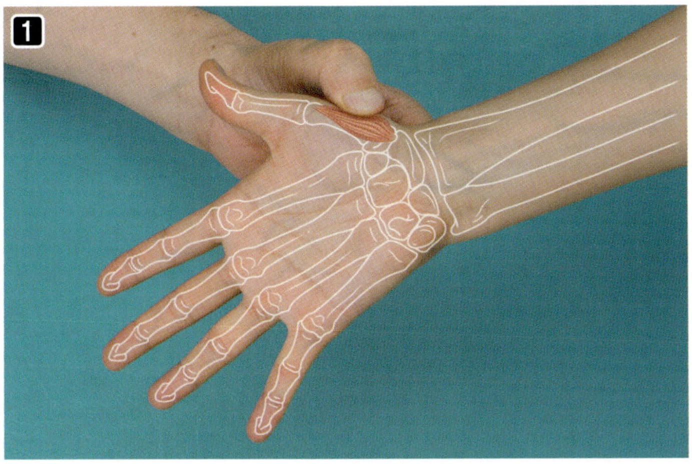

1 힘살

첫째손허리뼈의 바닥쪽을 밀어 넣듯 촉진한다. 또한 촉진 전에 엄지를 맞섬운동시켜 엄지맞섬근의 수축을 확인하는 것이 좋다.

59 짧은엄지벌림근_단무지외전근
Abductor pollicis brevis muscle

이 는 곳: 손배뼈, 굽힘근지지띠(굴근지대)
닿 는 곳: 첫째첫마디뼈바닥[노쪽의 종자뼈(종자골)를 사이에 두고]
지배신경: 정중신경 C6, C7
지배혈관: 노동맥(요골동맥)의 얕은손바닥가지
작 용: 엄지손가락의 벌림(외전)

짧은엄지벌림근 landmark의 촉진

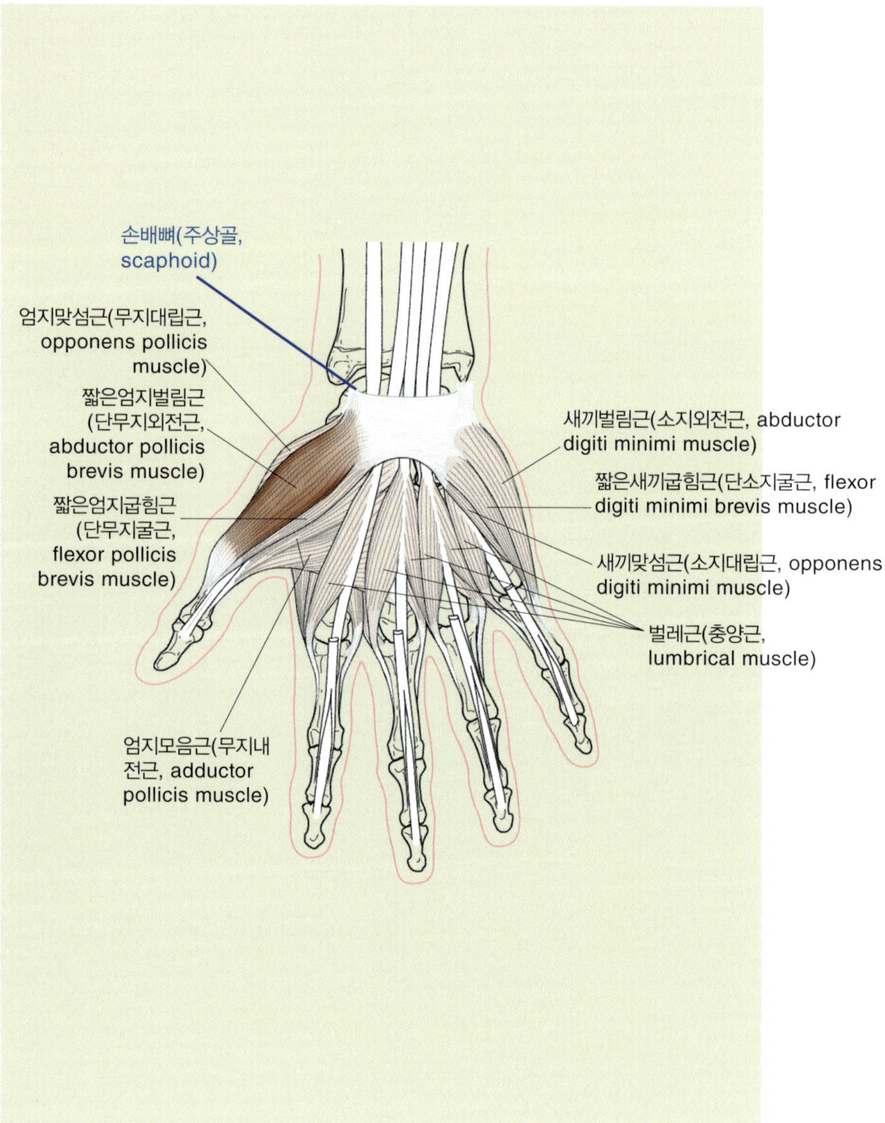

손배뼈

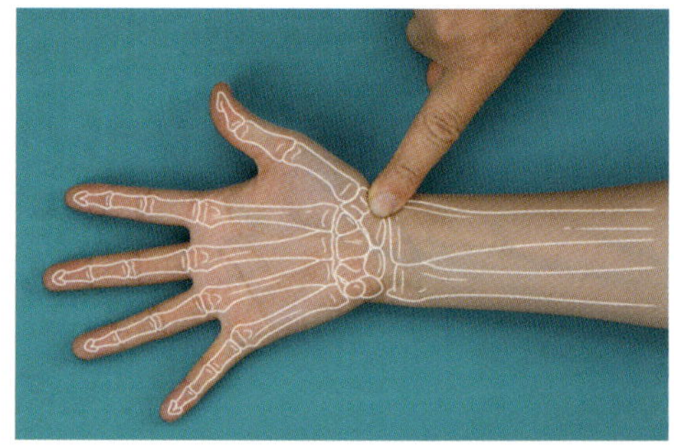

첫째첫마디뼈바닥(제1 기절골저)

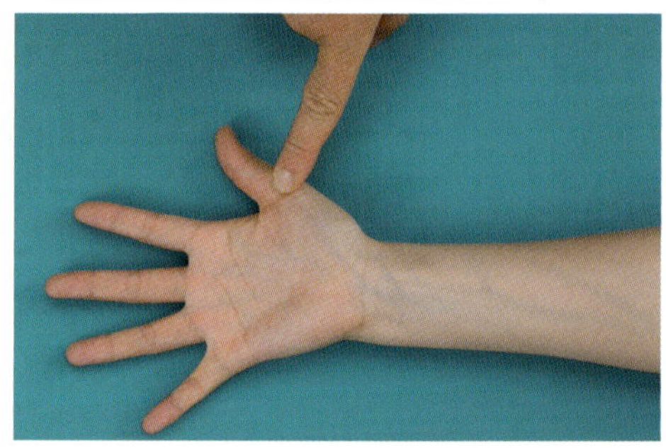

P 짧은엄지벌림근의 촉진 포인트

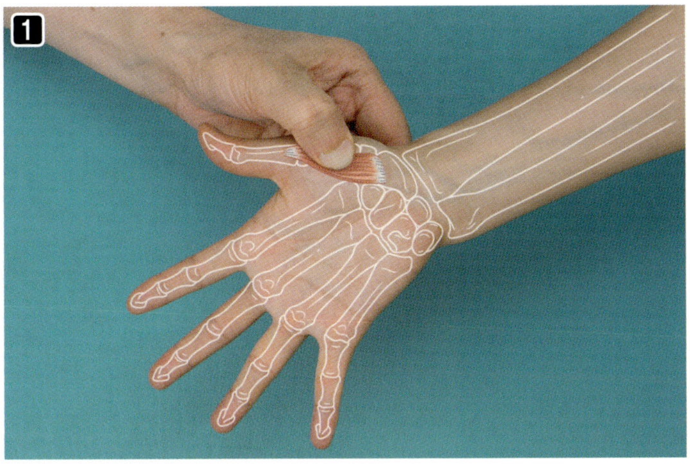

1 힘살

엄지맞섬근의 바닥쪽을 첫째손허리뼈(제1 중수골)에 밀어 넣듯 촉진한다. 또한 촉진 전에 엄지를 노쪽으로 벌림시켜 짧은엄지벌림근의 수축을 확인하는 것이 좋다.

60 짧은엄지굽힘근_단무지굴근
Flexor pollicis brevis muscle

이 는 곳: 【얕은갈래】 굽힘근지지띠(굴근지대), 【깊은갈래】 알머리뼈, 큰마름뼈(대능형골)
닿 는 곳: 첫째첫마디뼈바닥[노쪽의 종자뼈(종자골)를 사이에 두고]
지배신경: 【얕은갈래】 정중신경 C6~T1, 【깊은갈래】 자신경(척골신경) C8, T1
지배혈관: 노동맥(요골동맥)의 얕은손바닥가지, 엄지으뜸동맥(무지주동맥), 자동맥(척골동맥)의 얕은 · 깊은손바닥가지
작 용: 엄지손가락에서 손목손허리관절의 굽힘(굴곡) · 맞섬(대립), 엄지손가락에서 손허리손가락관절의 굽힘(굴곡)

짧은엄지굽힘근 landmark의 촉진

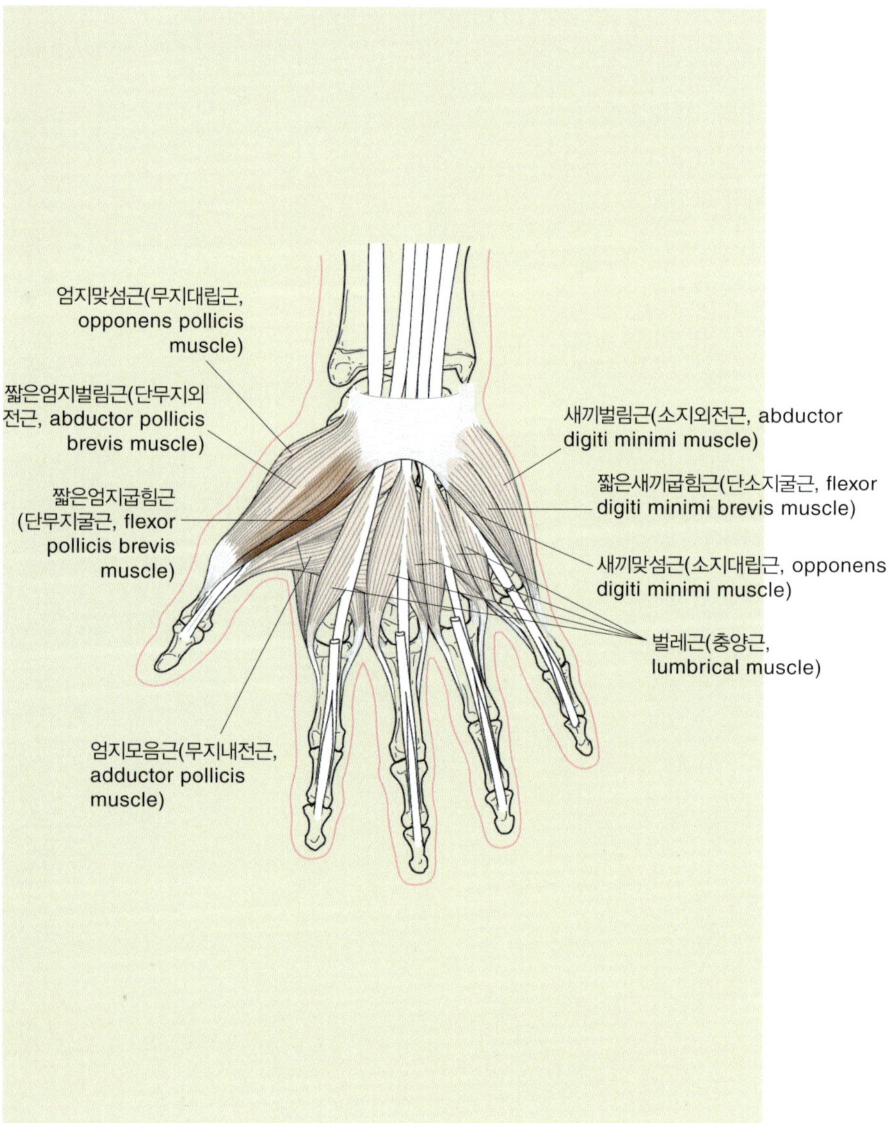

알머리뼈(유두골)

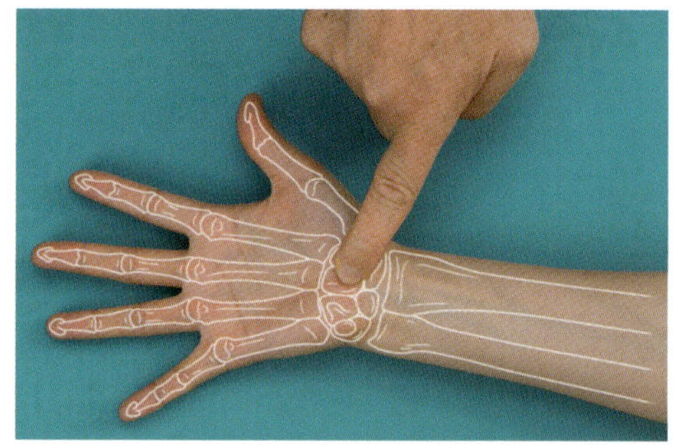

첫마디뼈바닥(기절골저)

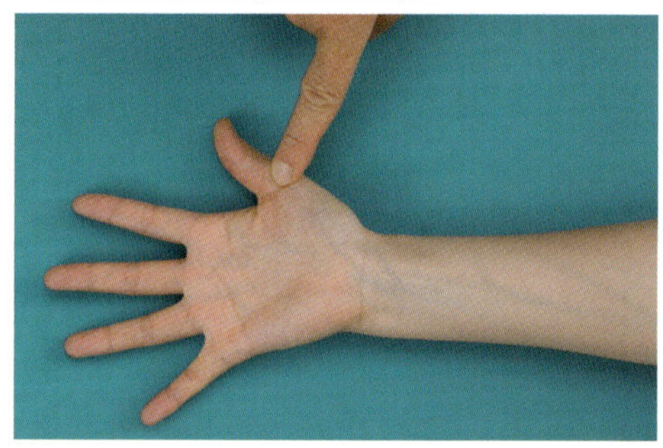

P 짧은엄지굽힘근의 촉진 포인트

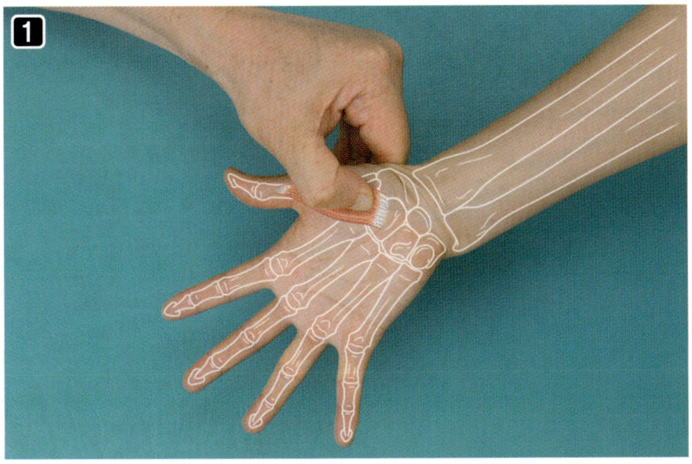

1 힘살

엄지두덩(무지구)에서 가장 돌출된 부위를 첫째손허리뼈(제1 중수골)에 밀어 넣듯 촉진한다. 또한 촉진 전에 엄지손가락의 손허리손가락관절을 굽힘시켜 짧은엄지굽힘근의 수축을 확인하는 것이 좋다.

61 엄지모음근_무지내전근
Adductor pollicis muscle

이 는 곳: 【가로갈래】 셋째손허리뼈의 바닥쪽면, 【빗갈래】 알머리뼈, 둘째 · 셋째손허리뼈바닥
닿 는 곳: 첫째첫마디뼈바닥[자쪽의 종자뼈(종자골)를 사이에 두고]
지배신경: 자신경(척골신경) C8, T1
지배혈관: 깊은손바닥동맥활(심장동맥궁)
작 용: 엄지손가락에서 손목손허리관절의 맞섬(대립), 엄지손가락에서 손허리손가락관절의 굽힘(굴곡)

엄지모음근 landmark의 촉진

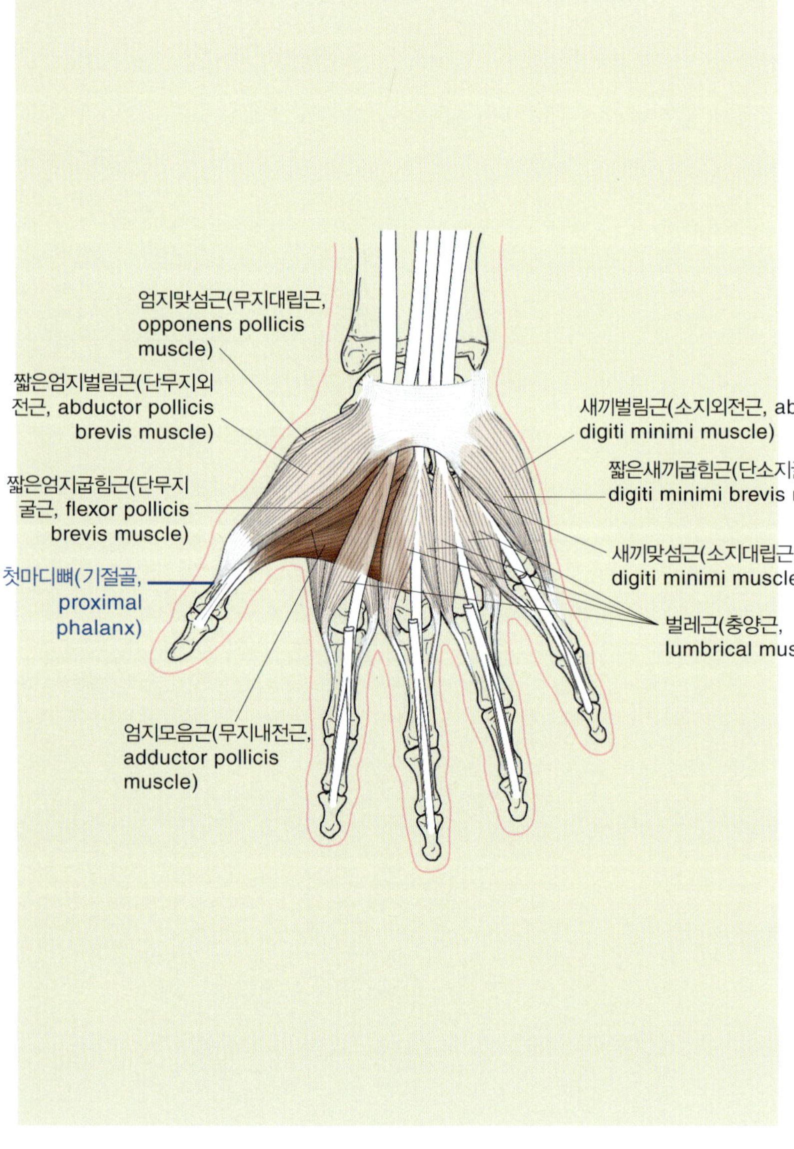

손허리뼈(중수골)

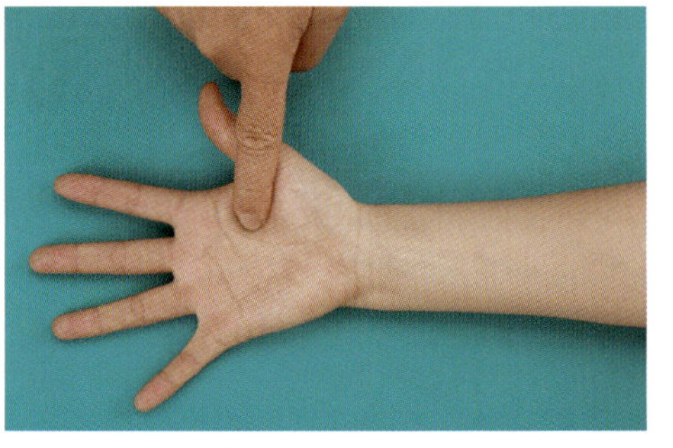

알머리뼈(유두골)

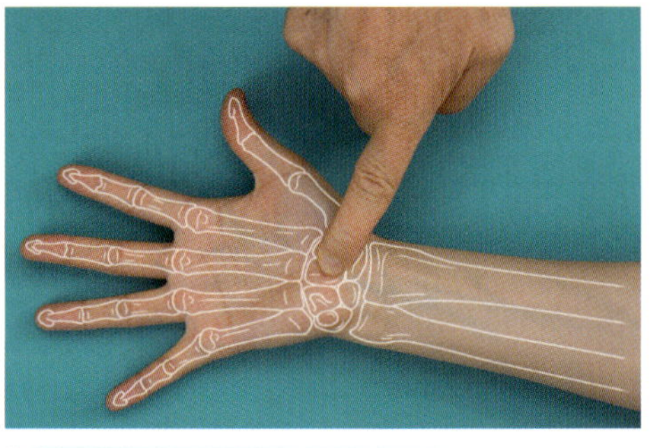

첫마디뼈

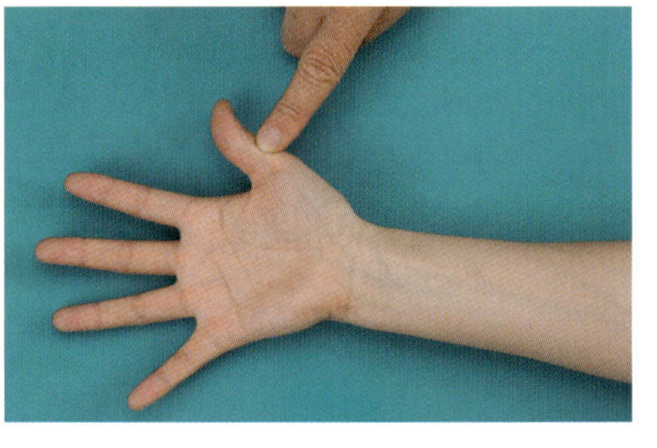

P 엄지모음근의 촉진 포인트

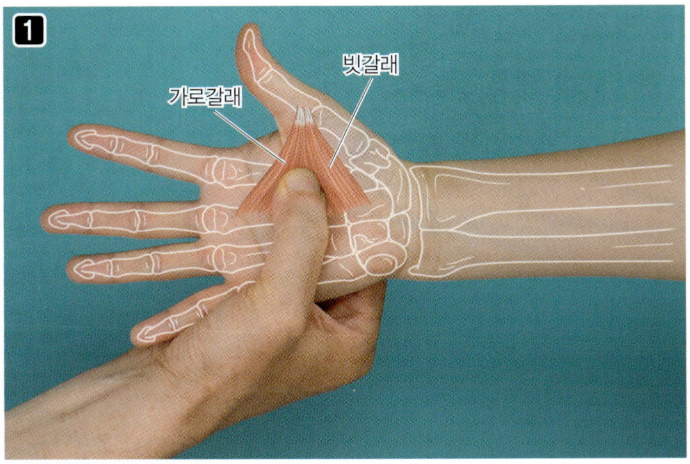

1 힘살

엄지모음근은 가로갈래와 빗갈래로 분류된다. 엄지두덩(무지구)의 맨 안쪽부분이 엄지모음근의 빗갈래이고, 엄지두덩에서 둘째 · 셋째손허리뼈머리 사이에 가로갈래가 부착되어 있다. 엄지모음근의 두 갈래(가로갈래와 빗갈래)를 손허리뼈에 힘껏 누르듯 촉진한다.

62 새끼벌림근_소지외전근 Abductor digiti minimi muscle

이 는 곳: 콩알뼈, 굽힘근지지띠(굴근지대)

닿 는 곳: 다섯째첫마디뼈바닥의 자쪽모서리 및 폄근널힘줄(지배건막)

작 용: 새끼손가락에서 손허리손가락관절의 굽힘(굴곡) · 벌림(외전), 새끼손가락에서 몸쪽 · 먼쪽손가락뼈사이관절의 폄(신전)

지배신경: 자신경(척골신경) C8, T1

새끼벌림근 landmark의 촉진

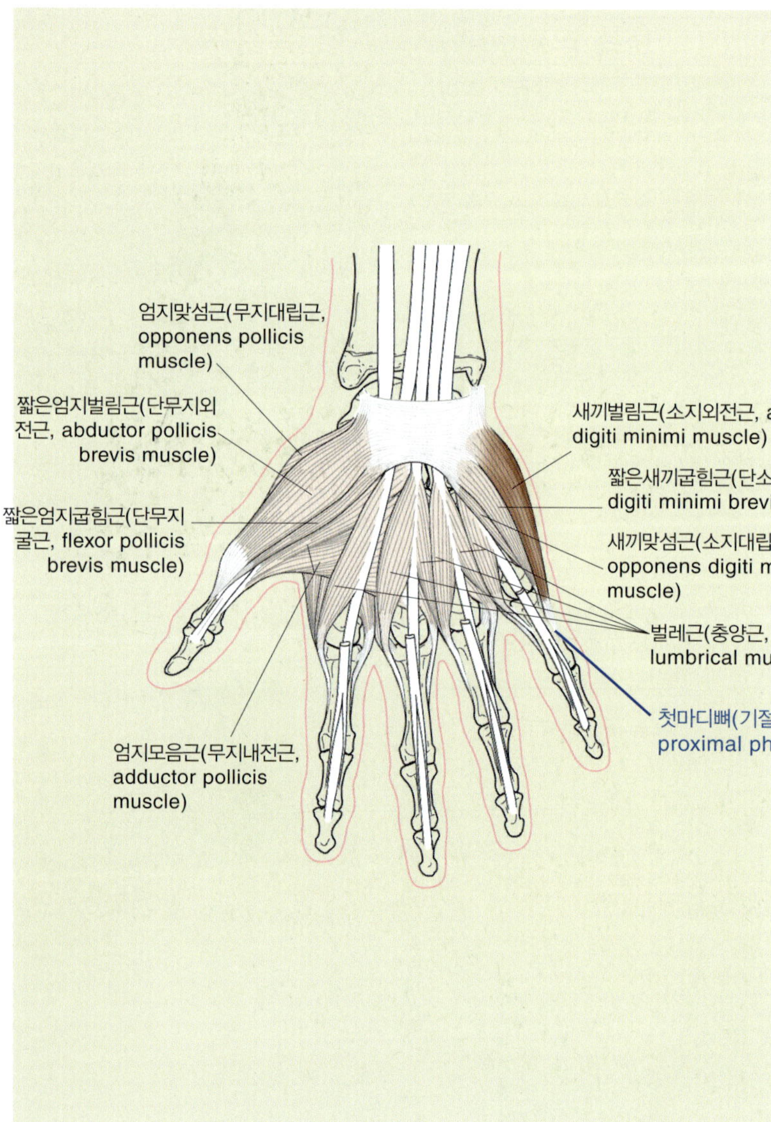

콩알뼈(두상골)

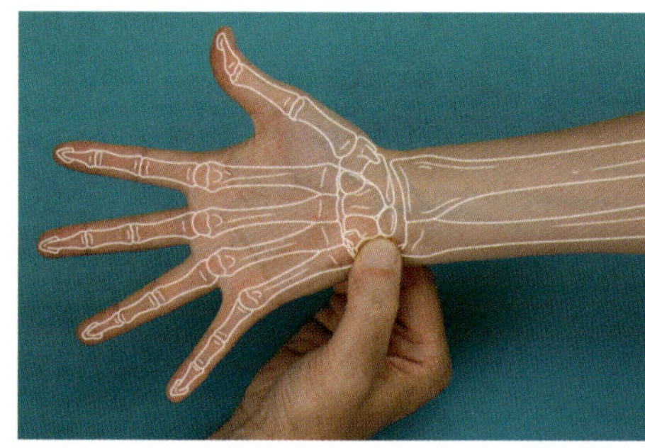

다섯째첫마디뼈바닥(제5 기절골저)

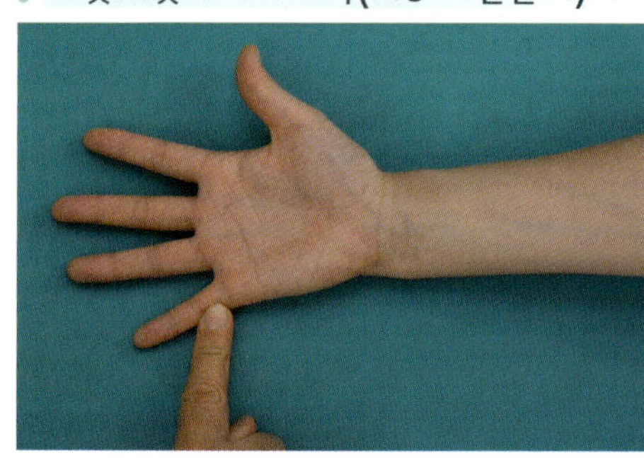

P 새끼벌림근의 촉진 포인트

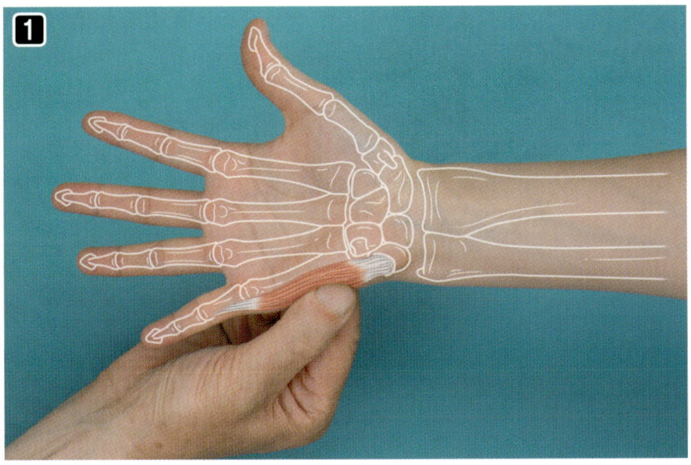

1 힘살

새끼두덩(소지구)의 가장 자쪽을 다섯째손허리뼈(제5 중수골)에 밀어 넣듯 촉진한다. 또한 촉진 전에 새끼손가락을 벌림시켜 새끼벌림근의 수축을 확인하는 것이 좋다.

63 짧은새끼굽힘근_단소지굴근

Flexor digiti minimi brevis muscle

이 는 곳: 갈고리뼈갈고리, 굽힘근지지띠(굴근지대)
닿 는 곳: 다섯째첫마디뼈바닥(제5 기절골저)
지배신경: 자신경(척골신경) C8, T1
지배혈관: 자동맥(척골동맥)의 깊은손바닥가지
작 용: 새끼손가락에서 손허리손가락관절의 굽힘(굴곡)

짧은새끼굽힘근 landmark의 촉진

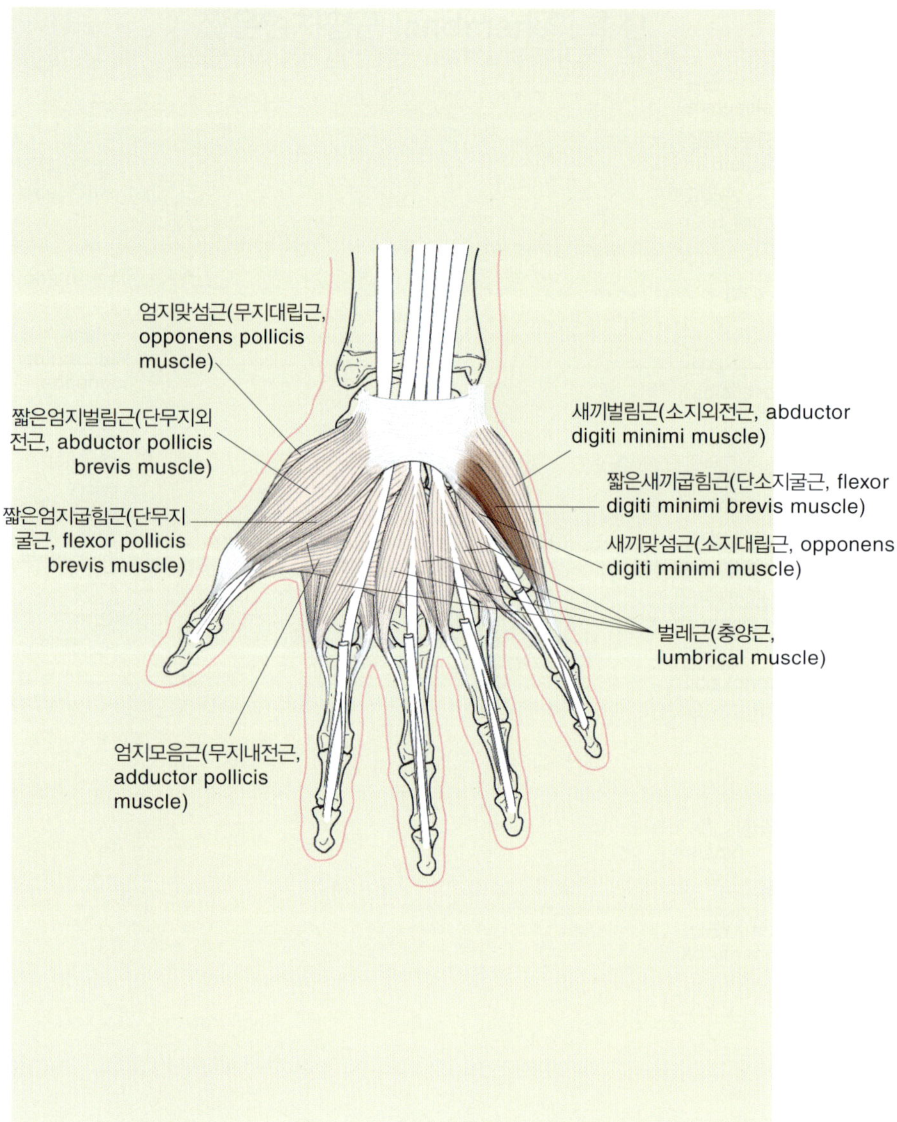

갈고리뼈갈고리(유구골구)

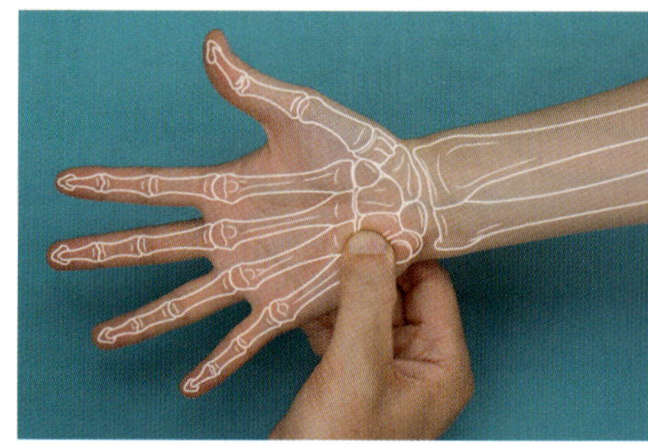

첫마디뼈(기절골)

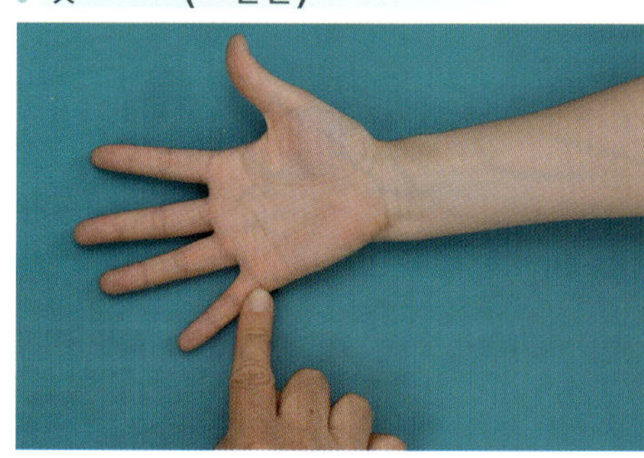

1

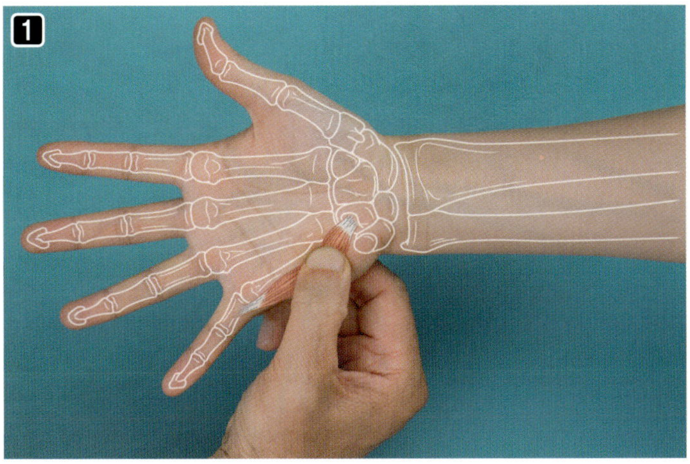

P 짧은새끼굽힘근의 촉진 포인트

1 힘살

새끼두덩(소지구)의 가장 돌출된 부위를 다섯째손허리뼈(제5 중수골)에 밀어 넣듯 촉진한다. 또한 촉진 전에 새끼손가락의 손허리손가락관절(중수지절관절)을 굽혀 짧은새끼굽힘근의 수축을 확인하는 것이 좋다.

64 새끼맞섬근_소지대립근
Opponens digiti minimi muscle

이 는 곳: 갈고리뼈갈고리, 굽힘근지지띠(굴근지대)
닿 는 곳: 다섯째손허리뼈(제5 중수골)의 자쪽모서리
지배신경: 자신경(척골신경) C8, T1
지배혈관: 자동맥(척골동맥)의 깊은손바닥가지
작 용: 새끼손가락의 맞섬(대립)

새끼맞섬근 landmark의 촉진

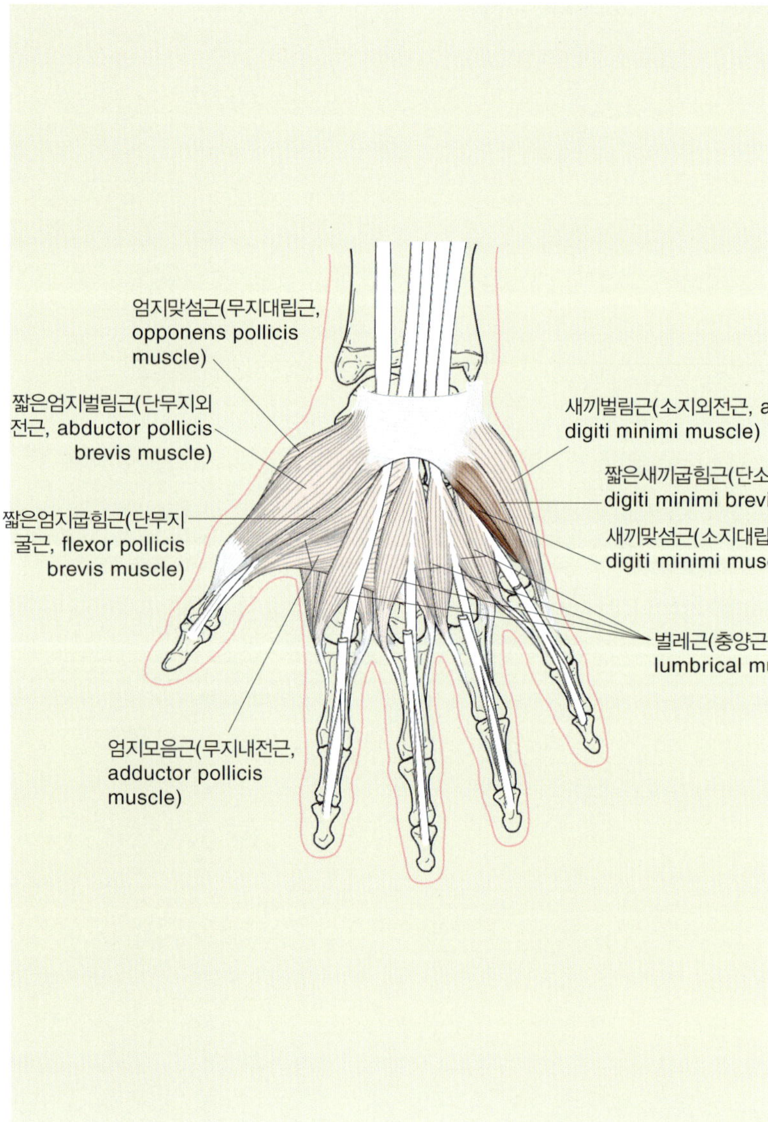

갈고리뼈갈고리(유구골구)

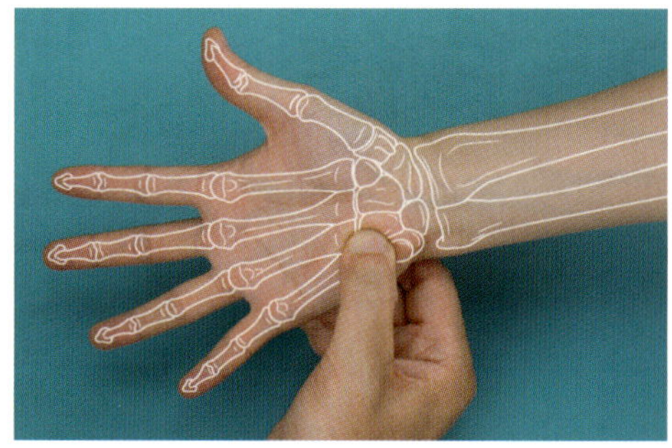

손허리뼈(중수골)

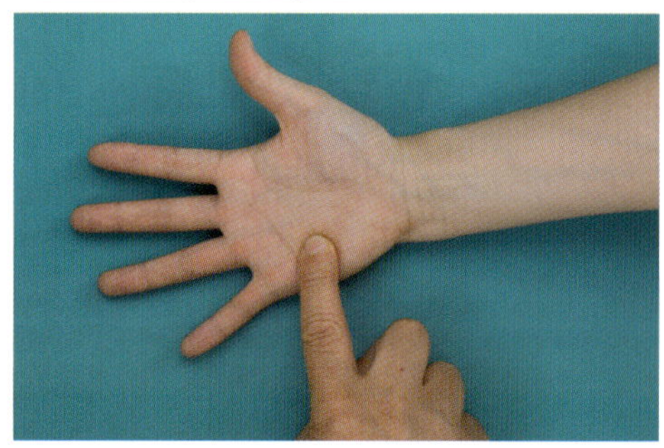

P 새끼맞섬근의 촉진 포인트

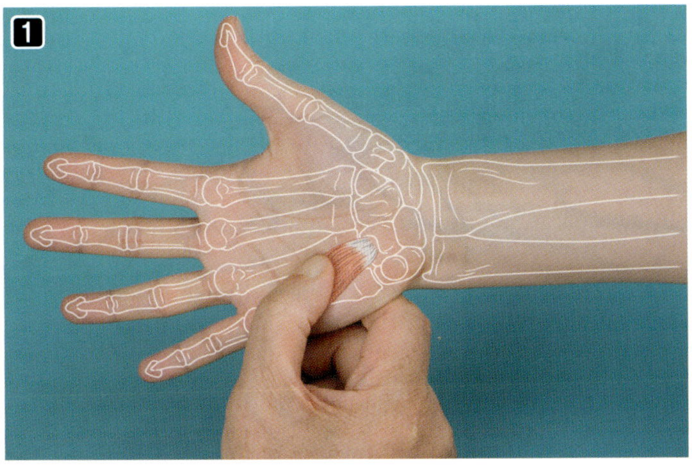

1 힘살

새끼두덩(소지구)의 맨 안쪽을 다섯째손허리뼈에 밀어 넣듯 촉진한다. 또한 촉진 전에 새끼손가락을 맞섬시켜 새끼맞섬근의 수축을 확인하는 것이 좋다.

65 벌레근_충양근 Lumbrical muscle

이 는 곳: 【첫째벌레근】 둘째손가락에 이르는 깊은손가락굽힘근힘줄(심지굴근건)의 노쪽, 【둘째~다섯째벌레근】 각각 2개의 갈래를 가지고 둘째~다섯째손가락에 이르는 깊은손가락굽힘근힘줄의 마주 보는 쪽

닿 는 곳: 둘째~다섯째첫마디뼈(제2~5 기절골)의 가쪽모서리, 폄근널힘줄(지배건막)

지배신경: 【첫째~둘째벌레근】 정중신경 C8, T1, 【셋째~넷째벌레근】 자신경(척골신경) C8, T1

지배혈관: 얕은손바닥동맥활(천장동맥궁)

작 용: 둘째~다섯째손가락에서 손허리손가락관절의 굽힘(굴곡), 둘째~다섯째손가락에서 몸쪽 · 먼쪽손가락뼈사이관절의 폄(신전)

벌레근 landmark의 촉진

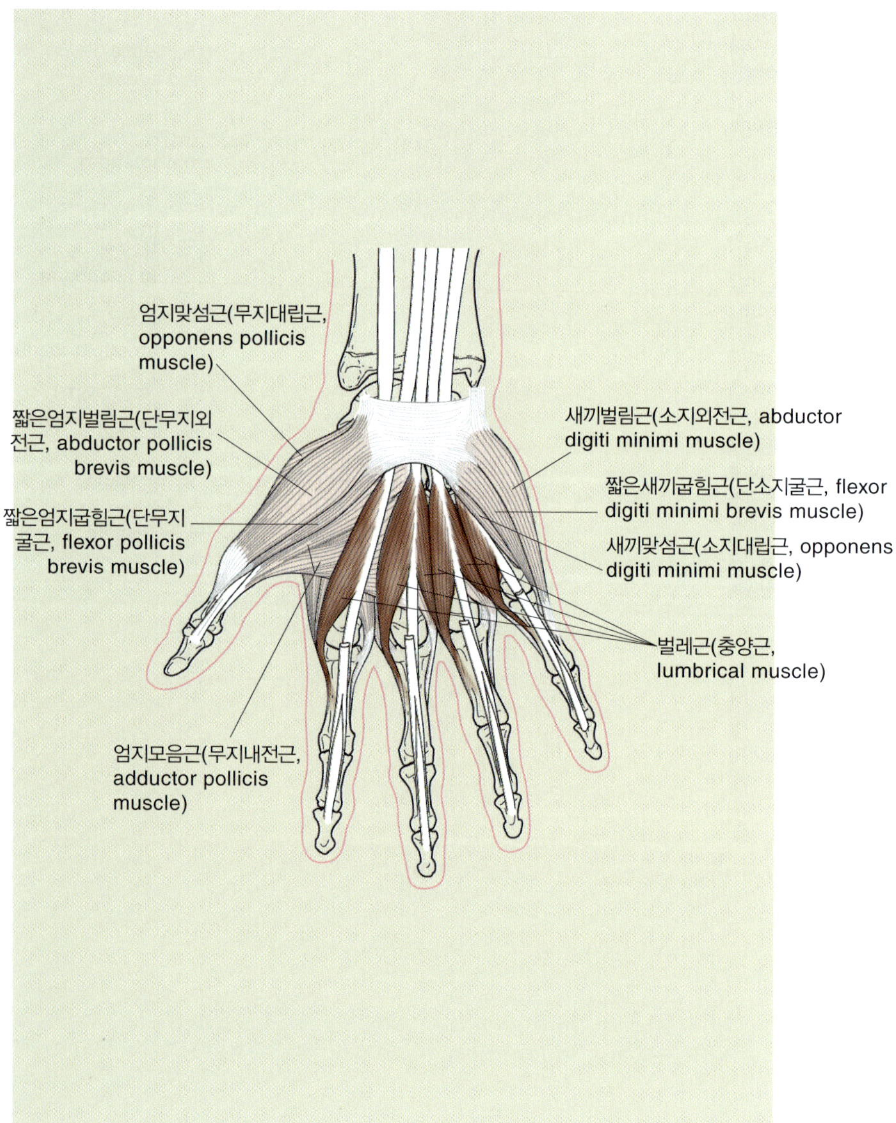

손허리뼈(중수골)

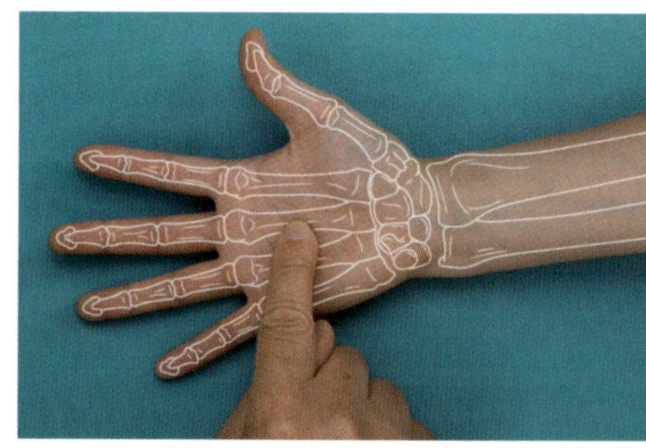

P 벌레근의 촉진 포인트

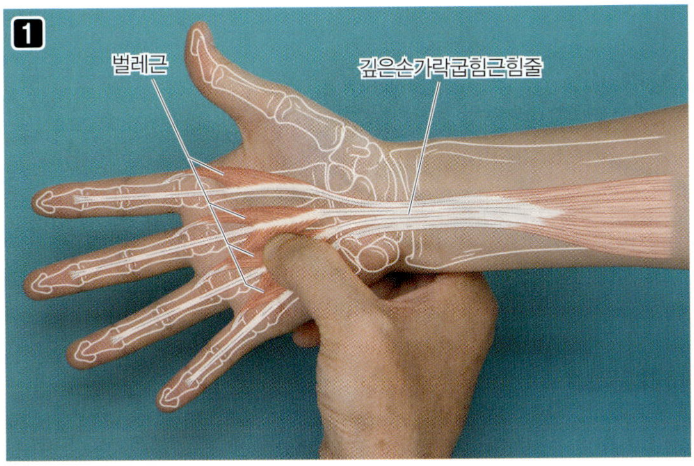

1 힘살

둘째~다섯째손허리뼈를 바닥쪽에서 깊은부분에 밀어 넣듯 촉진한다. 벌레근의 힘살을 명확하게 판별하기는 어렵다.

66 등쪽뼈사이근_배측골간근
Dorsal interossei muscles

이 는 곳: 첫째~다섯째손허리뼈를 마주 보는 각각의 면

닿 는 곳: 둘째~넷째손가락의 폄근널힘줄(지배건막) · 첫마디뼈바닥, 【첫째등쪽뼈사이근】 둘째첫마디뼈바닥의 노쪽, 【둘째등쪽뼈사이근】 셋째첫마디뼈바닥의 노쪽, 【셋째등쪽뼈사이근】 셋째첫마디뼈바닥의 자쪽, 【넷째등쪽뼈사이근】 넷째첫마디뼈바닥의 자쪽

지배신경: 자신경(척골신경) C8, T1

지배혈관: 깊은손바닥동맥활(심장동맥궁)

작 용: 둘째~넷째손가락에서 손허리손가락관절의 벌림(외전)

등쪽뼈사이근 landmark의 촉진

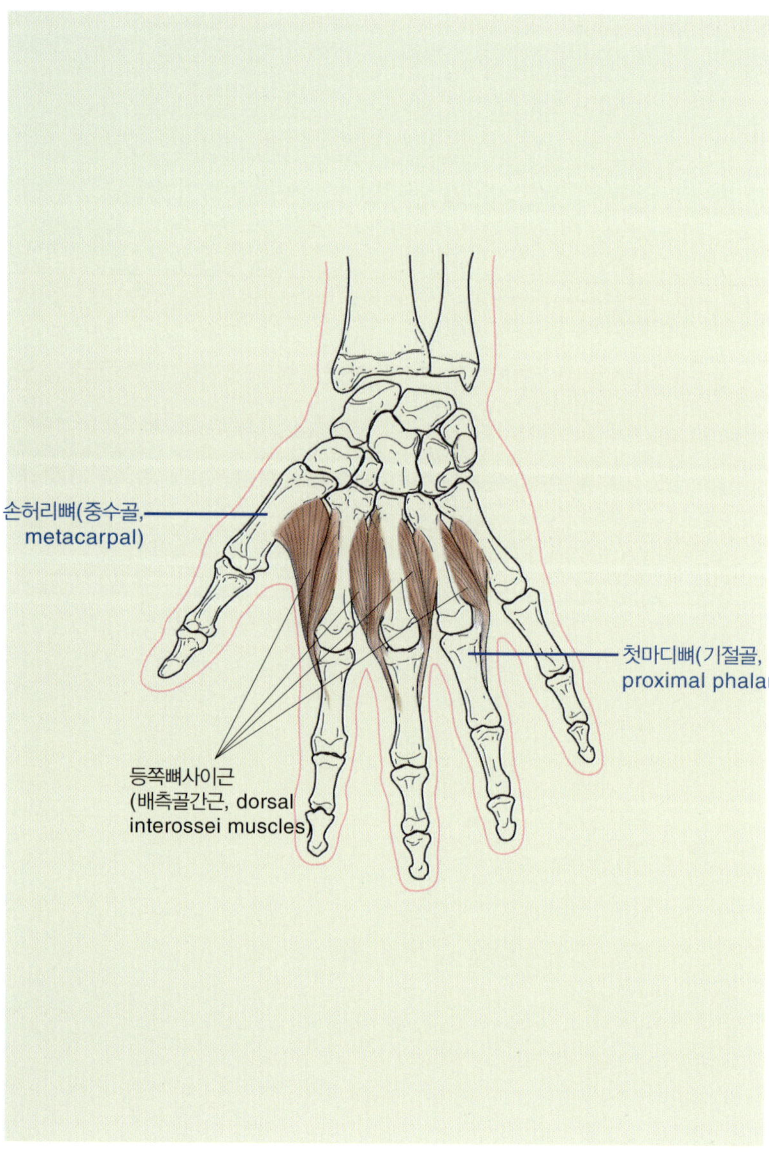

손허리뼈

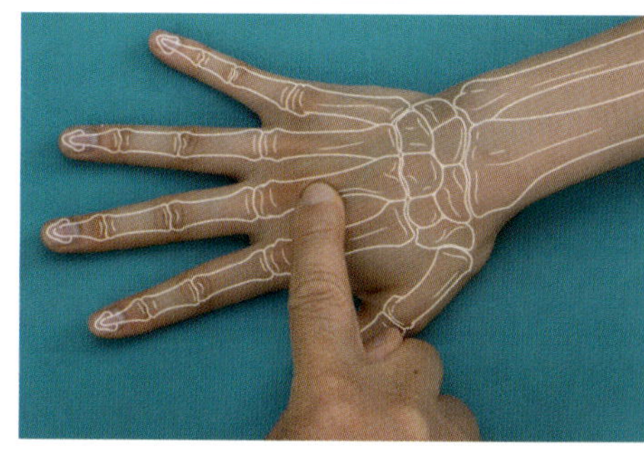

첫마디뼈

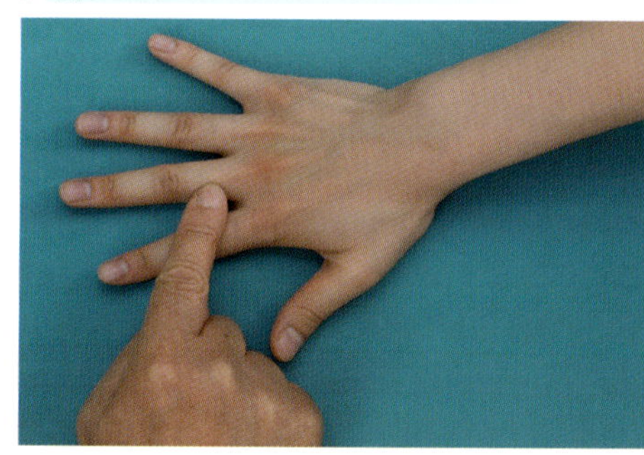

P 등쪽뼈사이근의 촉진 포인트

1

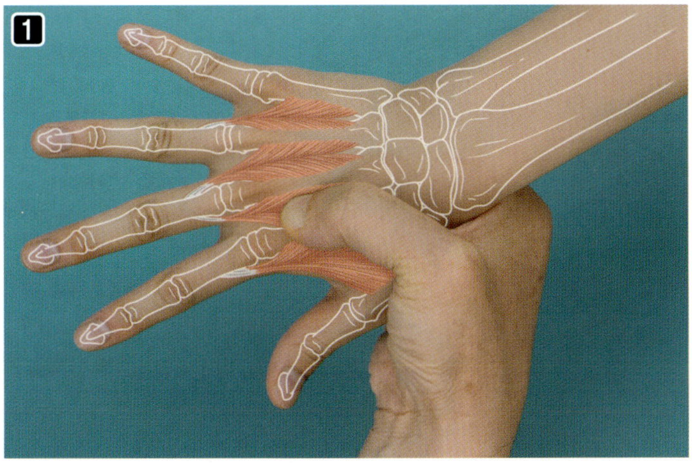

1 힘살

첫째~다섯째손허리뼈의 뼈 사이를 등쪽에서 깊은부분에 밀어 넣듯 촉진한다. 특히, 첫째등쪽뼈사이근은 노쪽에서 둘째손허리뼈로 밀어 넣듯 촉진한다.

67 바닥쪽뼈사이근_장측골간근 Palmar interossei muscles

이 는 곳: 【첫째바닥쪽뼈사이근】 둘째손허리뼈에서 바닥쪽면의 자쪽, 【둘째바닥쪽뼈사이근】 넷째손허리뼈에서 바닥쪽면의 노쪽, 【셋째바닥쪽뼈사이근】 다섯째손허리뼈에서 바닥쪽면의 노쪽

닿 는 곳: 해당 손가락의 폄근널힘줄(지배건막), 첫마디뼈

지배신경: 자신경(척골신경) C8, T1

지배혈관: 깊은손바닥동맥활(심장동맥궁)

작 용: 둘째 · 넷째 · 다섯째손가락에서 손허리손가락관절의 모음(내전)

바닥쪽뼈사이근 landmark의 촉진

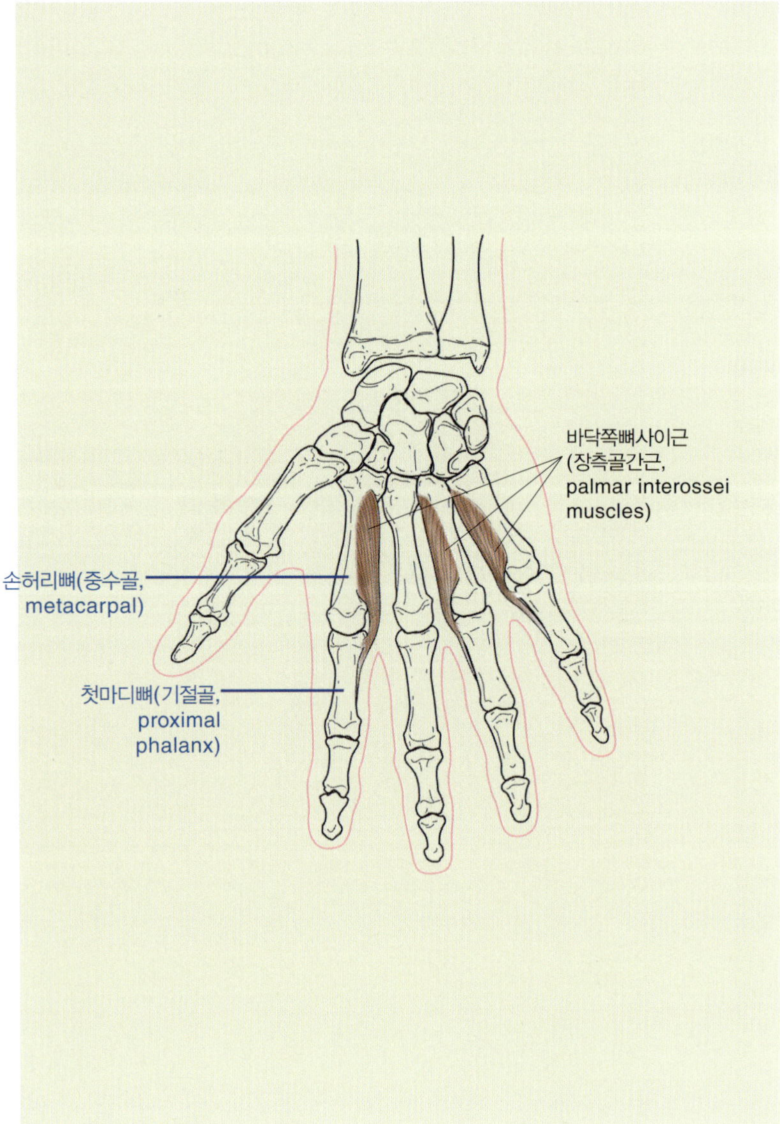

손허리뼈

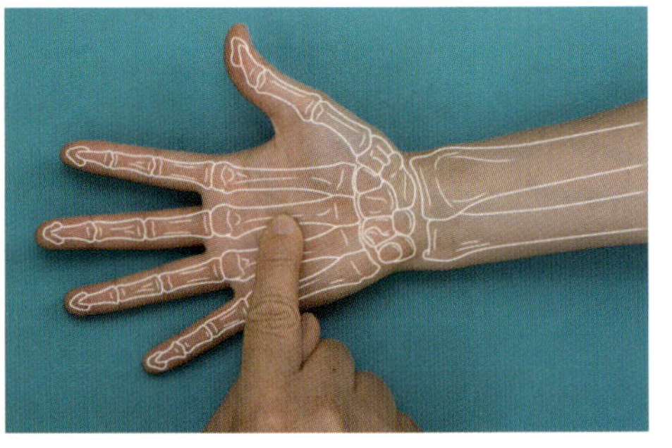

첫마디뼈

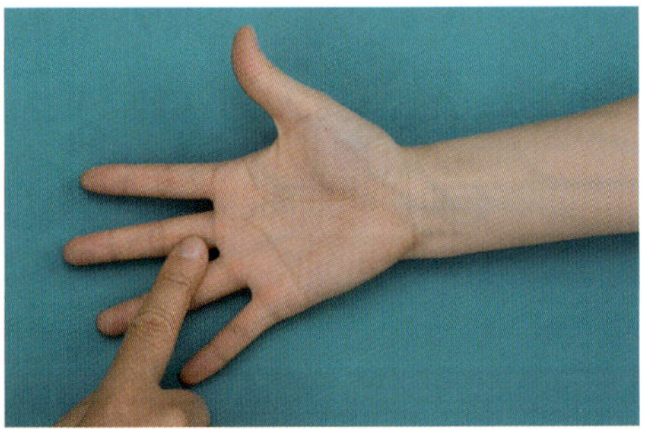

P 바닥쪽뼈사이근의 촉진 포인트

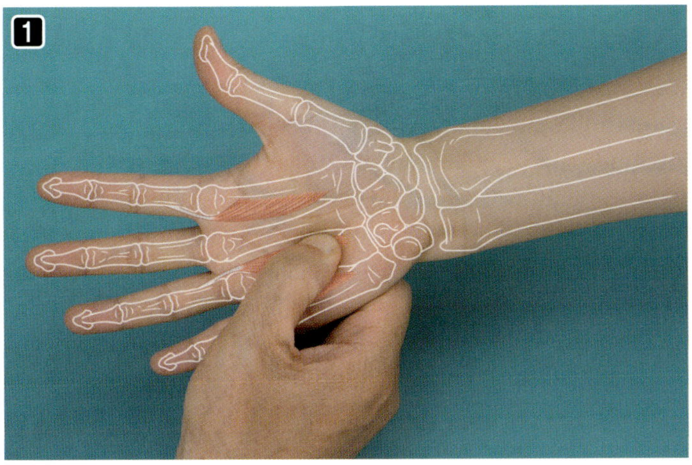

1 힘살

둘째~다섯째손허리뼈의 뼈 사이를 바닥쪽, 등쪽 이렇게 양쪽에서 끼워 넣듯 촉진한다. 단, 바닥쪽뼈사이근을 명확하게 판별하면서 촉진하기는 어렵다.

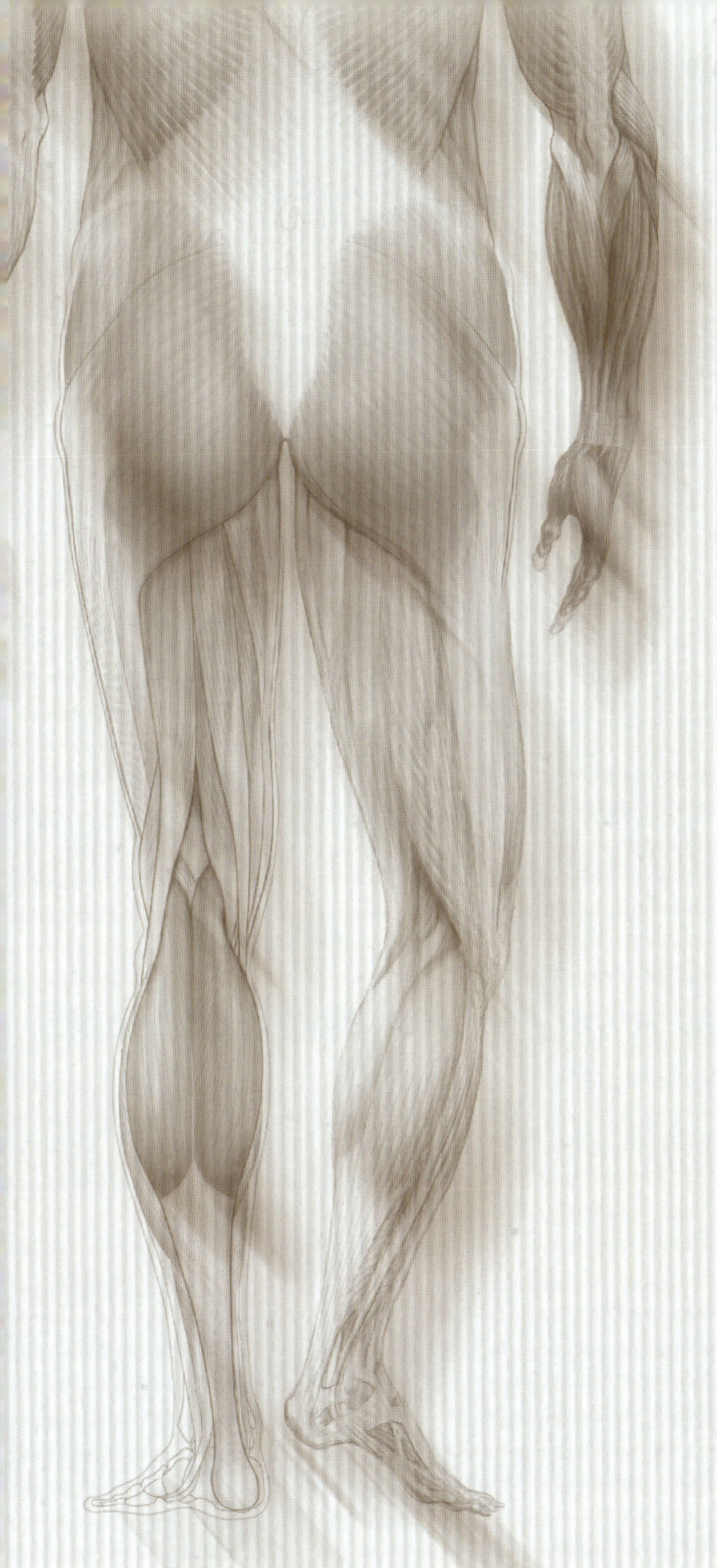

다리부위

68 엉덩근_장근 Iliacus muscle

이 는 곳: 엉덩뼈(장골)의 위모서리 · 속면
닿 는 곳: 큰허리근의 안쪽, 넙다리뼈의 작은돌기
지배신경: 허리신경얼기(요신경총)와 넙다리신경(대퇴신경)의 가지 L2~S2
지배혈관: 엉덩허리동맥(장요동맥), 깊은엉덩휘돌이동맥(심장골회선동맥)
작 용: 엉덩관절의 굽힘(굴곡), 골반의 앞쪽기울임(전방경사)
연결근육: 큰허리근, 허리네모근(요방형근), 속폐쇄근(내폐쇄근), 위쌍동근(상쌍자근), 아래쌍동근(하쌍자근), 넙다리빗근(봉공근), 넙다리곧은근(대퇴직근), 안쪽넓은근(내측광근), 넙다리근막긴장근(대퇴근막장근), 두덩근(치골근)

엉덩근 landmark의 촉진

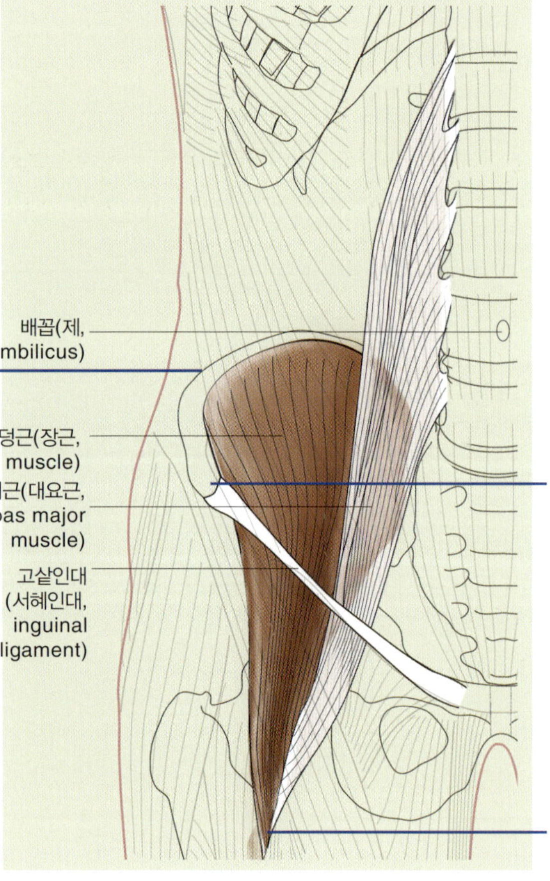

엉덩뼈능선

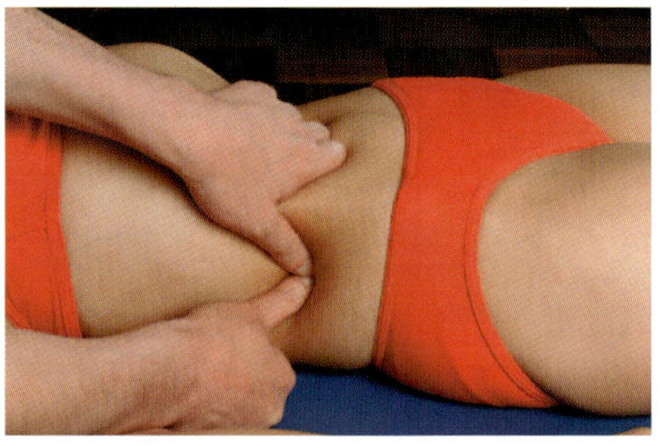

위앞엉덩뼈가시

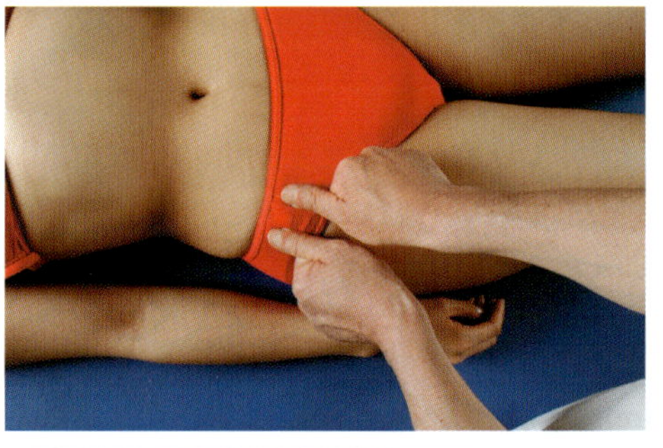

작은돌기

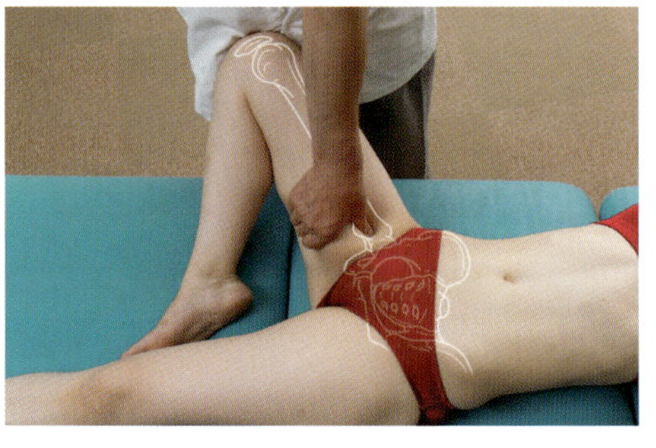

P 엉덩근의 촉진 포인트

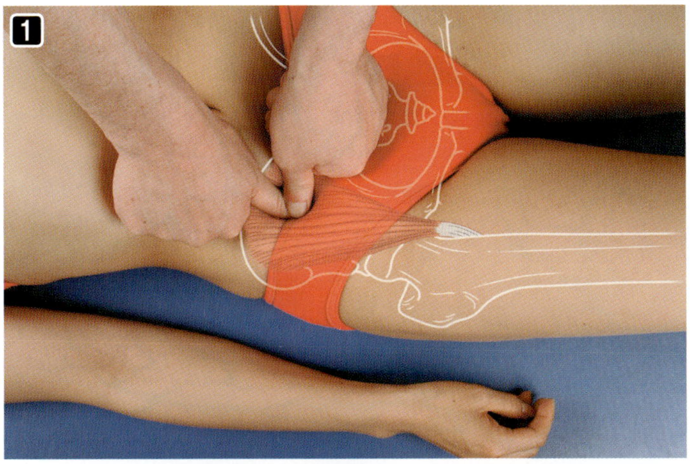

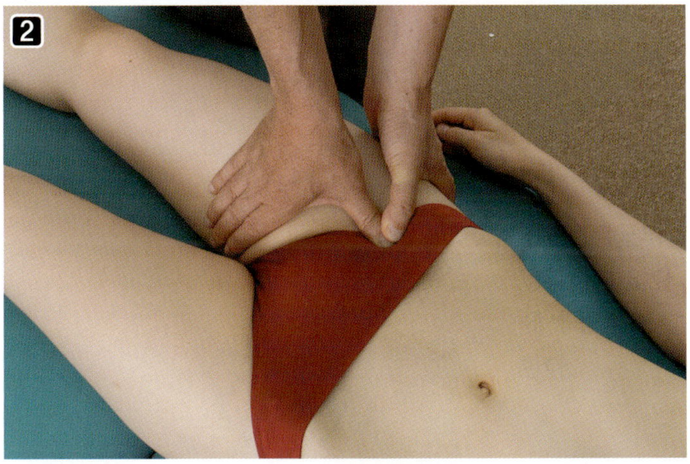

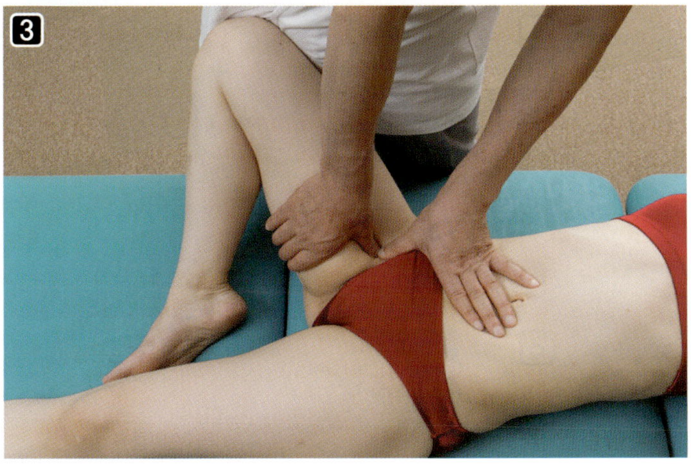

1 이는곳

이는곳은 위앞엉덩뼈가시의 안쪽을 가쪽으로 밀어 넣은 후, 엉덩뼈의 속면으로 밀어 올리듯 촉진한다.

2 힘살

엉덩근의 이는곳 · 닿는곳은 촉진하기가 어려워, 주로 힘살부위를 촉진한다. 고샅인대의 중앙 안쪽을 주행하는 넙다리동맥의 박동을 확인한 후, 그 가쪽을 주행하는 큰허리근에 인접하여 주행하는 엉덩근을 골반으로 밀어 넣듯 촉진한다. 또한 고샅부위(서혜부)를 강하게 촉진하면 통증을 동반할 수 있으므로, 서서히 진입하는 것이 좋다.

3 닿는곳

엉덩관절을 굽힘 · 벌림 · 가쪽돌림시키고 위앞엉덩뼈가시의 아래쪽에서 넙다리곧은근과 긴모음근(장내전근)의 사이를 밀어 넣어, 작은돌기를 확인한다. 그런 다음, 작은돌기에 밀어 넣듯 촉진한다. 이 부위는 큰허리근과 근육이 연결되어 있기 때문에 단독으로 판별하기 어렵다.

69 큰허리근_대요근
Psoas major muscle

이 는 곳: T12 등뼈(제12 흉추)~L4 허리뼈(제4 요추)의 척추뼈몸통(척추체), L1~5 허리뼈갈비돌기(제1~5 요추늑골돌기)

닿 는 곳: 넙다리뼈의 작은돌기

지배신경: 허리신경얼기(요신경총)와 넙다리신경(대퇴신경)의 가지 T12~L4

지배혈관: 갈비밑동맥(늑하동맥), 허리동맥(요동맥), 엉덩허리동맥(장요동맥), 안쪽넙다리휘돌이동맥(내측대퇴회선동맥)

작 용: 엉덩관절의 굽힘(굴곡), 골반의 앞쪽기울임(전방경사)

연결근육: 엉덩근, 가로막(횡격막), 허리네모근(요방형근), 가장긴근(최장근), 엉덩갈비근(장륵근)

큰허리근 landmark의 촉진

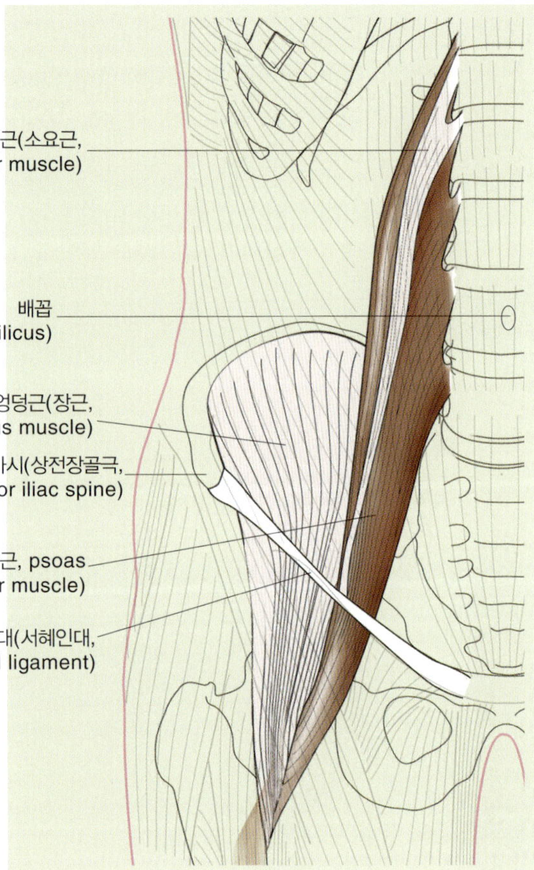

넙다리동맥(대퇴동맥)

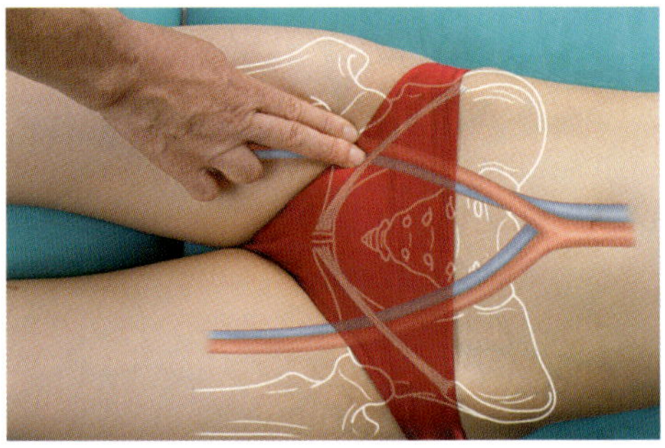

작은돌기(소전자)

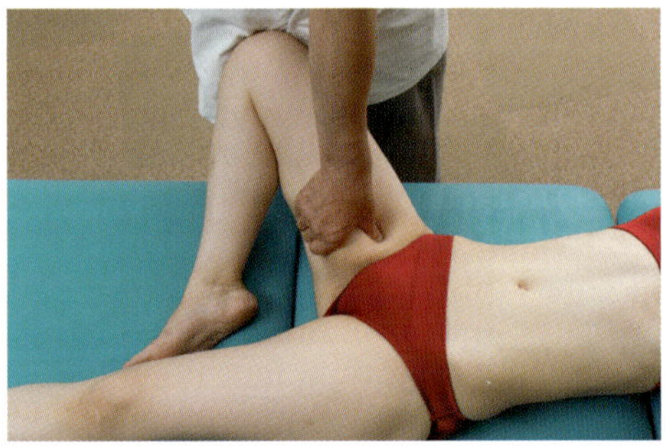

P 큰허리근의 촉진 포인트

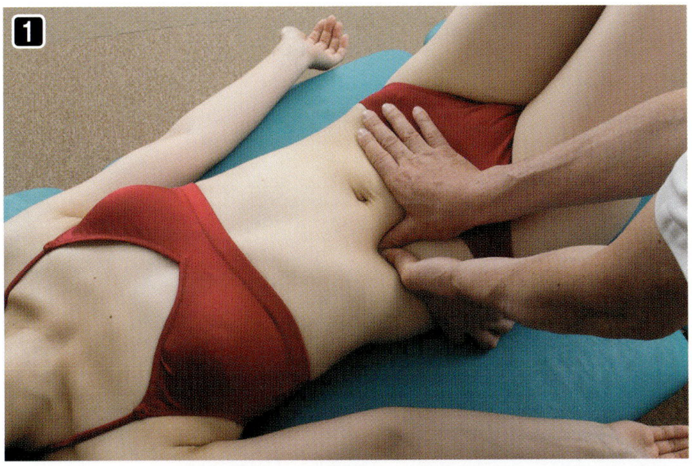

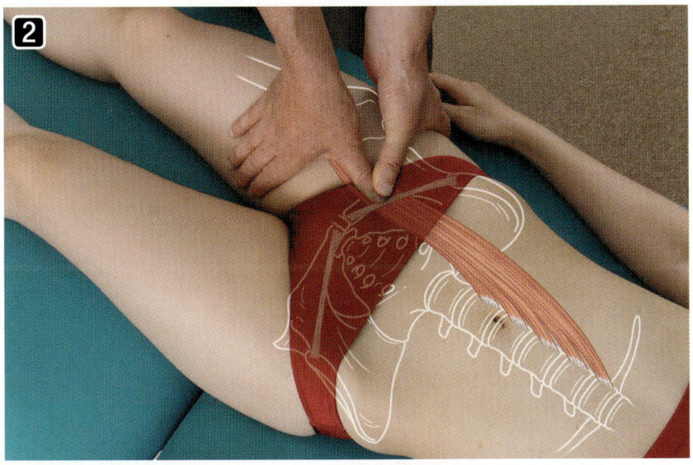

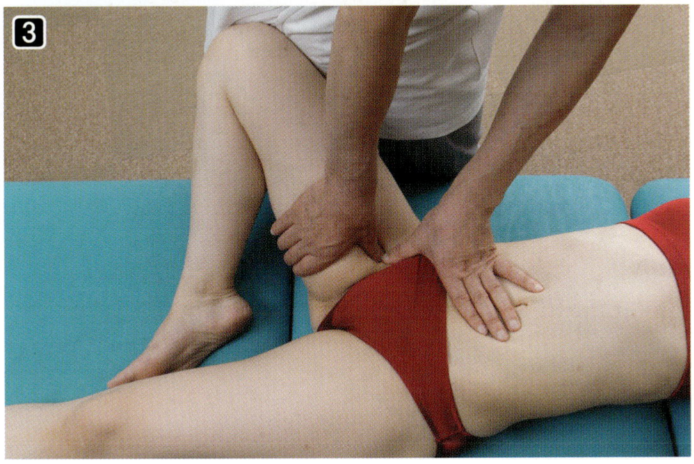

1 이는곳

배곧은근(복직근) 및 배빗근(복사근)을 충분히 이완시킨 후, 배곧은근의 가쪽모서리에서 허리뼈의 척추뼈몸통 방향으로 밀어 넣듯 촉진한다. 왼쪽을 촉진할 때에는 이는곳의 바로 가쪽을 배대동맥(복대동맥)이 주행하고 있으므로, 박동에 주의하여 피하듯 촉진한다.

2 힘살

고샅인대의 중앙 안쪽을 주행하는 넙다리동맥의 박동을 확인한 후, 그 가쪽으로 주행하는 딱딱한 감촉의 큰허리근힘살을 골반으로 밀어 넣듯 촉진한다.

3 닿는곳

엉덩관절을 굽힘 · 벌림 · 가쪽돌림시키고 위앞엉덩뼈가시의 아래쪽에서 넙다리곧은근(대퇴직근)과 긴모음근(장내전근)의 사이를 밀어 넣어, 작은돌기를 확인한다. 그런 다음, 작은돌기에 밀어 넣듯 촉진한다. 이 부위는 엉덩근과 근육이 연결되어 있기 때문에 단독으로 판별하기 어렵다.

70 큰볼기근_대둔근
Gluteus maximus muscle

이 는 곳: 엉덩뼈날개(장골익)에서 뒤볼기근선(후둔근선)의 뒤쪽, 엉치뼈(천골) · 꼬리뼈(미골)의 가쪽모서리, 등허리근막(흉요근막), 엉치결절인대

닿 는 곳: 넙다리근막(대퇴근막)의 가쪽부분에서 엉덩정강띠, 넙다리뼈의 볼기근거친면(둔근조면), 넙다리근막

지배신경: 아래볼기신경(하둔신경) L4~S2

지배혈관: 위 · 아래볼기동맥(상 · 하둔동맥), 안쪽넙다리휘돌이동맥(내측대퇴회선동맥), 깊은넙다리동맥(대퇴심동맥)의 첫째관통동맥

작 용: 엉덩관절의 폄(신전) · 가쪽돌림(외회전),【위섬유】벌림(외전),【아래섬유】모음(내전)

연결근육: 척주세움근(척주기립근), 엉치가시근(천극근), 중간볼기근의 뒷부분, 가쪽넓은근(외측광근)의 아랫부분, 궁둥구멍근(이상근), 중간넓은근(중간광근), 넙다리근막긴장근(대퇴근막장근), 넙다리네모근(대퇴방형근), 넙다리두갈래근짧은갈래(대퇴이두근단두)

큰볼기근 landmark의 촉진

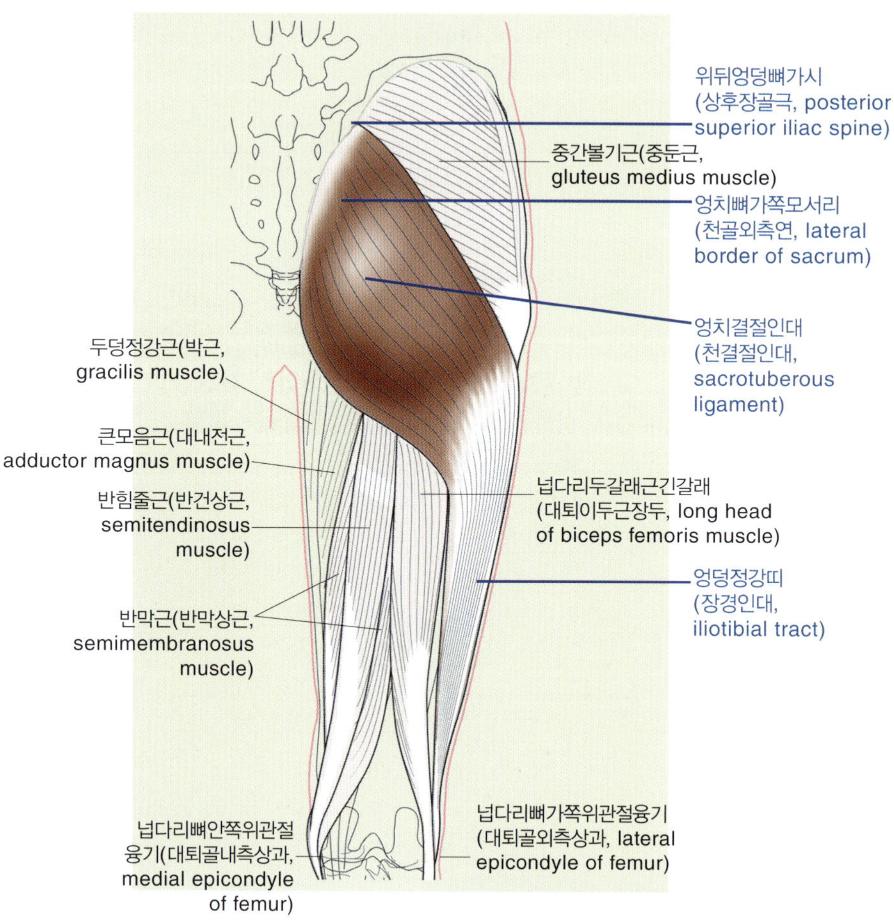

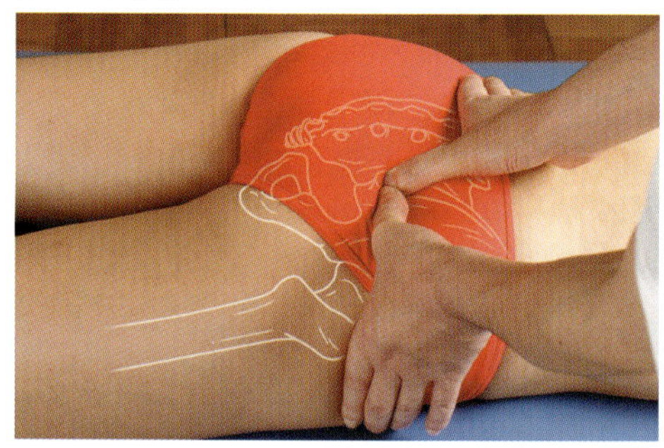
위뒤엉덩뼈가시

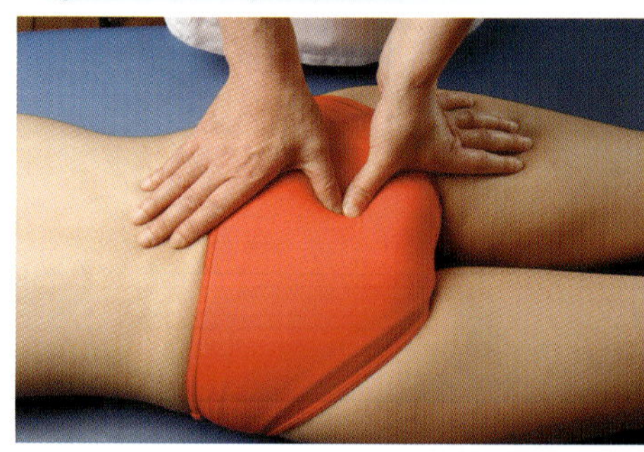
엉치뼈의 가쪽모서리

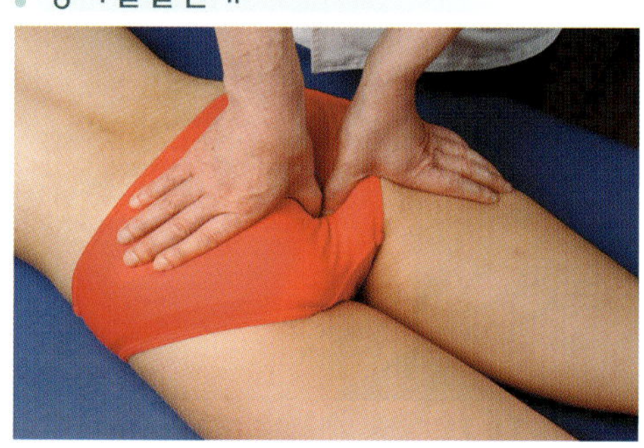
엉치결절인대

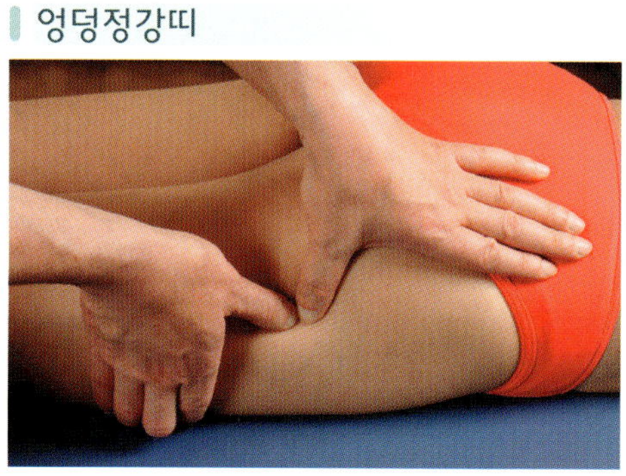
엉덩정강띠

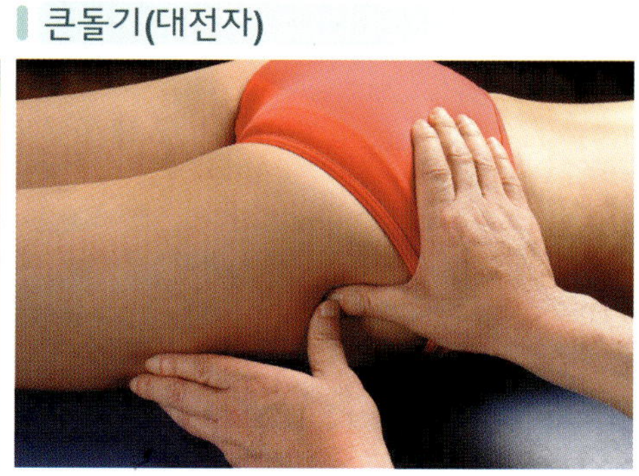
큰돌기(대전자)

P 큰볼기근의 촉진 포인트

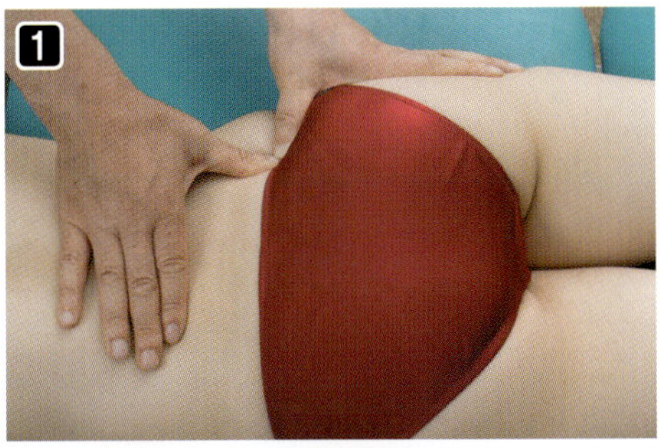

1 이는곳(엉덩뼈부위)

위뒤엉덩뼈가시에서 두 손가락 너비 정도 가쪽으로 이동한 부위부터 엉치뼈까지 엉덩뼈능선(장골릉)을 밀어 넣듯 촉진한다. 엉덩뼈 부착부위는 척주세움근과 근육이 연결되어 있으므로, 엉치뼈의 가쪽모서리부위까지 충분히 촉진한다.

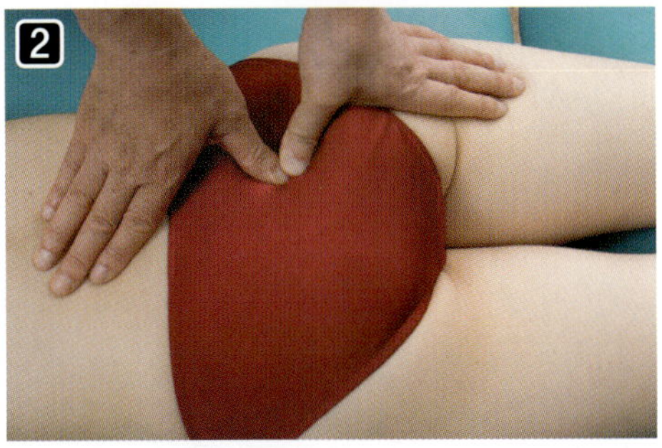

2 이는곳(엉치뼈의 가쪽모서리부위)

엉치뼈의 가쪽모서리에서 엉치뼈의 가쪽 뒤로 밀어 넣듯 촉진한다. 엉치뼈의 가쪽모서리에 밀어 넣을 때 통증이 나타날 수 있으므로, 세게 밀어 넣지 않도록 주의한다.

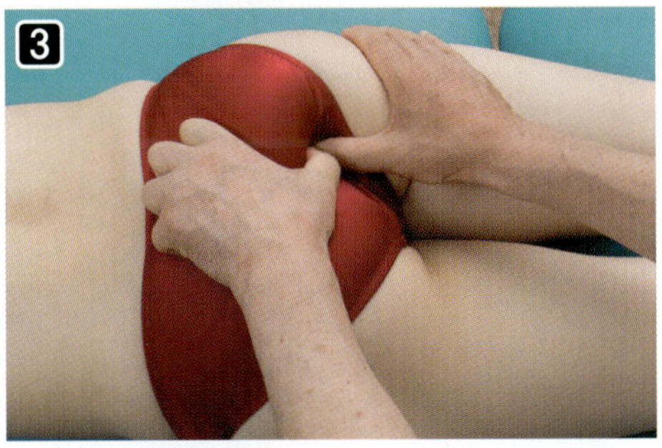

3 이는곳(엉치결절인대부위)

궁둥뼈결절(좌골결절)에서 안쪽에 위치한 엉치결절인대를 확인한다. 그런 다음, 엉치결절인대를 밀어 넣듯 촉진한다.

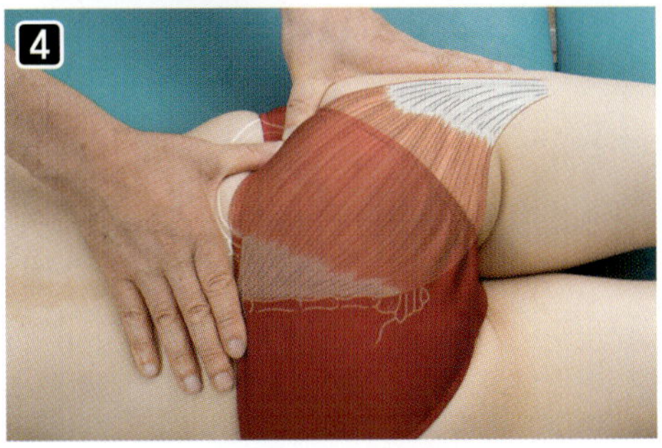

4 위모서리

큰볼기근은 위뒤엉덩뼈가시부터 시작하여 엉덩뼈능선에서 약 두 손가락 너비만큼 가쪽으로 이동한 부분과 큰돌기의 가장 돌출된 부위를 연결하는 선보다 아래쪽을 주행한다. 위모서리가 비스듬히 아래 가쪽으로 주행하는 것을 느낄 수 있다. 또한 엉치뼈의 가쪽모서리를 확인한 후 큰돌기의 아래쪽으로 이동하면, 비스듬히 아래 가쪽으로 주행하는 큰볼기근의 섬유를 확인할 수 있다. 그리고 큰볼기근의 위섬유는 넙다리근막으로 이행하는 큰돌기 부근까지 촉진할 수 있다.

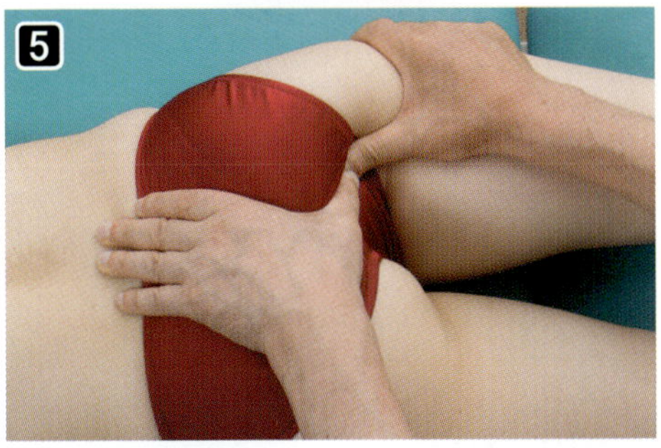

5 아래모서리

엉치뼈의 가쪽모서리 아랫부분에서 비스듬히 아래 가쪽으로 나아가면, 궁둥뼈결절의 바로 꼬리쪽을 지나 넙다리뼈의 볼기근거친면까지 이어지는 큰볼기근의 아래섬유를 촉진할 수 있다. 아래모서리는 큰볼기근의 아래쪽에서 근육섬유를 끌어올리듯 촉진하는 것이 좋다. 또한 큰볼기근의 아래모서리를 확인하기 어려울 때에는 엎드린 자세에서 무릎관절을 90° 굽힘시키고, 엉덩관절을 펌하는 것이 좋다.

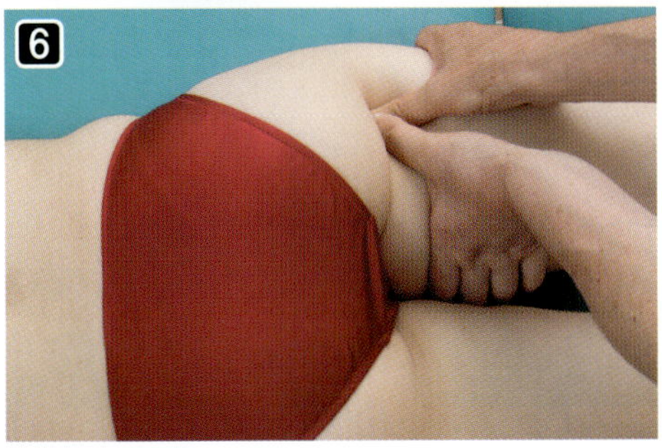

6 닿는곳(볼기근거친면)

큰볼기근의 위섬유는 넙다리근막에 닿으므로, 촉진하기 어렵다. 아래섬유의 닿는곳을 촉진할 때는 아래모서리를 따라 넙다리뼈의 뒷면까지 이동하여, 볼기근거친면을 힘껏 누른다.

71 중간볼기근_중둔근 Gluteus medius muscle

이 는 곳: 엉덩뼈날개(장골익)에서 앞볼기근선(전둔근선)과 뒤볼기근선(후둔근선) 사이, 엉덩뼈능선의 바깥능선(외순)

닿 는 곳: 큰돌기의 끝 가쪽면

지배신경: 위볼기신경(상둔신경) L4~S2

지배혈관: 위볼기동맥(상둔동맥), 가쪽넙다리휘돌이동맥(외측대퇴회선동맥)

작　　용: 엉덩관절의 벌림(외전),【앞섬유】굽힘(굴곡) · 안쪽돌림(내회전),【뒤섬유】폄(신전) · 가쪽돌림(외회전)

연결근육: 큰볼기근, 넙다리근막긴장근, 가쪽넓은근(외측광근), 넙다리빗근(봉공근), 작은볼기근(소둔근), 궁둥구멍근(이상근)

중간볼기근 landmark의 촉진

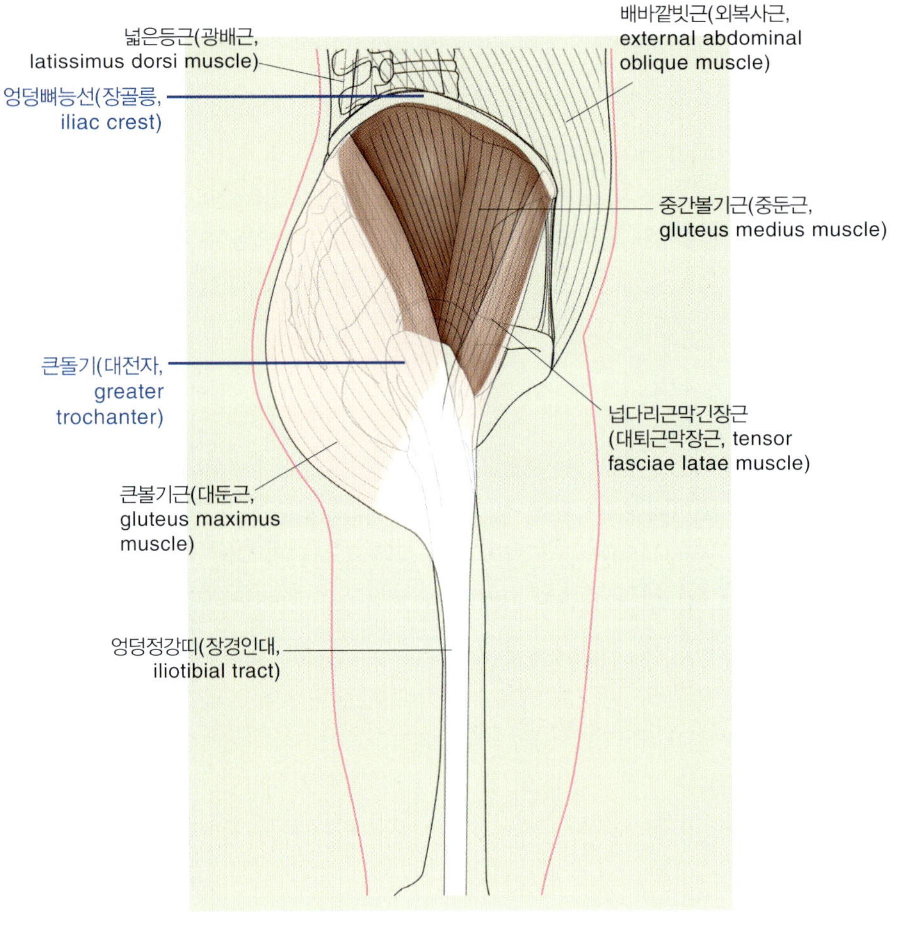

엉덩뼈능선

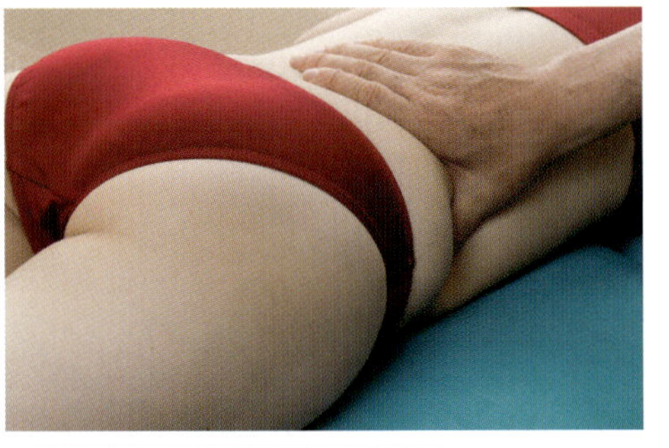

큰돌기

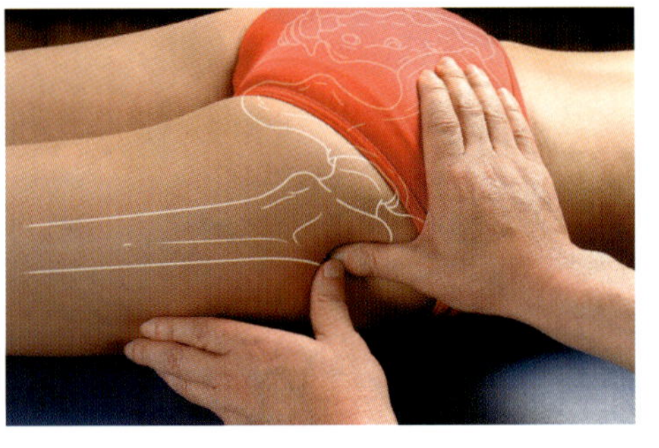

P 중간볼기근의 촉진 포인트

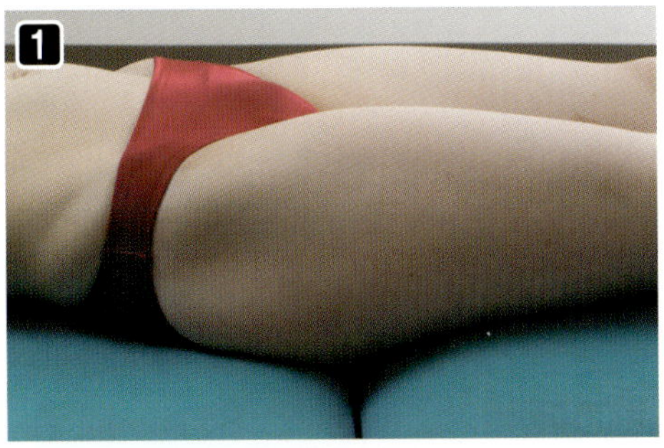

1 불룩해진 근육의 관찰

중간볼기근은 위앞엉덩뼈가시(상전장골극)에서 위뒤엉덩뼈가시(상후장골극)에 걸쳐 광범위하게 존재하고, 힘살은 앞섬유와 뒤섬유 두 가지로 나뉜다. 앞섬유의 불룩함은 엉덩관절의 중립위치에서 벌림운동에 저항을 가해 관찰한다.

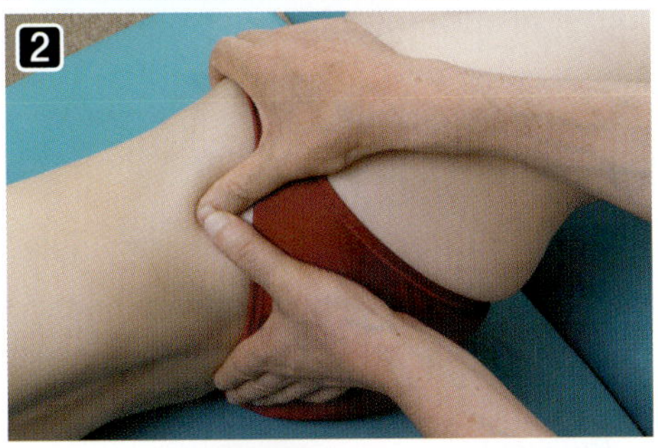

2 이는곳(엉덩뼈능선의 바깥능선)

옆으로 누운 자세에서 엉덩뼈능선의 뒷면을 아래쪽에서 위쪽으로 밀어 올리듯 촉진한다.

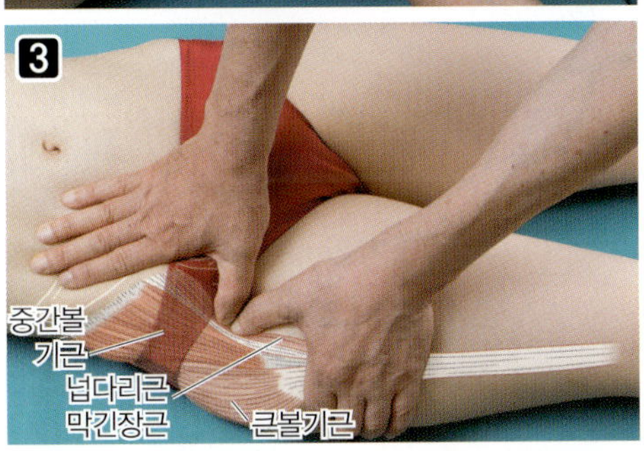

3 앞섬유의 앞모서리

앞섬유의 앞모서리는 넙다리근막긴장근에 덮여 있다. 넙다리근막긴장근의 힘살은 옆으로 누운 자세로 엉덩관절을 가볍게 굽히고, 벌림시키면 확인할 수 있다. 앞섬유의 앞모서리는 넙다리근막긴장근과의 근육 사이에서 넙다리근막긴장근의 깊은부분에 파고들듯 촉진하면 된다.

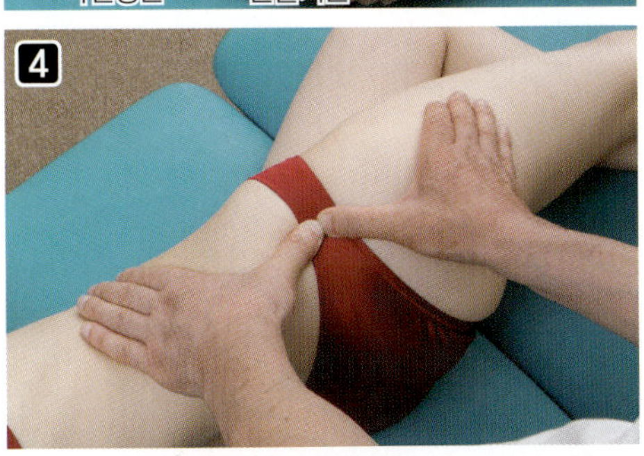

4 앞 · 뒤섬유의 근육 사이와 힘살

중간볼기근은 힘살의 중앙에서 앞섬유와 뒤섬유로 나뉜다. 2개의 근육섬유는 그 사이에 뚜렷하게 고랑이 있고, 주행에도 차이가 있다. 이 근육 사이에서 앞섬유 · 뒤섬유에 대해 수직으로 밀어 넣듯 촉진한다. 단, 근육섬유의 주행이 다르므로 이에 주의한다. 앞섬유는 등쪽으로 말려 롤 상태로 큰돌기에 닿기 때문에, 두께가 있는 것처럼 느껴질 수 있다. 반면, 앞섬유가 말리면서 뒤섬유는 이에 잡아당겨지듯 편평하게 되어 있으므로 얇은 두께로 느껴질 수 있다.

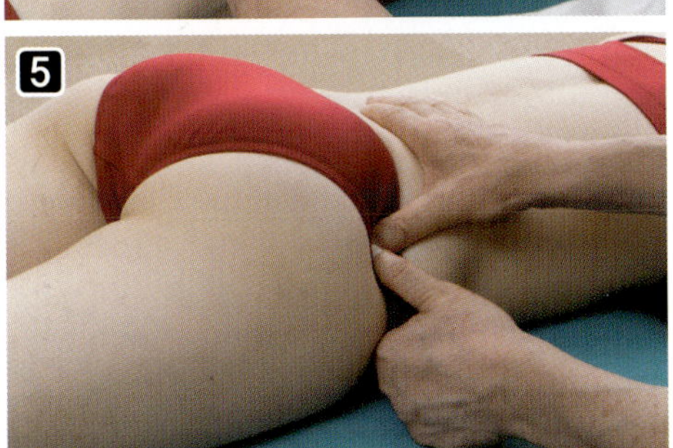

5 뒤섬유의 뒤모서리

위뒤엉덩뼈가시 부근에 있는 이는곳의 섬유는 약 두 손가락 너비로 큰볼기근에 덮여 있지만, 뒤모서리는 위뒤엉덩뼈가시와 큰돌기의 가쪽 끝을 연결하는 선에 위치한다. 큰볼기근과의 근육 사이부터 진입하여 뒤모서리를 확인한 후, 엉덩뼈에 힘껏 누르듯 촉진한다.

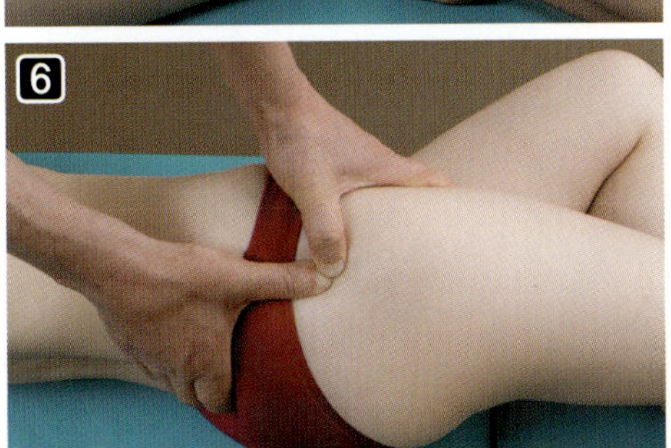

6 닿는곳

옆으로 누운 자세로 큰돌기의 뒤모서리 위쪽에서 위모서리 앞쪽까지, 약간 깊은부분으로 밀어 넣듯 촉진한다. 중간볼기근의 닿는곳 부근은 이상이 없을 때에도 단단하게 느껴지므로, 조금 강하게 촉진하는 것이 좋다.

72 넙다리근막긴장근_대퇴근막장근

Tensor fasciae latae muscle

이 는 곳: 위앞엉덩뼈가시

닿 는 곳: 엉덩정강띠를 사이에 둔 정강뼈의 가쪽관절융기

지배신경: 위볼기신경(상둔신경) L4~5

지배혈관: 가쪽넙다리휘돌이동맥(외측대퇴회선동맥), 위볼기동맥(상둔동맥)

작　　용: 엉덩관절의 굽힘(굴곡) · 벌림(외전) · 안쪽돌림(내회전)

연결근육: 큰볼기근, 중간볼기근, 넙다리빗근(봉공근), 엉덩근(장근), 작은볼기근(소둔근), 장딴지빗근(족척근), 가쪽넓은근(외측광근)

넙다리근막긴장근 landmark의 촉진

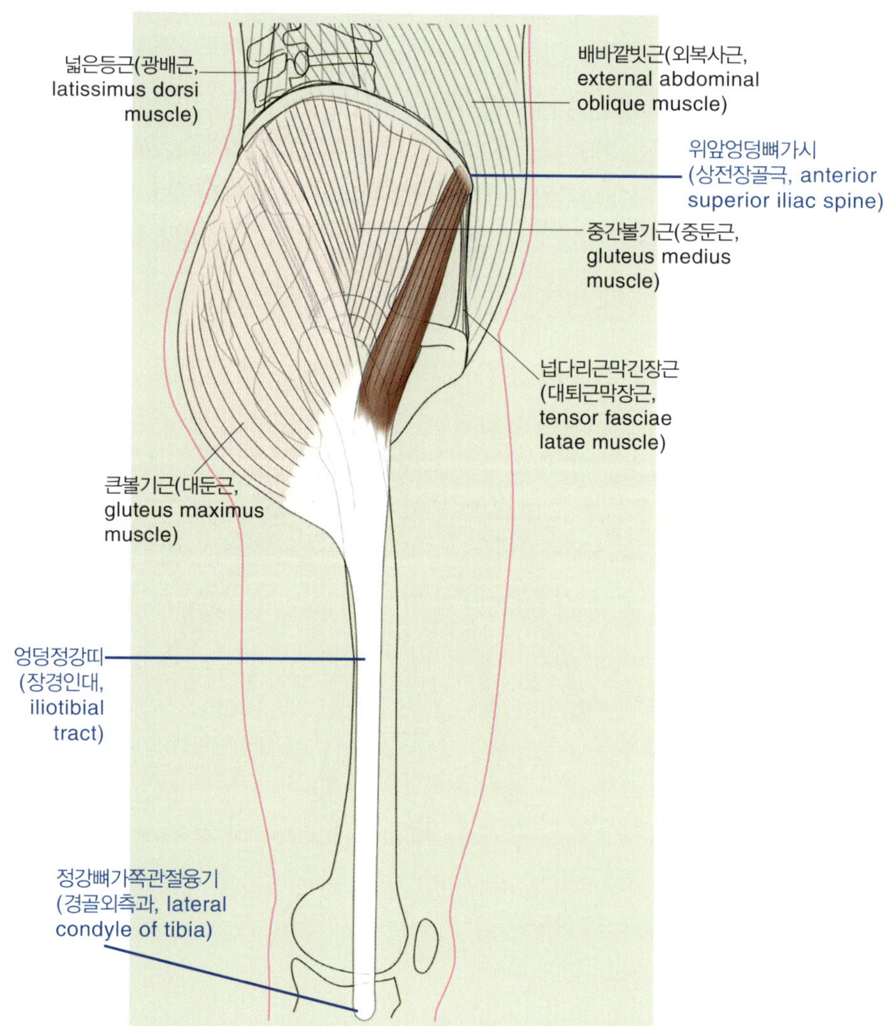

위앞엉덩뼈가시

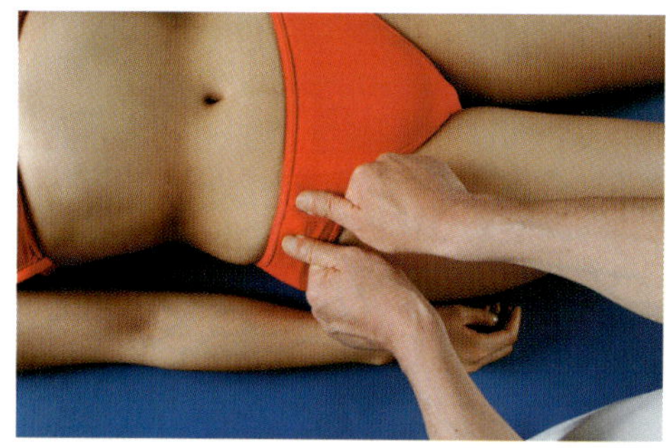

엉덩정강띠

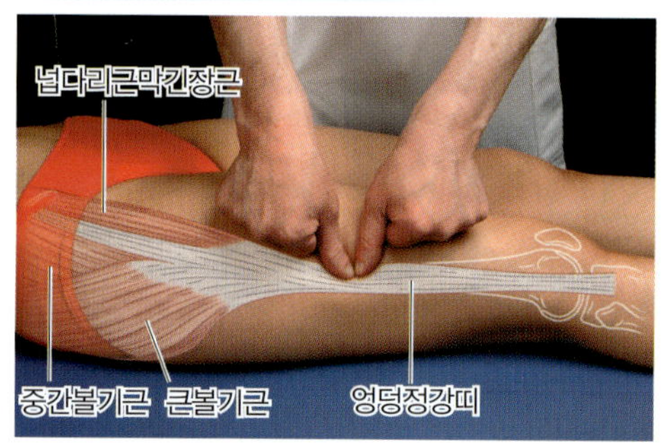

정강뼈의 가쪽관절융기

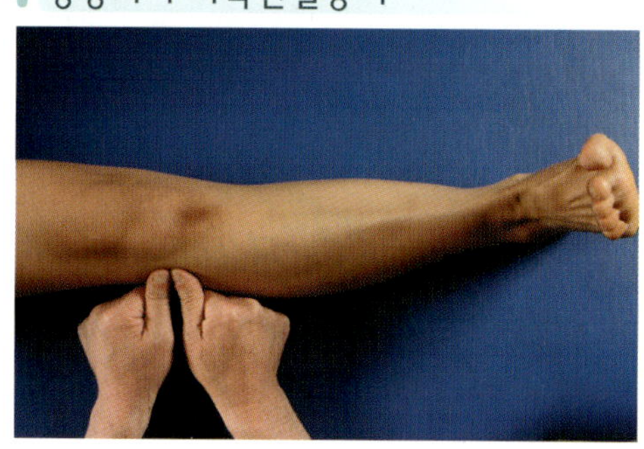

P 넙다리근막긴장근의 촉진 포인트

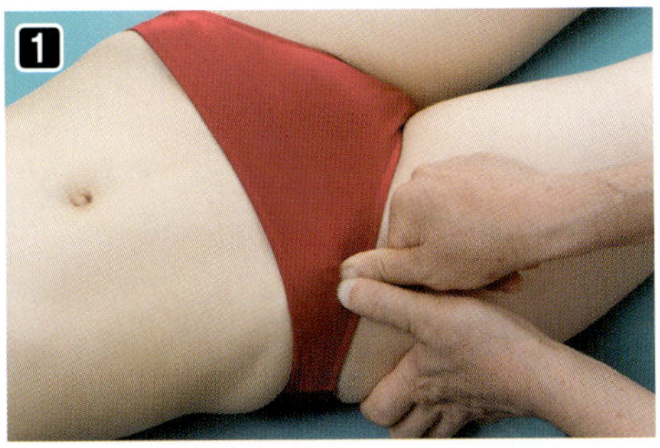

1 이는곳

위앞엉덩뼈가시를 확인한 후, 약 세 손가락 너비만큼 가쪽으로 이동한 부분까지를 아래쪽에서부터 밀어 넣듯 촉진한다. 넙다리근막긴장근의 이는곳은 얇은 막 상태이고, 깊은부분은 중간볼기근이 주행하므로, 너무 강하게 밀어 넣지 않도록 주의해야 한다.

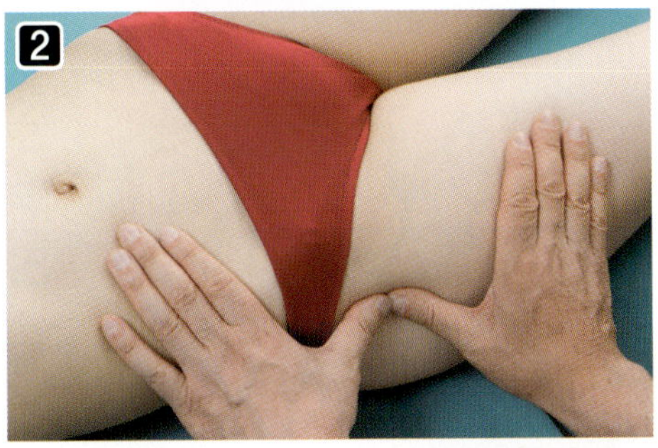

2 힘살

넙다리근막긴장근은 중간볼기근의 앞섬유에서 얕은층에 있는, 비교적 부드러운 근육이다. 이는곳에서 큰돌기(대전자)까지 이어지는 부위를 가볍게 압박하듯 촉진한다. 넙다리근막긴장근은 상당히 얇고, 부드러운 근육이기 때문에 너무 강하게 밀어 넣지 않도록 한다. 특히, 큰돌기 부근은 더 얇은 근막으로 이루어져 있으므로 이에 유의하면서 촉진한다.

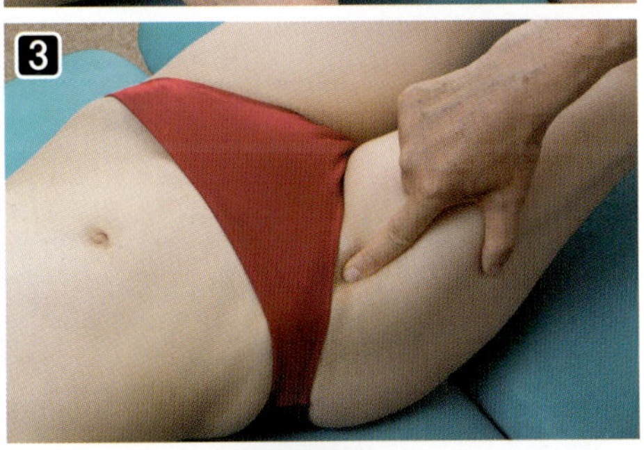

3 가쪽고샅넙다리삼각(외측서혜대퇴삼각)

가쪽고샅넙다리삼각은 위앞엉덩뼈가시를 정점으로 하여, 가쪽모서리가 넙다리근막긴장근, 안쪽모서리가 넙다리빗근, 밑변이 넙다리근막긴장근과 넙다리빗근 사이에서 확인되는 넙다리곧은근(대퇴직근)의 몸쪽 끝으로 형성된다.

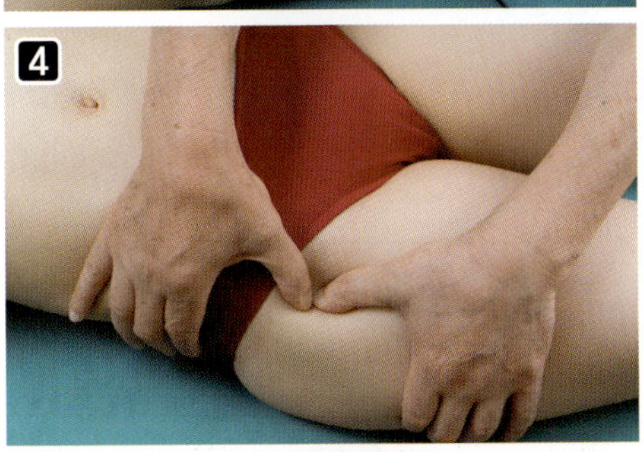

4 앞모서리

넙다리근막긴장근과 이는곳이 같은 넙다리빗근은 엉덩관절을 가쪽돌림시켰을 때 안쪽 아래로 주행하는 근육섬유를 확인함으로써, 넙다리근막긴장근의 앞모서리와 구별할 수 있다. 넙다리근막긴장근의 앞모서리와 넙다리빗근의 근육 사이는 가쪽고샅넙다리삼각을 형성한다. 앞모서리는 가쪽고샅넙다리삼각을 가쪽으로 밀어 넣듯 촉진하면 된다.

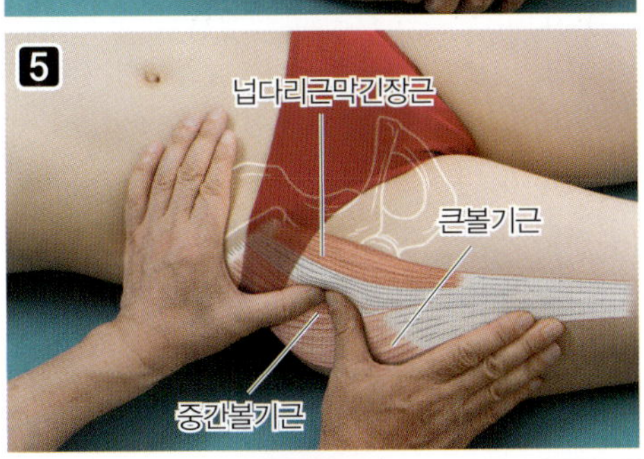

5 뒤모서리

넙다리근막긴장근의 뒤모서리와 중간볼기근의 앞섬유는 근육 사이를 형성한다. 따라서 뒤모서리는 이 근육 사이에서 힘살을 밀어 넣듯 촉진하면 된다.

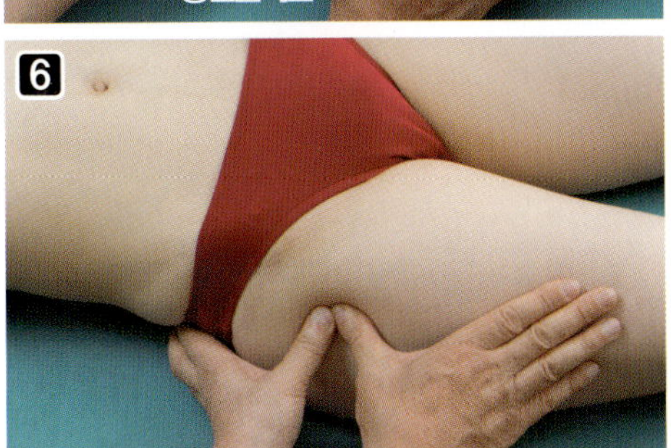

6 닿는곳(엉덩정강띠)

넙다리근막긴장근의 닿는곳은 큰돌기의 앞 위쪽에서 엉덩정강띠로 이행한다. 큰돌기의 앞 위쪽에 위치한 엉덩정강띠를 밀어 넣듯 촉진하지만, 닿는곳을 정확하게 판별하기는 어렵다. 또한 넓적다리의 가쪽에서 몸쪽 1/3 부근부터 정강뼈의 가쪽관절융기까지 이어지는 엉덩정강띠의 앞모서리부위를 확인할 수 있다.

73 넙다리빗근_봉공근
Sartorius muscle

이 는 곳: 위앞엉덩뼈가시
닿 는 곳: 정강뼈거친면의 안쪽
지배신경: 넙다리신경(대퇴신경) L2, 3
지배혈관: 가쪽넙다리휘돌이동맥(외측대퇴회선동맥)
작　　용: 엉덩관절의 굽힘(굴곡) · 벌림(외전) · 가쪽돌림(외회전), 무릎관절의 굽힘
연결근육: 반힘줄근(반건상근), 두덩정강근, 중간볼기근(중둔근), 넙다리곧은근, 반막근(반막상근), 장딴지근(비복근), 긴모음근, 넙다리근막긴장근, 엉덩근

넙다리빗근 landmark의 촉진

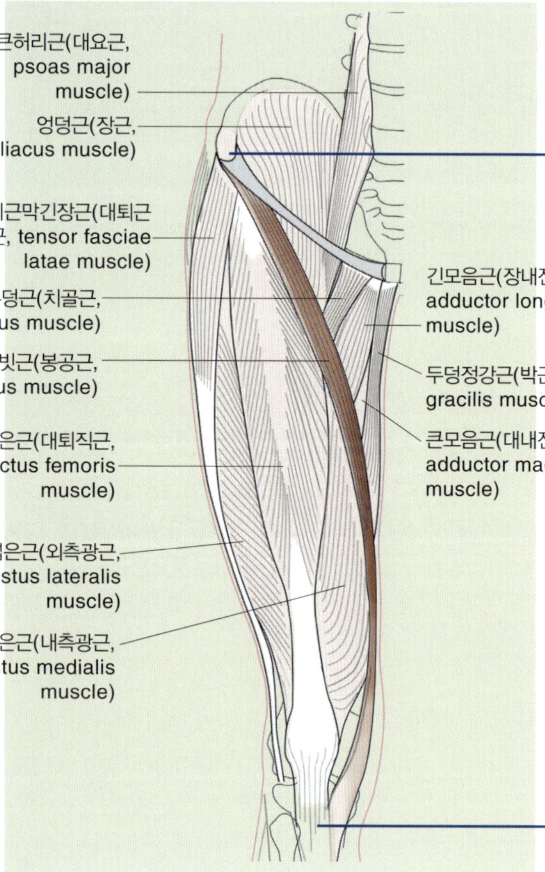

위앞엉덩뼈가시

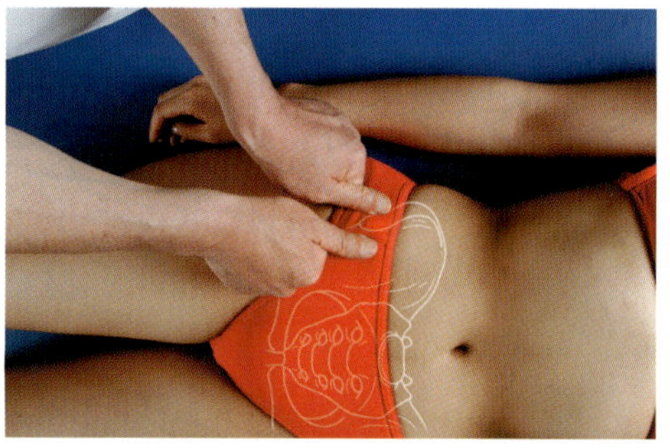

정강뼈거친면

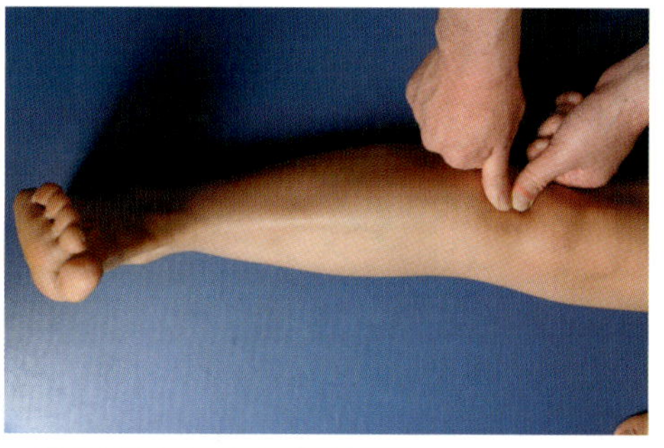

거위발

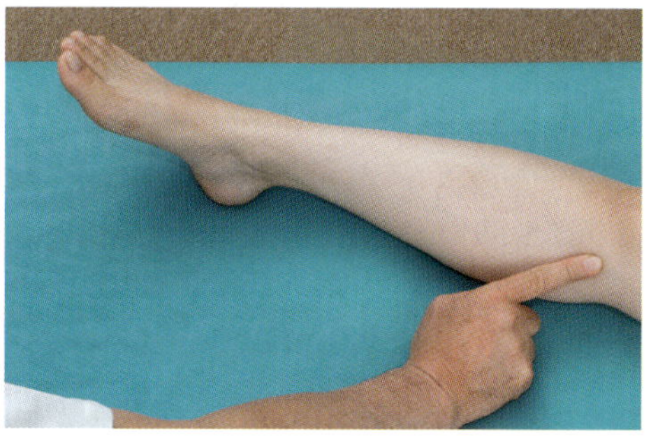

P 넙다리빗근의 촉진 포인트

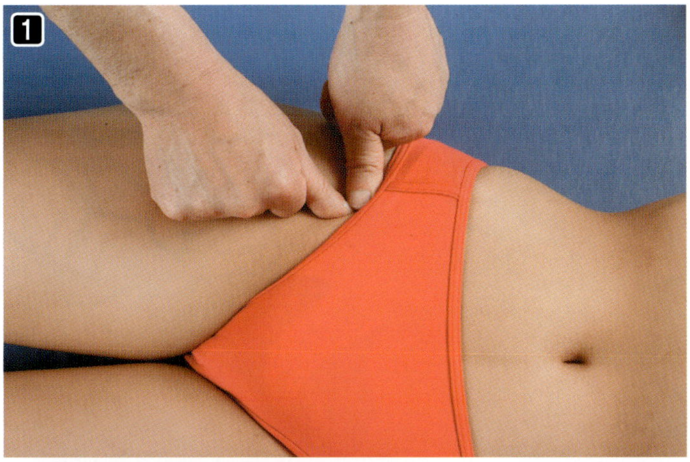

1 이는곳

넙다리빗근은 위앞엉덩뼈가시에서 안쪽 아래 방향으로 비스듬히 주행한다. 이는곳의 가쪽에서는 넙다리근막긴장근이, 그리고 아래쪽에 위치한 아래앞엉덩뼈가시(하전장골극)부위에서는 넙다리곧은근의 힘줄이 만져진다. 그러나 이 두 근육과 넙다리빗근은 주행이 다르므로 판별하기 쉽다. 가쪽고샅넙다리삼각(외측서혜대퇴삼각)을 안쪽 위 방향으로 힘껏 누르면서 이는곳을 촉진한다.

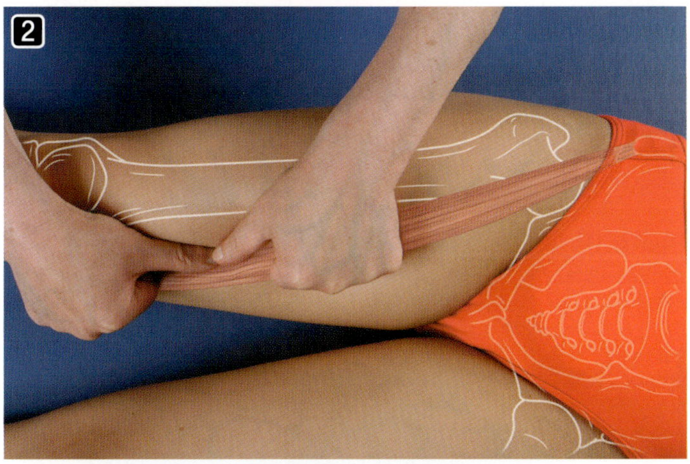

2 힘살

먼저 넓적다리의 아랫부분 안쪽에서 안쪽넓은근의 표층을 아래로 힘껏 눌러 넙다리빗근의 가쪽모서리를 확인한다. 그런 다음 이는곳 또는 닿는곳까지 근육의 주행을 가정한 후, 가쪽모서리부터 힘살을 모으듯 촉진한다.

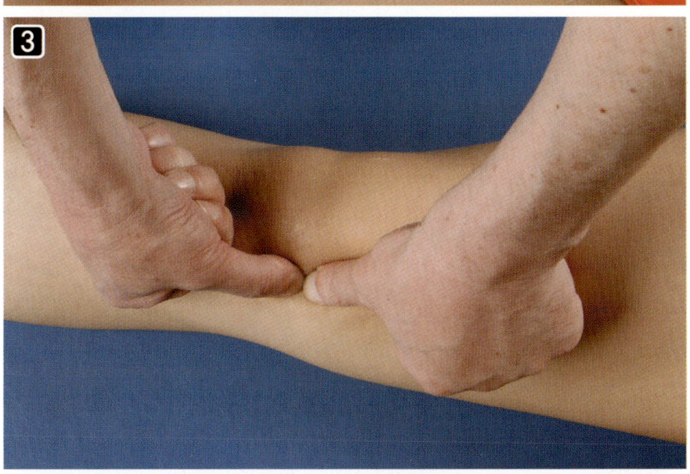

3 두덩정강근과의 근육 사이

넙다리빗근은 넙다리뼈안쪽관절융기(대퇴골내측과)를 감싸듯 정강뼈거친면의 안쪽을 향해 주행한다. 두덩정강근은 넙다리뼈의 안쪽관절융기에서 넙다리빗근보다 아래쪽을 주행하고, 넙다리빗근과 근육 사이를 형성한다. 두 근육의 사이를 힘껏 누르듯 촉진한다.

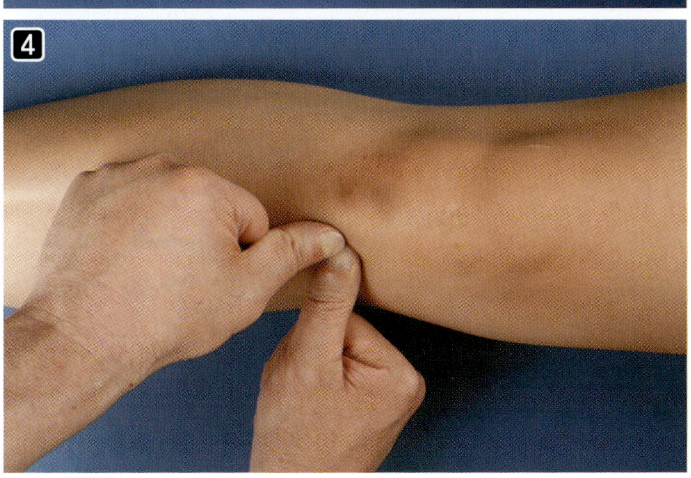

4 닿는곳

넙다리빗근은 정강뼈거친면의 안쪽에 부착되어, 깊은부분에 닿는 두덩정강근, 반힘줄근, 반막근과 근육이 교차하면서 거위발을 형성한다. 정강뼈의 앞 안쪽면을 힘껏 누르듯 촉진한다.

74 두덩근_치골근
Pectineus muscle

이 는 곳: 두덩뼈빗(치골즐), 두덩근막(치골근막)
닿 는 곳: 두덩근선(치골근선)
지배신경: 넙다리신경(대퇴신경) L2, 3[때로는 폐쇄신경의 가지도 받음]
지배혈관: 안쪽넙다리휘돌이동맥(내측대퇴회선동맥)의 얕은가지
작　　용: 엉덩관절의 모음(내전)
연결근육: 엉덩근, 안쪽넓은근, 가쪽넓은근

두덩근 landmark의 촉진

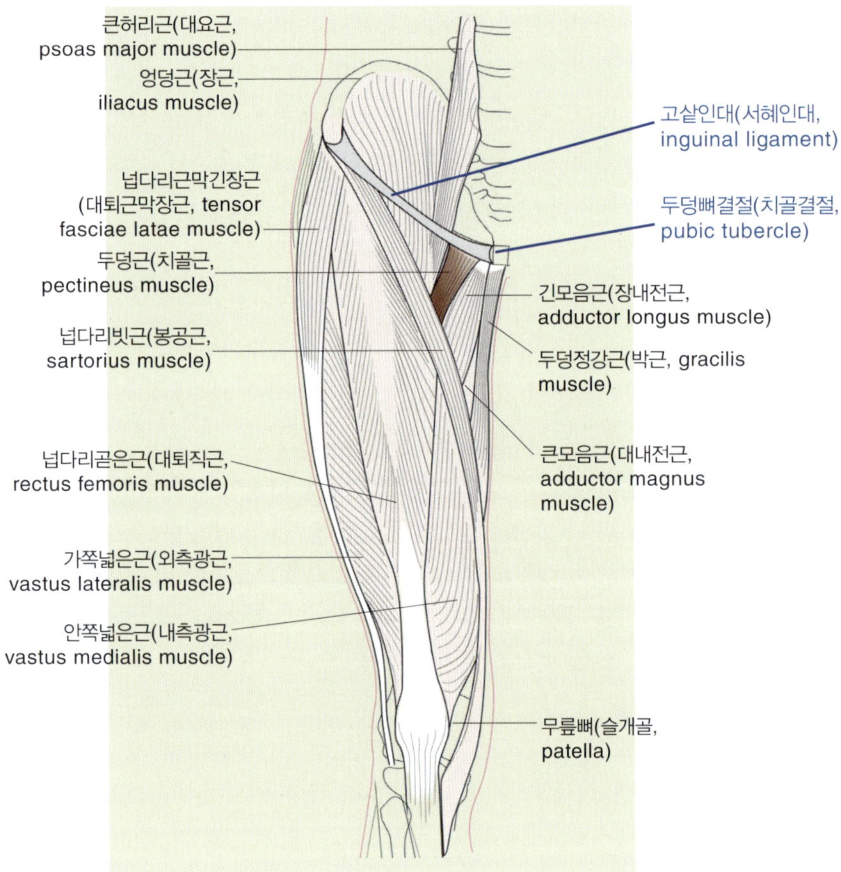

두덩뼈위가지(치골상지)

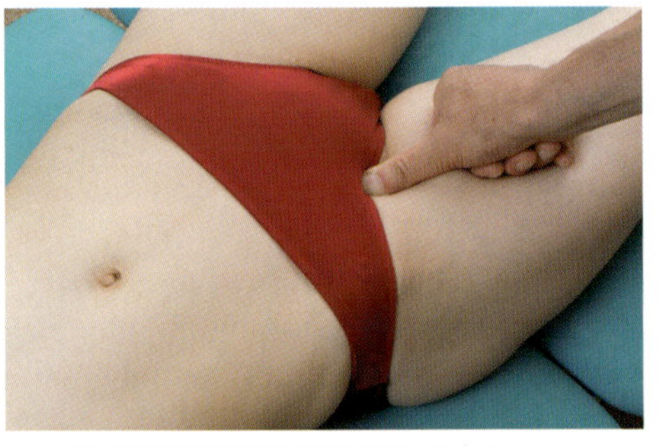

두덩뼈결절

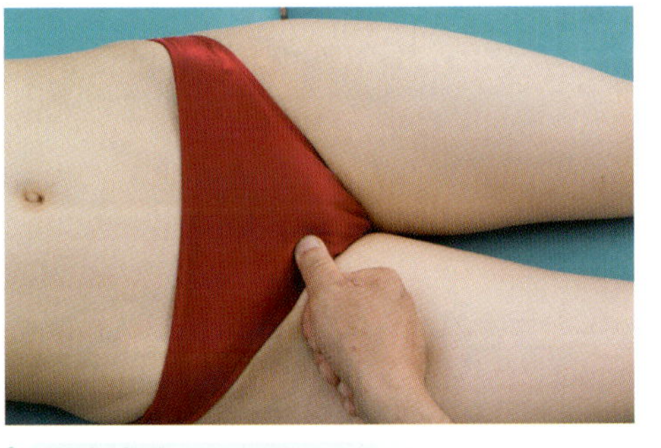

고샅인대

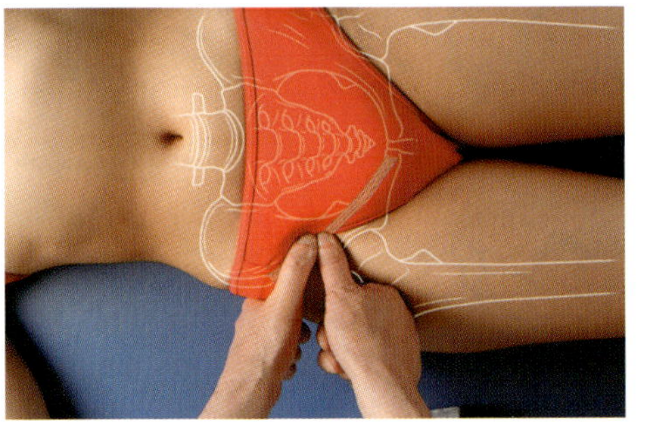

P 두덩근의 촉진 포인트

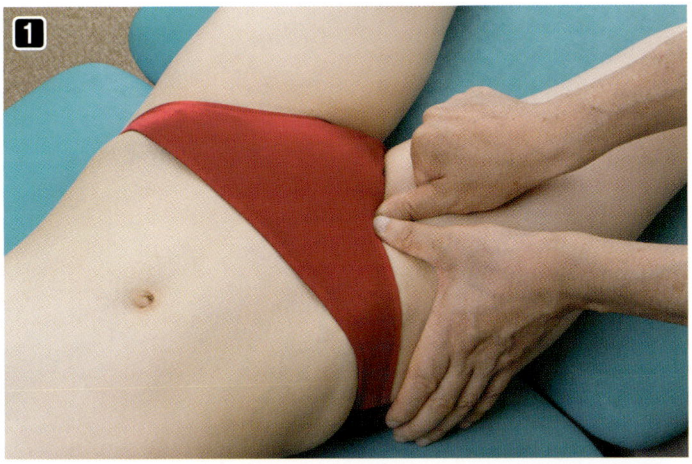

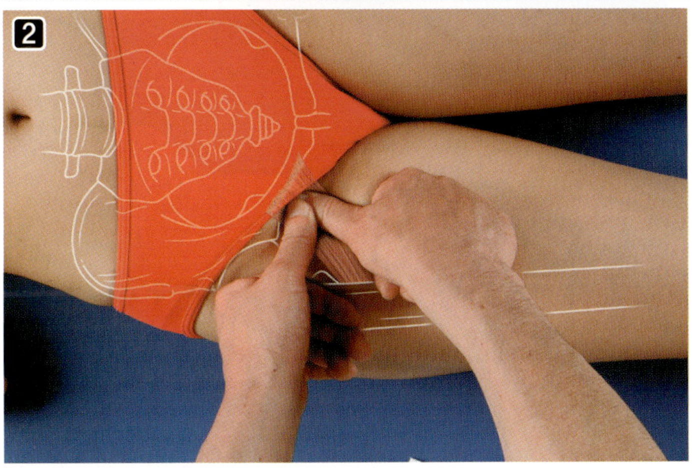

1 이는곳

두덩뼈결절에서 가쪽으로 두덩뼈위가지를 밀어 넣듯 촉진한다. 또한 두덩근의 가쪽은 넙다리동맥(대퇴동맥)이 주행하므로 주의한다.

2 힘살

긴모음근과 큰허리근을 확인한 후, 두 근육 사이에 주행하는 두덩근의 힘살을 넙다리뼈로 밀어 넣듯 촉진한다. 이 부위는 고샅인대 · 넙다리빗근 · 긴모음근으로 형성된 넙다리삼각의 안쪽에 위치하고, 넙다리동맥이 가쪽을 주행하기 때문에 박동을 확인해 두는 것이 좋다.

75 긴모음근_장내전근 Adductor longus muscle

이 는 곳: 두덩결합의 앞면과 두덩뼈결절(치골결절)로 이루어진 삼각형의 면
닿 는 곳: 넙다리뼈에서 거친선안쪽선의 중간부분 1/3
지배신경: 폐쇄신경 L3, 4
지배혈관: 안쪽넙다리휘돌이동맥(내측대퇴회선동맥), 폐쇄동맥
작 용: 엉덩관절의 모음(내전) · 굽힘(굴곡) · 가쪽돌림(외회전)
연결근육: 두덩근, 큰모음근, 안쪽넓은근, 짧은모음근(단내전근), 두덩정강근

긴모음근 landmark의 촉진

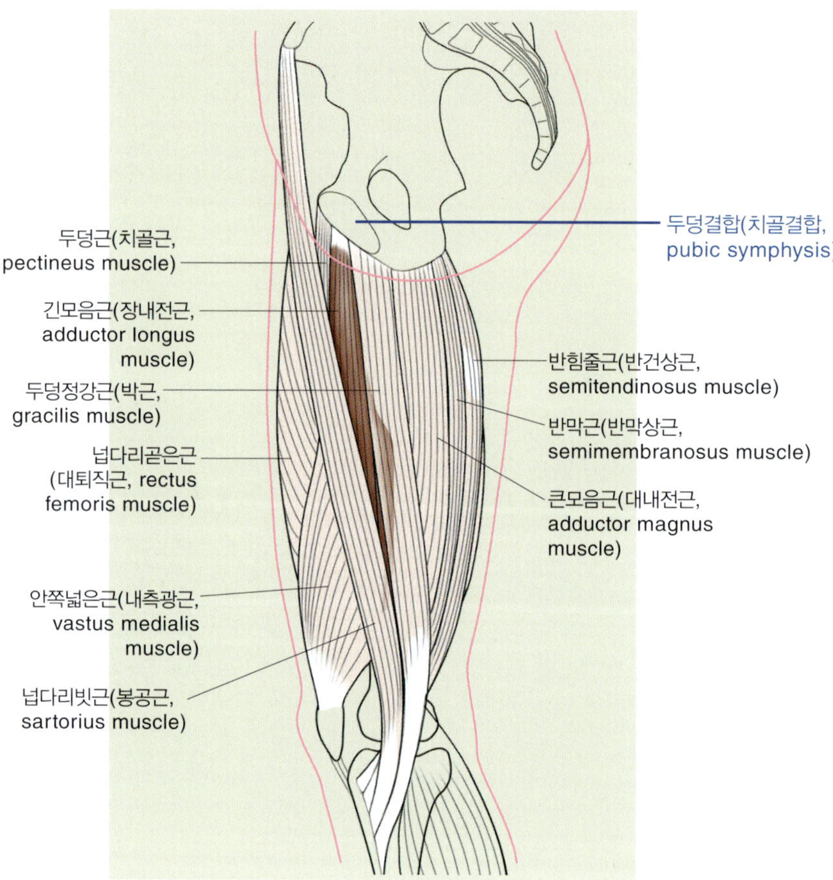

두덩결합

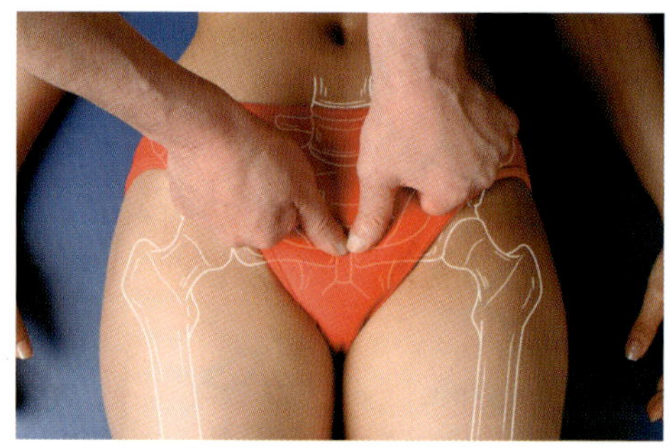

거친선안쪽선(조선내측순)

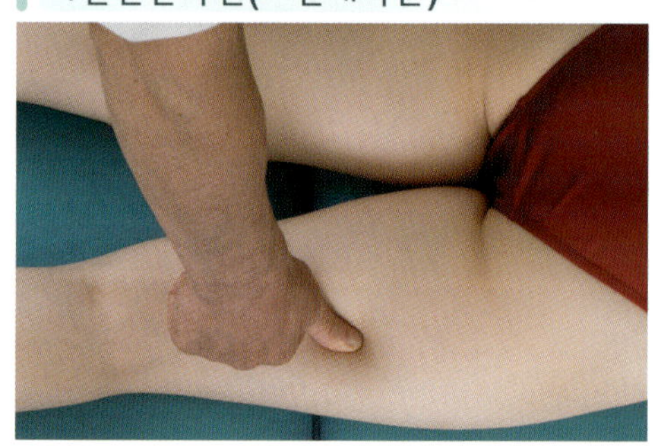

P 긴모음근의 촉진 포인트

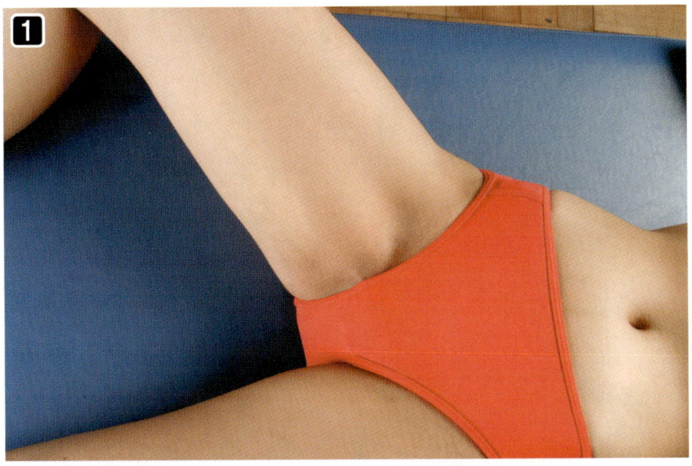

1 불룩해진 근육의 관찰

엉덩관절을 굽힘 · 벌림 · 가쪽돌림시키면, 두덩뼈(치골)에서 넙다리뼈(대퇴골)의 뒷면에 주행하는 긴모음근의 명확한 힘살을 관찰할 수 있다. 또한 이는곳에서는 힘줄 모양의 융기가 관찰된다.

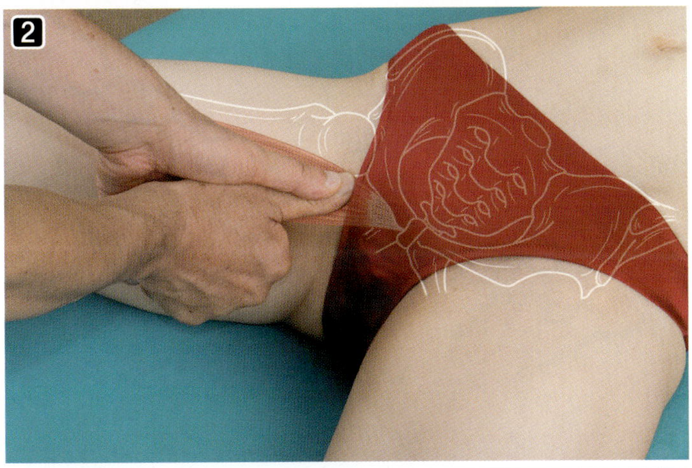

2 이는곳

엉덩관절을 약간 벌림 · 가쪽돌림시켜 두덩뼈결절을 확인한 후, 힘껏 누르듯 촉진한다. 긴모음근의 힘줄 뒤쪽에 두덩정강근이 부착되어 있지만, 두덩정강근은 부드럽고, 긴모음근은 힘줄로 되어 있기 때문에 쉽게 판별할 수 있다.

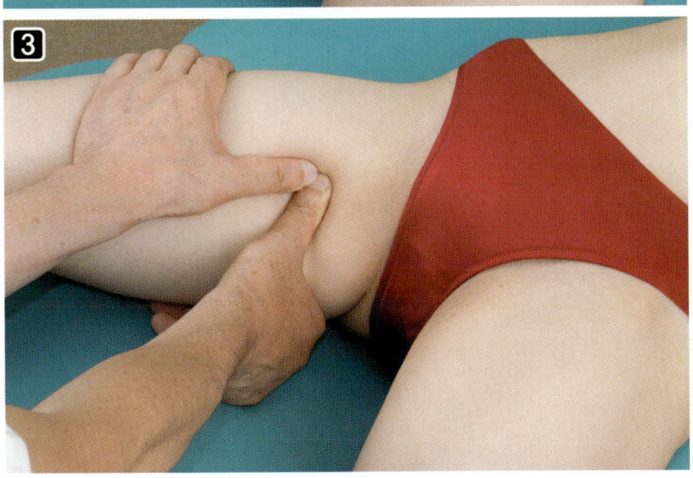

3 힘살

두덩뼈결절에서 긴모음근의 힘줄을 따라 넙다리뼈의 중앙 1/3 방향으로 이동하여, 근육의 주행을 확인한다. 그런 다음, 넙다리뼈로 밀어 넣듯 촉진한다. 힘살은 닿는곳에 가까워질수록 안쪽넓은근과 큰모음근에 끼여 촉진하기 어려워지므로, 긴모음근을 두 근육과 구별하면서 촉진한다.

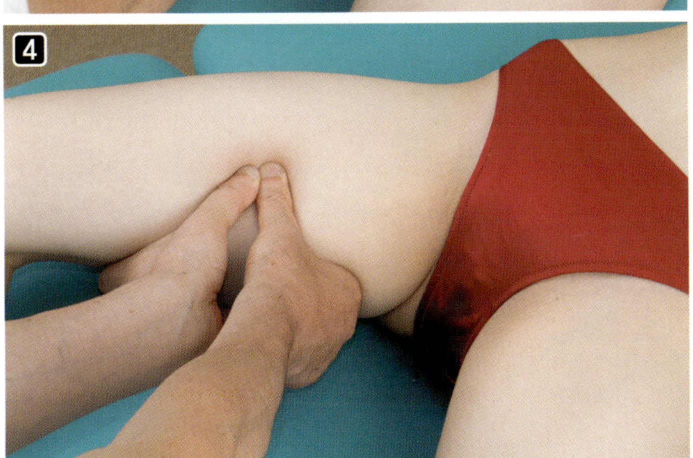

4 닿는곳

넙다리빗근과 두덩정강근이 만나는 넓적다리의 중심부분 부근에서 안쪽넓은근과 큰모음근 사이의 깊은부분을 넙다리뼈로 밀어 넣듯 촉진한다.

76 짧은모음근_단내전근
Adductor brevis muscle

이 는 곳: 두덩뼈아래가지
닿 는 곳: 두덩근선(치골근선)의 아랫부분, 넙다리뼈의 거친선안쪽선
지배신경: 폐쇄신경의 앞가지 L2~4
지배혈관: 깊은넙다리동맥(대퇴심동맥)의 근육가지, 안쪽넙다리휘돌이동맥(내측대퇴회선동맥)의 깊은가지
작 용: 엉덩관절의 모음(내전)
연결근육: 작은모음근(소내전근), 두덩정강근, 안쪽넓은근

짧은모음근 landmark의 촉진

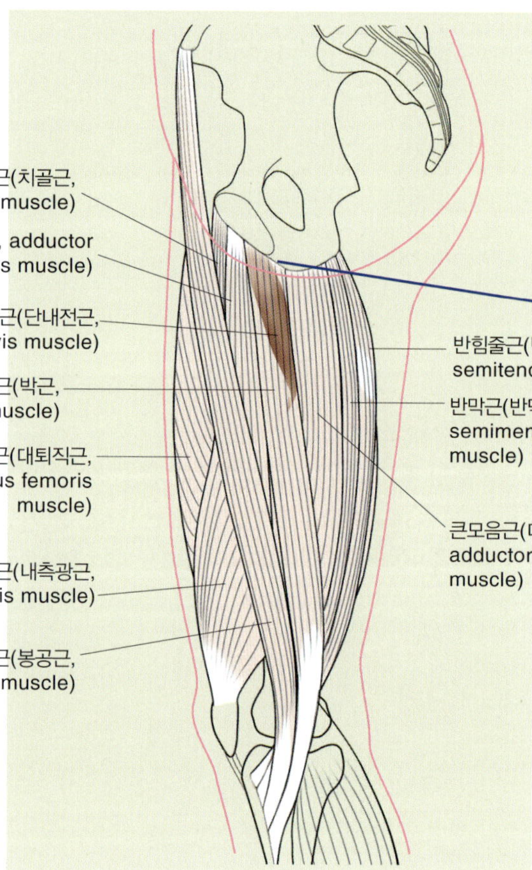

두덩뼈아래가지

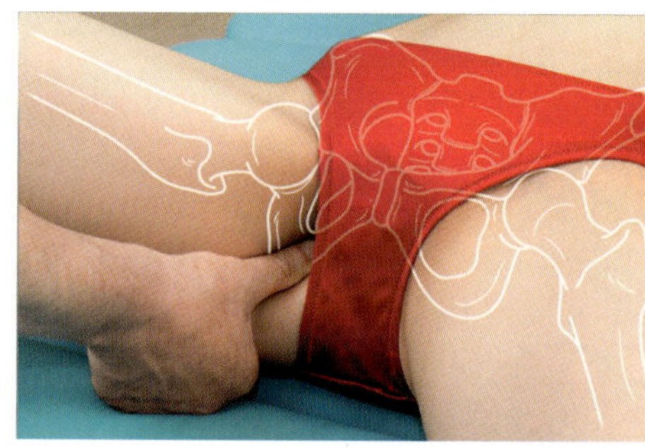

거친선안쪽선(조선내측순)

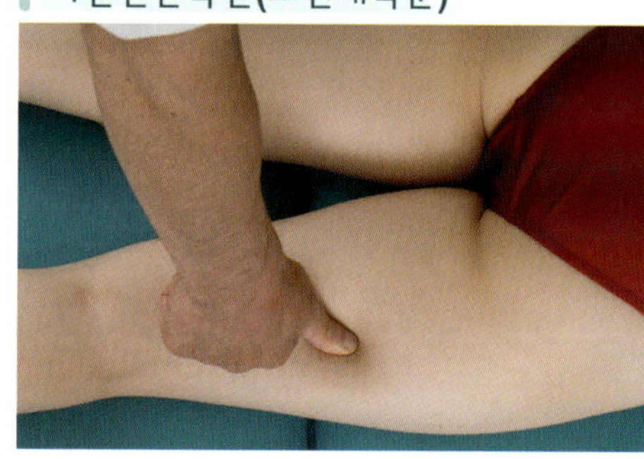

P 짧은모음근의 촉진 포인트

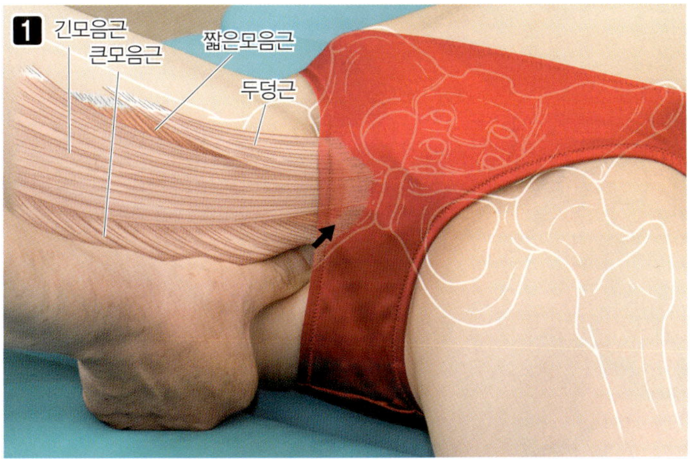

1 이는곳

먼저, 넓적다리의 안쪽 뒷면에서 반막근의 앞면을 주행하는 큰모음근을 확인한다. 짧은모음근은 큰모음근의 이는곳에서 몸쪽의 가쪽 앞면을 주행하고, 큰모음근과 일부 겹쳐져 있다. 또한 긴모음근 및 두덩정강근이 짧은모음근의 얕은층을 덮고 있기 때문에, 짧은모음근을 따로 확인하기 어렵다. 따라서 큰모음근의 이는곳보다 더 위쪽으로 밀어 넣듯 촉진한다(사진의 화살표는 짧은모음근의 이는곳을 촉진하는 방향을 나타낸 것이다).

77 큰모음근_대내전근
Adductor magnus muscle

이 는 곳: 궁둥뼈에서 아래가지의 앞면, 궁둥뼈결절의 아랫면

닿 는 곳: 넙다리뼈에서 거친선안쪽선의 작은돌기부터 안쪽위관절융기(내측상과) · 모음근결절 사이

지배신경: 폐쇄신경 L3, 4

지배혈관: 깊은넙다리동맥(대퇴심동맥), 폐쇄동맥, 안쪽넙다리휘돌이동맥(내측대퇴회선동맥), 오금동맥(슬와동맥)

작 용: 엉덩관절의 모음(내전)

연결근육: 짧은모음근(단내전근), 넙다리네모근(대퇴방형근), 긴모음근, 반막근, 두덩정강근, 가쪽넓은근(외측광근), 안쪽넓은근, 중간넓은근(중간광근), 넙다리두갈래근짧은갈래(대퇴이두근단두), 반힘줄근, 장딴지근(비복근)

큰모음근 landmark의 촉진

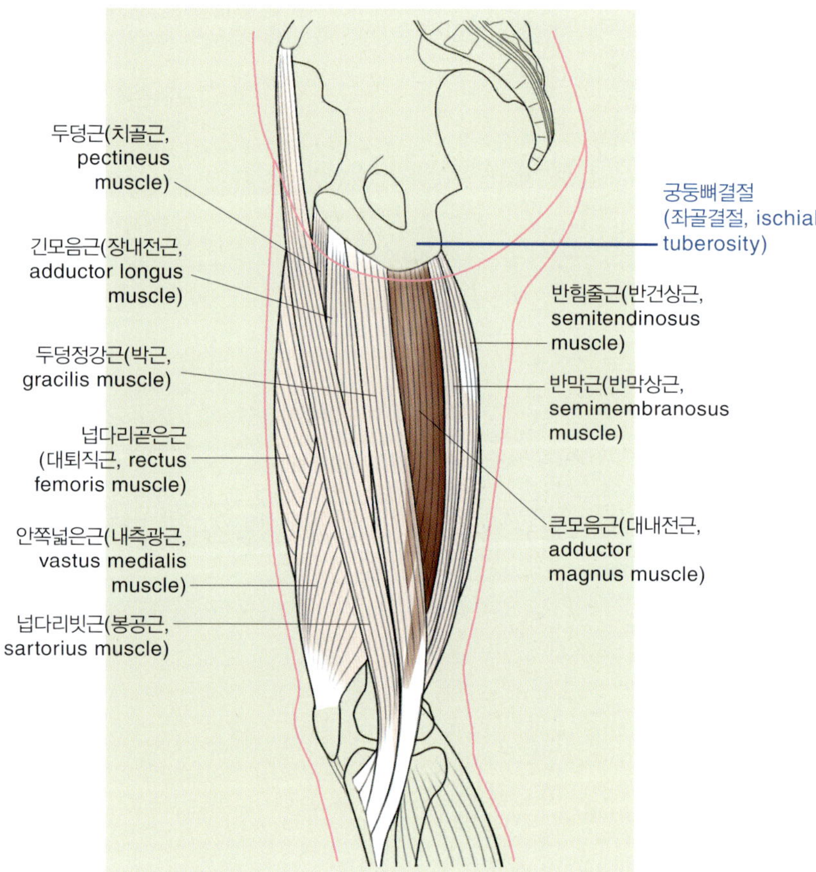

궁둥뼈결절

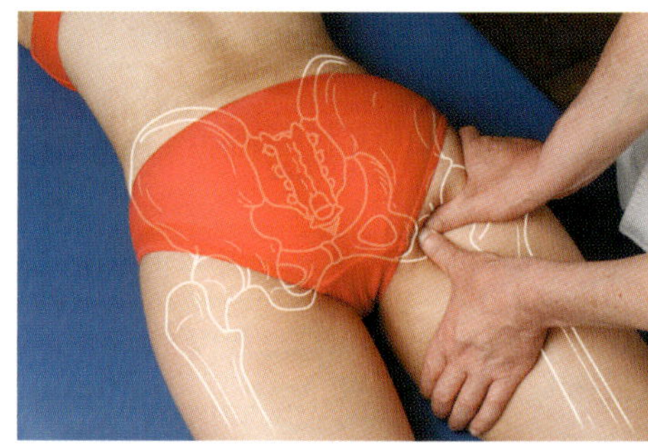

작은돌기(소전자)

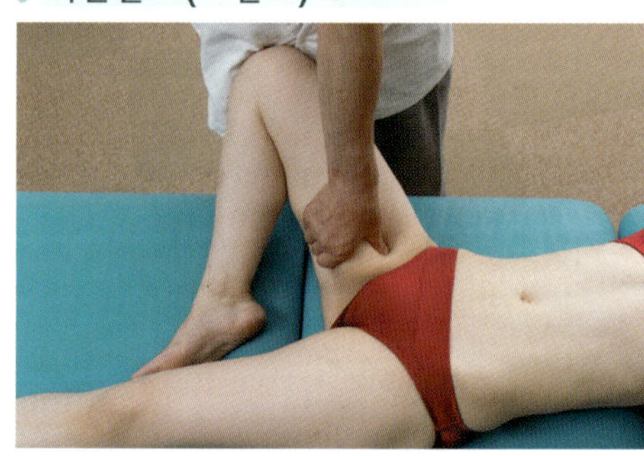

거친선안쪽선(조선내측순)

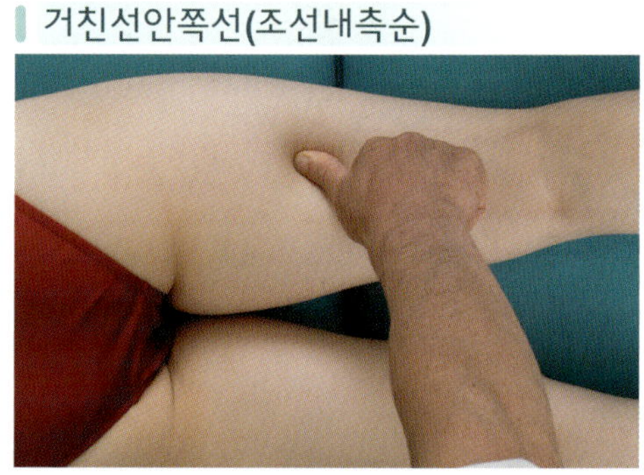

모음근결절(내전근결절)

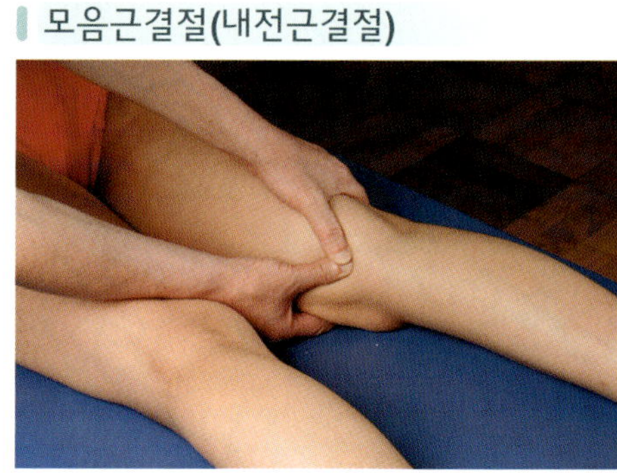

P 큰모음근의 촉진 포인트

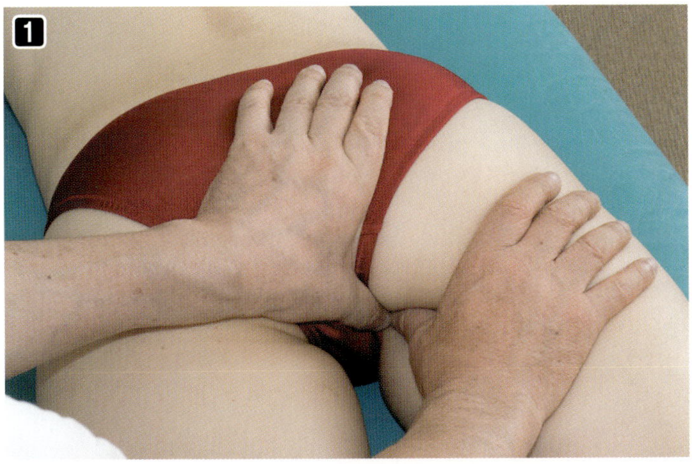

1 이는곳

큰모음근은 두덩정강근과 반막근 사이에서 두덩뼈아래가지(치골하지)부터 궁둥뼈결절의 앞면에 넓게 부착되어 있다. 두 근육 사이에서 두덩뼈아래가지부터 궁둥뼈결절의 앞면을 밀어 넣듯 촉진한다.

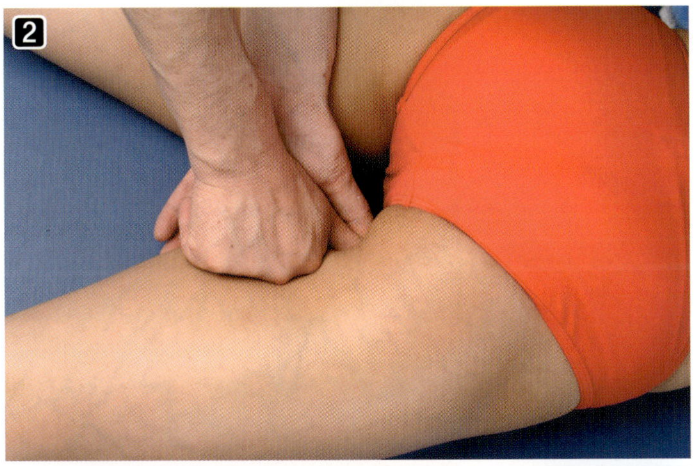

2 힘살

엉덩관절을 약간 벌림(외전)시켜 반막근의 앞쪽을 주행하는 큰모음근을 확인한 후, 넙다리뼈로 밀어 넣듯 촉진한다. 또한 두덩뼈아래가지의 앞쪽에 부착된 섬유가 넙다리뼈의 몸쪽부분을, 두덩뼈아래가지의 뒤쪽에 부착된 섬유가 넙다리뼈의 먼쪽부분을 주행한다.

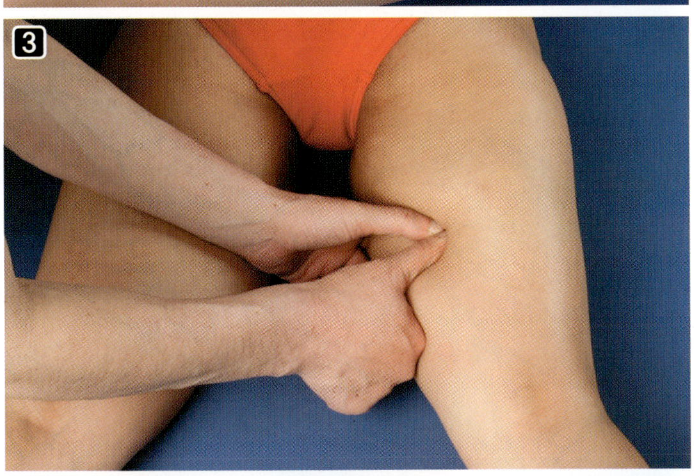

3 닿는곳: 넙다리뼈몸통

큰모음근은 넙다리뼈의 뒷면에 넓게 부착되어 있다. 넓적다리의 뒷면 중앙에서 넙다리뼈를 향해 반힘줄근 및 반막근의 안쪽 앞면을 주행하고, 안쪽넓은근과 근육이 연결되어 있으며, 넙다리뼈에 부착되어 있다. 이 힘살을 넙다리뼈로 밀어 넣듯 촉진한다.

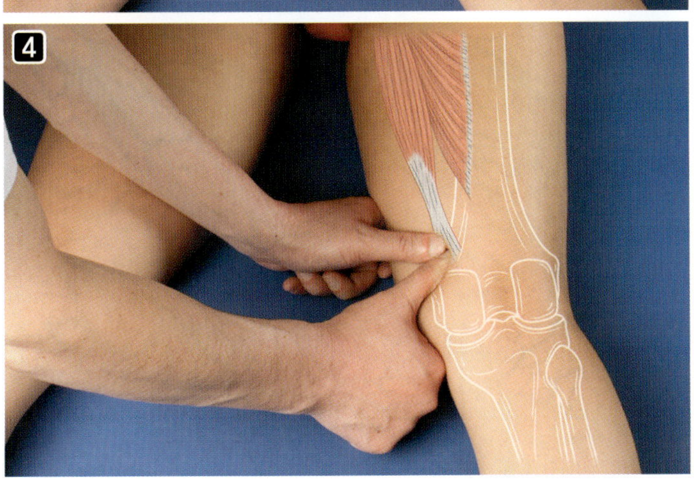

4 닿는곳: 모음근결절

큰모음근은 넓적다리의 가장자리 1/4 부근부터 반힘줄근의 안쪽 앞에서 힘줄과 같은 감촉으로 느껴질 수 있다. 이 힘줄조직은 닿는곳인 넙다리뼈의 모음근결절까지 확인할 수 있다. 단, 반힘줄근은 뒤쪽을 향하는 힘줄 모양인 데 반해 큰모음근은 안쪽을 향하는 힘줄 모양이므로 두 근육의 닿는곳힘줄은 방향이 다른 것으로 느껴질 수 있다. 따라서 닿는곳의 힘줄은 넓적다리로 밀어 넣듯 촉진하지만, 깊은부분을 넙다리동맥(대퇴동맥), 넙다리정맥(대퇴정맥)이 주행하고 있어 주의해야 한다.

78 두덩정강근_박근
Gracilis muscle

이 는 곳: 두덩뼈(치골)의 가쪽모서리
닿 는 곳: 정강뼈(경골)의 위모서리 및 넙다리빗근 부착부위의 뒤쪽
지배신경: 폐쇄신경 L2~4
지배혈관: 바깥음부동맥(외음부동맥), 깊은넙다리동맥(대퇴심동맥), 폐쇄동맥
작 용: 엉덩관절의 모음(내전) · 굽힘(굴곡), 무릎관절의 굽힘, 종아리의 안쪽돌림(내회전)
연결근육: 넙다리빗근, 반힘줄근, 긴모음근, 짧은모음근(단내전근), 큰모음근

두덩정강근 landmark의 촉진

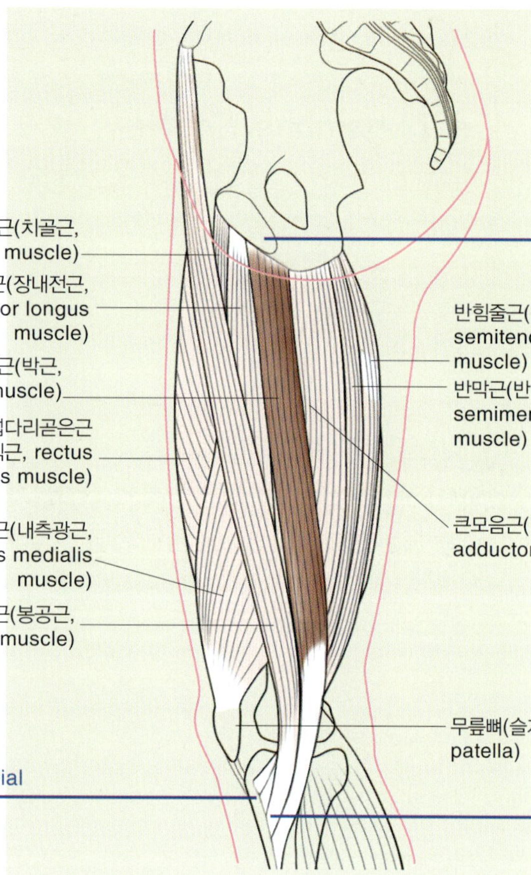

두덩결합

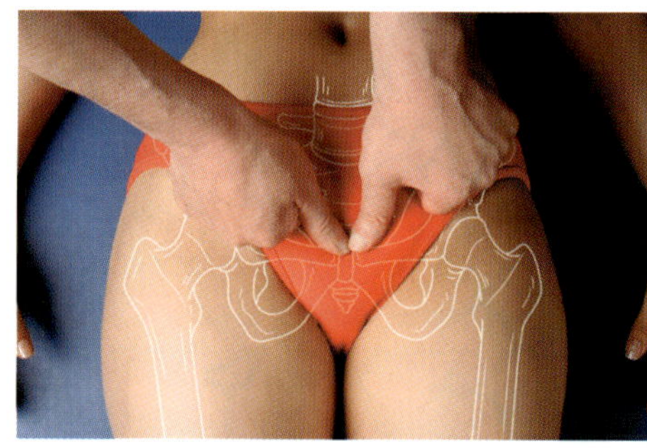

정강뼈거친면

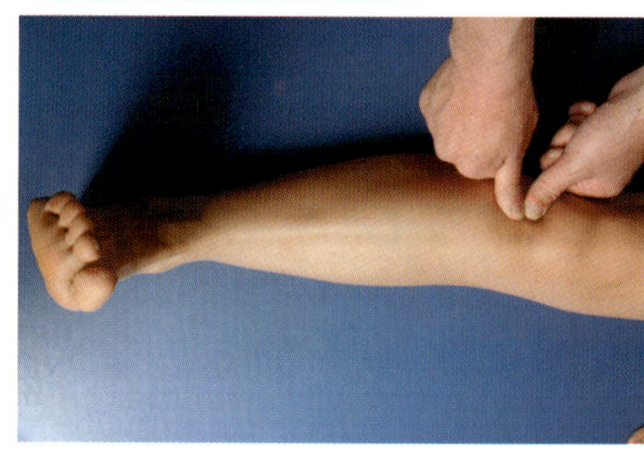

거위발

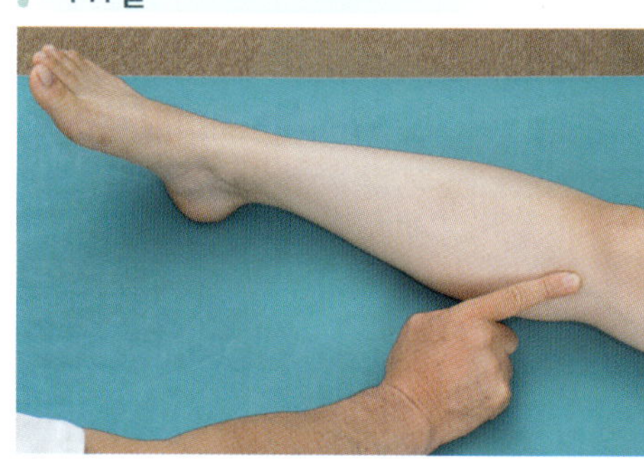

P 두덩정강근의 촉진 포인트

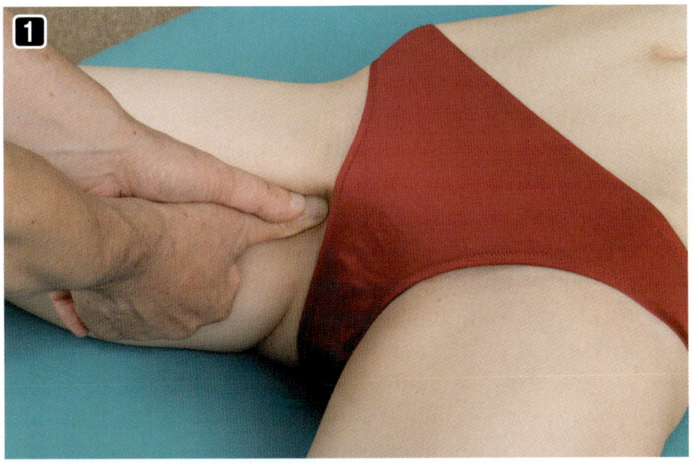

1 이는곳

엉덩관절을 가볍게 벌림 · 가쪽돌림시켜, 긴모음근힘줄의 바로 뒤쪽을 두덩뼈아래가지(치골하지)로 힘껏 누르듯 촉진한다. 또한 두덩정강근의 바로 뒤쪽에 있는 큰모음근과 구별해 두는 것이 좋다.

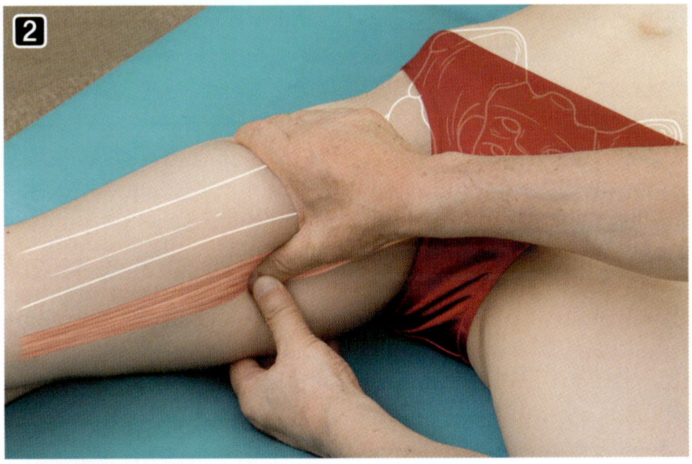

2 힘살

엉덩관절을 가볍게 벌림시킨 채로 넓적다리의 가장 안쪽 부분에서 깊은부분를 압박하듯 촉진한다.

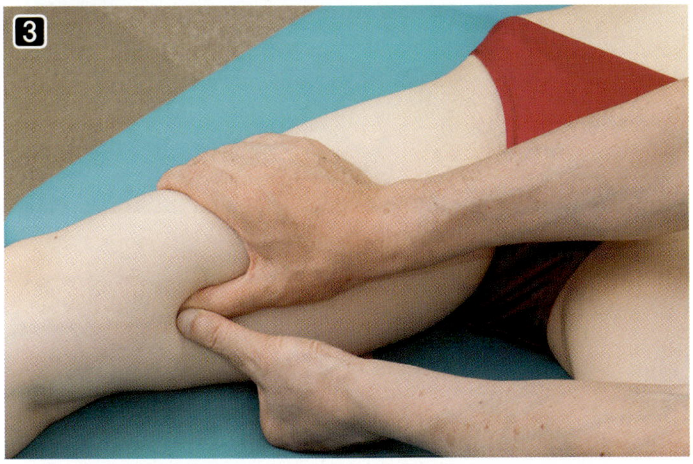

3 넙다리빗근과의 근육 사이

넓적다리의 먼쪽 1/3 부근에서 얕은부분을 주행하는 넙다리빗근과의 근육 사이를 확인한 후, 이 근육 사이를 깊은 부분으로 밀어 넣듯 촉진한다.

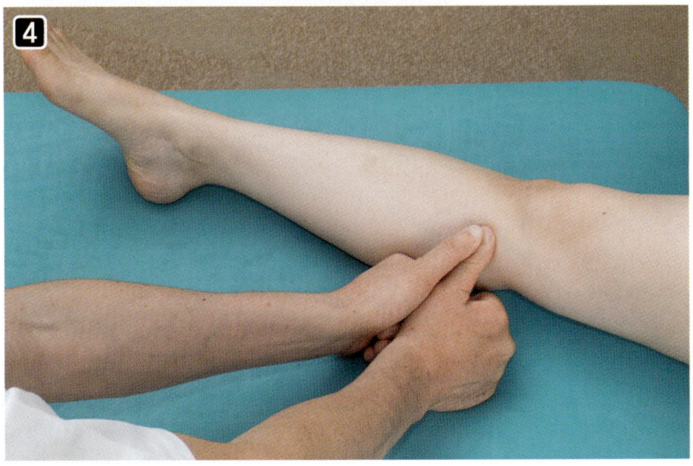

4 닿는곳

무릎관절의 안쪽에서 두덩정강근의 힘줄을 따라가며 정강뼈거친면의 안쪽부분까지 힘껏 눌러 촉진한다.

79 궁둥구멍근_이상근
Piriformis muscle

이 는 곳: 엉치뼈의 앞면 가쪽
닿 는 곳: 큰돌기의 위모서리
지배신경: 엉치신경얼기(천골신경총) S1, 2
지배혈관: 위 · 아래볼기동맥(상 · 하둔동맥), 속음부동맥(내음부동맥)
작 용: 엉덩관절의 가쪽돌림(외회전)
연결근육: 중간볼기근(중둔근), 작은볼기근, 위쌍동근, 엉치가시근(천극근), 속폐쇄근, 아래쌍동근

궁둥구멍근 landmark의 촉진

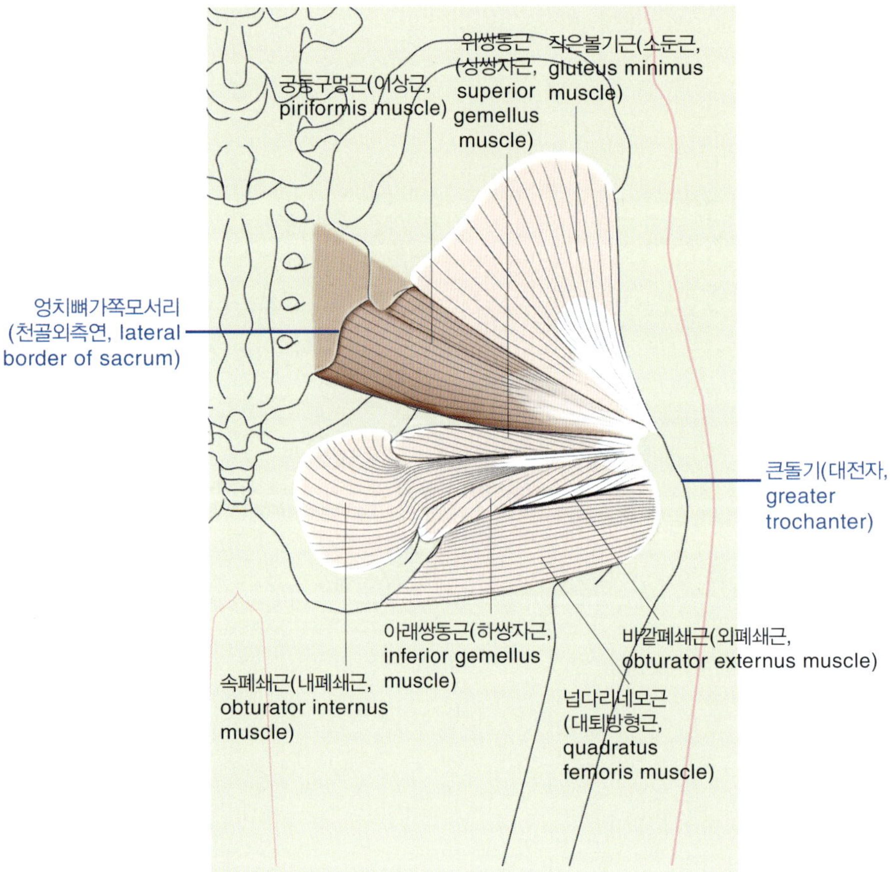

엉치뼈의 가쪽모서리

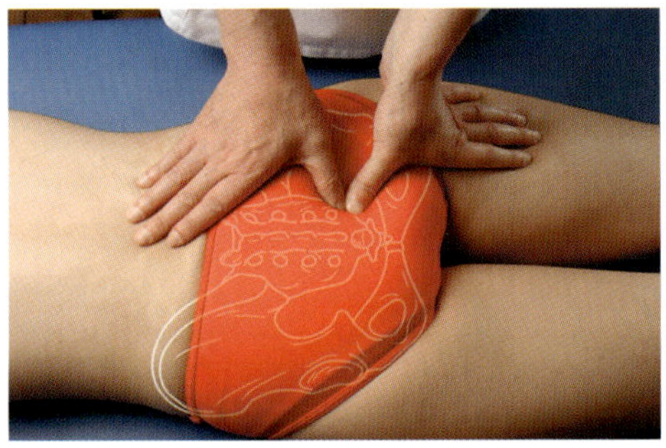

큰돌기

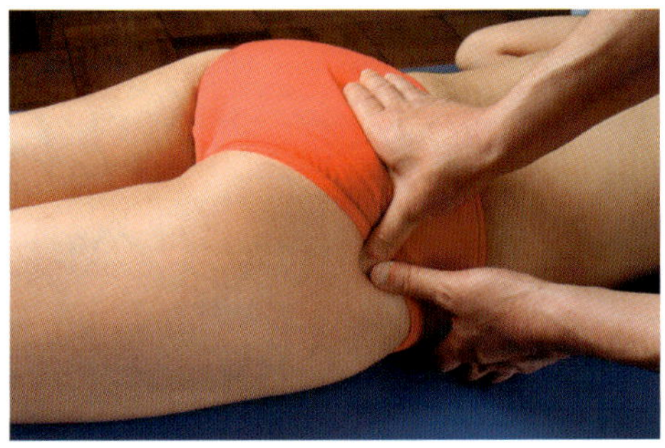

P 궁둥구멍근의 촉진 포인트

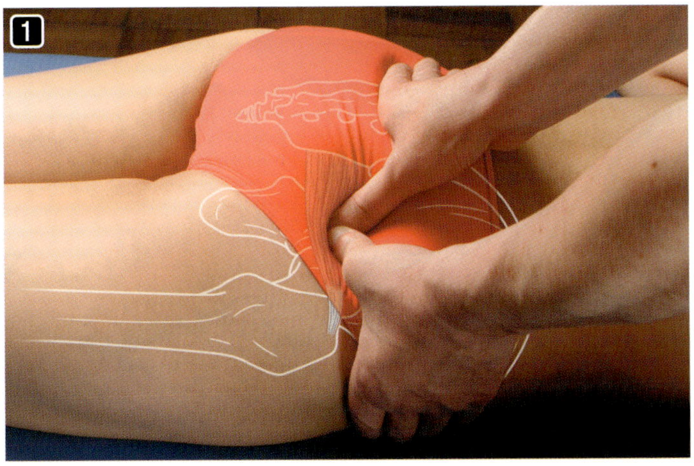

1 힘살

궁둥구멍근은 위뒤엉덩뼈가시(상후장골극)와 꼬리뼈(미골)의 끝에서 중간점 부근에 위치한 엉치뼈의 가쪽모서리로부터 큰돌기를 향하는 힘살로, 큰볼기근(대둔근)의 깊은부분에서 촉진할 수 있다. 큰볼기근과는 근육섬유의 주행 차이로 구별한다. 또한 큰볼기근의 섬유보다 탄탄하고 딱딱하게 덩어리진 궁둥구멍근의 근육섬유를 느낄 수 있다. 두꺼운 큰볼기근의 깊은부분에 근육섬유가 있으므로, 큰볼기근의 긴장을 완화시킨 다음 촉진한다. 힘살부위를 촉진할 때는 힘살의 중앙을 엉덩뼈(장골)로 밀어 넣듯 시행한다. 닿는곳은 촉진하기 어렵지만, 큰돌기의 위모서리에서 깊게 밀어 넣듯 촉진한다.

80 바깥폐쇄근_외폐쇄근
Obturator externus muscle

이 는 곳: 볼기뼈(관골)의 바깥면에서 폐쇄구멍(폐쇄공)의 가장자리, 폐쇄막
닿 는 곳: 돌기오목(전자와)
지배신경: 폐쇄신경 L3, 4
지배혈관: 폐쇄동맥, 안쪽넙다리휘돌이동맥(내측대퇴회선동맥)
작 용: 엉덩관절의 가쪽돌림(외회전)
연결근육: 속폐쇄근, 넙다리네모근, 작은볼기근, 궁둥구멍근, 위쌍동근, 아래쌍동근, 작은모음근(소내전근)

81 속폐쇄근_내폐쇄근
Obturator internus muscle

이 는 곳: 볼기뼈의 속면에서 폐쇄막과 그 주변
닿 는 곳: 넙다리뼈(대퇴골)의 돌기오목
지배신경: 엉치신경얼기(천골신경총) L5~S3
지배혈관: 폐쇄동맥, 속음부동맥(내음부동맥), 아래볼기동맥(하둔동맥)
작 용: 엉덩관절의 가쪽돌림
연결근육: 위쌍동근, 아래쌍동근, 바깥폐쇄근, 궁둥구멍근, 작은볼기근

82 위쌍동근_상쌍자근
Superior gemellus muscle

이 는 곳: 궁둥뼈가시(좌골극)
닿 는 곳: 속폐쇄근의 힘줄
지배신경: 엉치신경얼기 L5~S3
지배혈관: 아래볼기동맥
작 용: 엉덩관절의 가쪽돌림
연결근육: 아래쌍동근, 속폐쇄근, 작은볼기근, 궁둥구멍근, 바깥폐쇄근

83 아래쌍동근_하쌍자근
Inferior gemellus muscle

이 는 곳: 궁둥뼈결절
닿 는 곳: 속폐쇄근의 힘줄
지배신경: 엉치신경얼기 L5~S3
지배혈관: 아래볼기동맥
작 용: 엉덩관절의 가쪽돌림
연결근육: 위쌍동근, 속폐쇄근, 바깥폐쇄근, 넙다리네모근, 궁둥구멍근, 작은볼기근

바깥 · 속폐쇄근, 위 · 아래쌍동근 landmark의 촉진

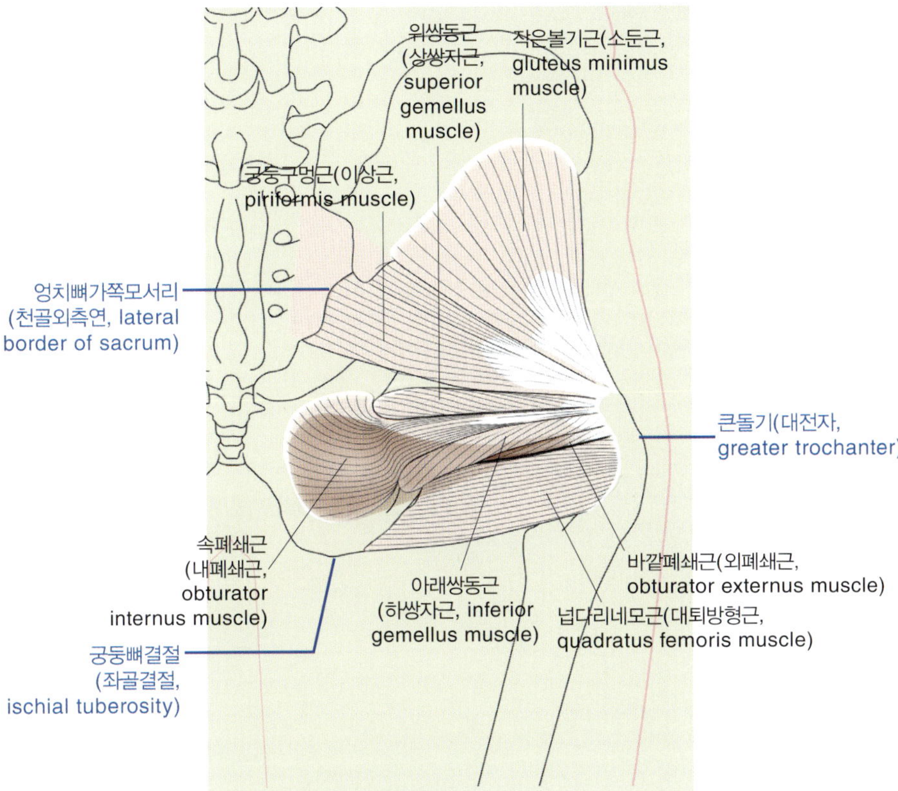

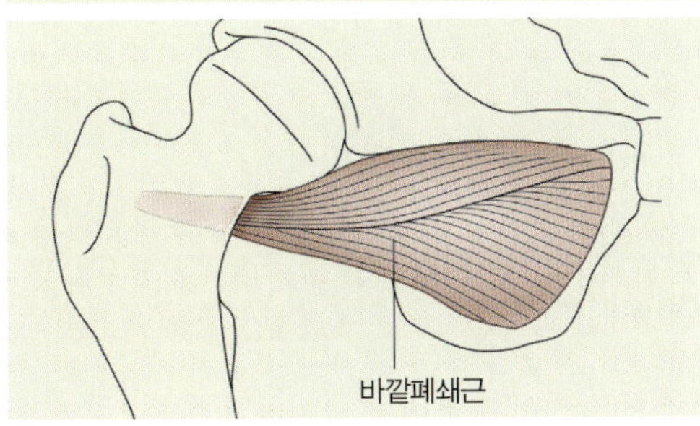

엉치뼈의 가쪽모서리

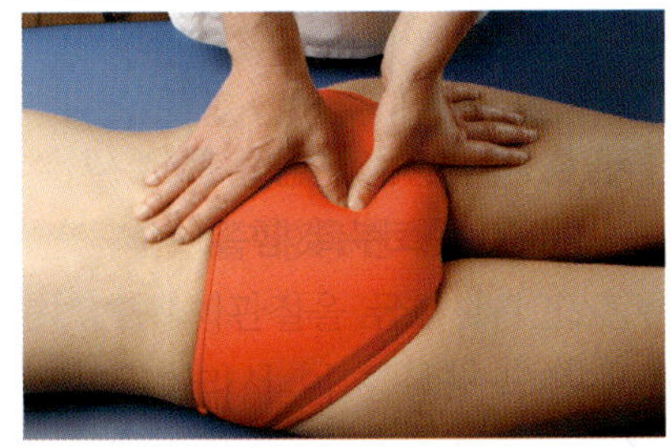

큰돌기

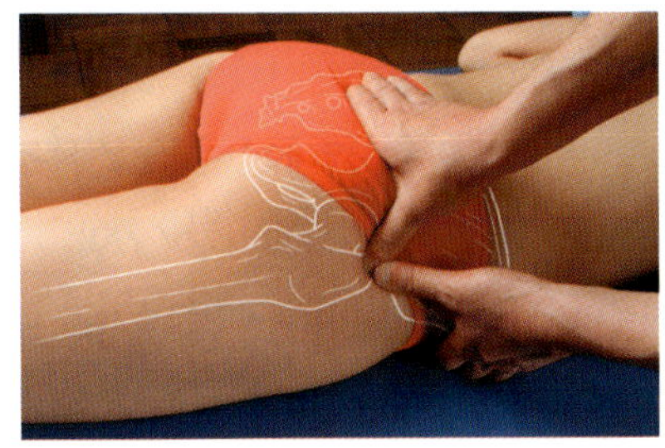

궁둥뼈결절

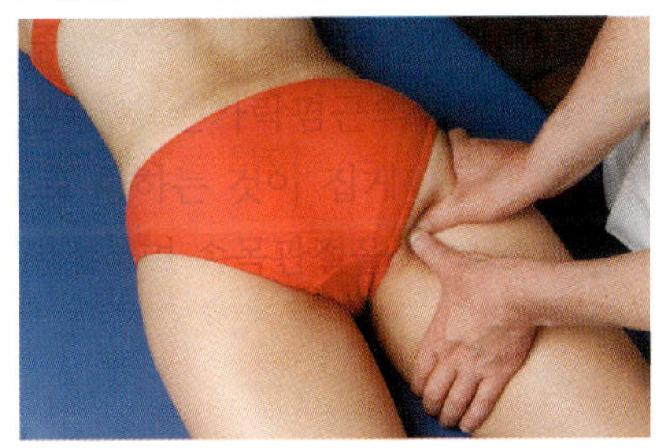

P 바깥폐쇄근의 촉진 포인트

바깥폐쇄근은 아래쌍동근과 넙다리네모근 사이의 깊은부분에 있어, 촉진하기 어렵다.

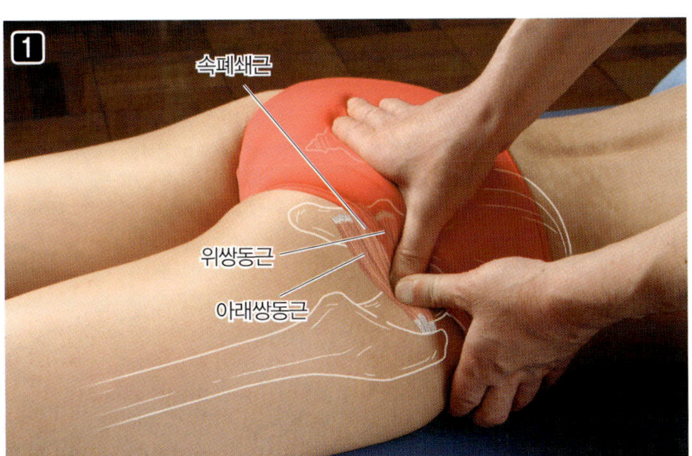

P 속폐쇄근, 위 · 아래쌍동근의 촉진 포인트

1 힘살

속폐쇄근, 위 · 아래쌍동근은 두꺼운 큰볼기근(대둔근)의 깊은부분에 위치하므로, 큰볼기근의 긴장을 충분히 풀어준 후 시행한다. 위쌍동근은 궁둥뼈가시에서, 속폐쇄근은 볼기뼈의 뒤에서, 아래쌍동근은 궁둥뼈결절에서 돌기오목을 향해 주행하고 있다. 각 근육섬유를 판별하기 어렵지만, 이는곳과 닿는곳의 landmark를 통해 근육의 주행을 이미지화하여, 근육섬유에 수직이 되도록 촉진한다. 각 근육은 궁둥뼈결절의 약간 위 안쪽부분부터 힘살을 확인하면서 가쪽으로 이동하여, 넙다리뼈의 큰돌기 부근까지 이어지는 부위에서 촉진한다. 또한 각 근육은 옆으로 누운 자세를 취하여 엉덩 · 무릎관절을 굽혀 작은궁둥패임(소좌골절흔)의 높이에서 큰볼기근을 밀어 넣으면, 깊은층에 덩어리진 힘살로 확인할 수 있다.

84 넙다리네모근_대퇴방형근 Quadratus femoris muscle

이 는 곳: 궁둥뼈결절
닿 는 곳: 큰돌기의 아랫부분, 돌기사이능선(전자간릉)
지배신경: 궁둥신경(좌골신경) L4~S1
지배혈관: 아래볼기동맥(하둔동맥), 안쪽넙다리휘돌이동맥(내측대퇴회선동맥)
작　　용: 엉덩관절의 가쪽돌림(외회전)
연결근육: 아래쌍동근, 큰모음근(대내전근), 큰볼기근(대둔근), 가쪽넓은근(외측광근), 바깥폐쇄근

넙다리네모근 landmark의 촉진

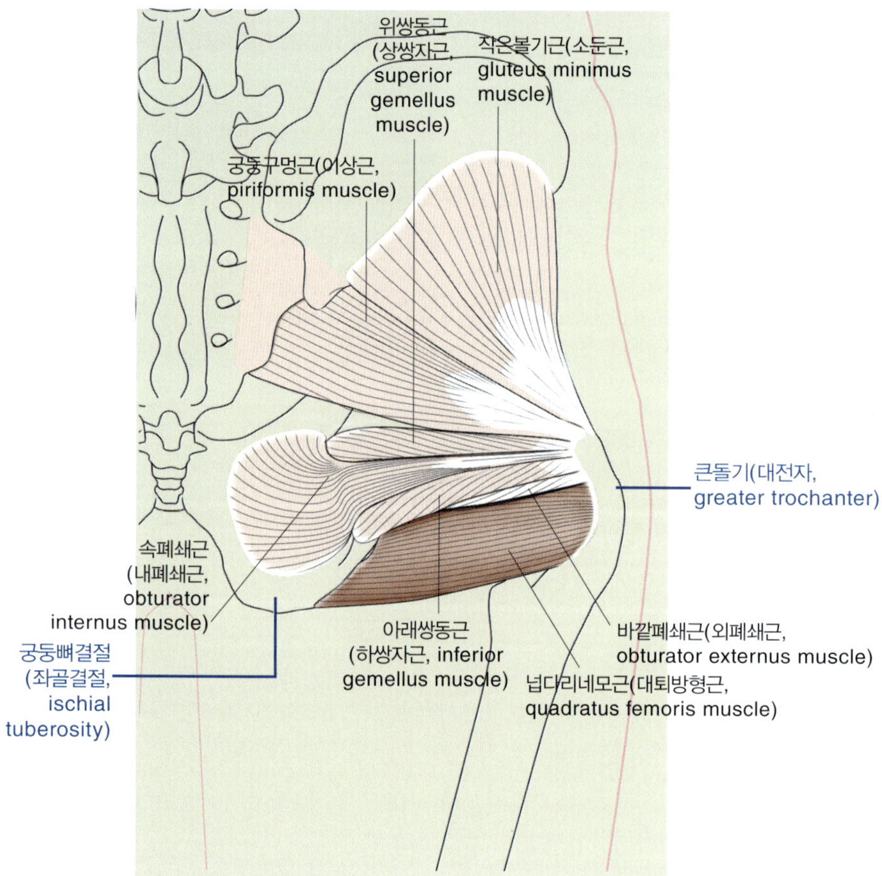

큰돌기

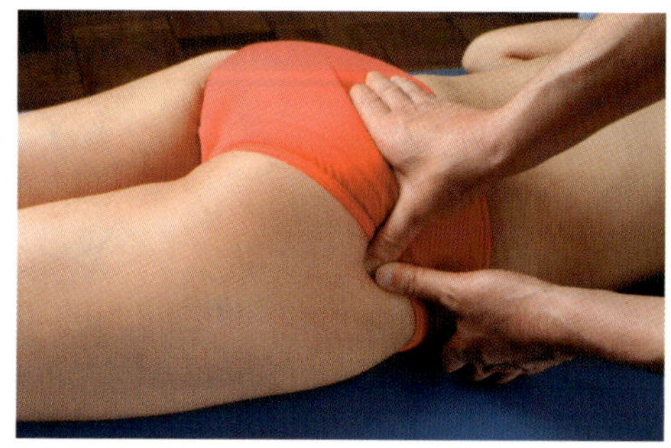

궁둥뼈결절

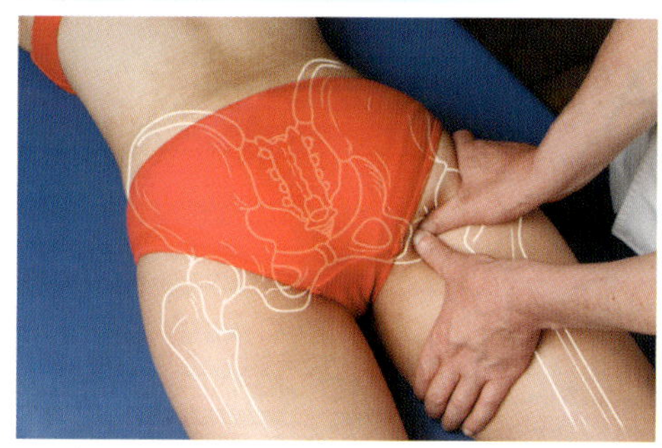

P 넙다리네모근의 촉진 포인트

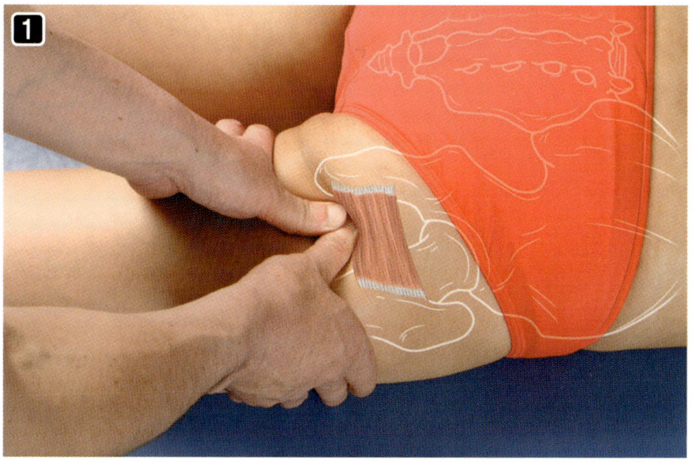

1 힘살

먼저 궁둥뼈결절의 가장 아래 끝부분에서 가쪽, 약간 배쪽 방향으로 압박하면서 궁둥뼈결절의 가쪽모서리를 주의 깊게 확인한다. 넙다리네모근은 궁둥뼈결절의 가쪽모서리에서 돌기사이능선을 향해 거의 수평으로 주행한다. 그것을 이미지화하여, 큰볼기근의 깊은부분으로 진찰자의 손가락을 진입시키면 촉진할 수 있다. 또한 옆으로 누운 자세에서 엉덩 · 무릎관절을 약간 굽히고 엉덩관절의 벌림 · 가쪽돌림에 저항을 가하면, 궁둥뼈결절의 가쪽과 큰돌기의 안쪽 사이에서 큰볼기근을 통해 딱딱해진 넙다리네모근의 힘살을 확인할 수 있다.

85 넙다리곧은근_대퇴직근
Rectus femoris muscle

이 는 곳: 아래앞엉덩뼈가시, 볼기뼈절구(관골구)의 위모서리
닿 는 곳: 무릎뼈바닥(슬개골저), 무릎인대부터 정강뼈거친면
지배신경: 넙다리신경(대퇴신경) L2~4
지배혈관: 넙다리휘돌이동맥(대퇴회선동맥)
작 용: 엉덩관절의 굽힘(굴곡), 무릎관절의 폄(신전)
연결근육: 가쪽넓은근, 안쪽넓은근, 중간넓은근(중간광근), 넙다리빗근, 엉덩근

넙다리곧은근 landmark의 촉진

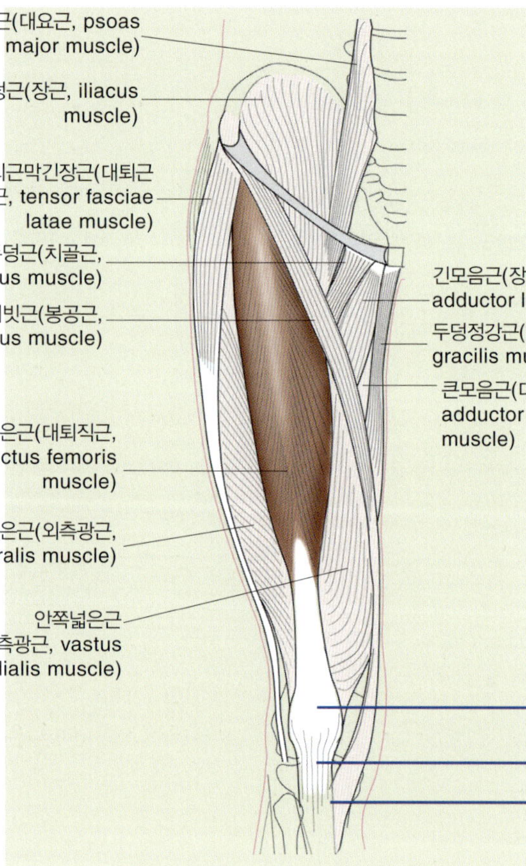

아래앞엉덩뼈가시(하전장골극)

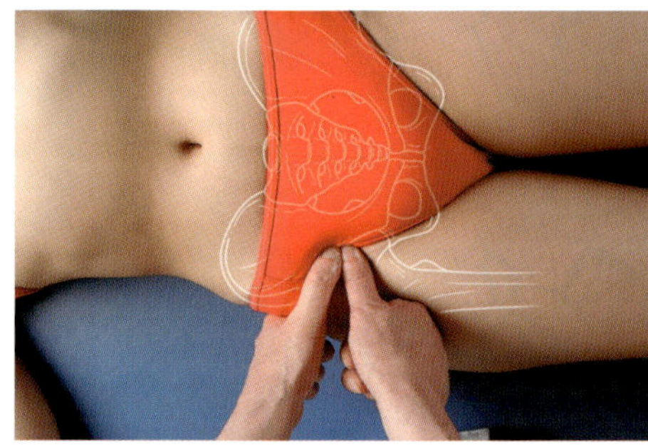

무릎인대

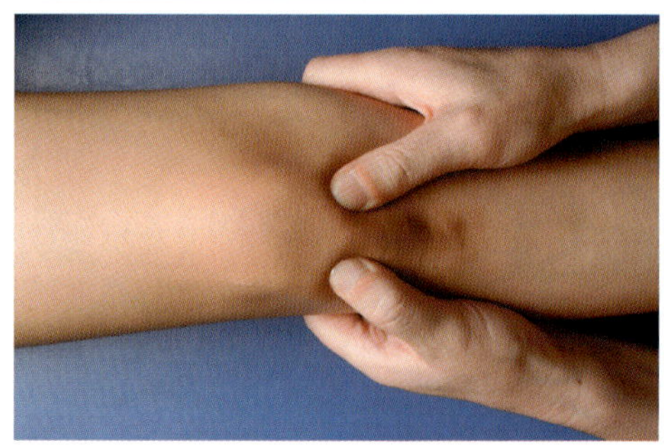

정강뼈거친면

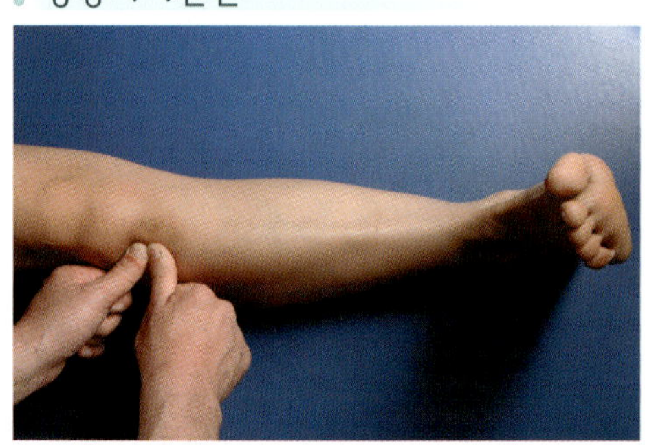

P 넙다리곧은근의 촉진 포인트

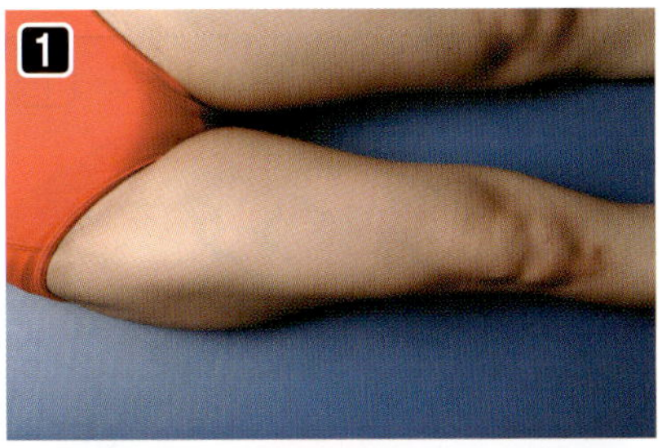

1 불룩해진 근육의 관찰

넙다리곧은근은 바로 누운 자세에서 엉덩 · 무릎관절을 약간 굽히고 무릎관절의 폄에 저항을 가하면, 몸쪽부분에서는 넙다리빗근과 넙다리근막긴장근 사이에서, 먼쪽부분에서는 안쪽 · 가쪽넓은근의 사이에서 불룩해진 힘살을 관찰할 수 있다.

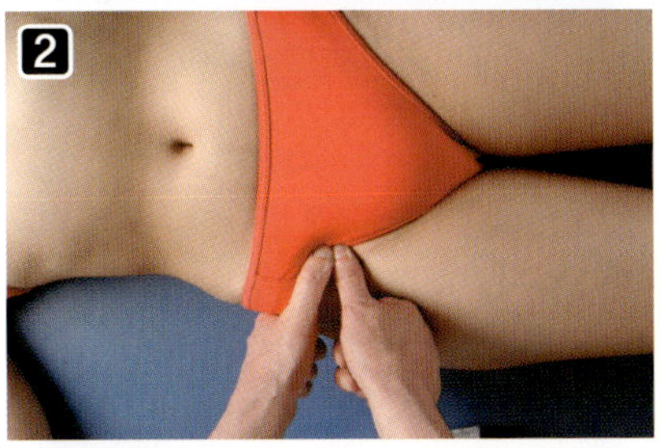

2 이는곳

이는곳은 위앞엉덩뼈가시(상전장골극)로부터 약 두 손가락 너비만큼 가장자리 부근에서 넙다리근막긴장근과 넙다리빗근의 근육 사이를 넙다리뼈로 밀어 넣듯 촉진한다. 깊은부분으로 진입하기 어려울 경우에는 엉덩관절을 굽힌 자세로 시행하면 좋다.

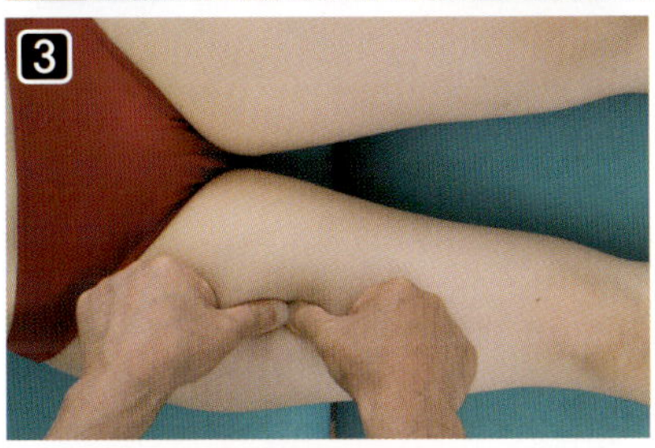

3 힘살

넓적다리의 중심부분을 따라 아래앞엉덩뼈가지에서 무릎뼈 방향으로 이동하여 넙다리곧은근을 확인한 후, 넙다리뼈로 밀어 넣듯 촉진한다. 넙다리곧은근은 방추형으로, 확실하게 힘살을 판별할 수 있다. 넙다리곧은근의 깊은부분에 중간넓은근이 주행하는데, 넙다리곧은근과 동시에 촉진한다.

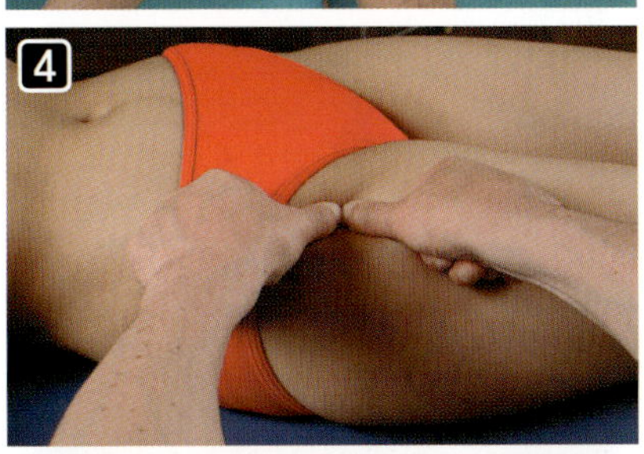

4 넙다리근막긴장근과의 근육 사이

넙다리곧은근은 이는곳의 가쪽에서 넙다리근막긴장근의 앞모서리와 근육 사이를 형성한다. 이 근육 사이는 넙다리근막긴장근이 엉덩정강띠(장경인대)로 이행할 때까지 확인할 수 있다. 이 근육 사이에서 약간 깊은부분으로 넙다리곧은근의 힘살을 밀어 넣듯 촉진한다.

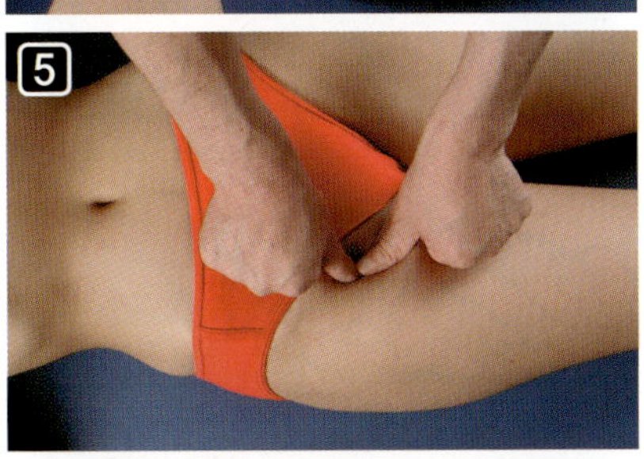

5 넙다리빗근과의 근육 사이

넙다리곧은근은 이는곳의 안쪽에서 넙다리빗근의 가쪽모서리와 근육 사이를 형성한다. 이 근육 사이는 넓적다리의 몸쪽 1/3 부근에서 넙다리빗근과 분리될 때까지 확인할 수 있다. 이 근육 사이에서 깊은부분으로 진입하여, 넙다리곧은근의 안쪽모서리를 밀어 넣듯 촉진한다.

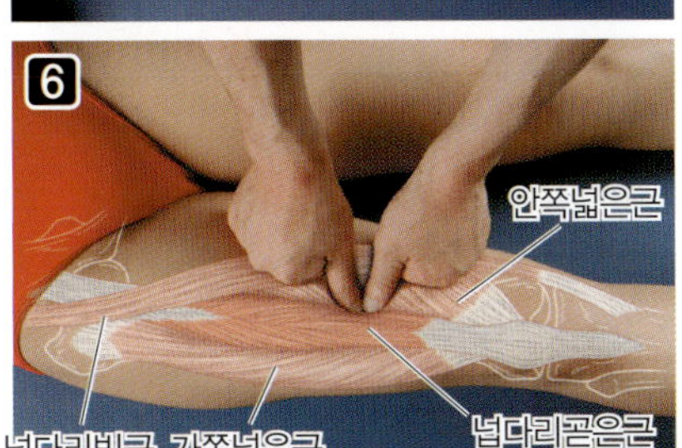

6 안쪽넓은근과의 근육 사이

넙다리곧은근은 넓적다리의 중앙 부근에서 넙다리곧은근의 안쪽모서리와 넙다리빗근이 분리된 위치보다 먼쪽에서 안쪽넓은근과 근육 사이를 형성한다. 이 근육 사이는 넓적다리의 먼쪽 1/3 부근에서 안쪽넓은근과 완전히 근육이 연결될 때까지 확인할 수 있다. 근육 사이에서 힘살을 밀어 넣듯 촉진한다.

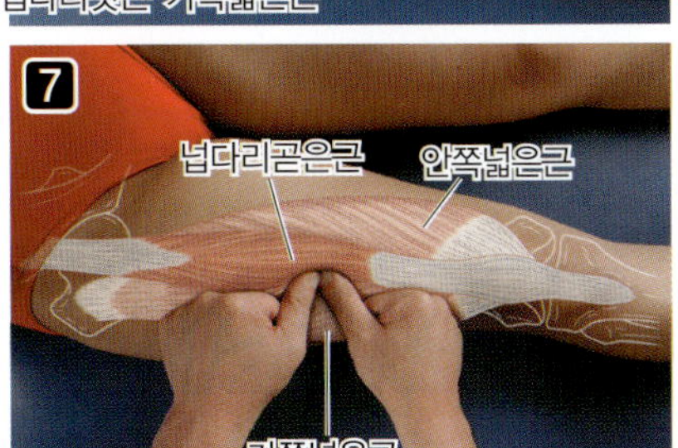

7 가쪽넓은근과의 근육 사이

넙다리곧은근은 엉덩정강띠 부착부위 부근에서부터 넙다리근막긴장근과 분리되는데, 이 부위보다 먼쪽에서 가쪽넓은근과 근육 사이를 형성한다. 이 근육 사이는 넓적다리의 중심부분에서 가쪽넓은근과 완전히 근육이 연결될 때까지 확인할 수 있다. 이 근육 사이에서 힘살을 밀어 넣듯 촉진한다.

86 안쪽넓은근_내측광근
Vastus medialis muscle

이 는 곳: 넙다리뼈(대퇴골)에서 돌기사이선(전자간선)의 아랫부분, 거친선의 안쪽선
닿 는 곳: 무릎뼈의 안쪽모서리 · 위모서리, 중간넓은근(중간광근)의 끝힘줄(종건)
지배신경: 넙다리신경(대퇴신경) L2, 3
지배혈관: 깊은넙다리동맥(대퇴심동맥), 넙다리동맥(대퇴동맥), 오금동맥(슬와동맥)
작 용: 무릎관절의 폄(신전)
연결근육: 넙다리곧은근, 긴모음근, 큰모음근, 엉덩근, 중간넓은근, 두덩근, 짧은모음근(단내전근)

안쪽넓은근 landmark의 촉진

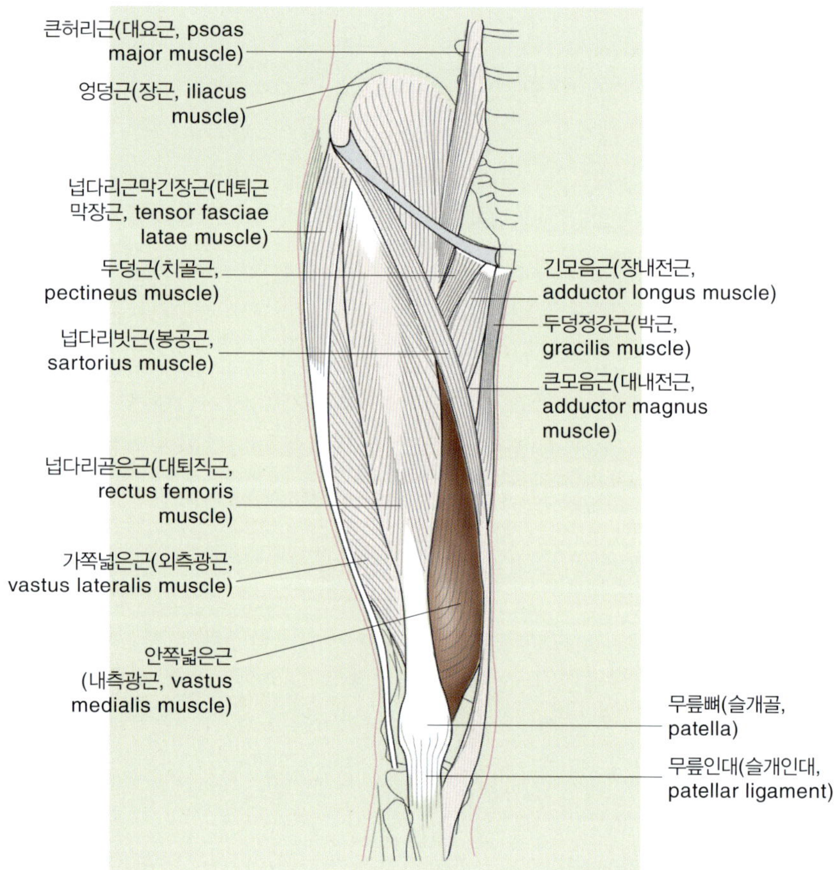

거친선안쪽선(조선내측순)

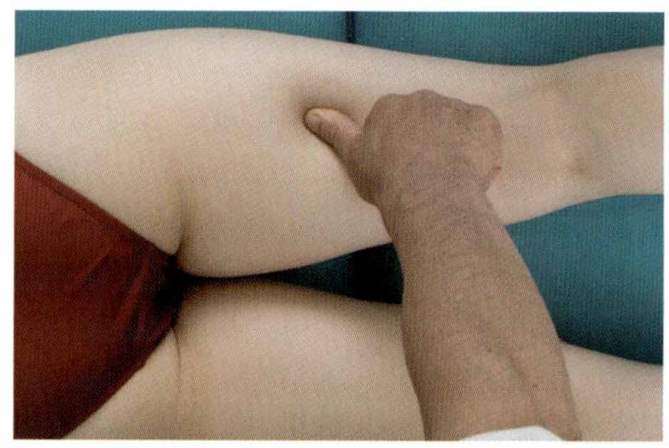

무릎뼈

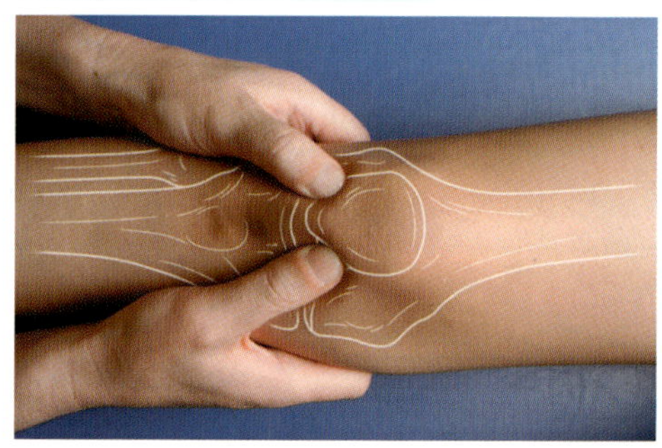

P 안쪽넓은근의 촉진 포인트

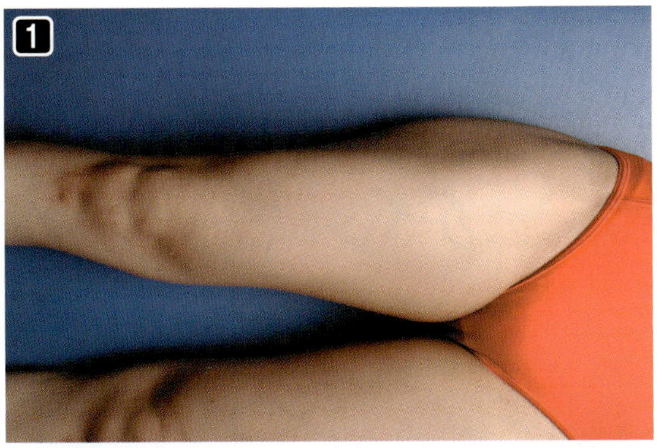

1 불룩해진 근육의 관찰

안쪽넓은근은 바로 누운 자세에서 무릎관절(슬관절)을 펴면 넓적다리의 아랫부분에서 안쪽 표면에 불룩해진 근육이 나타난다. 이때, 가쪽넓은근보다 네 손가락 너비만큼 먼쪽까지 힘살을 관찰할 수 있다.

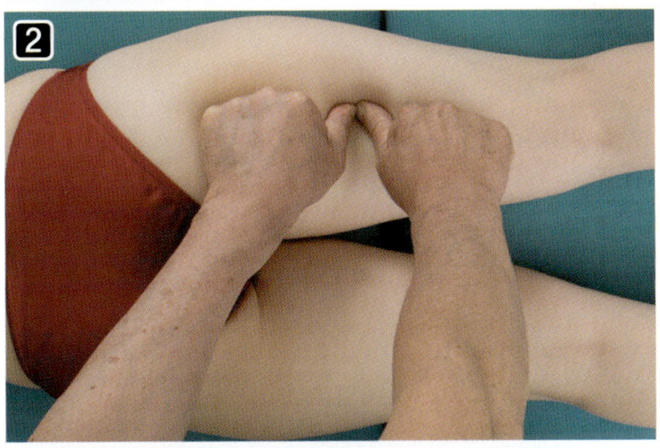

2 이는곳

넙다리두갈래근(대퇴이두근)의 가쪽에서 넙다리뼈의 뒷면으로 밀어 넣듯 촉진한다. 또한 안쪽넓은근의 얕은부분을 모음근육이 주행하기 때문에, 동시에 촉진해야 한다.

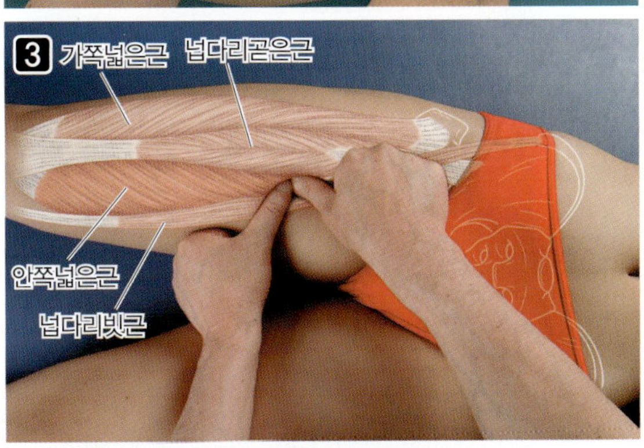

3 넙다리빗근과의 근육 사이

안쪽넓은근은 넓적다리 1/3보다 먼쪽으로, 넙다리빗근의 가쪽모서리와 근육 사이를 형성한다. 이 근육 사이는 넓적다리의 앞면에서 안쪽을 향하며, 넙다리뼈안쪽관절융기(대퇴골내측과) 부근에서 넙다리빗근과 분리될 때까지 확인할 수 있다. 이 근육 사이에서 깊은부분으로 진입하여 안쪽넓은근의 힘살을 밀어 넣듯 촉진한다.

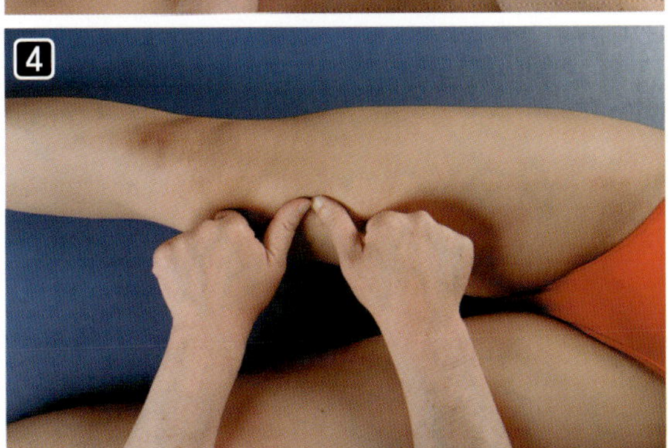

4 넙다리곧은근과의 근육 사이

안쪽넓은근은 넓적다리의 중앙보다 먼쪽에서 넙다리곧은근과 근육 사이를 형성한다. 이 근육 사이는 넓적다리의 먼쪽 1/3 부근에서 안쪽넓은근과 넙다리곧은근이 완전히 연결될 때까지 확인할 수 있다. 또한 안쪽넓은근의 가쪽모서리는 이 근육 사이의 깊은부분을 주행하지만 명확하지는 않다. 따라서 이 근육 사이에서 힘살을 넙다리뼈 쪽으로 밀어 넣듯 촉진한다.

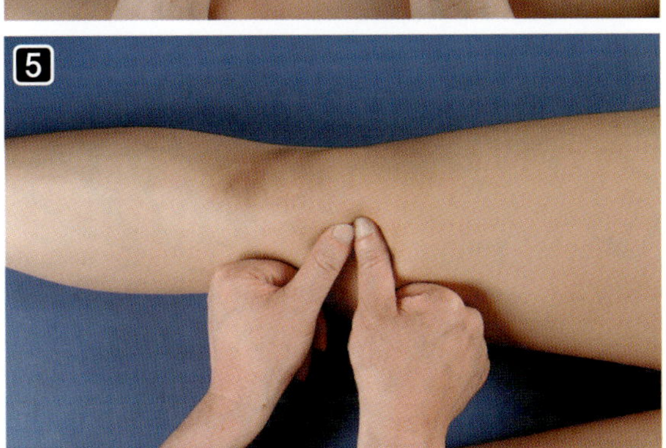

5 힘살 및 닿는곳(무릎뼈)

안쪽넓은근은 닿는곳인 무릎뼈까지 힘살을 형성하므로, 넙다리빗근과의 근육 사이에서 무릎뼈의 안쪽모서리까지 힘살을 밀어 넣듯 촉진한다.

87 가쪽넓은근_외측광근
Vastus lateralis muscle

이 는 곳: 큰돌기의 가쪽면, 넙다리뼈의 거친선가쪽선
닿 는 곳: 무릎뼈의 가쪽 위모서리, 중간넓은근(중간광근)·넙다리곧은근의 끝힘줄(종건)
지배신경: 넙다리신경(대퇴신경) L3, 4
지배혈관: 가쪽넙다리휘돌이동맥(외측대퇴회선동맥)
작 용: 무릎관절의 폄(신전)
연결근육: 넙다리곧은근, 중간넓은근, 작은볼기근(소둔근), 넙다리두갈래근짧은갈래(대퇴이두근단두), 큰볼기근(대둔근), 큰모음근, 중간볼기근(중둔근), 넙다리네모근(대퇴방형근), 넙다리근막긴장근, 두덩근, 작은모음근(소내전근)

가쪽넓은근 landmark의 촉진

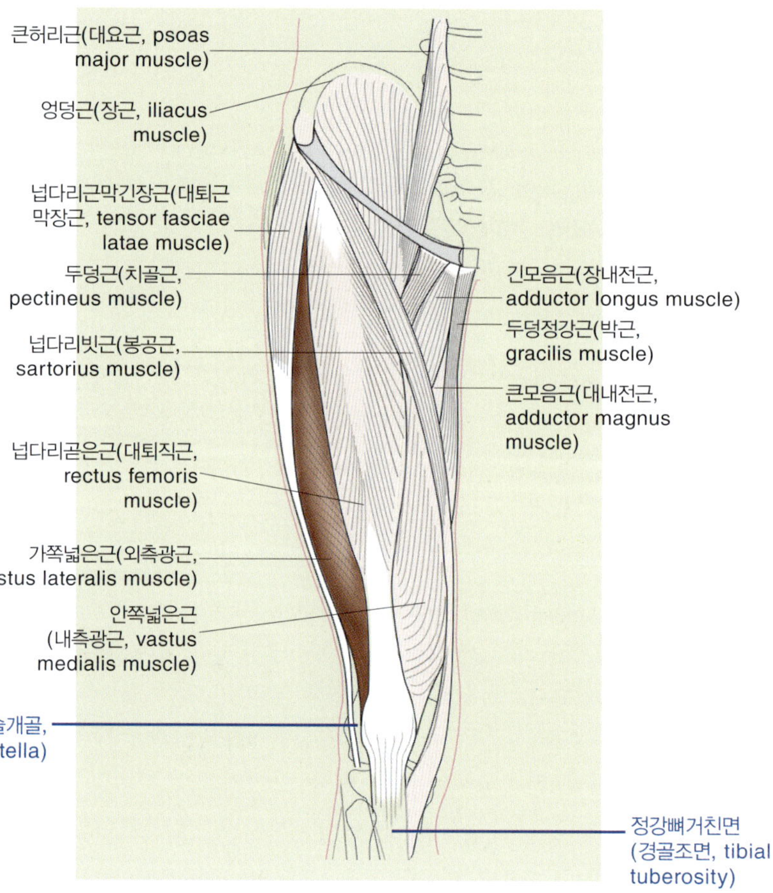

큰돌기(대전자)

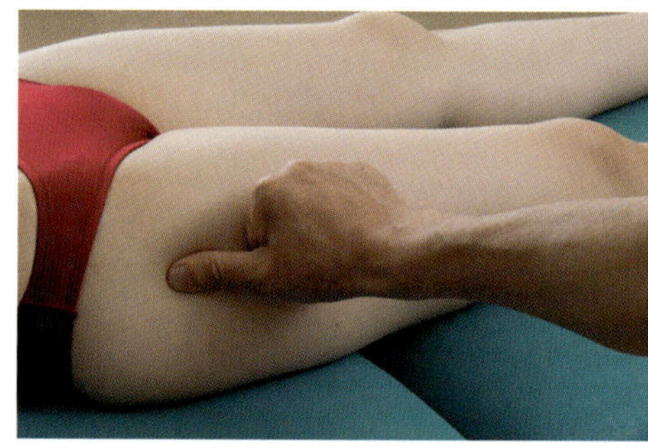

거친선가쪽선(조선외측순)

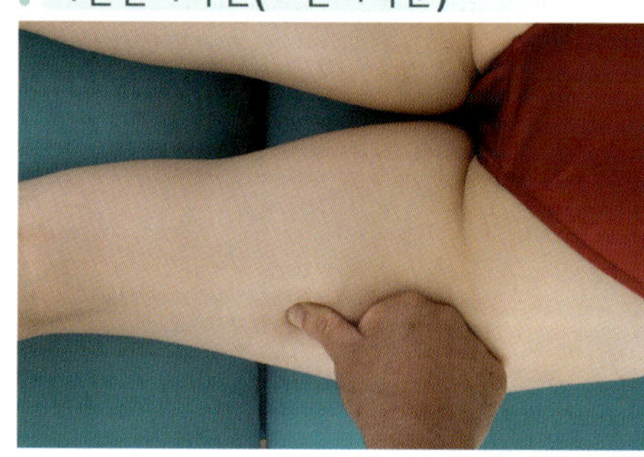

무릎뼈

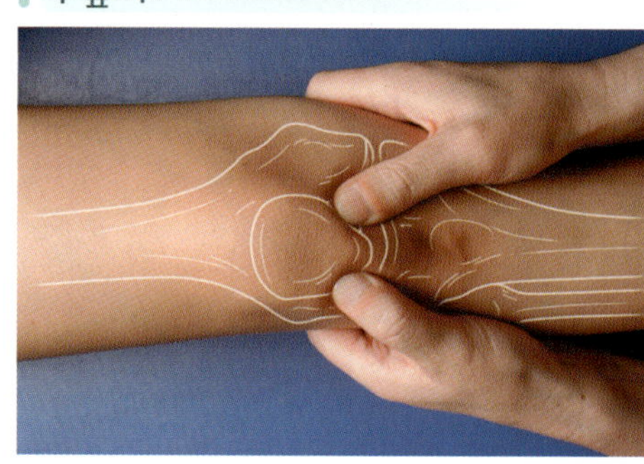

정강뼈거친면

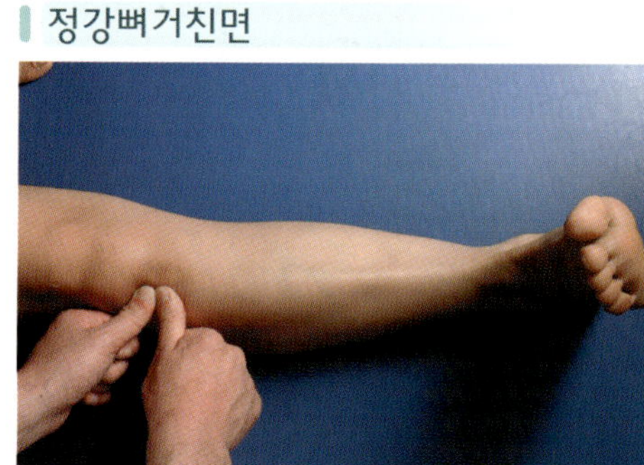

P 가쪽넓은근의 촉진 포인트

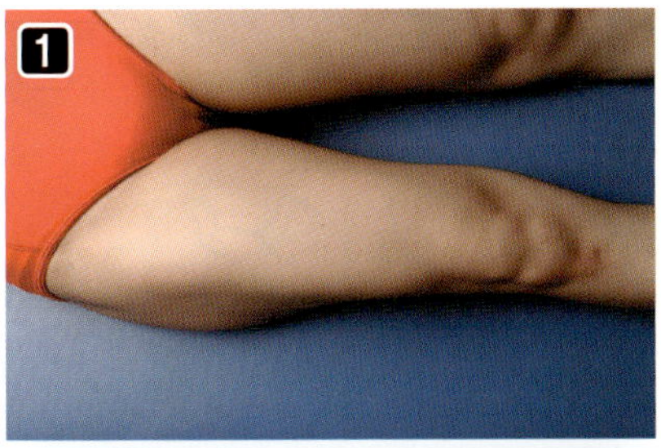

1 불룩해진 근육의 관찰

가쪽넓은근은 바로 누운 자세에서 무릎관절(슬관절)을 펴면 넓적다리부위의 가쪽 표면에서 힘살을 관찰할 수 있다.

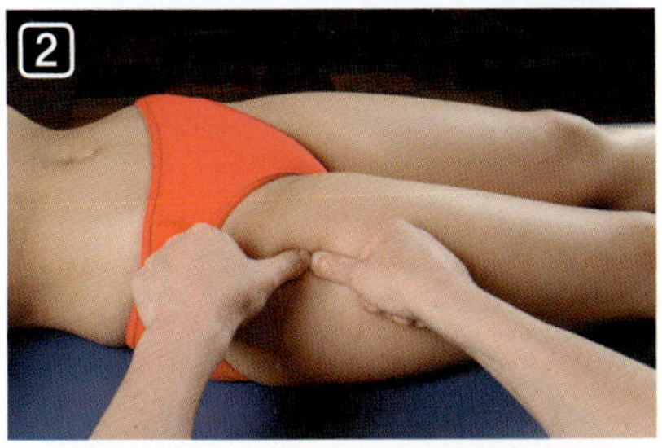

2 이는곳(큰돌기의 아랫부분)

가쪽넓은근에서 몸쪽의 약 1/3 힘살은 큰돌기에서 가장 돌출된 부위보다 먼쪽으로, 넙다리근막긴장근의 뒤모서리 및 그것과 이어지는 엉덩정강띠(장경인대)의 뒤모서리에서 촉진할 수 있다. 큰돌기의 아랫부분을 넓적다리로 밀어 넣듯 촉진한다.

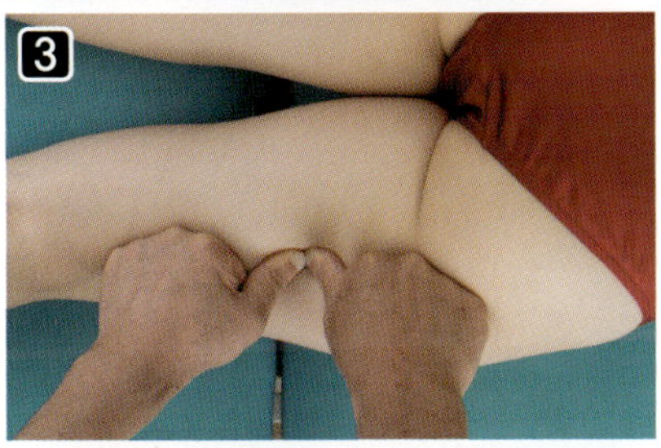

3 이는곳(넙다리뼈의 거친선가쪽선)

넙다리두갈래근의 가쪽에서 넙다리뼈의 뒷면으로 밀어 넣듯 촉진한다.

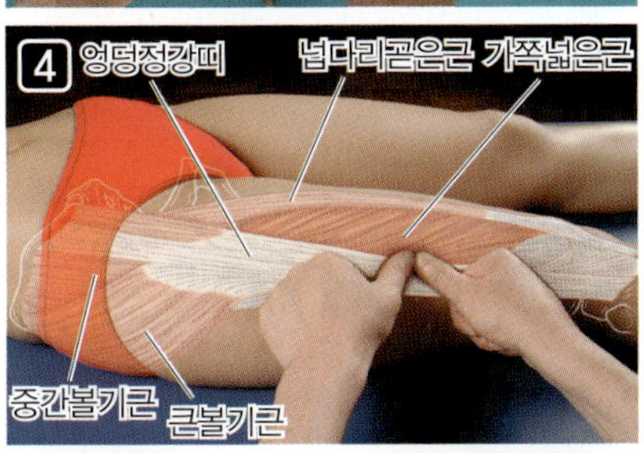

4 힘살

가쪽넓은근의 가쪽모서리는 무릎뼈 위로 약 네 손가락 너비만큼 이동한 위치에서 확인할 수 있다. 무릎뼈에서 가쪽넓은근의 가쪽모서리를 따라 몸쪽으로 이동하면, 엉덩정강띠가 넓적다리의 먼쪽 1/3 부근에서 가쪽넓은근을 덮는다. 넙다리뼈의 가쪽으로 힘살을 힘껏 누르듯 촉진한다.

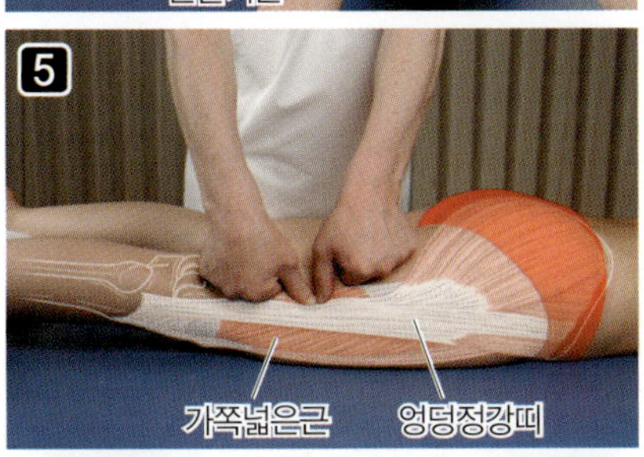

5 뒤모서리

엉덩정강띠의 뒤모서리에서 깊은부분으로 진입하면 가쪽넓은근의 뒤모서리를 촉진할 수 있다. 엎드린 상태에서는 큰돌기의 가장자리에서 넓적다리의 먼쪽 1/3 부근까지 뒤모서리를 촉진할 수 있다.

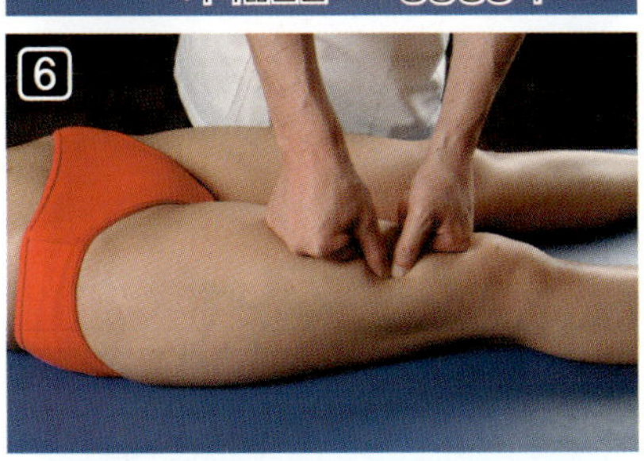

6 넙다리곧은근과의 근육 사이

가쪽넓은근은 넙다리곧은근의 가쪽모서리와 근육 사이를 이룬다. 이 근육 사이에서 깊은부분에 위치한 가쪽넓은근의 안쪽모서리를 확인하고, 안쪽모서리에서 힘살을 밀어 넣듯 촉진한다.

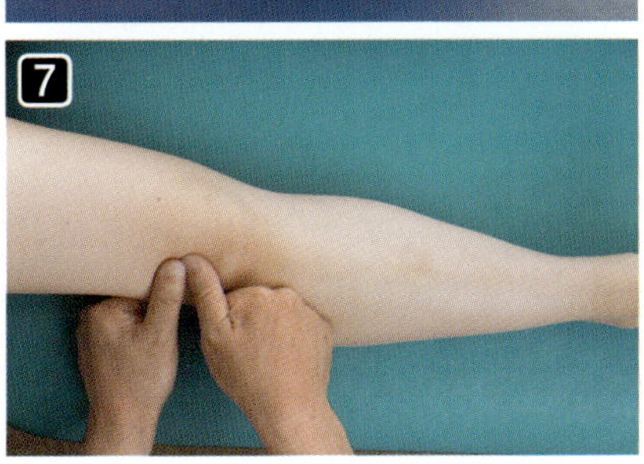

7 닿는곳(무릎뼈)

무릎뼈를 확인한 후, 무릎뼈의 위모서리로 힘껏 누르듯 촉진한다. 가쪽넓은근의 닿는곳 부근은 힘줄로 되어 있으므로, 힘살이 시작되는 부위까지 몸쪽으로 이동하듯 촉진한다.

88 반힘줄근_반건상근 Semitendinosus muscle

이 는 곳: 궁둥뼈결절의 안쪽면
닿 는 곳: 두덩정강근(박근)의 닿는곳 뒤 아래쪽에서 종아리근막(하퇴근막)
지배신경: 정강신경(경골신경) L4~S2
지배혈관: 깊은넙다리동맥(대퇴심동맥), 오금동맥(슬와동맥)
작 용: 엉덩관절의 폄(신전), 무릎관절의 굽힘(굴곡) · 안쪽돌림(내회전)
연결근육: 두덩근(치골근), 넙다리두갈래근긴갈래, 넙다리빗근(봉공근), 두덩정강근, 반막근, 큰모음근(대내전근), 장딴지근(비복근)

반힘줄근 landmark의 촉진

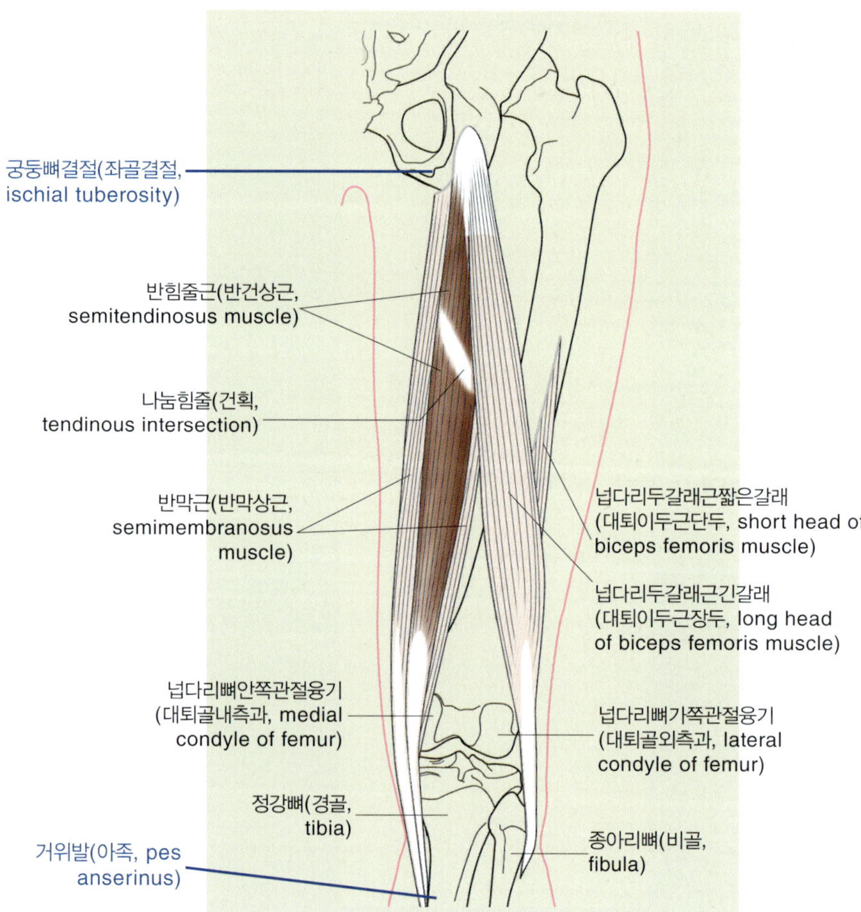

궁둥뼈결절

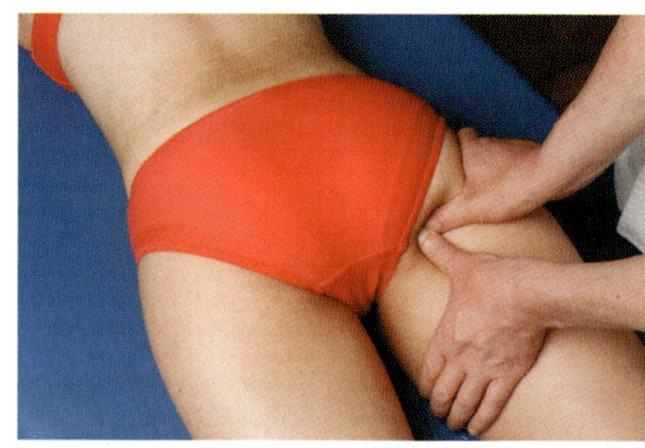

거위발

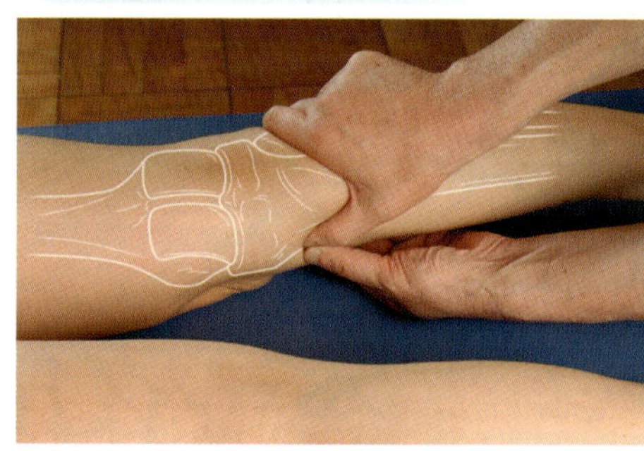

P 반힘줄근의 촉진 포인트

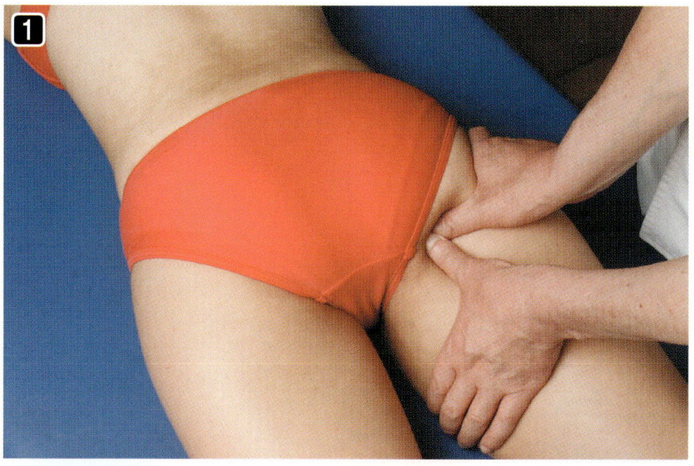

1 이는곳

반힘줄근은 큰볼기근의 아래섬유 깊은부분에서 궁둥뼈결절의 안쪽에 이는곳이 있다. 거의 이는곳이 동일한 넙다리두갈래근의 긴갈래와 함께 궁둥뼈로 밀어 넣듯 촉진한다.

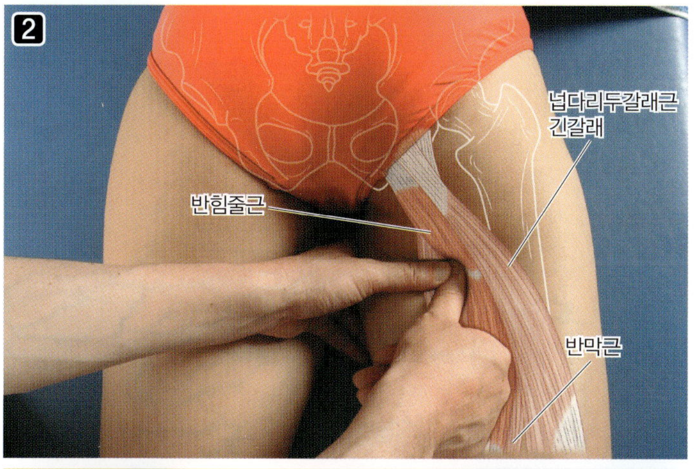

2 힘살

반힘줄근은 넓적다리의 중앙에서 반막근의 뒷면 약간 안쪽을 주행한다. 반막근은 깊은부분에 힘살이 형성되어 있으므로, 표면에 위치한 반힘줄근의 힘살과 구별할 수 있다. 이 부위보다 가장자리에서는 가장 안쪽이 반막근이고, 바로 뒷면의 가쪽에 반힘줄근이 힘줄 모양의 조직을 이루며 닿는곳을 향해 주행한다. 또한 반힘줄근의 힘살에서 가운데 1/2 부위는 넙다리두갈래근의 긴갈래와 근육이 연결되어 있다.

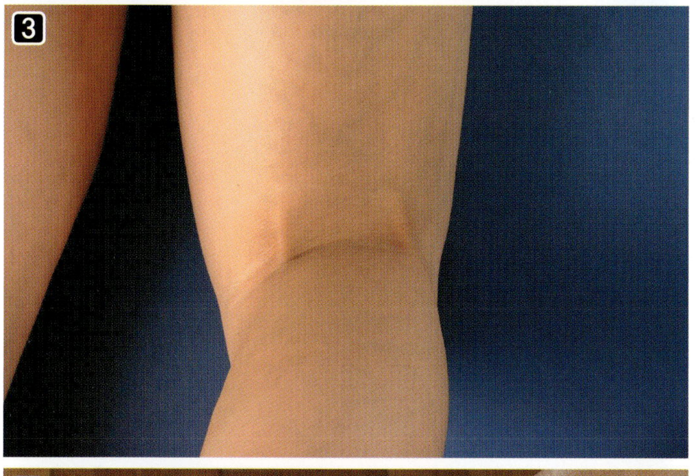

3 힘줄의 관찰

반힘줄근의 힘줄은 무릎관절(슬관절)을 굽히면 다리오금의 안쪽에서 관찰할 수 있다. 또한 반힘줄근은 거위발을 형성하는 네 근육 중 하나로, 반막근의 얕은부분과 교차하고, 반막근의 닿는곳에서 중앙 얕은부분에 부착되어 있다.

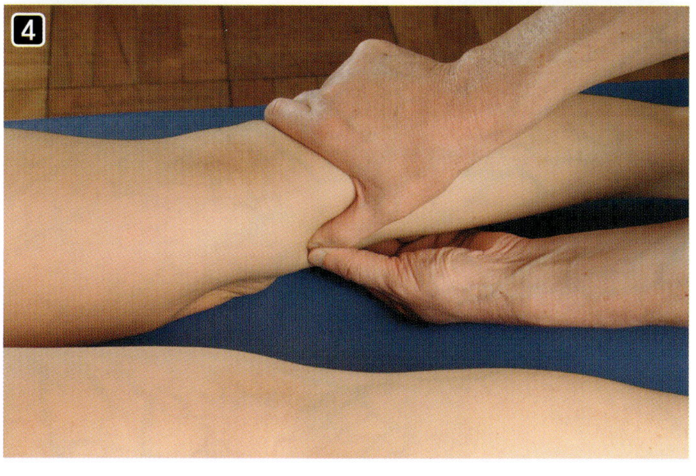

4 닿는곳

반힘줄근은 다리오금부위에서 반막근힘줄의 뒷면을 확실한 힘줄로 주행하기 때문에, 반막근과 구별하기 쉽다. 또한 반힘줄근의 힘줄은 장딴지근안쪽갈래(비복근내측두)와 근육 사이를 이루는데, 이 근육 사이를 중점적으로 촉진한다. 반힘줄근은 닿는곳에서 마찬가지로 거위발을 형성하는 반막근의 얕은부분과 근육이 교차하며, 앞부분으로 돌아 들어가 반막근의 얕은부분 중앙에 부착된다.

89 반막근_반막상근 Semimembranosus muscle

이 는 곳: 궁둥뼈결절
닿 는 곳: 정강뼈의 안쪽관절융기, 빗오금인대(사슬와인대), 종아리근막(하퇴근막)
지배신경: 정강신경(경골신경) L4~S1
지배혈관: 깊은넙다리동맥(대퇴심동맥)
작 용: 엉덩관절의 폄(신전), 무릎관절의 굽힘(굴곡) · 안쪽돌림(내회전)
연결근육: 큰모음근(대내전근), 두덩근(치골근), 장딴지빗근(족척근), 오금근(슬와근), 넙다리두갈래근짧은갈래, 엉치가시근(천극근)

반막근 landmark의 촉진

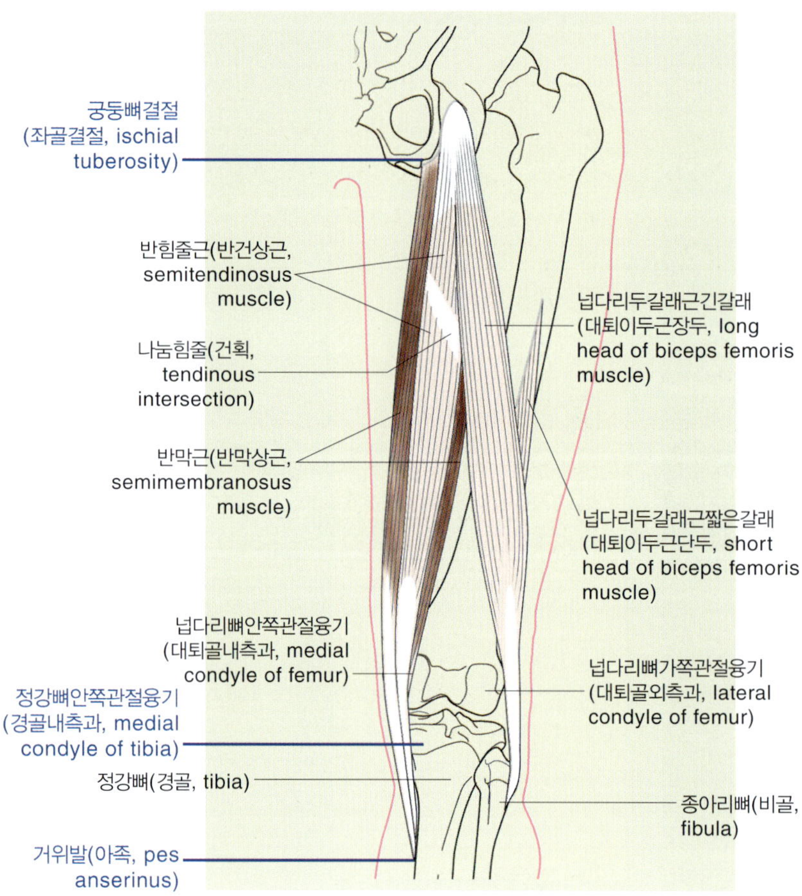

궁둥뼈결절

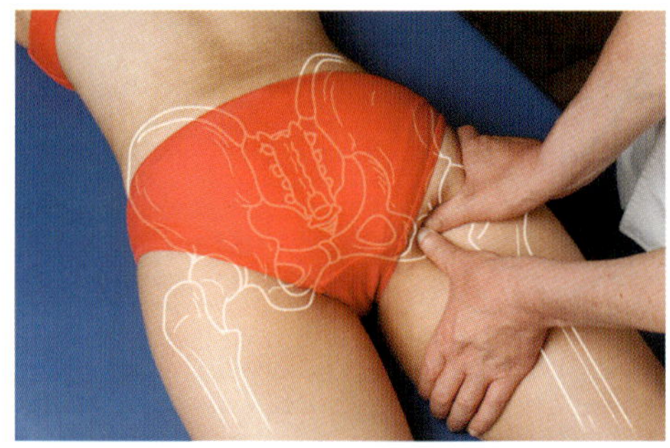

정강뼈의 안쪽관절융기

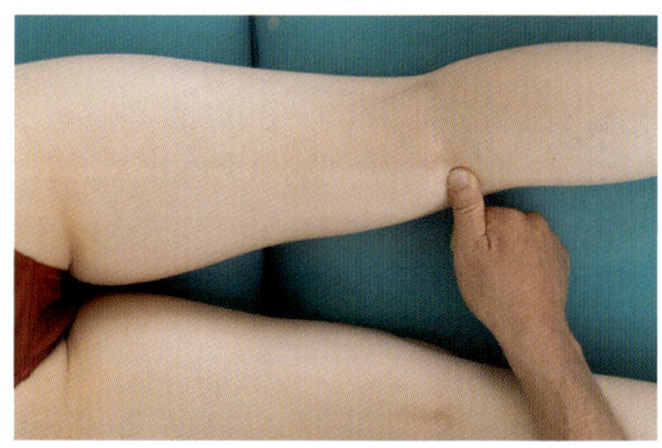

거위발

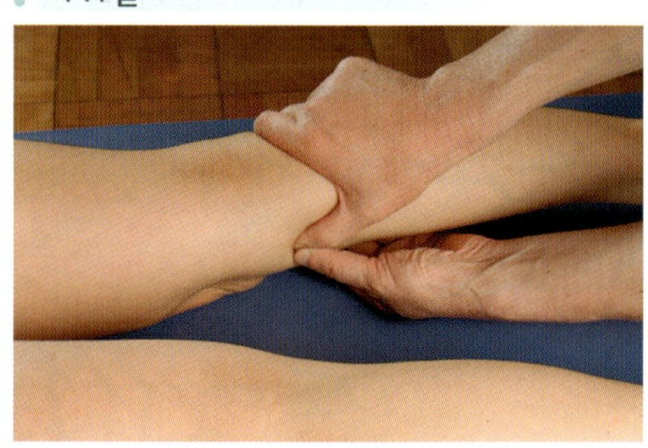

P 반막근의 촉진 포인트

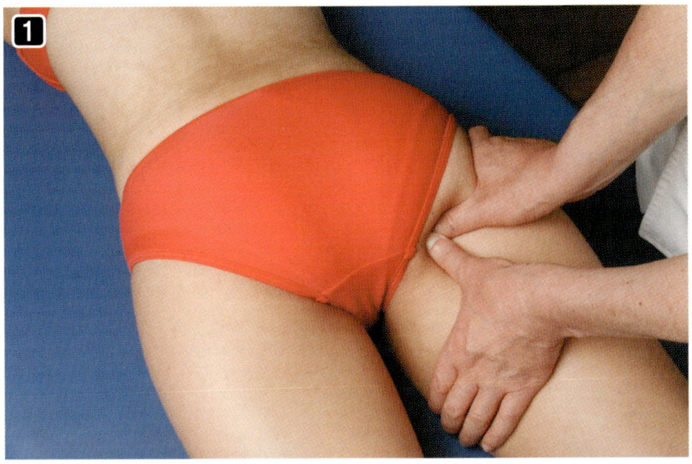

1 이는곳

반막근은 반힘줄근, 넙다리두갈래근긴갈래의 이는곳인 궁둥뼈결절의 깊은부분 가쪽에 이는곳이 있고, 반힘줄근의 가쪽에서 깊은부분 안쪽으로 돌아 들어가듯 주행한다. 반힘줄근의 이는곳 깊은부분을 안쪽에서 가쪽 방향으로 밀어 넣고, 궁둥뼈결절을 향해 밀어 넣어 촉진한다.

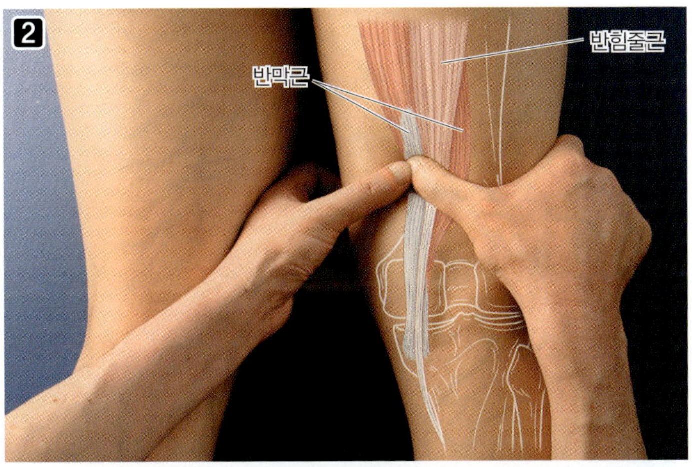

2 힘살

반막근은 반힘줄근의 깊은부분에 파고들며, 넓은 힘살을 갖는다. 따라서 힘살은 반힘줄근보다 두껍게, 그리고 안쪽을 주행하고 있는 것처럼 느껴진다. 실제로는 힘살이 보다 가쪽까지 존재하고 있으므로, 이에 주의해야 한다. 넓적다리의 중앙에서 먼쪽으로는 넓적다리의 안쪽에서 반힘줄근의 깊은부분으로 진입하듯 힘살을 모아 넙다리뼈로 밀어 넣듯 촉진한다.

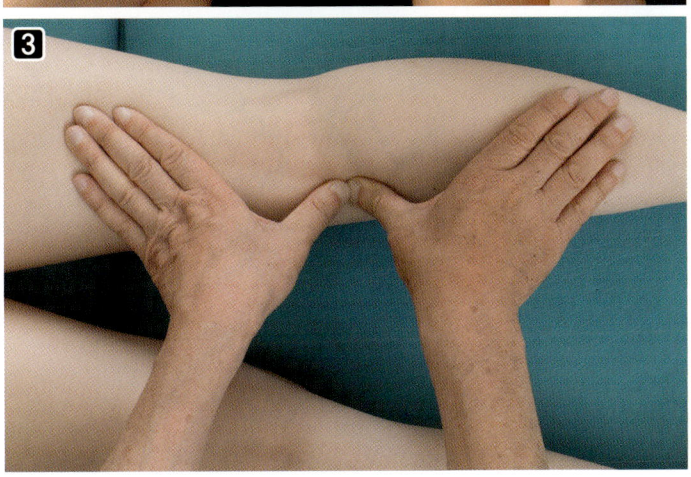

3 닿는곳

반힘줄근의 힘줄을 피하듯 깊은부분으로 밀어 넣어, 정강뼈안쪽관절융기의 뒷면으로 힘껏 누르듯 촉진한다. 또한 반막근은 장딴지근안쪽갈래(비복근내측두)와 근육 사이가 있는데, 이 근육 사이를 중점적으로 촉진한다.

90 넙다리두갈래근_대퇴이두근
Biceps femoris muscle

이 는 곳: 【긴갈래】 궁둥뼈결절의 뒷면, 【짧은갈래】 넙다리뼈에서 거친선가쪽선의 아래쪽 1/2
닿 는 곳: 종아리뼈머리, 종아리근막(하퇴근막)
지배신경: 【긴갈래】 정강신경(경골신경) L5~S1, 【짧은갈래】 온종아리신경(총비골신경) L4~S1
지배혈관: 깊은넙다리동맥(대퇴심동맥), 오금동맥(슬와동맥)
작 용: 엉덩관절의 폄(신전), 무릎관절의 굽힘(굴곡)[짧은갈래만 종아리의 가쪽돌림(외회전)]
연결근육: 장딴지근(비복근), 궁둥구멍근(이상근), 반힘줄근, 반막근, 앞정강근(전경골근), 넙다리빗근(봉공근), 긴종아리근(장비골근), 중간넓은근(중간광근), 가쪽넓은근(외측광근), 큰볼기근(대둔근), 큰모음근(대내전근), 오금근(슬와근)

넙다리두갈래근 landmark의 촉진

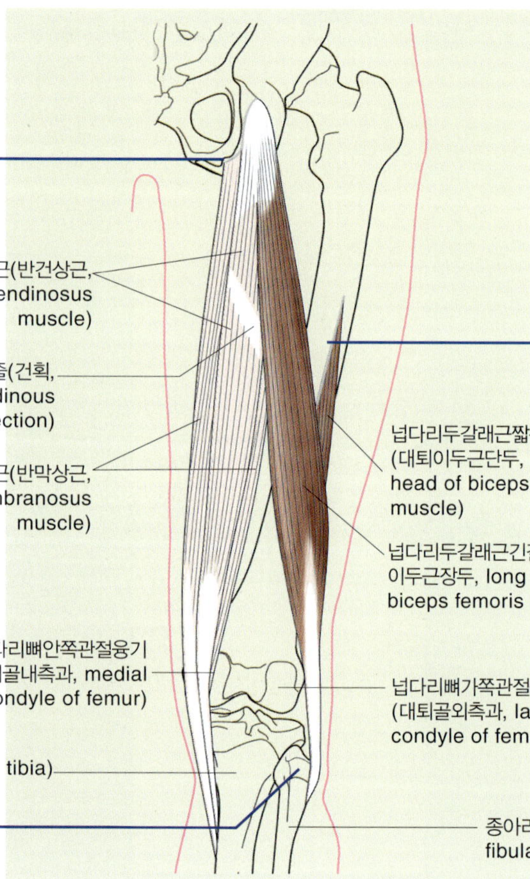

궁둥뼈결절

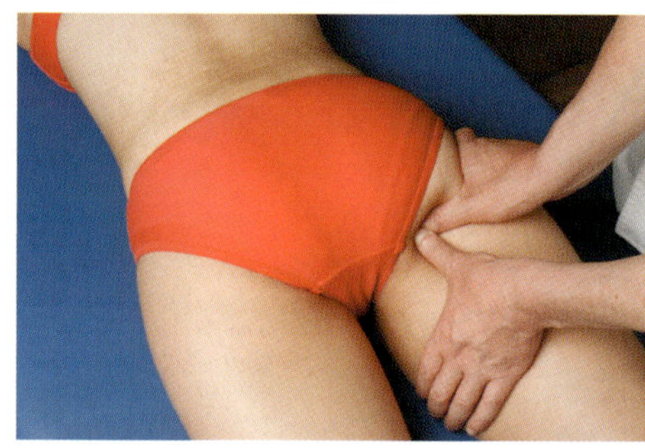

거친선가쪽선

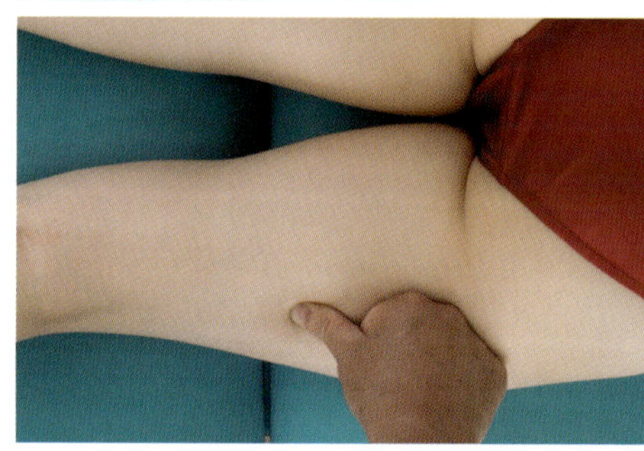

종아리뼈머리

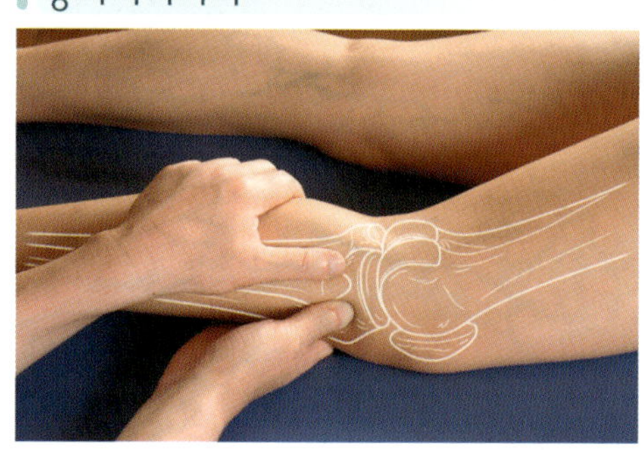

P 넙다리두갈래근의 촉진 포인트

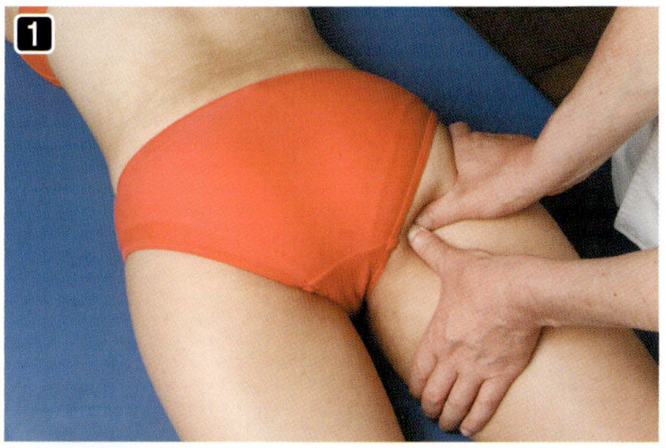

1 이는곳(긴갈래)

넙다리두갈래근긴갈래의 이는곳은 큰볼기근의 아래섬유 깊은부분에 있는 궁둥뼈결절의 약간 가쪽에서 촉진할 수 있다. 반힘줄근과 함께 궁둥뼈 쪽으로 밀어 넣듯 촉진한다. 또한 이는곳은 반힘줄근과 근육이 연결되어 있고 이는곳이 거의 동일하므로, 근육이 연결된 부위를 중점적으로 촉진한다.

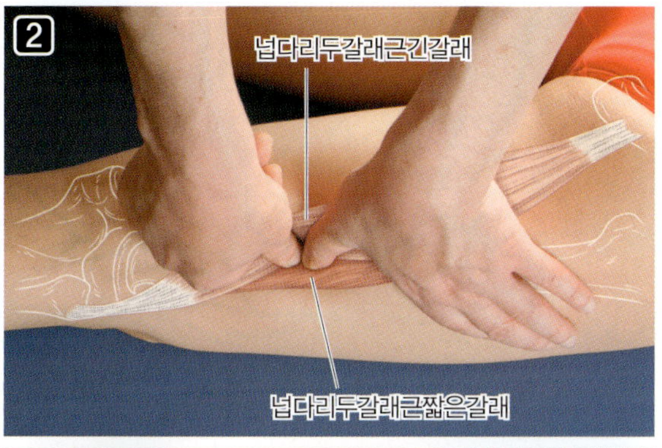

2 이는곳(짧은갈래)

짧은갈래의 이는곳은 넓적다리의 가장자리 1/3에서 넙다리두갈래근긴갈래의 가쪽모서리와 가쪽넓은근의 뒤모서리 사이에 있는 깊은부분에 위치한다. 따라서 넙다리두갈래근긴갈래의 가쪽모서리와 가쪽넓은근의 뒤모서리 사이에서 넙다리뼈로 힘껏 눌러 촉진한다.

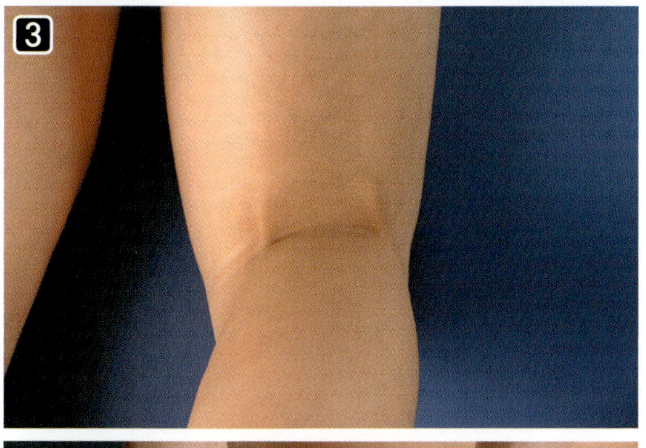

3 힘줄의 관찰

무릎관절(슬관절)을 굽히면, 다리오금의 가장 가쪽에 명확하게 불룩해진 넙다리두갈래근의 힘줄을 관찰할 수 있다.

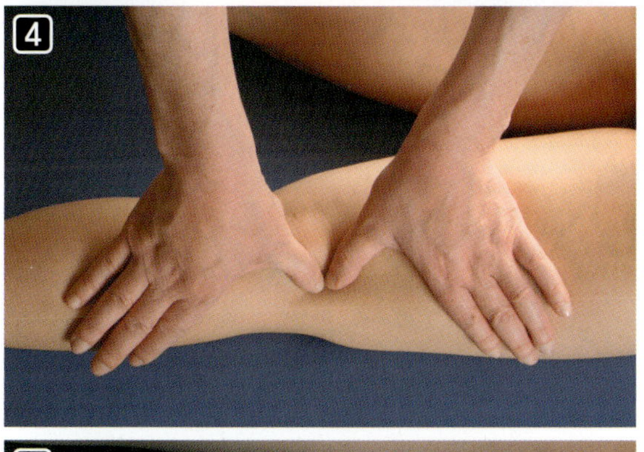

4 장딴지근가쪽갈래와의 근육 사이

종아리뼈머리에 부착된 넙다리두갈래근의 힘줄을 확인한 후, 다리오금 부위의 가쪽을 힘껏 누르듯 촉진한다. 또한 넙다리두갈래근은 장딴지근가쪽갈래(비복근외측두)와 근육 사이가 있으므로, 이를 중점적으로 촉진한다.

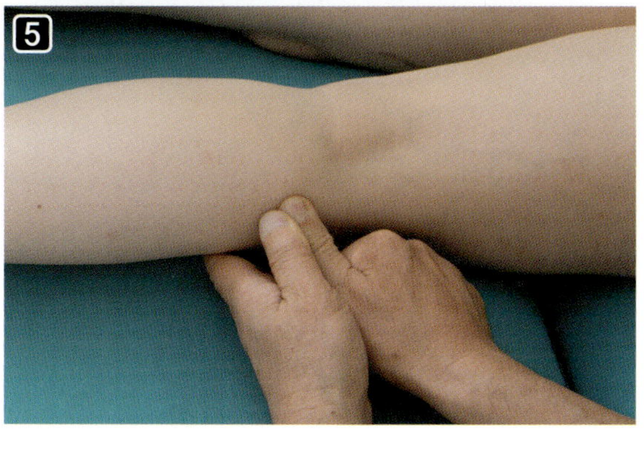

5 닿는곳

닿는곳은 딱딱한 힘줄섬유와 같이 느껴지지만, 근육섬유도 많이 존재한다. 닿는곳인 종아리뼈머리까지 촉진한다. 특히 넙다리두갈래근의 안쪽모서리는 장딴지근의 가쪽갈래와 근육 사이를 이루고 있으므로, 이를 중점적으로 확인한다.

91 장딴지근가쪽갈래_비복근외측두
Lateral head of gastrocnemius muscle

이 는 곳: 넙다리뼈의 가쪽위관절융기
닿 는 곳: 발꿈치뼈융기
지배신경: 정강신경(경골신경) L4~S2
지배혈관: 오금동맥(슬와동맥)
작 용: 발목관절의 발바닥굽힘(저굴), 무릎관절의 굽힘(굴곡) 보조
연결근육: 가자미근, 넙다리두갈래근, 큰모음근(대내전근), 긴발가락굽힘근

장딴지근가쪽갈래 landmark의 촉진

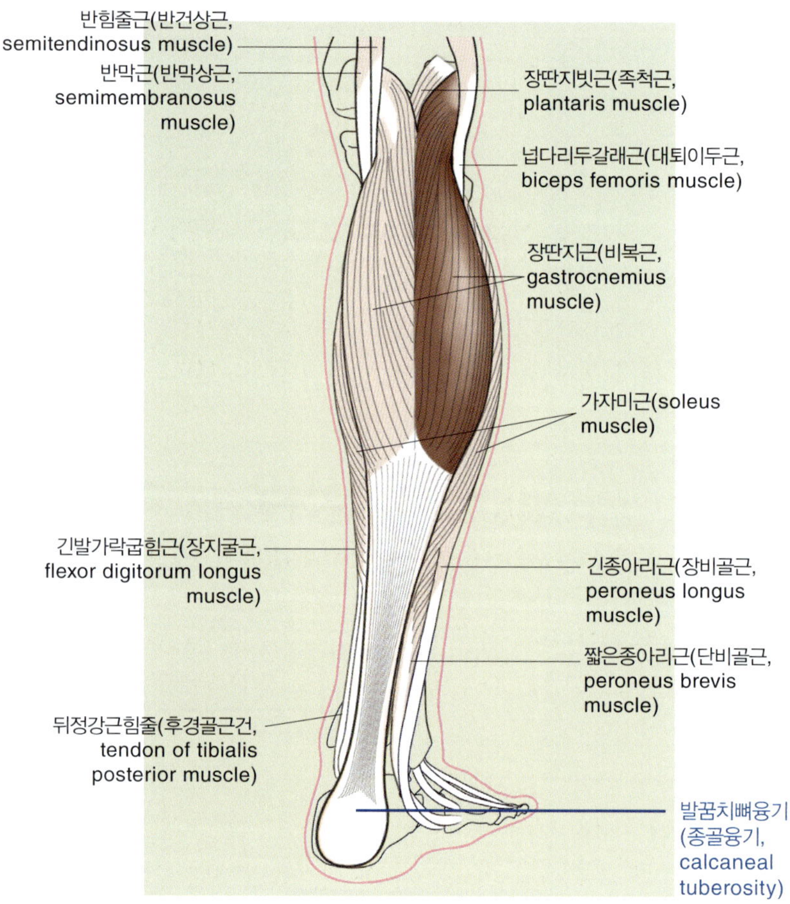

넙다리뼈가쪽위관절융기
(대퇴골외측상과)

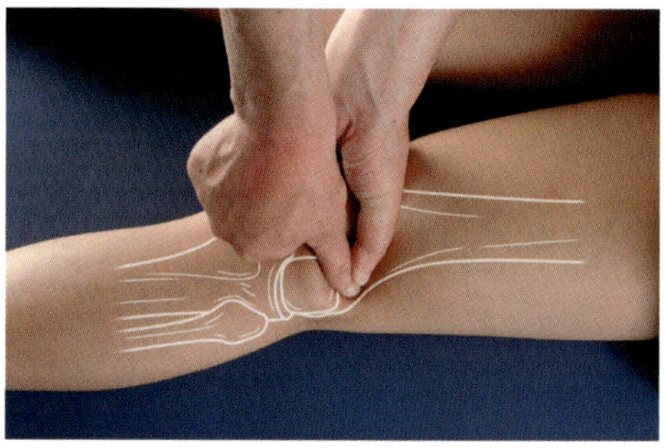

발꿈치뼈융기

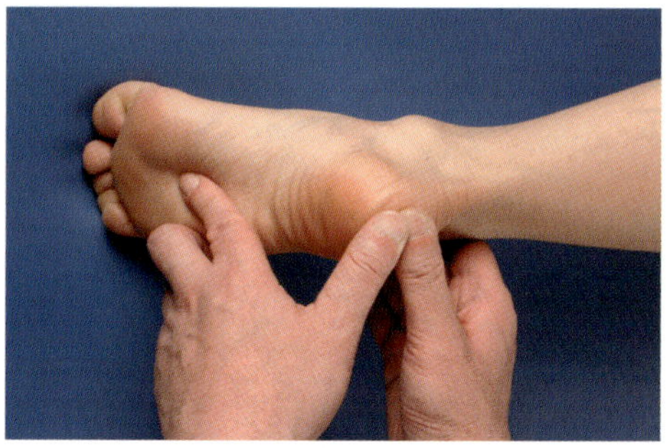

P 장딴지근가쪽갈래의 촉진 포인트

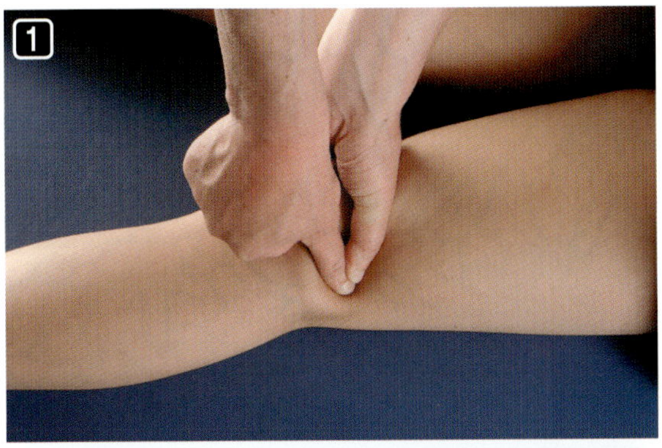

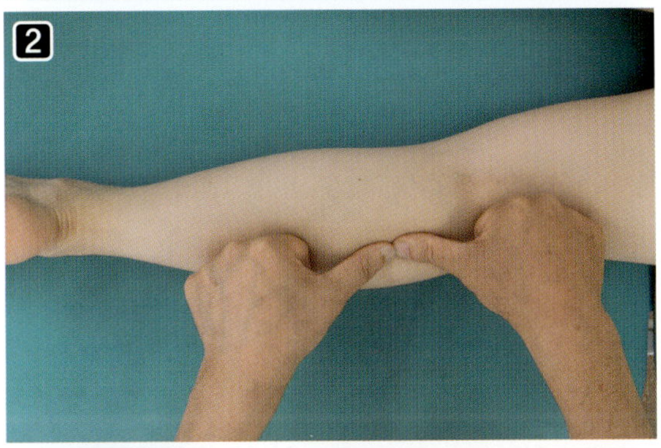

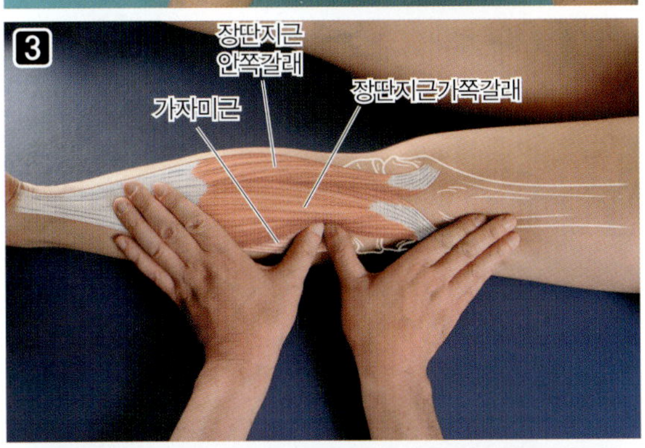

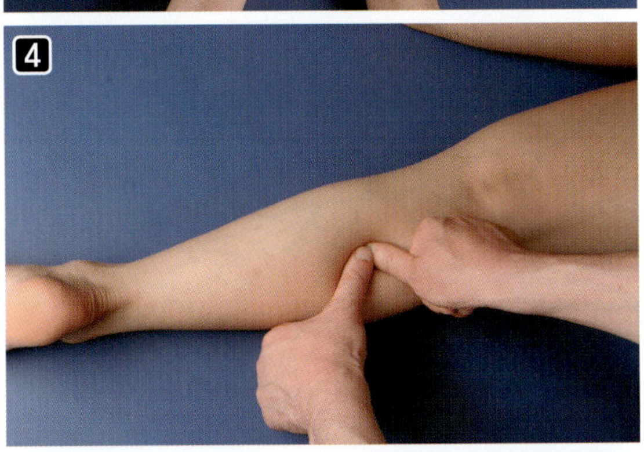

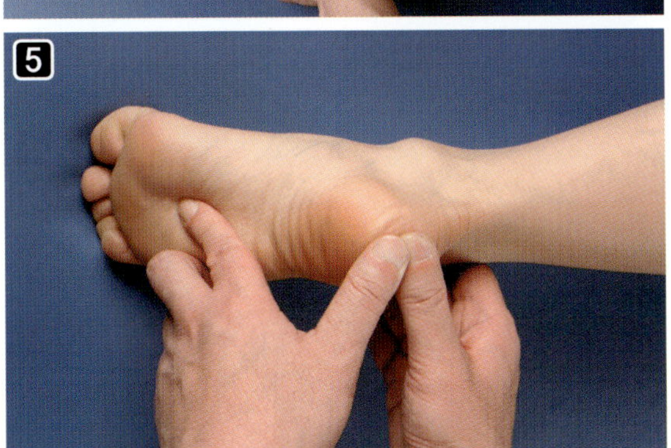

1 이는곳

장딴지근의 가쪽갈래는 넙다리뼈의 가쪽위관절융기에 이는곳이 있고, 넙다리두갈래근의 깊은부분을 비스듬히 안쪽 아래 방향으로 주행한다. 장딴지근의 안쪽갈래(내측두)와 가쪽갈래(외측두)의 근육 사이부터 진입하여 비스듬하게 가쪽 아래 방향으로 힘살을 압박하며 촉진한다. 이 부위는 정강신경이 주행하므로 주의해야 한다. 게다가 가쪽관절융기(외측과)를 향해 힘살을 넘어서 넙다리두갈래근의 닿는곳힘줄과의 사이를 밀어 넣듯 촉진한다. 이 부위는 온종아리신경(총비골신경)이 주행하므로 주의가 필요하다.

2 힘살

장딴지근의 가쪽갈래는 넙다리두갈래근 바로 안쪽부분에서 종아리의 뒷면 가쪽을 따라 주변 방향으로 이동하면, 종아리의 중앙 부근까지 방추형의 힘살로 확인할 수 있다. 발목관절을 발바닥굽힘한 경우에는 안쪽갈래보다도 가쪽갈래가 좀 더 몸쪽부분에서 불룩해지므로 이를 확인할 수 있다.

종아리의 뒷면 가운데에서 장딴지근안쪽갈래와의 근육 사이를 확인한 후, 이 근육 사이에서 가쪽에 있는 장딴지근가쪽갈래의 힘살을 정강뼈로 밀어 넣듯 촉진한다. 또한 깊은부분에 있는 가자미근과 동시에 촉진하기 때문에, 너무 강하게 밀어 넣지 않도록 주의한다.

3 가쪽모서리

장딴지근의 가쪽모서리는 얇기 때문에, 확실히 관찰하기가 어렵다. 또한 장딴지근은 가자미근과 근육 사이를 이루고 있다. 따라서 가쪽모서리를 촉진하려면 종아리 가장 가쪽에 위치한 긴종아리근, 그 뒷면에 단단하게 느껴지는 가자미근을 확인한 후, 가자미근과의 근육 사이에서 힘살을 향해 수직으로 밀어 넣으면 된다.

4 안쪽갈래와의 근육 사이

가쪽갈래는 종아리의 안 가쪽 중심부분에서 안쪽갈래와 근육 사이를 형성한다. 이 근육 사이에서 힘살을 수직 방향으로 힘껏 누르듯 촉진한다.

5 닿는곳

발꿈치뼈에 부착된 발꿈치힘줄(아킬레스힘줄)부위를 확인한 후, 발꿈치뼈로 힘껏 누르듯 촉진한다. 이때, 발꿈치힘줄에서 몸쪽으로 이동하여 힘살이 시작되는 부위까지 촉진해 나간다.

92 장딴지근안쪽갈래_비복근내측두

Medial head of gastrocnemius muscle

이 는 곳: 넙다리뼈의 안쪽위관절융기

닿 는 곳: 발꿈치뼈융기

지배신경: 정강신경(경골신경) L4~S2

지배혈관: 오금동맥(슬와동맥)

작　　용: 발목관절의 발바닥굽힘(저굴), 무릎관절의 굽힘(굴곡)

연결근육: 가자미근, 넙다리두갈래근, 큰모음근(대내전근), 긴발가락굽힘근

장딴지근안쪽갈래 landmark의 촉진

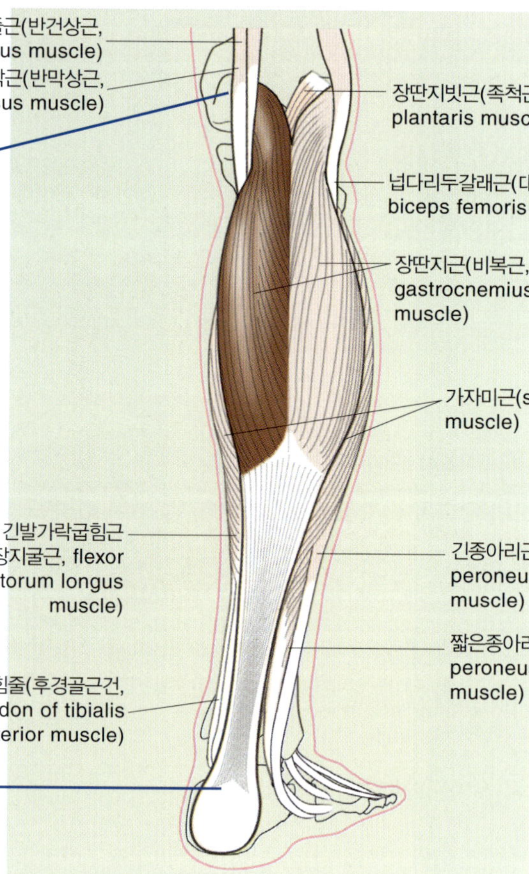

넙다리뼈의 안쪽위관절융기

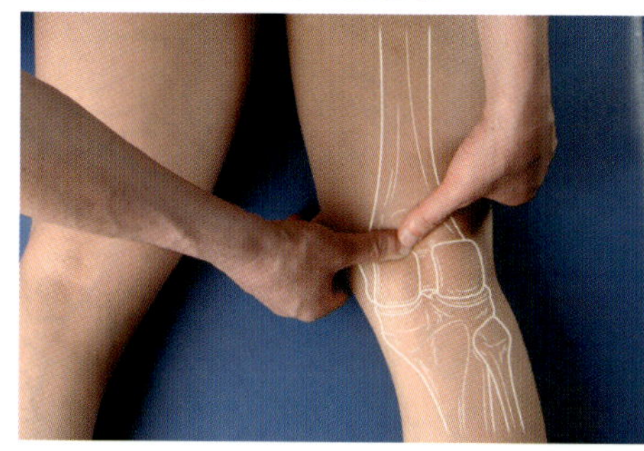

발꿈치뼈융기

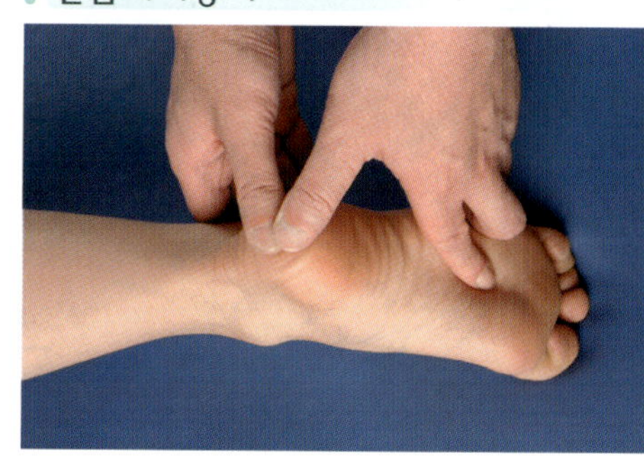

P 장딴지근안쪽갈래의 촉진 포인트

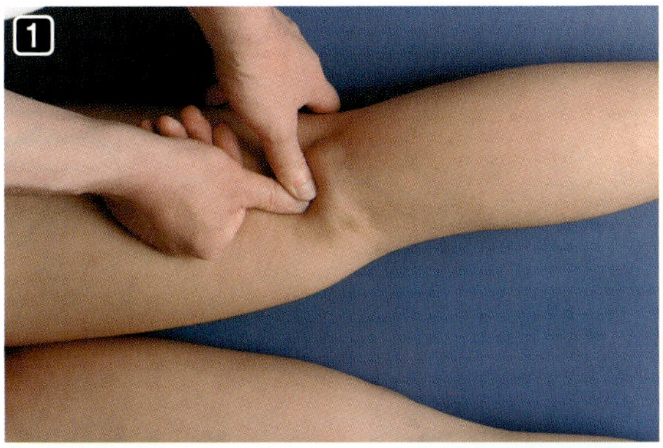

1 이는곳

장딴지근의 안쪽갈래는 넙다리뼈의 안쪽위관절융기에 이는곳을 가지고, 반힘줄근의 힘줄과 반막근의 근육섬유 깊은부분을 비스듬히 가쪽 아래 방향으로 주행한다. 장딴지근의 안쪽갈래와 가쪽갈래 사이부터 진입하여, 비스듬히 안쪽 아래 방향으로 힘살을 압박하며 촉진한다.

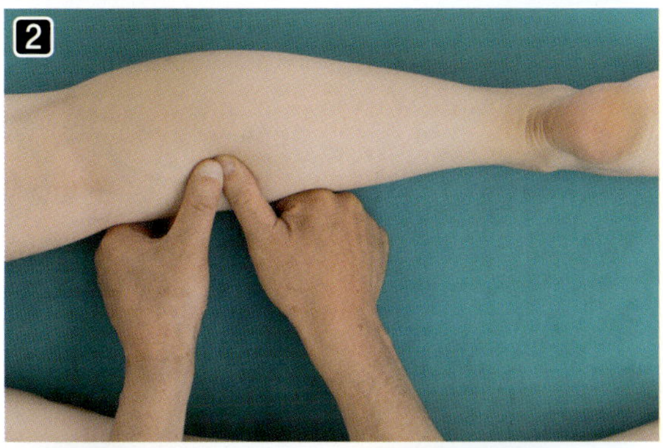

2 힘살

장딴지근의 안쪽갈래는 반힘줄근 · 반막근의 바로 가쪽부분에서 종아리의 뒷면 안쪽을 따라 주변 방향으로 이동하면, 종아리의 중앙 부근까지 방추형의 힘살로 확인할 수 있다. 발목관절(족관절)을 발바닥굽힘한 경우에는 가쪽갈래보다도 안쪽갈래가 불룩해진 것을 먼쪽까지 확인할 수 있다.

종아리의 뒷면 중앙에서 장딴지근가쪽갈래와의 근육 사이를 확인한 후, 이 근육 사이 안쪽에 있는 장딴지근안쪽갈래의 힘살을 정강뼈에 밀어 넣듯 촉진한다. 또한 깊은부분의 가자미근과 동시에 촉진하므로, 너무 강하게 밀어 넣지 않도록 주의한다.

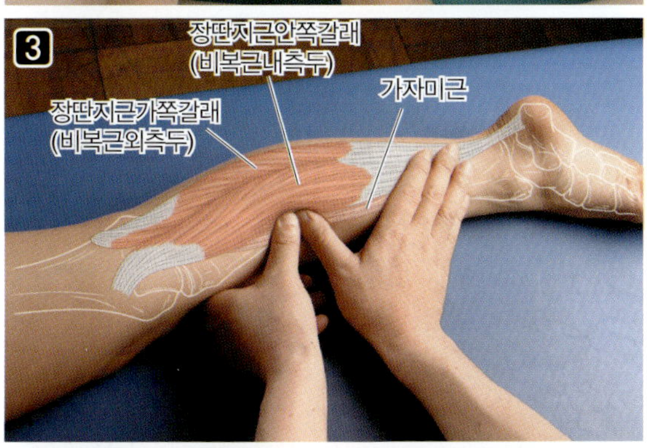

3 안쪽모서리

장딴지근의 안쪽모서리는 얇아 확실하게 관찰하기 어렵다. 또한 장딴지근은 가자미근과 근육 사이를 형성하므로 가자미근과의 근육 사이에서 힘살을 향해 수직으로 밀어 넣듯 촉진한다. 촉진하기 어려울 경우, 무릎관절(슬관절)을 굽힘과 폄시킨 상태에서 발목관절을 발바닥굽힘하였을 때 근육의 수축을 비교하여, 가자미근과 주행이 다름을 확인하면 된다.

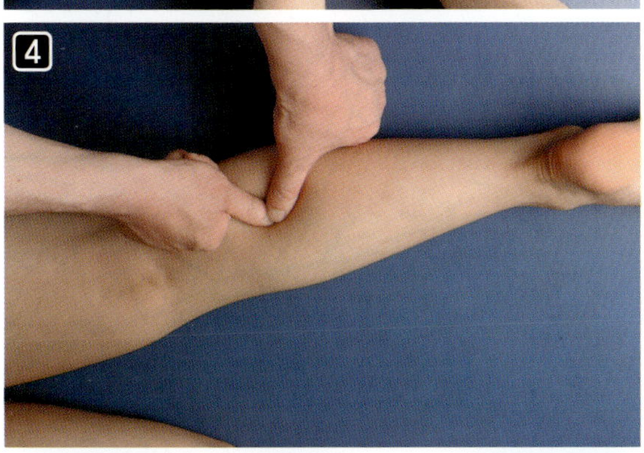

4 가쪽갈래와의 근육 사이

안쪽갈래는 종아리의 안 가쪽 중심부분에서 가쪽갈래와 근육 사이를 형성한다. 이 근육 사이에서 힘살을 수직 방향으로 지그시 눌러 촉진한다.

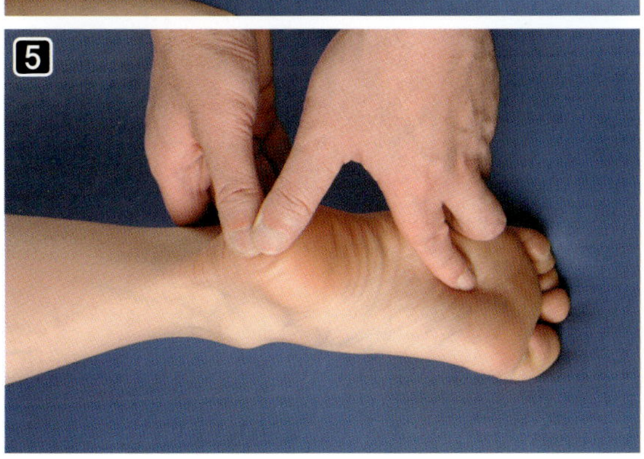

5 닿는곳

발꿈치뼈에 부착된 발꿈치힘줄(아킬레스힘줄)부위를 확인한 후, 발꿈치뼈로 힘껏 누르듯 촉진한다. 이때, 발꿈치힘줄에서 몸쪽으로 이동하여 힘살이 시작되는 부위까지 촉진해 나간다.

93 가자미근
Soleus muscle

이 는 곳: 정강뼈(경골)의 뒷면에 있는 가자미근선, 정강뼈의 안쪽모서리, 종아리뼈머리, 가자미근힘줄활
닿 는 곳: 발꿈치뼈융기
지배신경: 정강신경(경골신경) L4~S3
지배혈관: 뒤정강동맥(후경골동맥), 종아리동맥(비골동맥), 오금동맥(슬와동맥)
작 용: 발목관절의 발바닥굽힘(저굴)
연결근육: 장딴지근, 오금근(슬와근), 긴종아리근, 긴발가락굽힘근, 뒤정강근(후경골근), 장딴지빗근

가자미근 landmark의 촉진

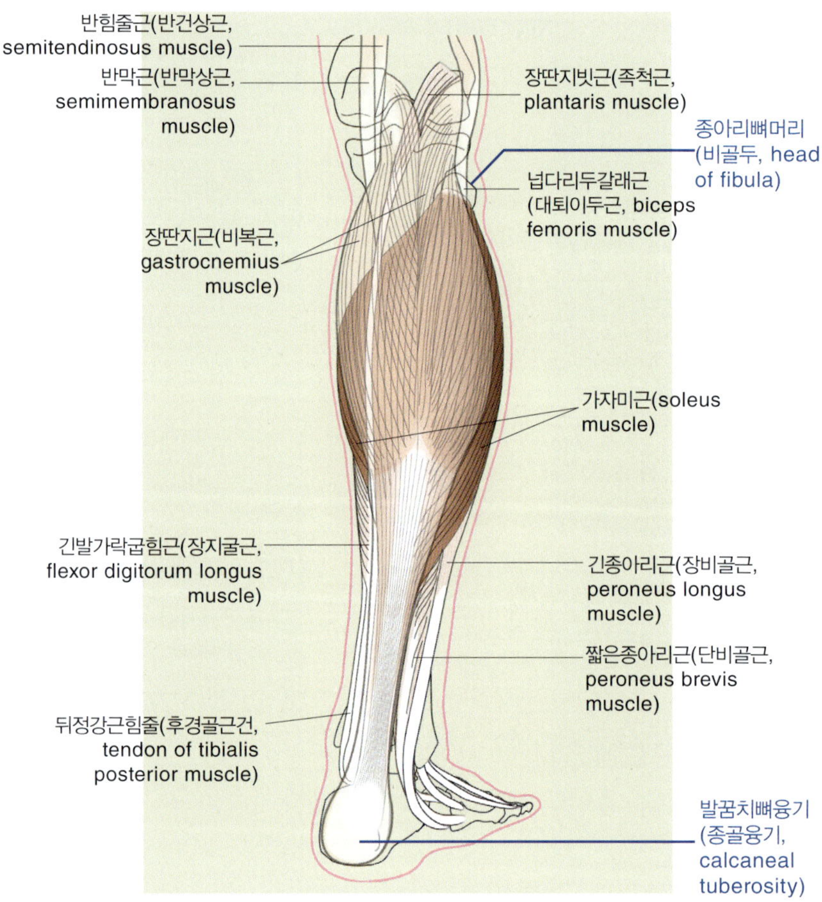

종아리뼈머리

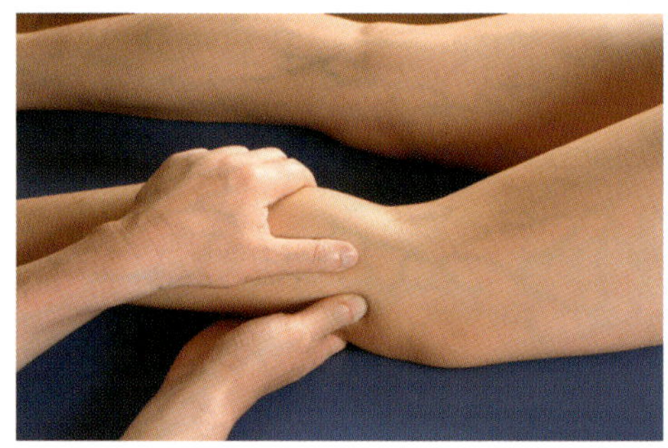

발꿈치뼈융기

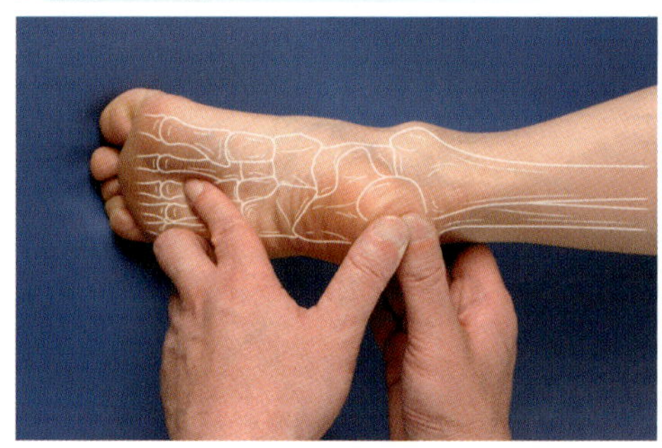

P 가자미근의 촉진 포인트

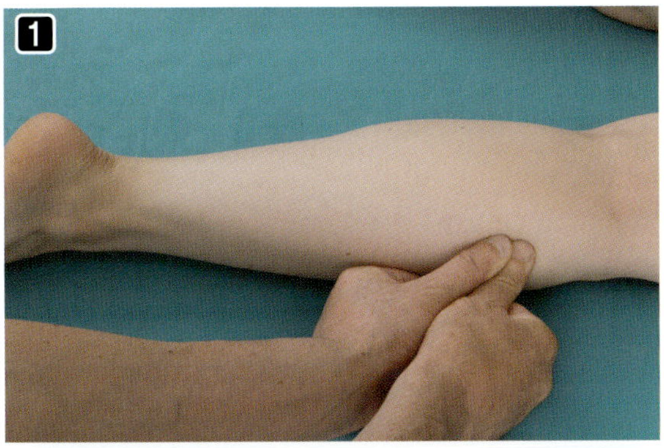

1 이는곳(종아리뼈머리)

장딴지근가쪽갈래의 가쪽모서리에서 종아리뼈머리의 뒷면으로 밀어 넣듯 촉진한다.

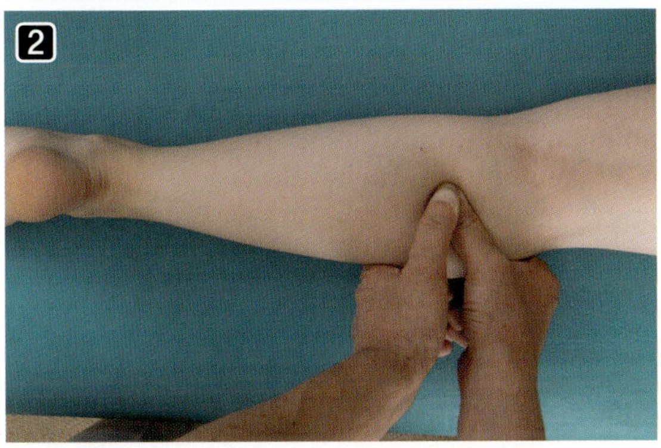

2 이는곳(가자미근선)

장딴지근가쪽갈래의 안쪽모서리에서 정강뼈의 뒷면으로 밀어 넣듯 촉진한다.

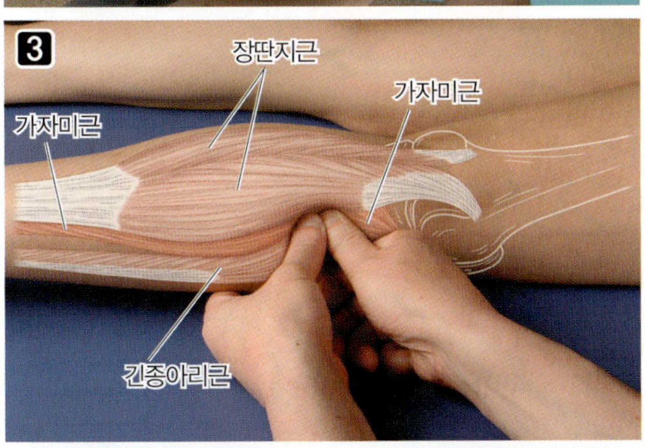

3 가쪽모서리

먼저 종아리뼈머리 바로 먼쪽에서 종아리의 가장 가쪽에 있는 긴종아리근을 촉진한다. 가쪽모서리는 긴종아리근 및 장딴지근가쪽갈래 사이를 정강뼈로 밀어 넣듯 촉진한다.

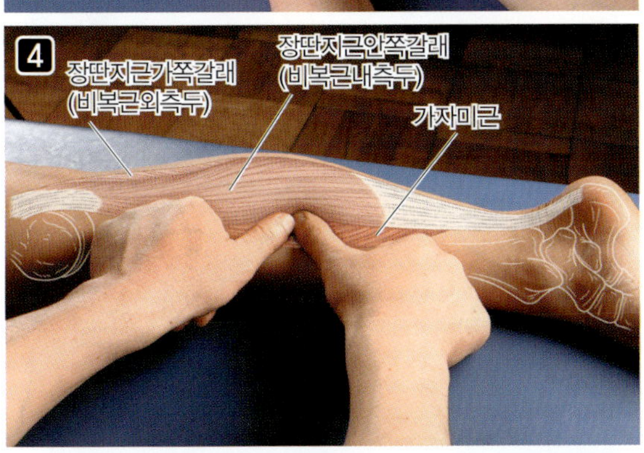

4 안쪽모서리

정강뼈의 안쪽모서리 몸쪽 1/4 부근에서 종아리의 안쪽을 주변 방향으로 힘살을 정강뼈에 밀어 넣듯 촉진한다.

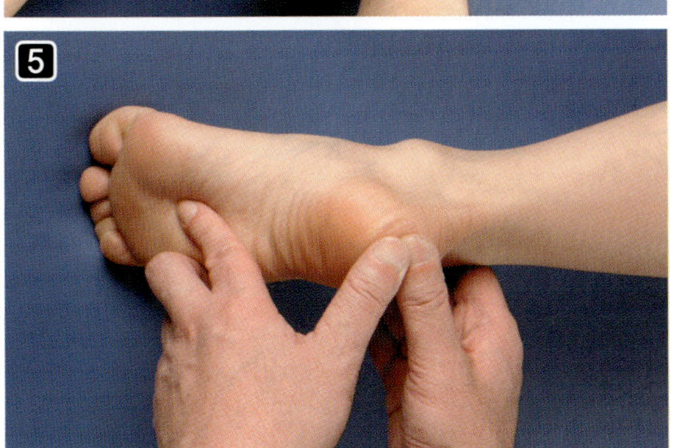

5 닿는곳

발꿈치뼈에 부착된 발꿈치힘줄(아킬레스힘줄)부위를 확인한 후, 발꿈치뼈로 힘껏 누르듯 촉진한다.

94 오금근_슬와근 Popliteus muscle

이 는 곳: 넙다리뼈의 가쪽관절융기, 무릎관절주머니(슬관절낭)
닿 는 곳: 정강뼈(경골)의 뒷면 윗부분
지배신경: 정강신경(경골신경) L4~S1
지배혈관: 안쪽아래무릎동맥(내측하슬동맥)
작　　용: 무릎관절의 굽힘(굴곡) 보조, 종아리의 안쪽돌림(내회전)
연결근육: 넙다리두갈래근짧은갈래(대퇴이두근단두), 반막근(반막상근), 장딴지빗근(족척근), 가자미근, 뒤정강근

오금근 landmark의 촉진

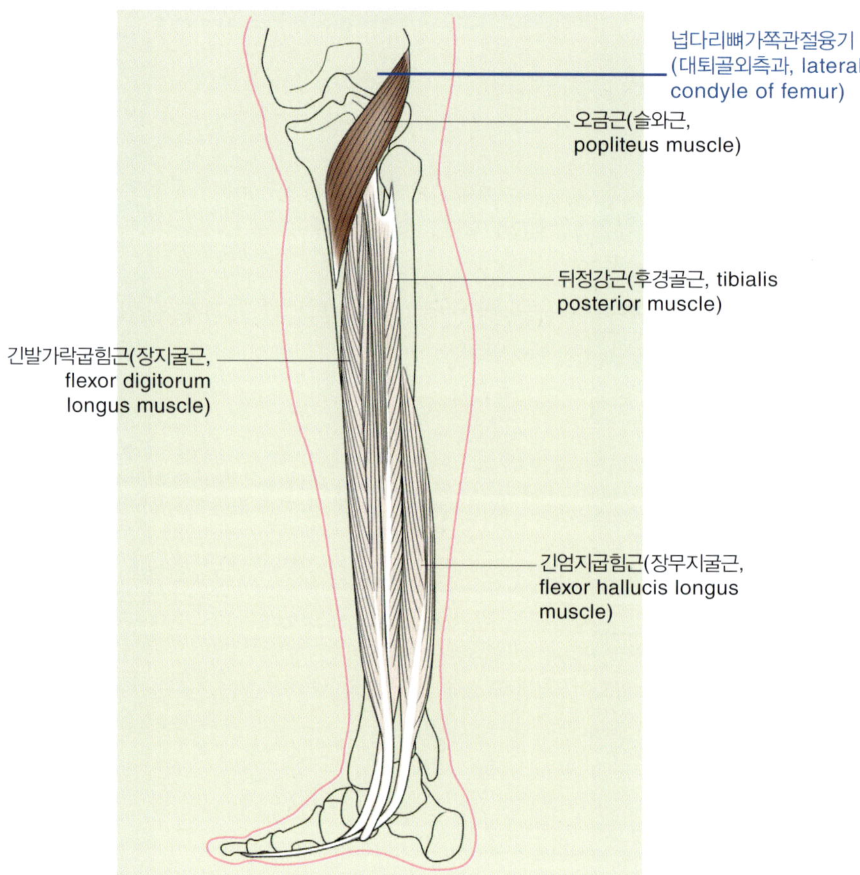

넙다리뼈의 가쪽관절융기

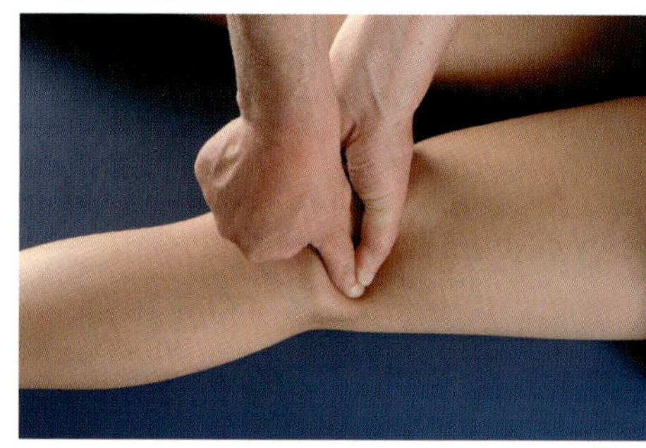

정강뼈(뒷면 윗부분)

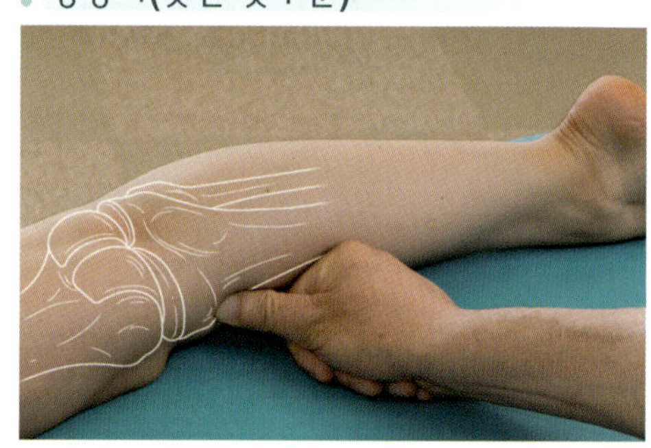

P 오금근의 촉진 포인트

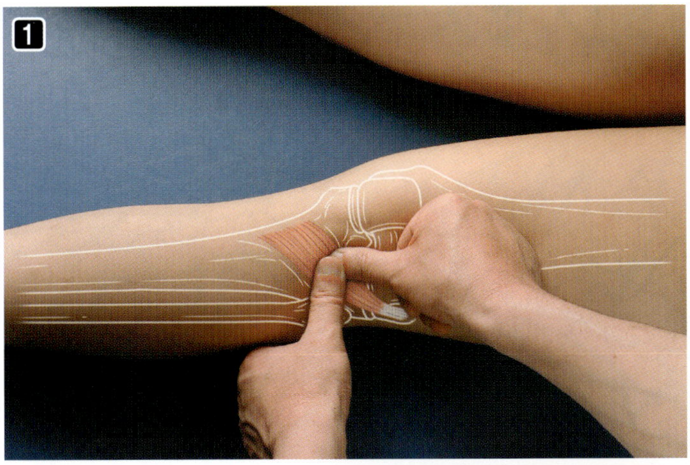

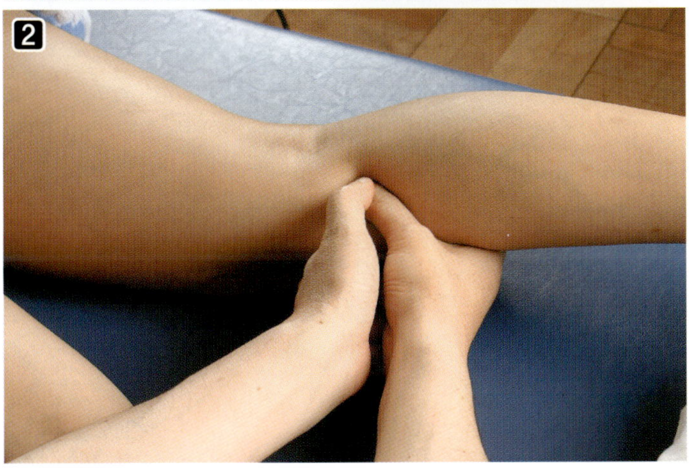

1 힘살

오금근힘살을 촉진하려면 다리오금(슬와)에서 장딴지근(비복근)의 안 · 가쪽갈래 사이부터 진입하여 그 깊은부분에 있는 딱딱한 감촉의 장딴지빗근힘살을 확인한 후, 바로 안쪽을 정강뼈로 밀어 넣듯 실시하면 된다. 또한 오금근힘살의 얕은부분을 정강신경이, 깊은부분을 오금동맥(슬와동맥)이 주행하고 있어 촉진할 때 주의가 필요하다.

2 닿는곳

오금근은 가자미근의 안쪽모서리보다 몸쪽을 주행하고, 정강뼈의 안쪽모서리에서 뒷면에 부착되어 있다. 이 부위의 정강뼈를 힘껏 눌러 촉진하지만, 힘살을 느끼기는 어렵다.

95 장딴지빗근_족척근
Plantaris muscle

이 는 곳: 넙다리뼈가쪽위관절융기(대퇴골외측상과), 무릎관절주머니(슬관절낭)
닿 는 곳: 발꿈치뼈융기
지배신경: 정강신경(경골신경) L4~S1
지배혈관: 가쪽아래무릎동맥(외측하슬동맥)
작　　용: 장딴지세갈래근을 보조[무릎관절의 굽힘(굴곡), 발목관절의 발바닥굽힘(저굴)]
연결근육: 넙다리근막긴장근(대퇴근막장근), 오금근(슬와근), 장딴지근, 가자미근, 긴종아리근

장딴지빗근 landmark의 촉진

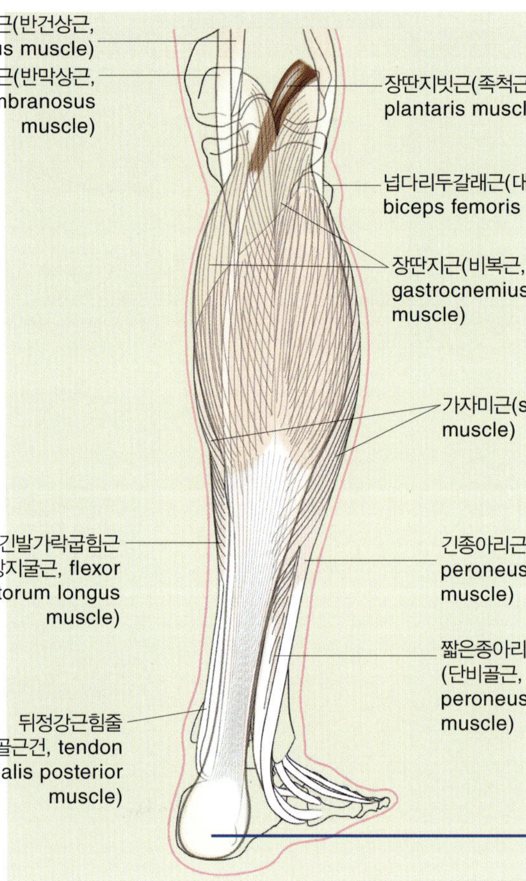

발꿈치뼈융기

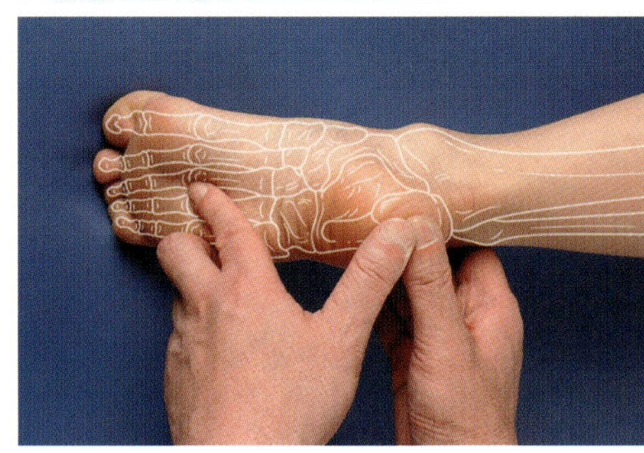

P 장딴지빗근의 촉진 포인트

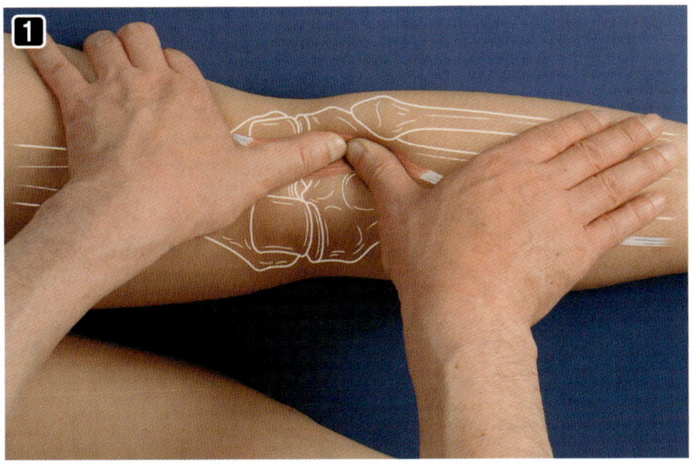

1 힘살

다리오금(슬와)부위에서 장딴지근의 안 · 가쪽갈래 사이부터 정강뼈(경골)로 힘껏 누르듯 약간 가쪽갈래의 깊은 부분으로 진입하면 딱딱한 감촉의 장딴지빗근힘살을 촉진할 수 있다. 단, 장딴지빗근의 바로 안쪽에 정강신경이 주행하고 있으므로 주의가 필요하다. 또한 힘줄은 촉진하기 어렵다.

96 앞정강근_전경골근
Tibialis anterior muscle

이 는 곳: 정강뼈의 위쪽 1/2과 가쪽면, 종아리뼈사이막(하퇴골간막)의 위쪽에서 2/3 앞면, 종아리근막(하퇴근막)

닿 는 곳: 첫째쐐기뼈, 발허리뼈바닥(중족골저)의 발바닥면

지배신경: 깊은종아리신경(심비골신경) L4~S1

지배혈관: 앞정강동맥(전경골동맥), 앞정강되돌이동맥(전경골반회동맥)

작 용: 발목관절의 발등굽힘(배굴), 발부위의 안쪽번짐(내번)

연결근육: 넙다리두갈래근짧은갈래(대퇴이두근단두), 긴엄지폄근, 긴발가락폄근, 뒤정강근(후경골근), 긴엄지굽힘근(장무지굴근)

앞정강근 landmark의 촉진

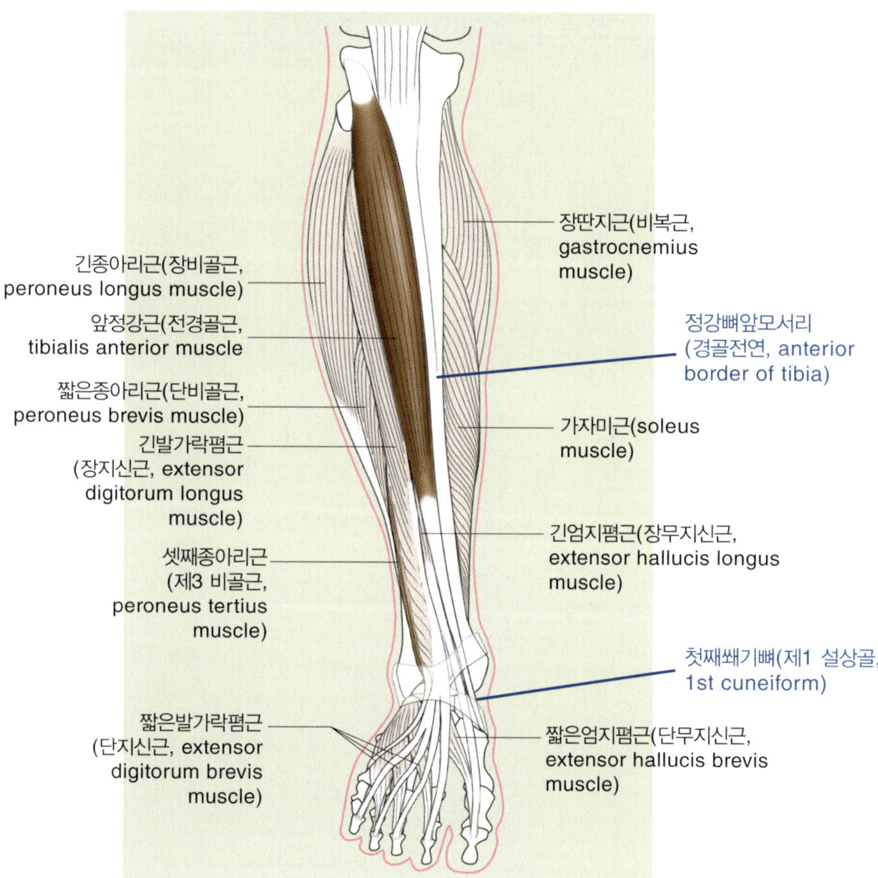

정강뼈의 앞모서리

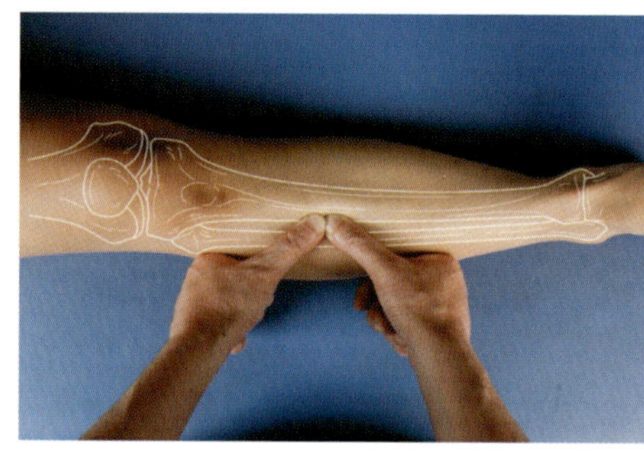

첫째쐐기뼈

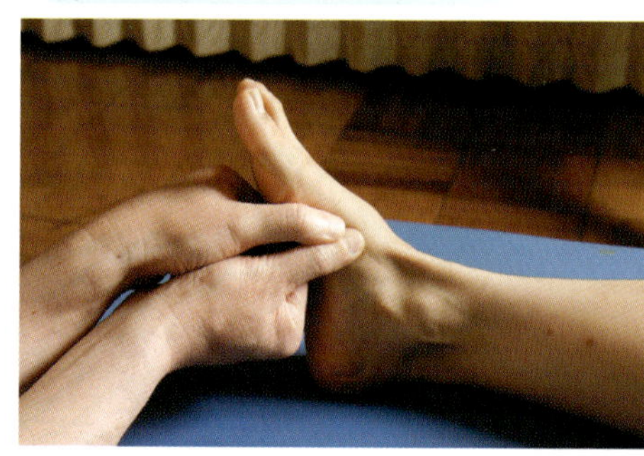

P 앞정강근의 촉진 포인트

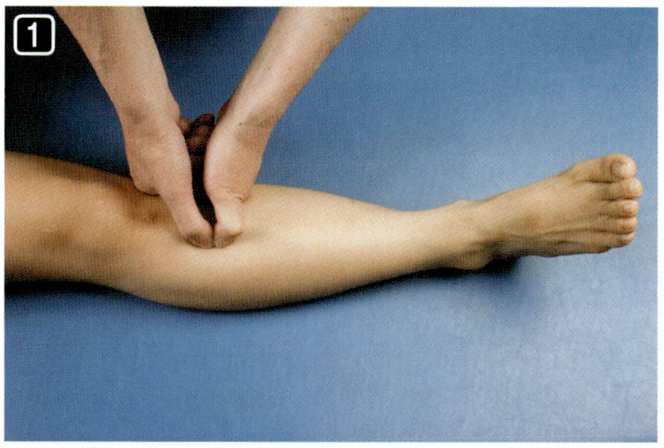

1 안쪽모서리

정강뼈를 따라 정강뼈의 앞모서리에서 가쪽을 밀어 넣듯 촉진한다. 또한 앞정강근은 두툼한 근육이므로, 가급적 깊은부분까지 촉진하는 것이 좋다.

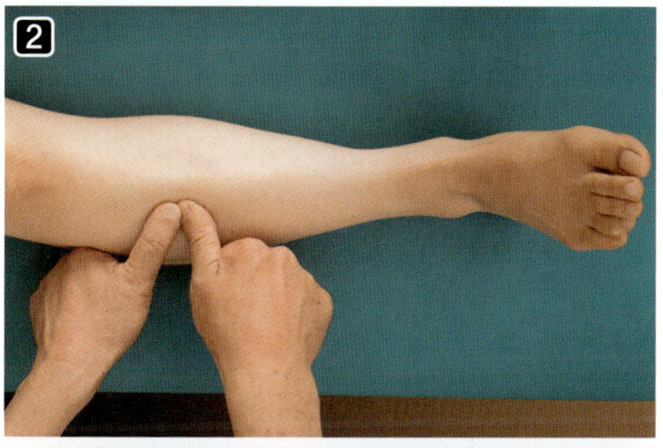

2 힘살

힘살은 정강뼈거친면(경골조면)에서 약 한 손가락 너비만큼 가쪽으로 이동한 부분에서 확인할 수 있다. 그리고 주변 방향으로 이동하면 힘살은 정강뼈의 앞모서리에서 가쪽에 걸쳐 약 두 손가락 너비를 가지고, 종아리의 먼쪽 1/3 부근까지 이어지는 부위에서 확인할 수 있다. 가쪽 복사에서 종아리 1/3까지 정강뼈의 앞모서리 가쪽을 깊은부분으로 밀어 넣듯 촉진한다. 앞정강근의 힘살은 깊은부분에 깊이 주행하고 있으므로, 비교적 강하게 밀어 넣을 필요가 있다.

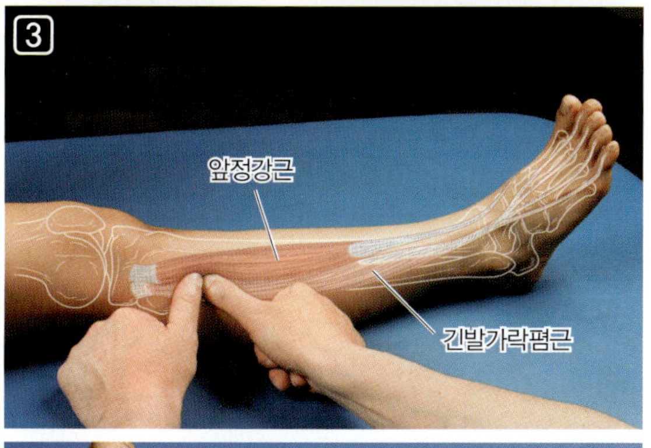

3 가쪽모서리

앞정강근의 가쪽모서리는 긴발가락폄근과 근육 사이를 형성하고 있다. 이는곳인 정강뼈거친면의 가쪽에 있는 힘살을 정강뼈의 가쪽면으로 힘껏 누르듯 촉진한다. 그리고 긴발가락폄근과의 근육 사이에서 깊은부분에 주행하고 있는 힘살을 정강뼈로 힘껏 누르듯 시행한다.

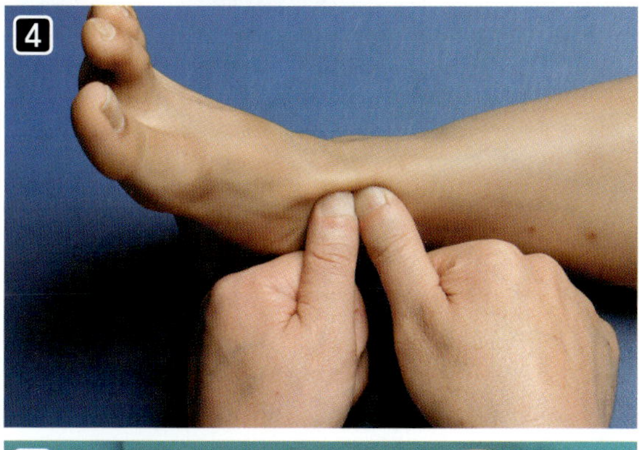

4 힘줄의 촉진

앞정강근은 종아리의 먼쪽 1/3 부근에서 힘줄조직으로 이행하고, 안쪽으로 방향을 바꿔 발목관절(거퇴관절)의 앞면부위를 비스듬히 가로지르면서 첫째쐐기뼈 및 첫째발허리뼈바닥의 발바닥면까지 주행한다. 힘줄은 발목관절로 밀어 넣듯 닿는곳까지 촉진한다.

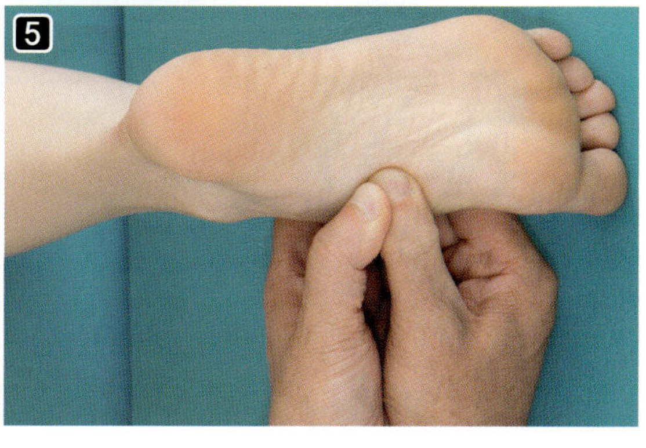

5 닿는곳

첫째쐐기뼈 및 첫째발허리뼈바닥을 발바닥의 안쪽에서 밀어 넣듯 촉진한다. 또한 앞정강근 부착부위는 명확하게 판별하기가 어렵다.

97 긴발가락폄근_장지신근
Extensor digitorum longus muscle

이 는 곳: 정강뼈의 위끝 가쪽면, 종아리뼈의 앞모서리, 종아리뼈사이막(하퇴골간막), 종아리근막(하퇴근막)

닿 는 곳: 둘째~다섯째발가락의 폄근널힘줄(지배건막)

지배신경: 깊은종아리신경(심비골신경) L1~S2

지배혈관: 앞정강동맥(전경골동맥)

작 용: 발목관절의 발등굽힘(배굴), 둘째~다섯째발가락의 폄(신전), 발부위의 가쪽번짐(외번) 보조

연결근육: 셋째종아리근, 짧은발가락폄근, 등쪽뼈사이근(배측골간근), 벌레근(충양근), 긴엄지폄근, 앞정강근, 긴종아리근, 짧은종아리근

긴발가락폄근 landmark의 촉진

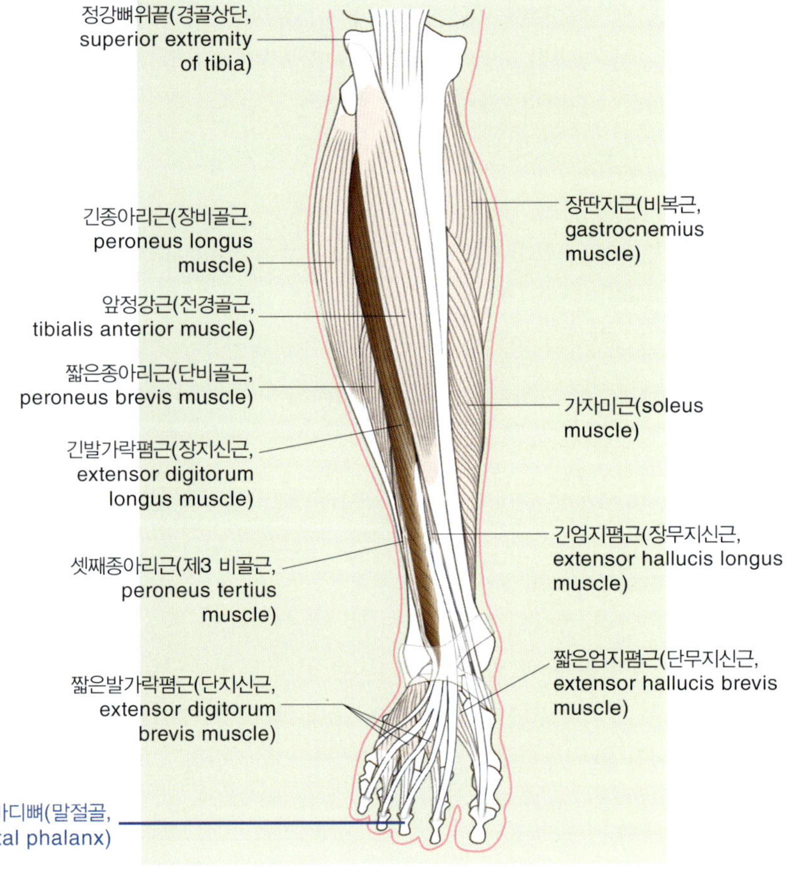

정강뼈의 가쪽면

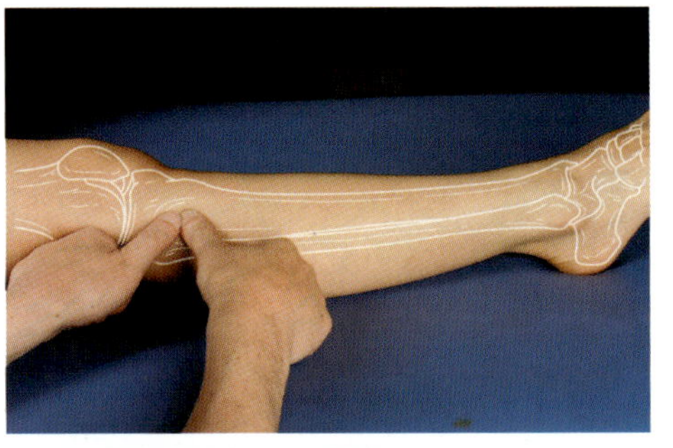

종아리뼈몸통(비골체)

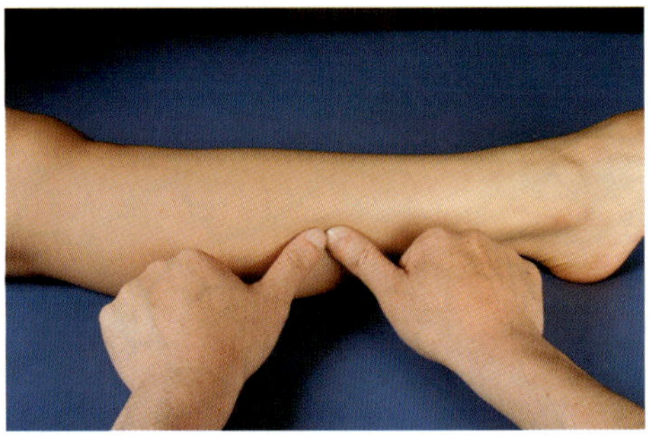

끝마디뼈

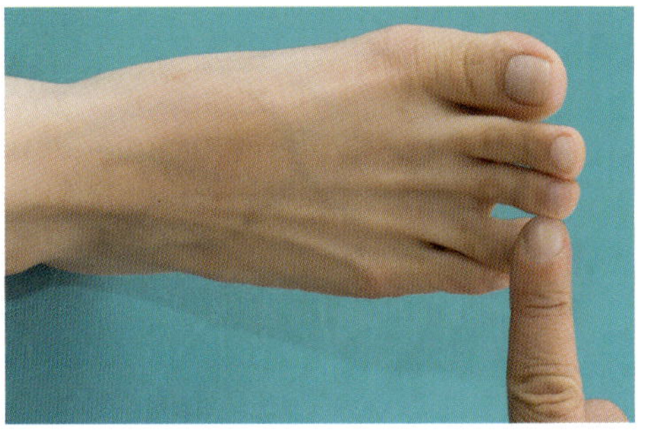

P 긴발가락폄근의 촉진 포인트

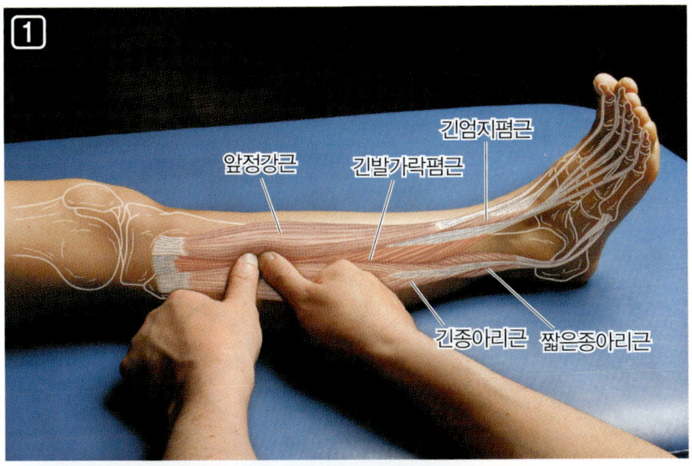

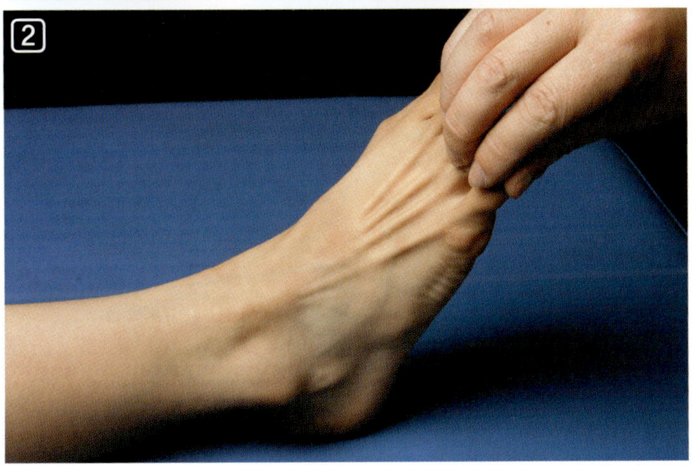

1 힘살

종아리뼈머리(비골두)의 먼쪽에서 한 손가락 너비만큼 약간 안쪽으로 이동한 부근부터 발목관절의 바로 앞까지 이어진 부위에서 종아리의 가쪽 앞면 위에 있는 힘살을 약한 손가락 너비로 확인할 수 있다. 힘살을 종아리뼈의 앞면으로 힘껏 누르듯 촉진한다. 또는 긴발가락폄근의 앞모서리와 앞정강근과의 근육 사이, 뒤모서리와 긴종아리근과의 근육 사이에서 힘살을 종아리뼈로 힘껏 누르듯 촉진한다(앞정강근의 힘살은 종아리의 먼쪽 1/3 부근부터 서서히 폭이 좁아지므로, 크게 불룩해진 긴발가락폄근의 힘살을 관찰할 수 있다).

2 힘줄의 관찰

긴발가락폄근의 힘줄은 저항을 가하여 발가락을 펴면, 둘째~다섯째발허리뼈(제2~5 중족골) 위에서 관찰할 수 있다.

98 긴엄지폄근_장무지신근
Extensor hallucis longus muscle

이 는 곳: 종아리뼈사이막(하퇴골간막), 종아리뼈(비골)의 중앙에서 뼈사이모서리
닿 는 곳: 엄지발가락의 끝마디뼈바닥(말절골저), 일부는 첫마디뼈바닥(기절골저)
지배신경: 깊은종아리신경(심비골신경) L4~S1
지배혈관: 앞정강동맥(전경골동맥)의 근육가지
작 용: 엄지발가락의 폄(신전), 발목관절의 발등굽힘(배굴) · 안쪽번짐(내번)
연결근육: 앞정강근, 뒤정강근(후경골근), 셋째종아리근, 긴발가락폄근, 긴엄지굽힘근(장무지굴근)

긴엄지폄근 landmark의 촉진

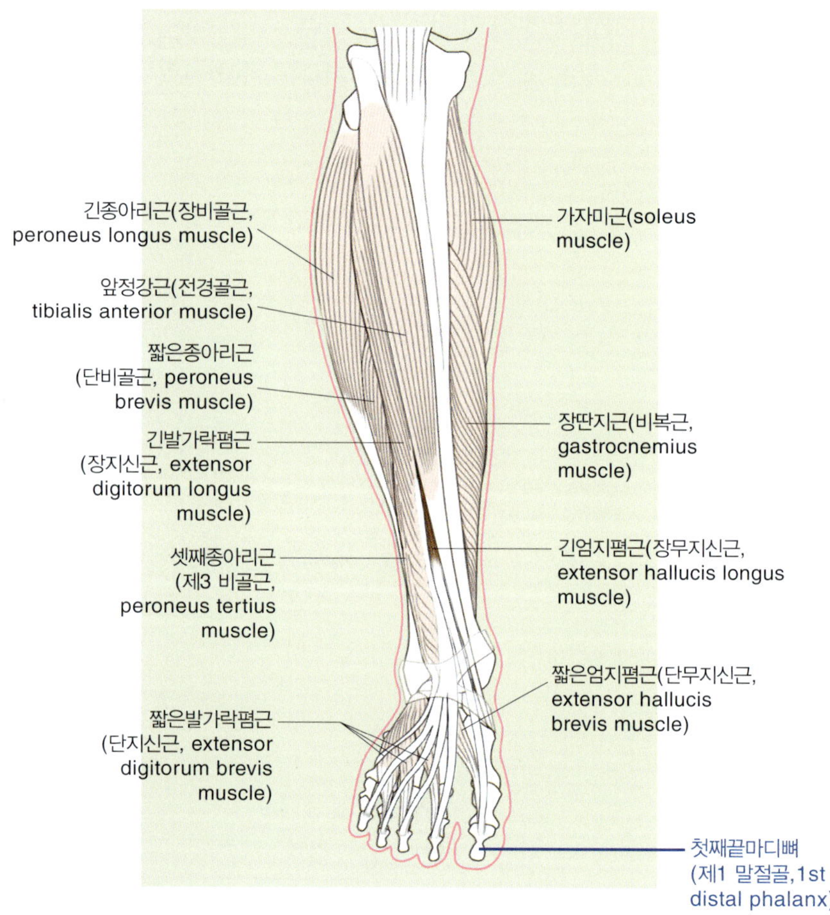

종아리뼈몸통(비골체)

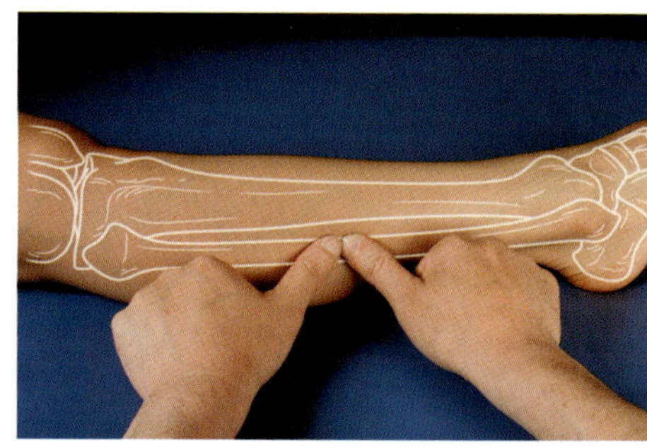

첫째끝마디뼈

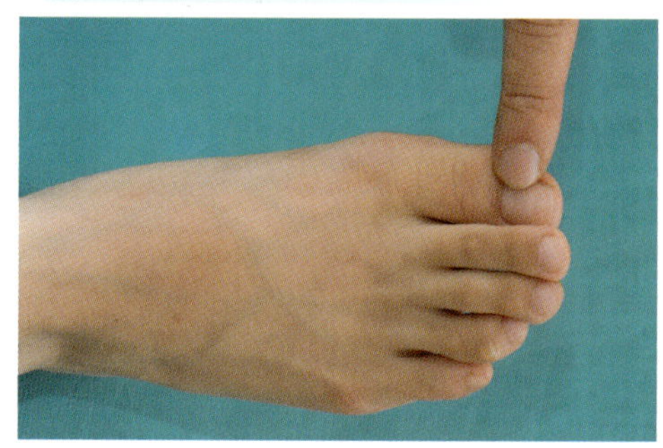

P 긴엄지폄근의 촉진 포인트

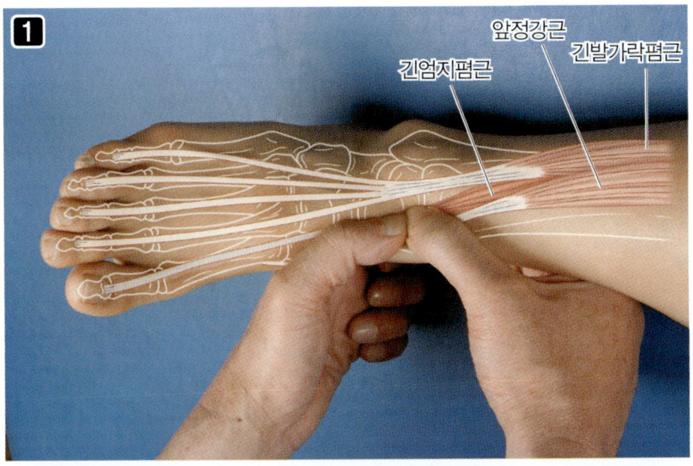

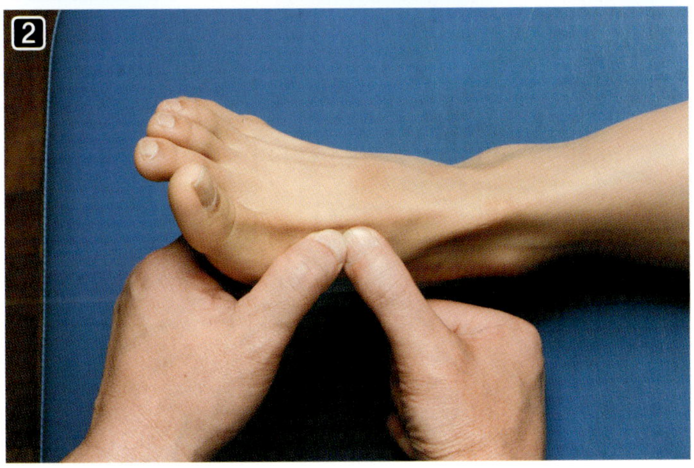

1 힘살

긴엄지폄근에서 이는곳의 힘살은 긴발가락폄근의 깊은부분을 주행하므로, 촉진하기 어렵다. 또한 힘살을 촉진할 때는 종아리의 먼쪽 1/3에 위치한 앞정강근힘줄 이행부위부터 발목관절까지 이어지는 부위에서, 앞정강근과 긴발가락폄근의 근육 사이부터 정강뼈의 가쪽면으로 힘살을 힘껏 누르듯 실시한다.

2 힘줄의 관찰

긴엄지폄근의 힘줄은 엄지발가락의 폄에 저항을 가하면 첫째발허리뼈(제1 중족골) 위에서 명확하게 관찰할 수 있다. 또한 힘줄은 발목관절의 앞면에서 앞정강근과 긴발가락폄근과의 힘줄 사이를 주행한다.

99 긴종아리근_장비골근
Peroneus longus muscle

이 는 곳: 정강뼈가쪽관절융기(경골외측과), 정강종아리관절주머니(경비관절낭), 종아리뼈머리, 종아리뼈의 가쪽모서리 위쪽 2/3, 앞 · 뒤종아리근육사이막(전 · 후하퇴근간중격), 종아리근막(하퇴근막)

닿 는 곳: 첫째쐐기뼈의 발바닥면, 첫째발허리뼈바닥(제1 중족골저)

지배신경: 얕은종아리신경(천비골신경) L5~S1

지배혈관: 가쪽아래무릎동맥(외측하슬동맥), 종아리동맥(비골동맥), 앞정강동맥(전경골동맥)

작 용: 발목관절의 발바닥굽힘(저굴), 가쪽번짐(외번)

연결근육: 짧은종아리근, 엄지모음근(무지내전근), 셋째종아리근, 긴발가락폄근, 넙다리두갈래근긴갈래(대퇴이두근장두), 긴엄지굽힘근(장무지굴근), 가자미근, 장딴지빗근(족척근)

긴종아리근 landmark의 촉진

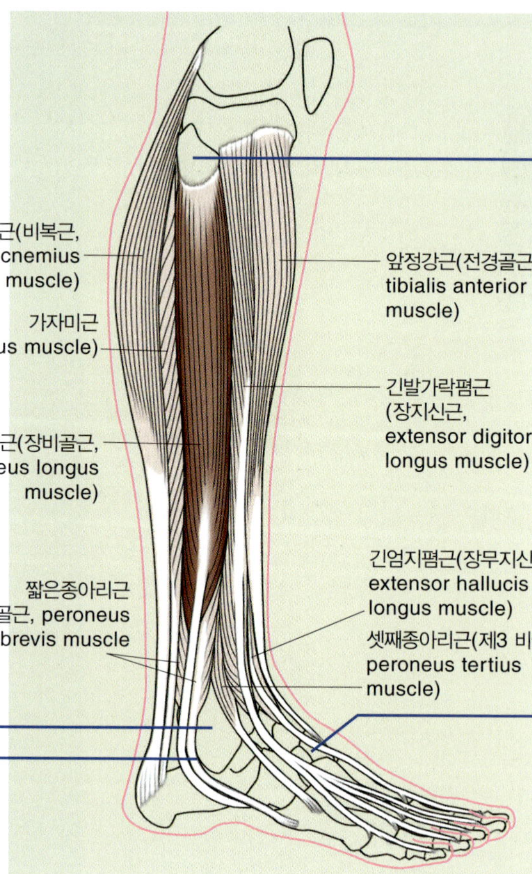

종아리뼈머리

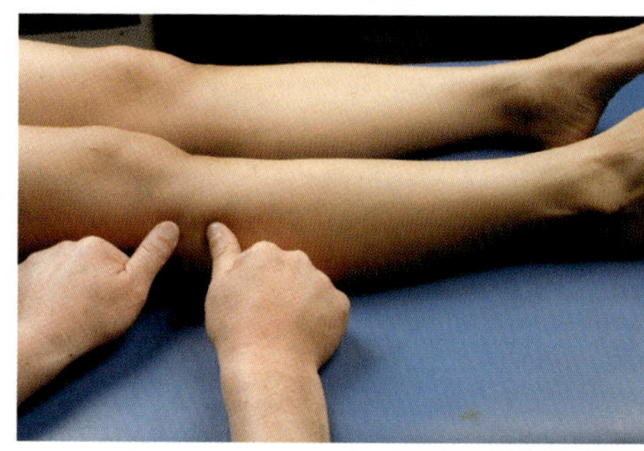

종아리뼈의 가쪽복사

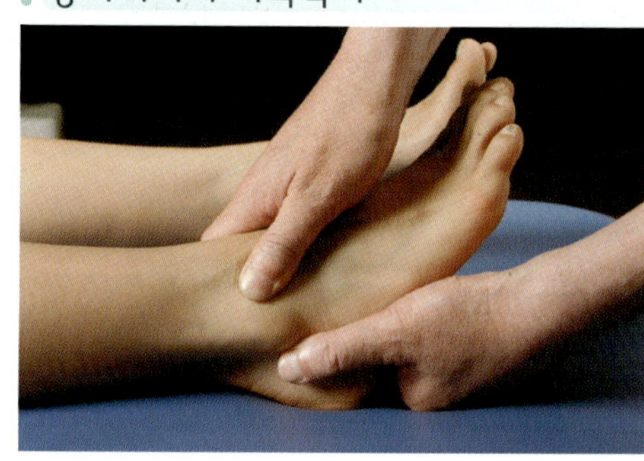

첫째쐐기뼈

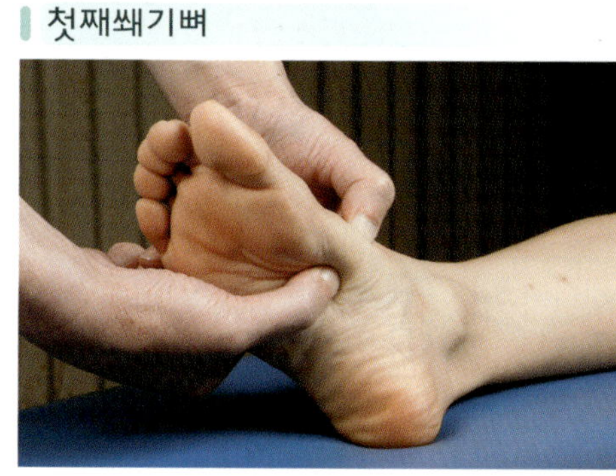

종아리근도르래

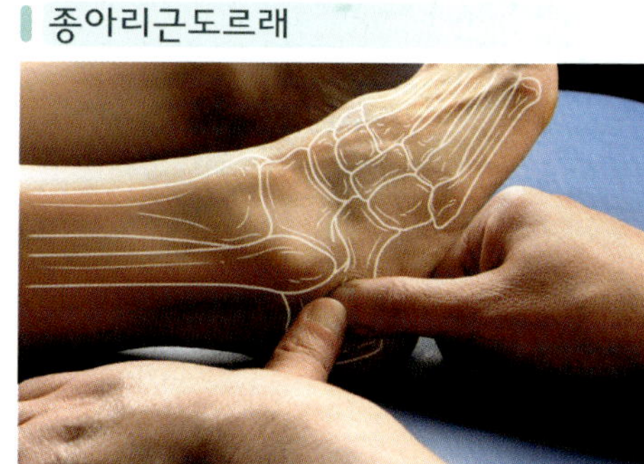

P 긴종아리근의 촉진 포인트

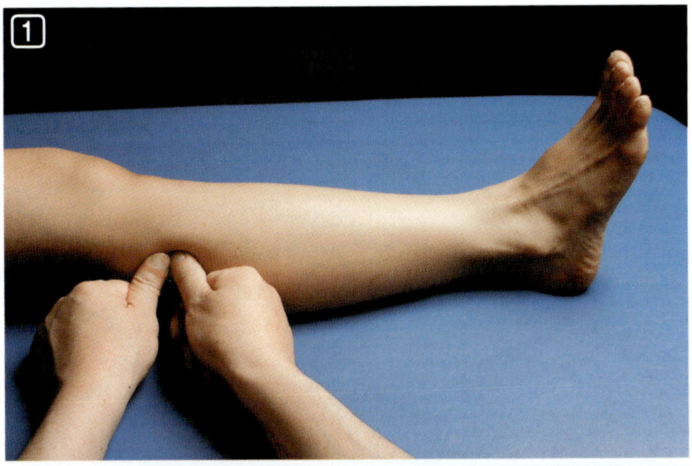

1 이는곳

이는곳은 종아리뼈머리의 바로 먼쪽부분에서 힘살을 확인할 수 있다. 힘살의 중앙에서 종아리뼈머리의 아랫부분으로 밀어 넣듯 촉진한다.

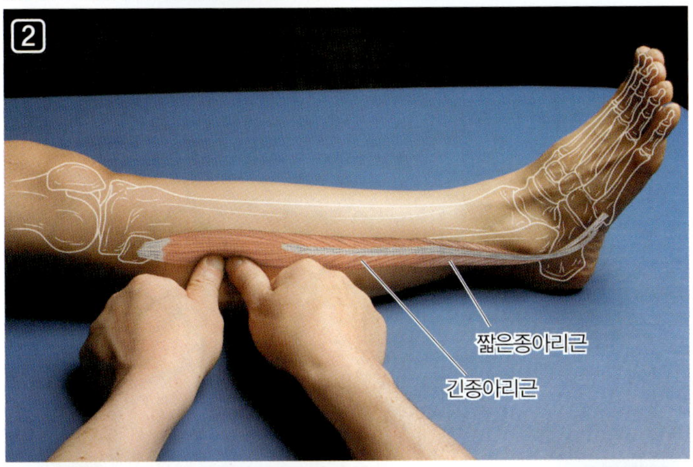

2 힘살

힘살은 종아리의 가장 가쪽부분, 종아리뼈머리에서 종아리의 몸쪽 3/4까지 확인할 수 있다. 힘살의 앞모서리는 긴발가락폄근과, 뒤모서리는 가자미근과 근육 사이를 형성한다. 짧은종아리근과 함께 힘살을 종아리뼈로 힘껏 누르듯 촉진한다. 또한 앞모서리 · 뒤모서리 각각의 근육 사이에서 힘살을 종아리뼈로 밀어 넣듯 시행한다.

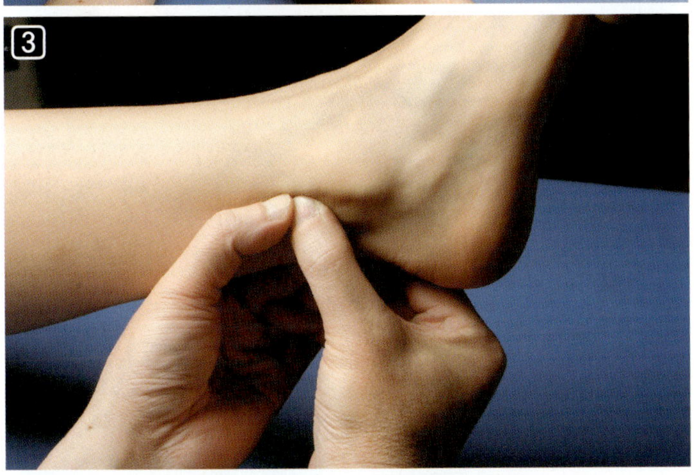

3 힘줄

긴종아리근의 힘줄은 종아리의 가쪽에서 먼쪽 1/4 부근부터 앞쪽에서 뒤쪽으로 서서히 방향을 바꾸면서 종아리뼈의 가쪽복사 바로 뒤를 주행한다. 이어서 힘줄은 크게 앞쪽으로 방향을 바꿔, 짧은종아리근의 힘줄 바로 뒤쪽을 다섯째발허리뼈바닥(제5 중족골저) 바로 앞까지 나란히 주행한다. 가쪽복사의 뒷면, 다섯째발허리뼈바닥으로 힘껏 누르듯 촉진하는데, 발바닥부위에서는 힘줄을 촉진하기 어렵다.

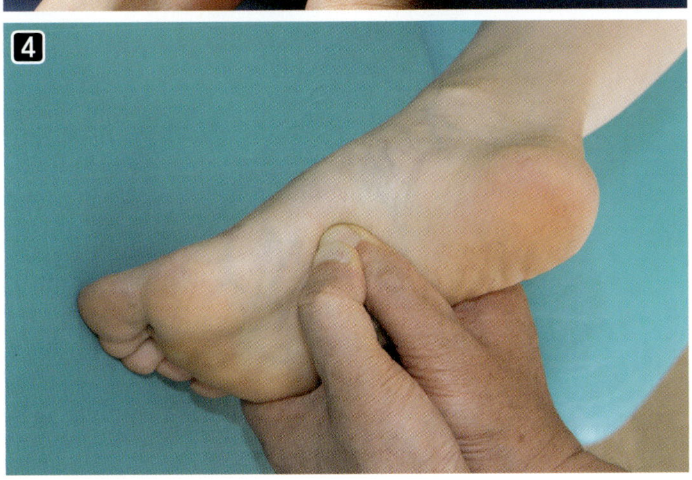

4 닿는곳

첫째쐐기뼈를 발바닥에서 밀어 넣듯 촉진한다. 또한 긴종아리근 부착부위를 명확하게 판별하기 어렵다.

100 짧은종아리근_단비골근
Peroneus brevis muscle

이 는 곳: 종아리뼈(비골)의 가쪽면
닿 는 곳: 다섯째발허리뼈거친면
지배신경: 얕은종아리신경(천비골신경) L5~S1
지배혈관: 뒤정강동맥(후경골동맥), 종아리동맥(비골동맥)
작　　용: 발목관절의 발바닥굽힘(저굴), 가쪽번짐(외번)
연결근육: 긴종아리근, 셋째종아리근, 긴엄지굽힘근(장무지굴근), 긴발가락폄근

짧은종아리근 landmark의 촉진

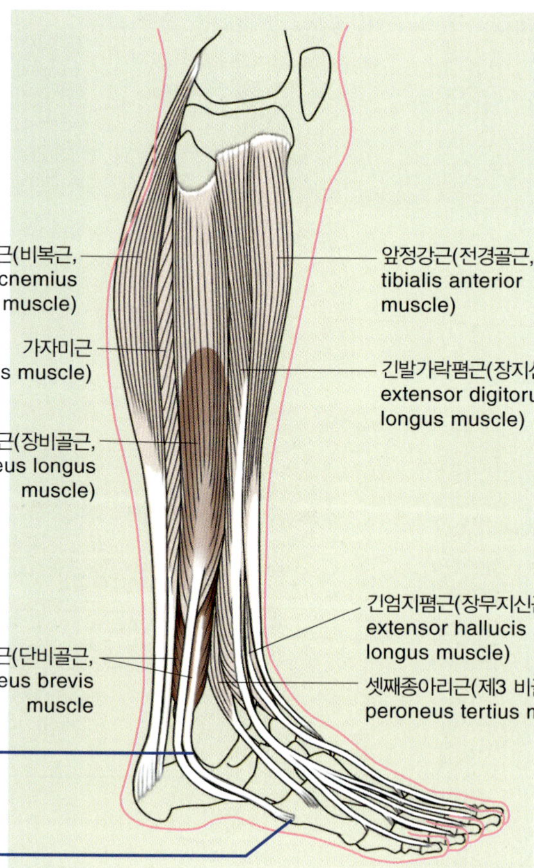

종아리뼈몸통(비골체)

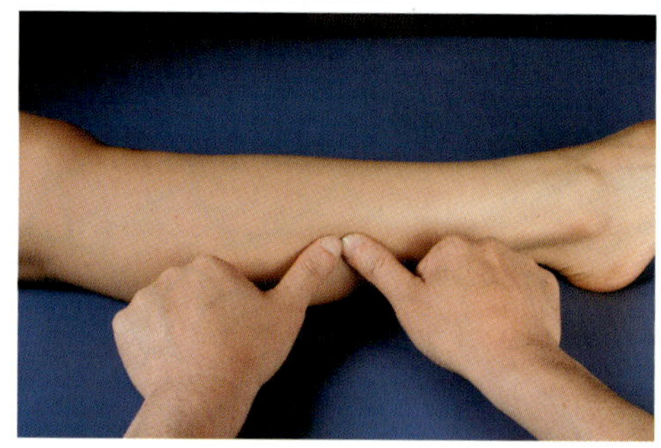

종아리근도르래

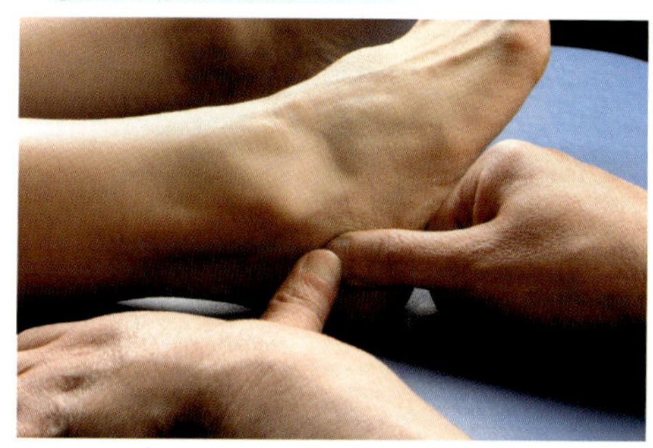

다섯째발허리뼈거친면

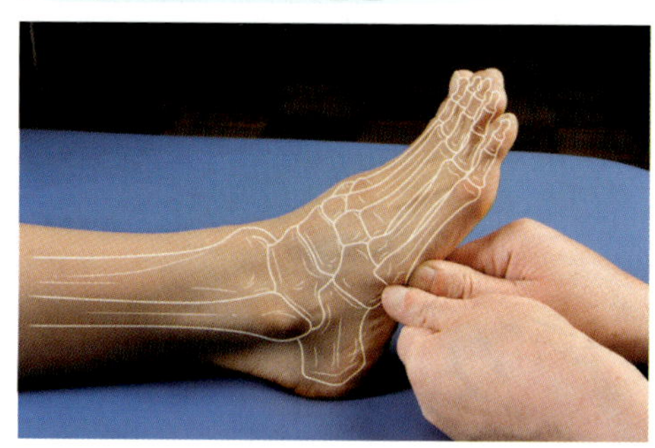

P 짧은종아리근의 촉진 포인트

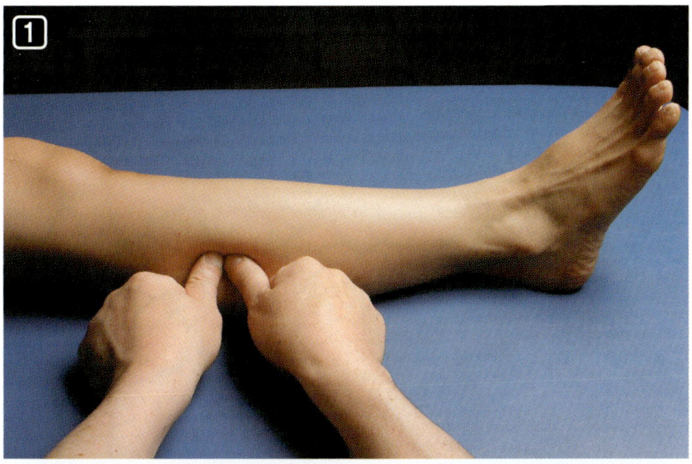

1 이는곳

짧은종아리근의 이는곳은 긴종아리근이 표층을 주행하므로 직접 감지하기 어렵다. 종아리뼈의 몸쪽 1/3에서 긴종아리근과 긴발가락폄근의 근육 사이로 진입하여, 긴종아리근의 깊은부분에서 짧은종아리근의 이는곳을 종아리뼈로 힘껏 누르듯 촉진한다.

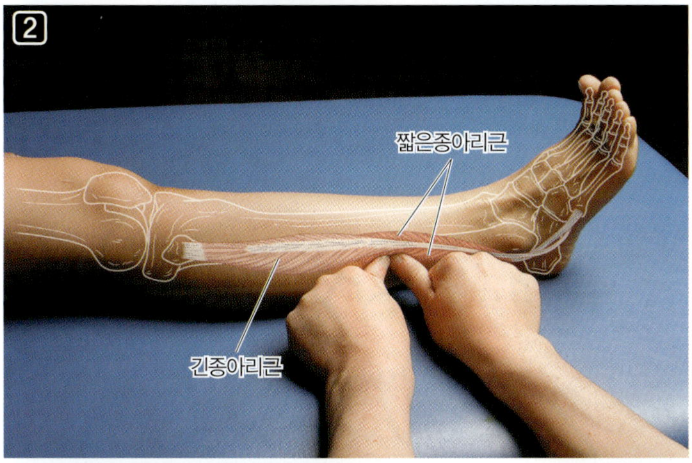

2 힘살

종아리의 먼쪽 1/4에서 가쪽복사의 위쪽까지, 긴종아리근의 힘줄을 피하듯 깊은부분을 주행하는 힘살을 종아리뼈로 힘껏 눌러 촉진한다.

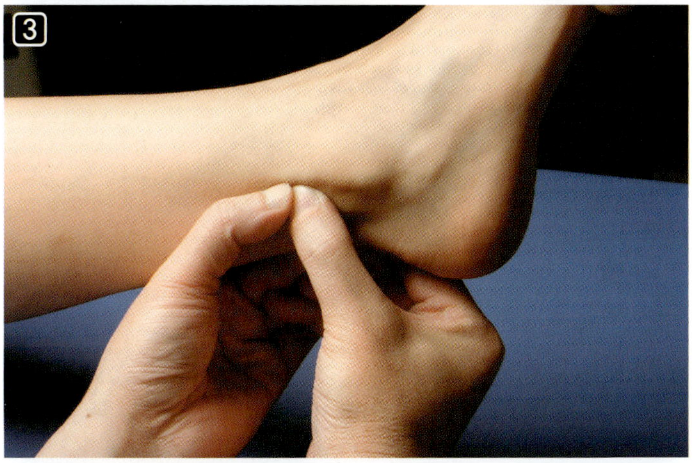

3 힘줄의 관찰

짧은종아리근은 가쪽복사의 위쪽부터 힘줄로 이행하면서 가쪽복사의 뒤쪽까지 긴종아리근힘줄의 깊은부분을 주행한다. 그리고 가쪽복사의 뒤쪽에서 앞쪽으로 크게 방향을 바꿔 긴종아리근힘줄 바로 앞쪽을 나란히 주행하고, 다섯째발허리뼈거친면에 부착되어 있다. 긴종아리근과 함께 가쪽복사의 뒤쪽에서 발바닥의 가쪽부분까지 힘껏 누르듯 촉진한다.

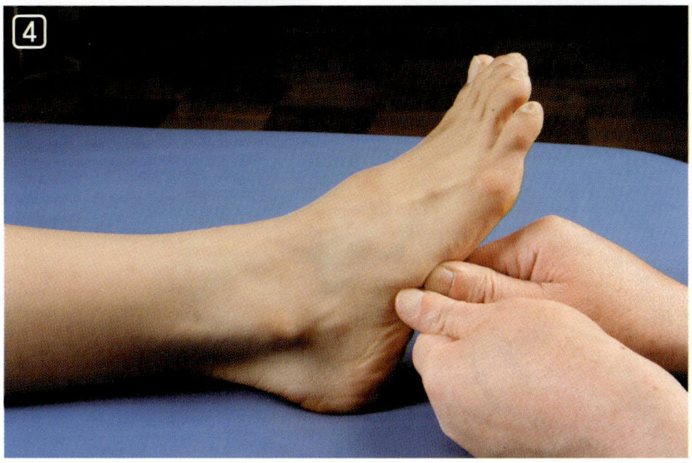

4 닿는곳

다섯째발허리뼈를 확인한 후, 발부위의 가쪽에서 다섯째발허리뼈바닥으로 힘껏 누르듯 촉진한다.

101 셋째종아리근_제3 비골근
Peroneus tertius muscle

이 는 곳: 앞종아리근육사이막(전하퇴근간중격)의 아랫부분, 종아리뼈(비골)의 앞모서리
닿 는 곳: 다섯째발허리뼈바닥(제5 중족골저)
지배신경: 깊은종아리신경(심비골신경) L4~S1
지배혈관: 앞정강동맥(전경골동맥)의 근육가지
작　　용: 발목관절의 발등굽힘(배굴) · 가쪽번짐(외번)
연결근육: 긴종아리근, 짧은종아리근, 긴발가락폄근, 긴엄지폄근

셋째종아리근 landmark의 촉진

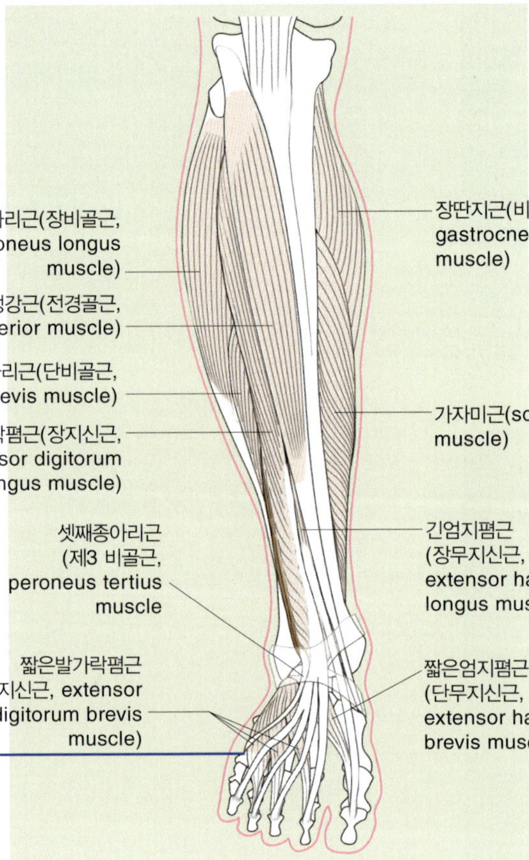

종아리뼈몸통(비골체)

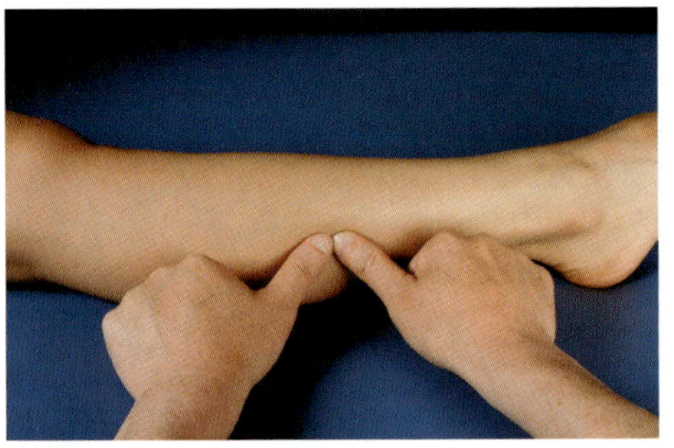

다섯째발허리뼈

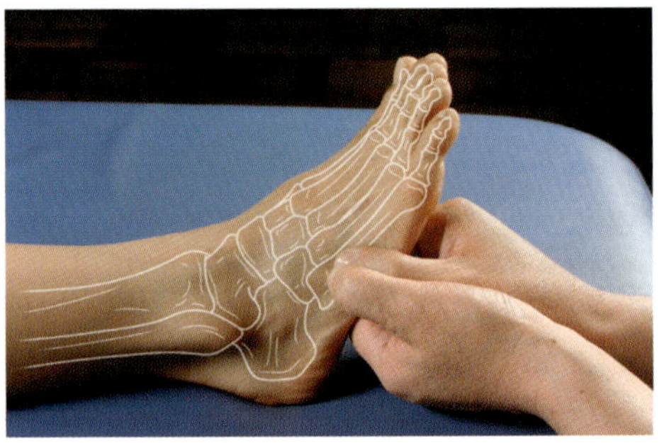

P 셋째종아리근의 촉진 포인트

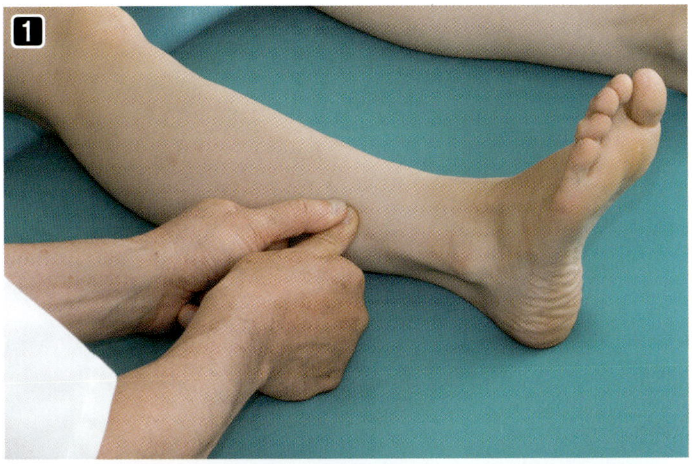

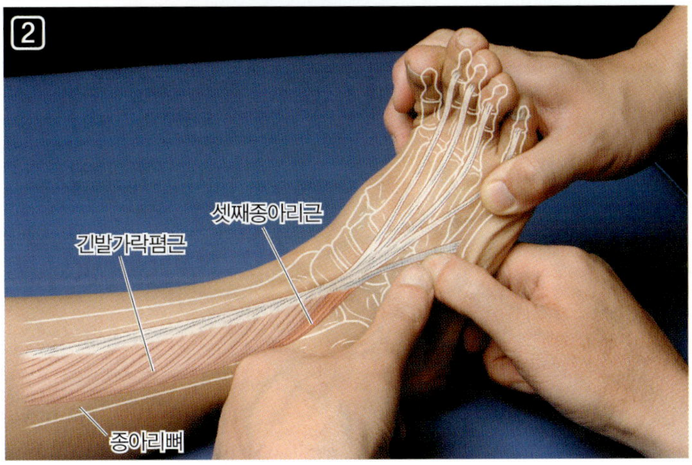

1 힘살

긴발가락폄근힘살의 가쪽모서리에서 먼쪽 1/3을 주행하는 셋째종아리근을 정강뼈(경골)로 밀어 넣듯 촉진한다. 또한 긴발가락폄근과 셋째종아리근은 판별하기 어렵다.

2 힘줄의 관찰

셋째종아리근의 힘줄은 발목관절의 발등굽힘 · 가쪽번짐 방향으로 저항을 가하면, 새끼발가락(소지)에 위치한 긴발가락폄근힘줄의 가쪽에서 확인할 수 있다. 또한 셋째종아리근은 개체의 차이가 큰데, 확실한 힘줄로 감지할 수 있는 것, 가는 선과 같이 감지되는 것, 전혀 없는 것 등 다양하다.

102 긴발가락굽힘근_장지굴근
Flexor digitorum longus muscle

이 는 곳: 정강뼈의 뒷면, 종아리뼈사이막(하퇴골간막)
닿 는 곳: 둘째~다섯째발가락의 끝마디뼈바닥(말절골저)
지배신경: 정강신경(경골신경) L5~S2
지배혈관: 뒤정강동맥(후경골동맥)
작 용: 발목관절의 발바닥굽힘(저굴) · 안쪽번짐(내번), 발가락의 굽힘(굴곡)
연결근육: 발바닥네모근(족척방형근), 긴엄지굽힘근, 벌레근(충양근), 뒤정강근, 장딴지근(비복근), 가자미근

긴발가락굽힘근 landmark의 촉진

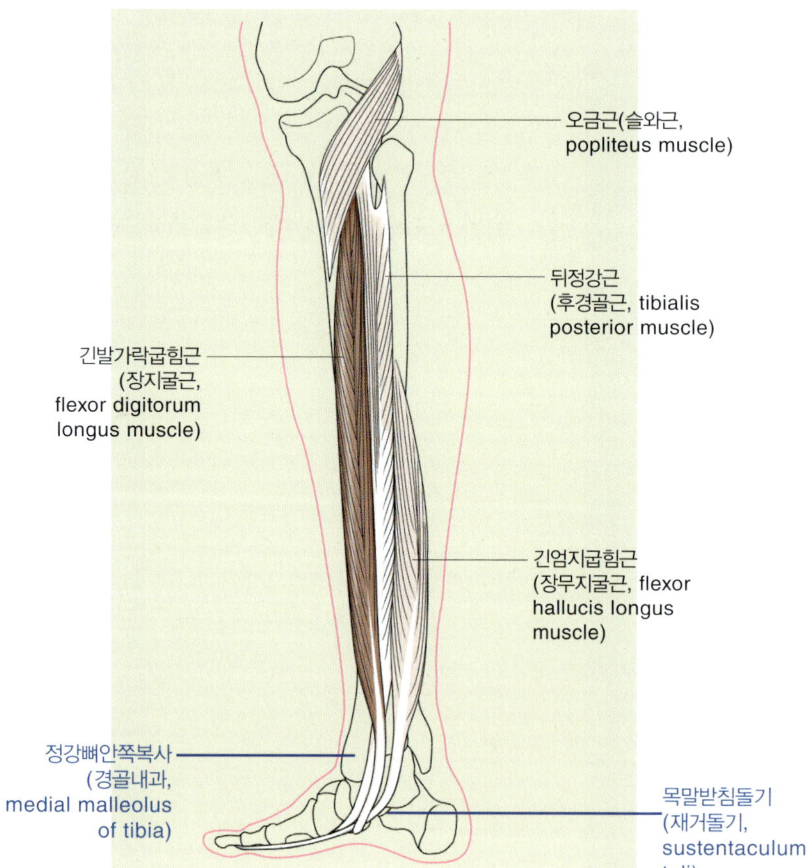

정강뼈(경골)의 뒷면

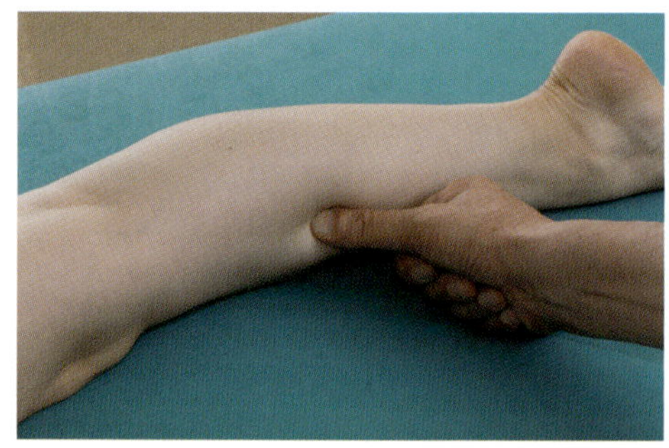

정강뼈의 안쪽복사

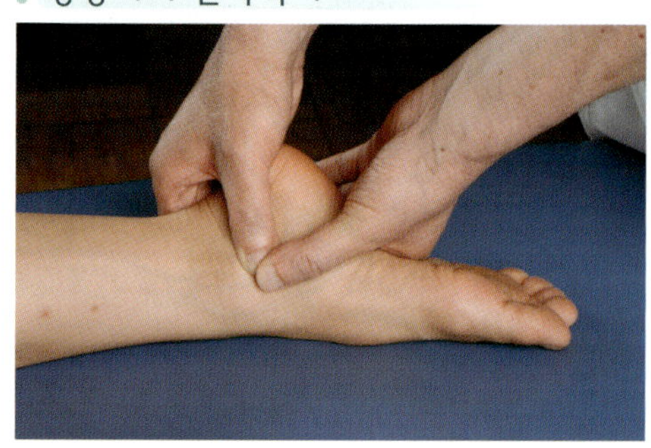

목말받침돌기

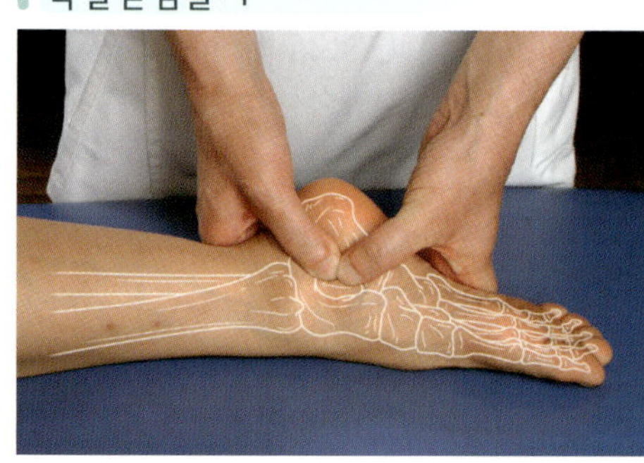

P 긴발가락굽힘근의 촉진 포인트

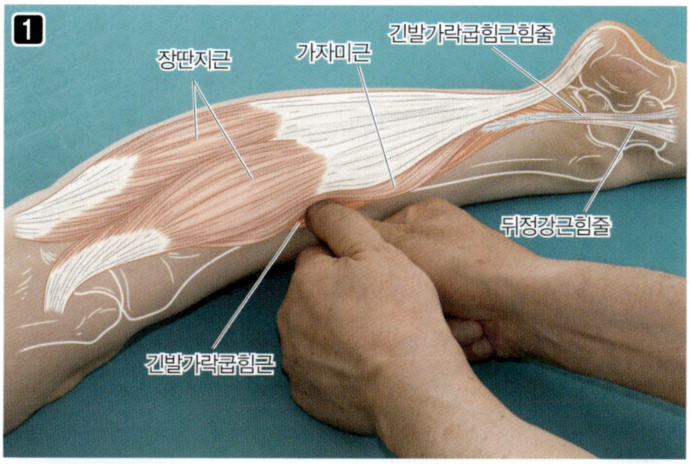

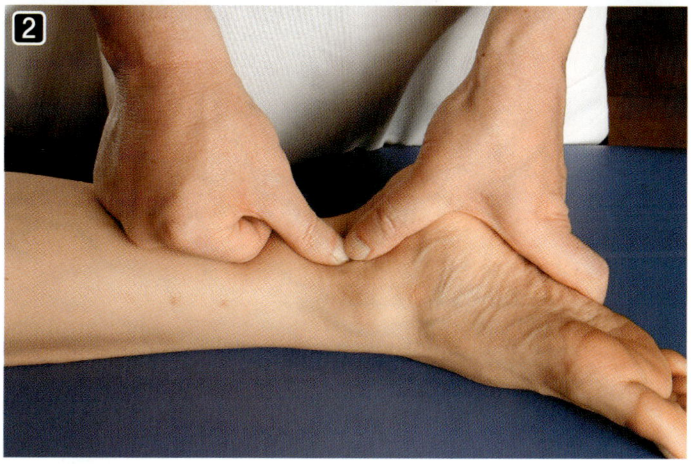

1 힘살

긴발가락굽힘근은 정강뼈의 뒷면 안쪽 몸쪽 1/3 부근부터 가자미근을 피하면서, 종아리의 먼쪽 1/3 부근까지 이어지는 부위에서 정강뼈의 뒷면으로 밀어 넣듯 촉진한다.

2 힘줄의 촉진

긴발가락굽힘근은 종아리의 먼쪽 1/3 부근에서 뒤정강근과 교차한다. 긴발가락굽힘근의 힘줄은 정강뼈의 안쪽복사 바로 뒤쪽을 주행하는 뒤정강근의 힘줄보다 더 뒤쪽을 주행한다. 또한 그보다 더 뒤쪽에는 긴엄지굽힘근의 힘줄이 주행한다. 힘줄은 정강뼈의 안쪽복사 뒤쪽에서 목말받침돌기의 뒤쪽까지 힘껏 누르듯 촉진한다.

103 긴엄지굽힘근_장무지굴근
Flexor hallucis longus muscle

이 는 곳: 종아리뼈의 뒷면 아래쪽 2/3, 종아리뼈사이막(하퇴골간막)의 뒷면 아랫부분
닿 는 곳: 엄지발가락의 끝마디뼈바닥(말절골저)
지배신경: 정강신경(경골신경) L5~S2
지배혈관: 종아리동맥(비골동맥)
작 용: 엄지발가락의 굽힘(굴곡), 발목관절의 발바닥굽힘(저굴)
연결근육: 긴발가락굽힘근, 뒤정강근, 긴종아리근(장비골근), 짧은종아리근(단비골근), 앞정강근(전경골근), 긴엄지폄근(장무지신근)

긴엄지굽힘근 landmark의 촉진

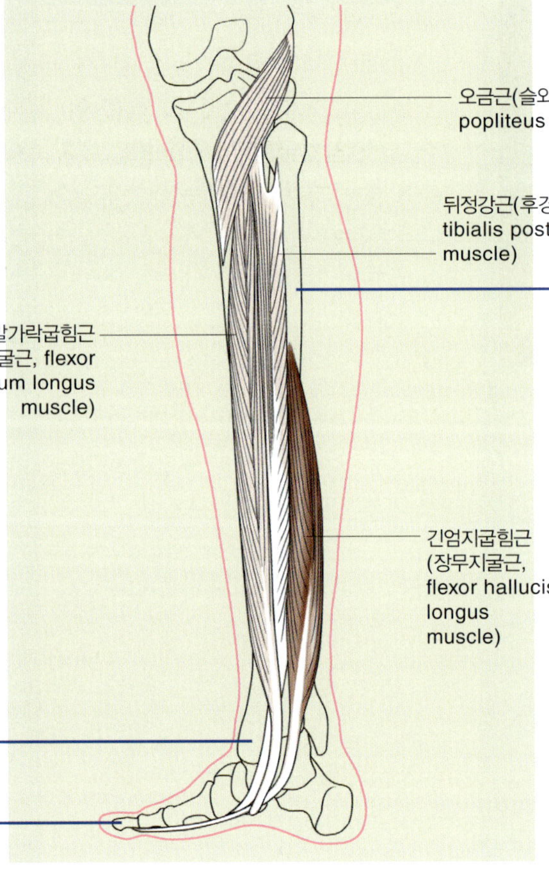

종아리뼈의 뒷면

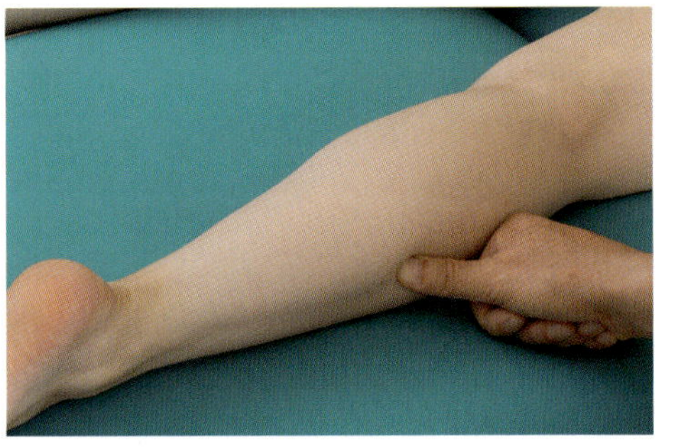

정강뼈의 안쪽복사

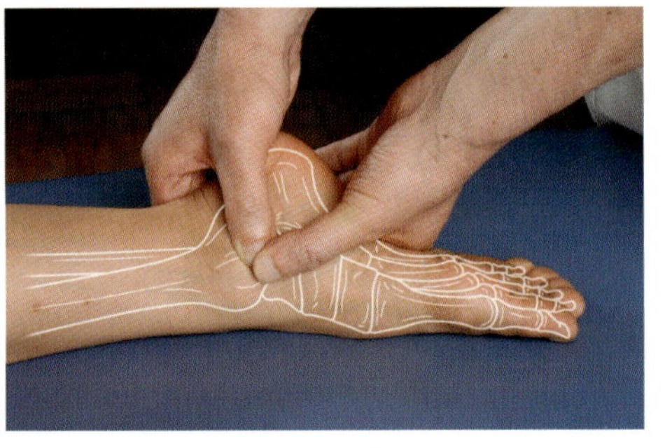

긴엄지굽힘근힘줄고랑(장무지굴근건구)

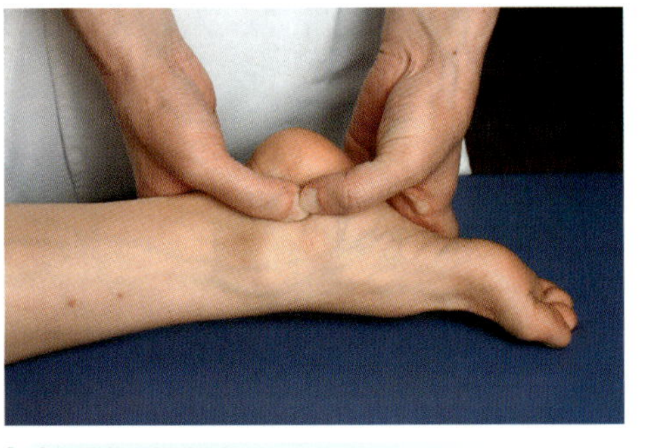

첫째끝마디뼈

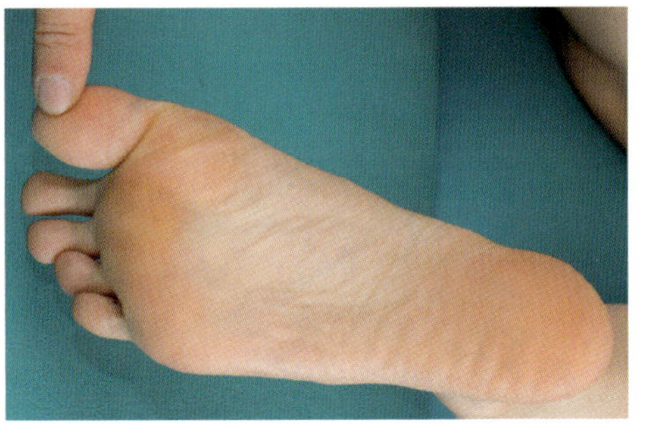

P 긴엄지굽힘근의 촉진 포인트

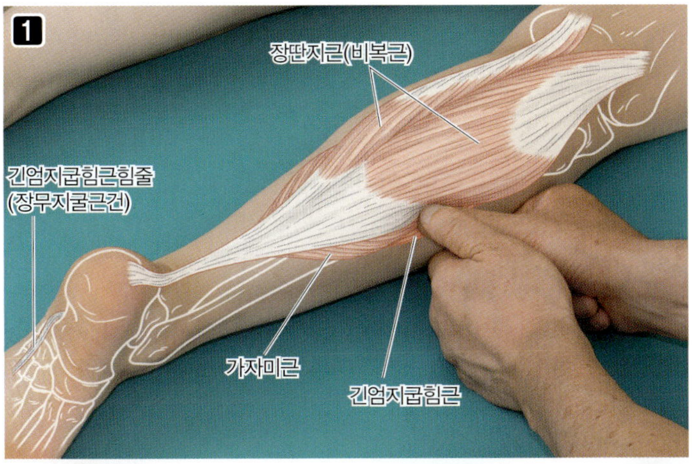

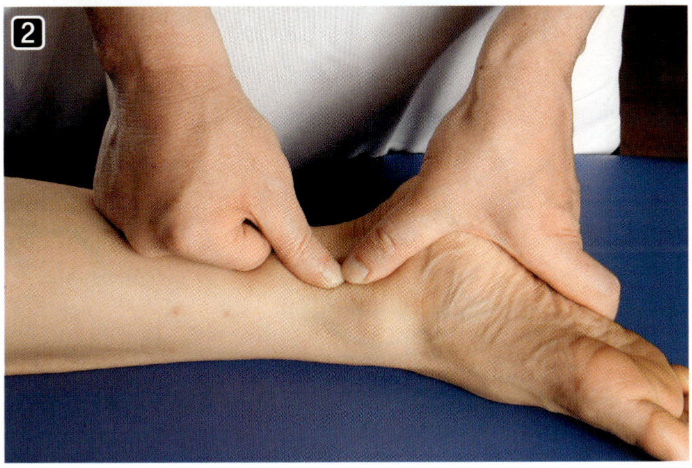

1 힘살

종아리뼈의 뒷면 몸쪽 1/3 부근부터 가자미근을 피하면서, 종아리의 먼쪽 1/3 부근까지 이어지는 부위에서 종아리뼈의 뒷면을 밀어 넣듯 촉진한다.

2 힘줄의 촉진

정강뼈의 안쪽복사부위에서는 안쪽복사 바로 뒤쪽을 뒤정강근힘줄(후경골근건)이, 그 뒤쪽을 긴발가락굽힘근힘줄이 주행한다. 긴엄지굽힘근의 힘줄은 그보다 더 뒤쪽에 있는 발꿈치힘줄(아킬레스힘줄)의 안쪽 깊은부분을 주행한다. 긴엄지굽힘근의 힘줄은 발꿈치힘줄의 안쪽 깊은부분에서 정강뼈안쪽복사의 아랫부분 뒤쪽까지 힘껏 누르듯 촉진한다.

104 뒤정강근_후경골근
Tibialis posterior muscle

이 는 곳: 정강뼈의 뒷면, 종아리뼈의 안쪽면, 종아리뼈사이막(하퇴골간막)의 뒷면

닿 는 곳: 발배뼈거친면(주상골조면), 첫째~셋째쐐기뼈(제1~3 설상골), 입방뼈(입방골), 둘째~넷째발허리뼈바닥(제2~4 중족골저)

지배신경: 정강신경(경골신경) L5~S2

지배혈관: 뒤정강동맥(후경골동맥), 종아리동맥(비골동맥)

작 용: 발목관절의 발바닥굽힘(저굴) · 안쪽번짐(내번)

연결근육: 앞정강근(전경골근), 긴엄지굽힘근, 긴발가락굽힘근, 가자미근, 긴엄지폄근(장무지신근), 오금근

뒤정강근 landmark의 촉진

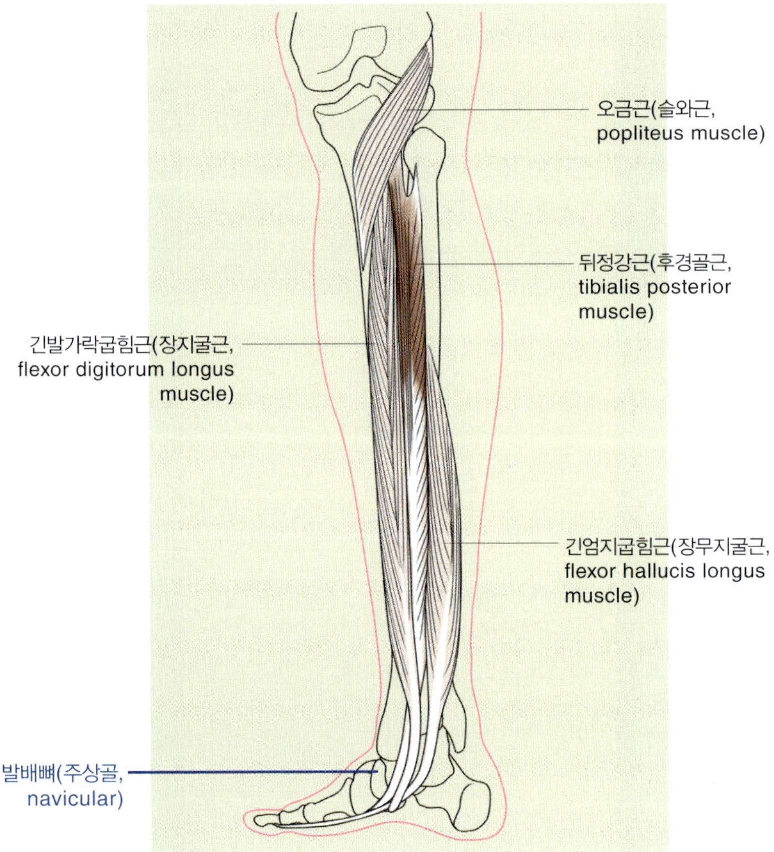

종아리뼈(비골)의 뒷면

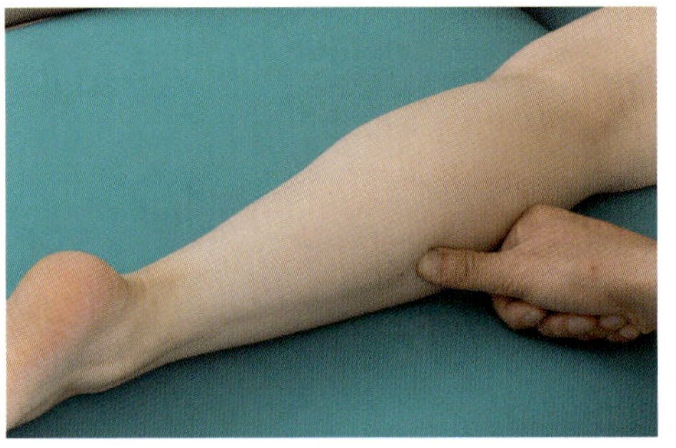

정강뼈(경골)의 뒷면

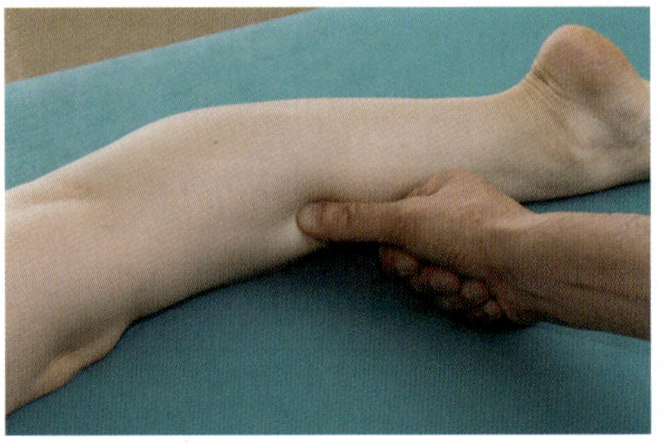

발배뼈

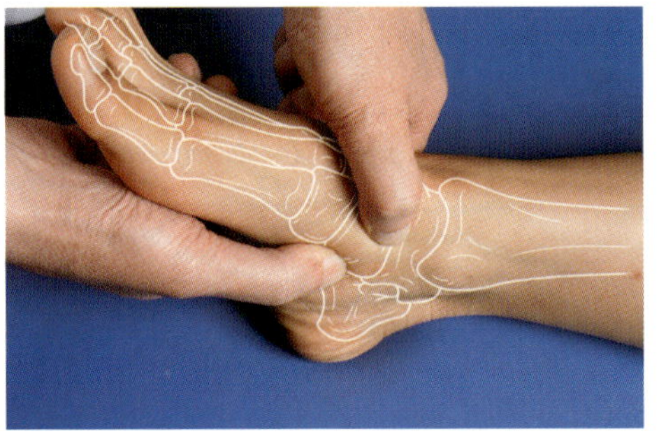

P 뒤정강근의 촉진 포인트

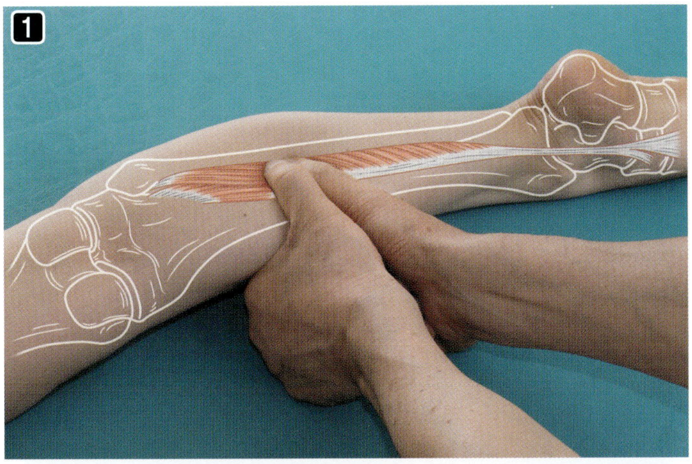

1

1 힘살

정강뼈와 종아리뼈 사이에 주행하는 뒤정강근의 힘살을 가정하고, 장딴지근(비복근) 위에서 뼈 사이로 밀어 넣듯 촉진한다. 또한 뒤정강근의 힘살은 가자미근의 깊은부분에 있으므로, 촉진하기가 어렵다.

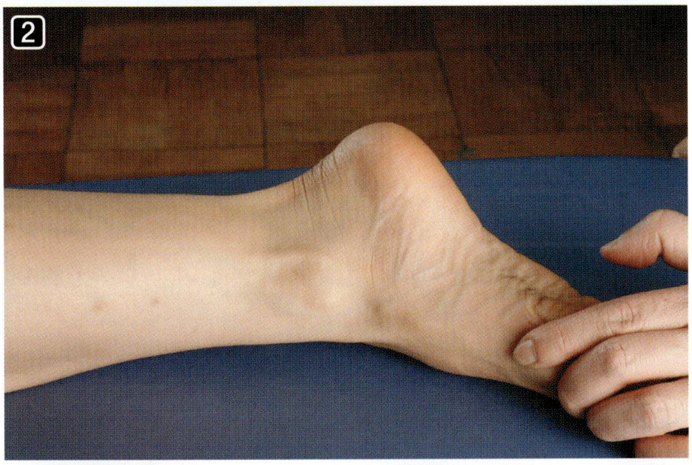

2

2 힘줄의 관찰

정강뼈안쪽복사(경골내과)에서는 안쪽복사 바로 뒤쪽을 뒤정강근의 힘줄이, 그 뒤쪽을 긴발가락굽힘근힘줄이 주행한다. 그리고 그보다 더 뒤쪽에 있는 발꿈치힘줄(아킬레스힘줄)의 안쪽 깊은부분을 긴엄지굽힘근힘줄이 주행한다. 또한 발목관절을 발바닥굽힘, 안쪽번짐시키면 불룩해진 힘줄을 관찰할 수 있다.

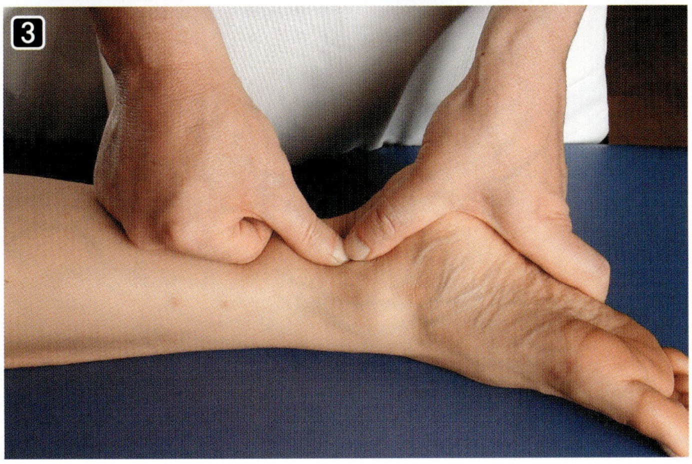

3

3 힘줄의 촉진

뒤정강근의 힘줄은 종아리의 먼쪽 1/3 부근에서 긴발가락굽힘근과 교차한다. 보다 먼쪽에서는 정강뼈의 안쪽복사 바로 아랫부분을 주행하고, 발바닥에 닿는다. 닿는곳도 명확하게 판별하기 어렵지만, landmark로 발배뼈의 아랫면을 주행하는 힘줄을 상상하면서 촉진한다.

105 짧은발가락폄근_단지신근
Extensor digitorum brevis muscle

이 는 곳: 발꿈치뼈의 앞부분에서 등쪽면 및 가쪽면
닿 는 곳: 둘째~넷째발가락의 폄근널힘줄(지배건막) · 중간마디뼈(중절골) · 끝마디뼈
지배신경: 깊은종아리신경(심비골신경) L4~S1
지배혈관: 발등동맥(족배동맥), 가쪽발목동맥(외측족근동맥)
작 용: 발가락의 폄(신전) · 벌림(외전)
연결근육: 짧은엄지폄근

짧은발가락폄근 landmark의 촉진

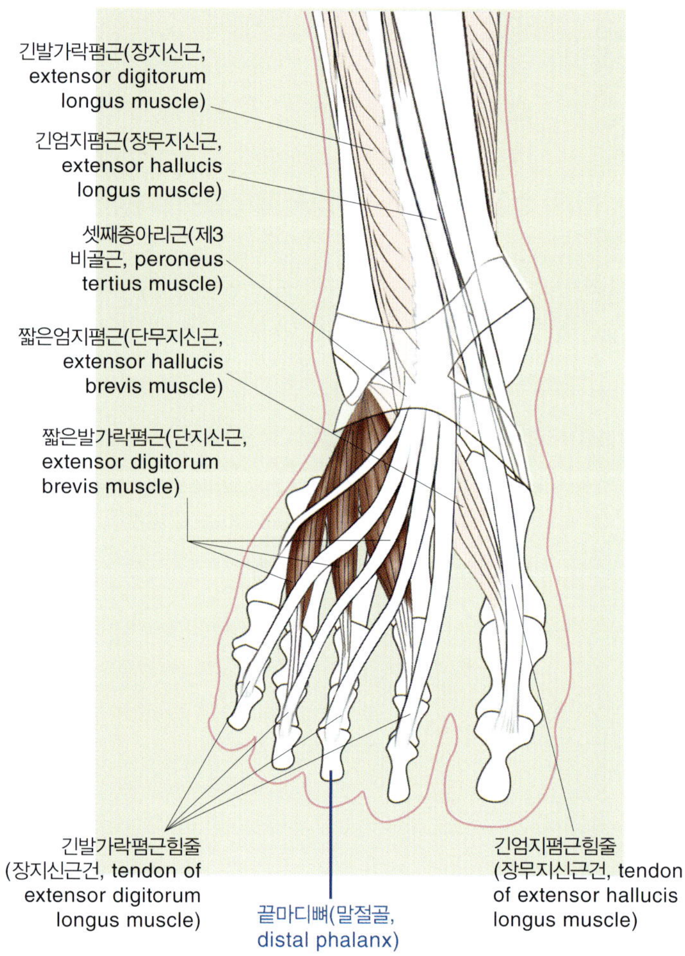

발꿈치뼈(종골)의 앞부분

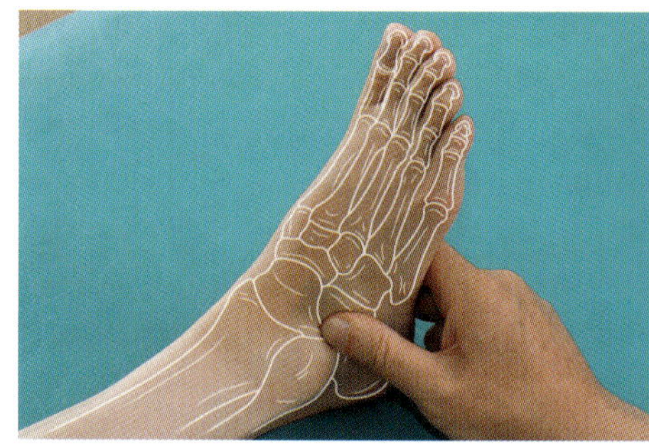

끝마디뼈

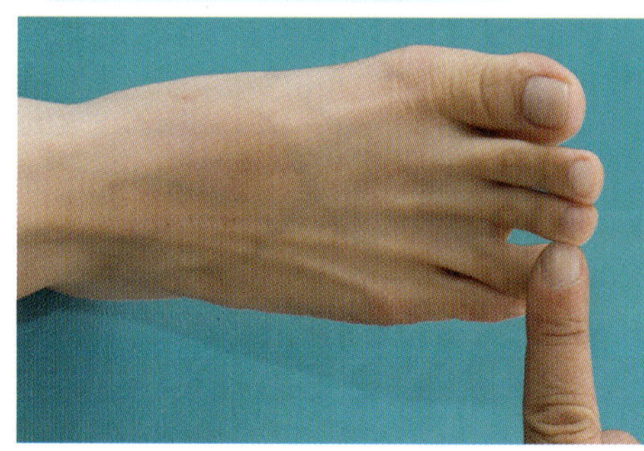

P 짧은발가락폄근의 촉진 포인트

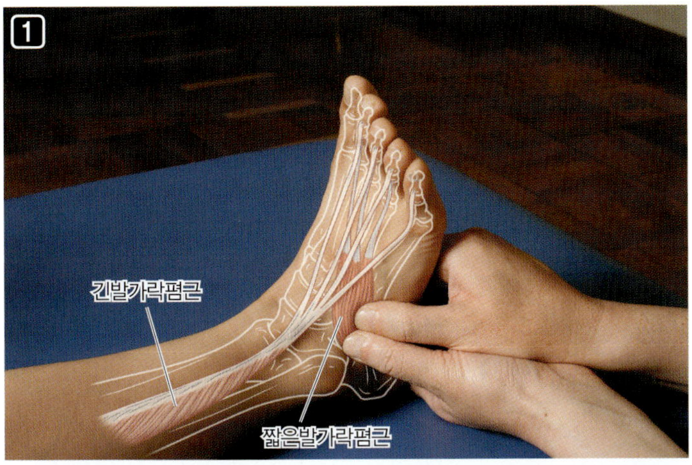

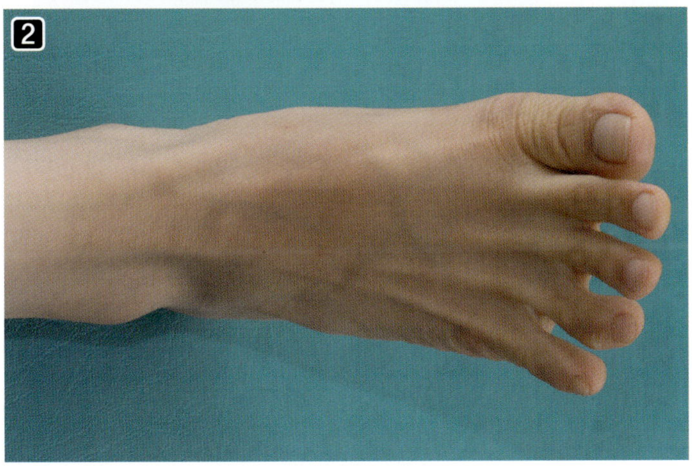

1 힘살

짧은발가락폄근의 힘살은 짧은엄지폄근과 함께 발꿈치뼈의 앞부분에서 등쪽에 있고, 새끼발가락에 있는 긴발가락폄근힘줄 및 셋째종아리근힘줄의 가쪽에서 짧은종아리근힘줄(단비골근건)의 안쪽 사이에 융기를 갖는다. 발꿈치뼈의 앞부분에서 등쪽을 힘껏 누르듯 촉진한다.

2 힘줄의 관찰

짧은발가락폄근의 힘줄은 둘째~넷째발가락에 저항을 가해 폄시키면, 발끝으로 갈수록 긴발가락폄근힘줄의 가쪽에 접근하며 주행하는 것을 확인할 수 있다. 또한 짧은발가락폄근은 넷째발가락에 없거나 다섯째발가락에 존재하는 경우가 있으므로, 개체 차이에 주의한다.

106 짧은엄지폄근_단무지신근
Extensor hallucis brevis muscle

이 는 곳: 발꿈치뼈의 앞부분에서 등쪽면
닿 는 곳: 엄지발가락의 첫마디뼈바닥(기절골저)
지배신경: 깊은종아리신경(심비골신경) L4~S1
지배혈관: 발등동맥(족배동맥)
작 용: 엄지발가락의 폄(신전) · 벌림(외전)
연결근육: 짧은발가락폄근

짧은엄지폄근 landmark의 촉진

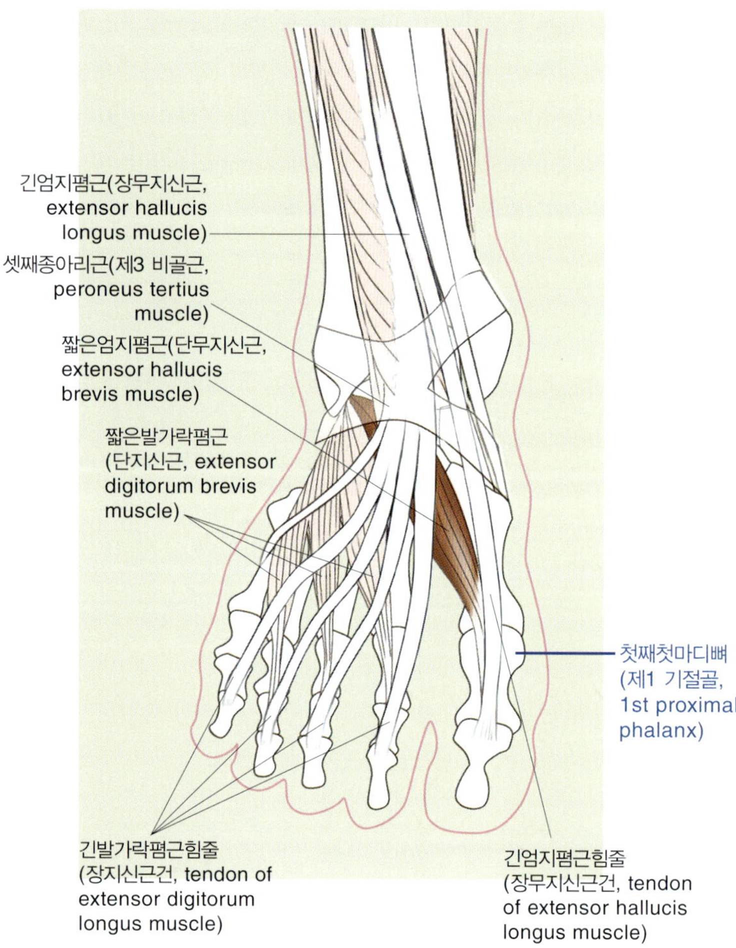

발꿈치뼈(종골)의 앞부분

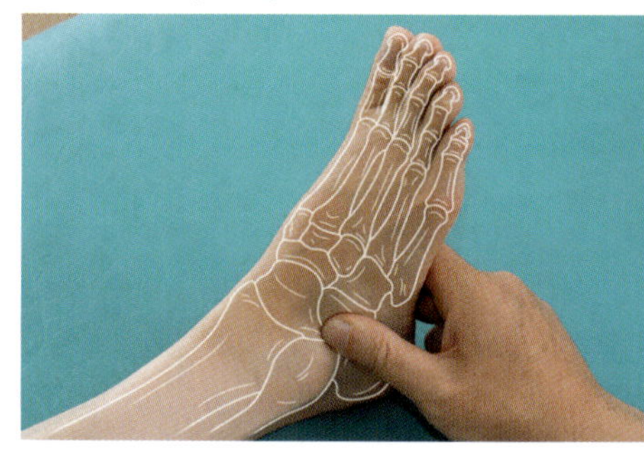

첫째첫마디뼈

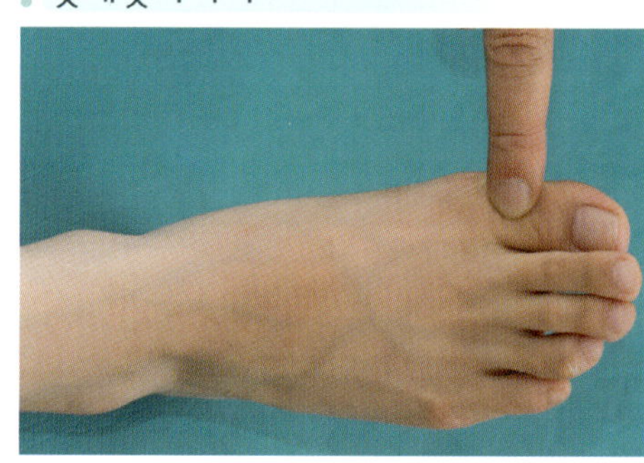

P 짧은엄지폄근의 촉진 포인트

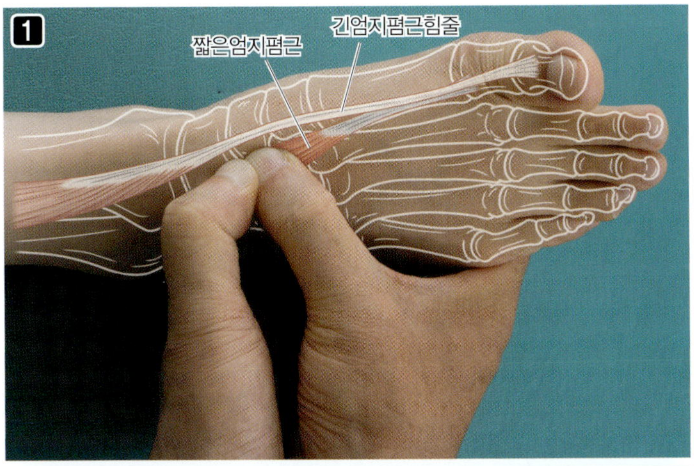

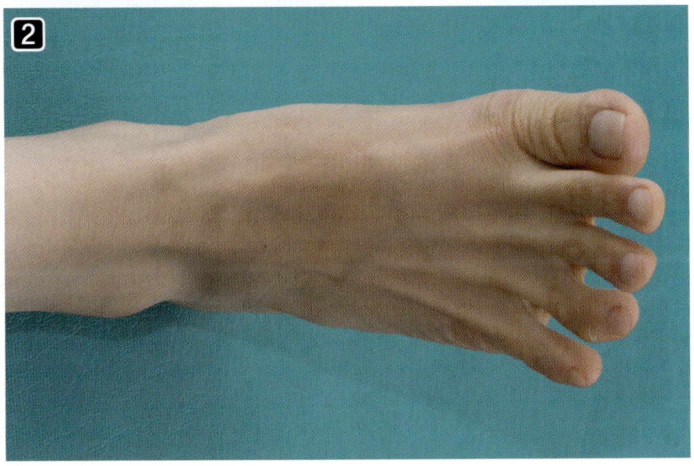

1 힘살

짧은엄지폄근의 힘살은 긴엄지폄근과 긴발가락폄근(장지신근) 사이에 융기를 갖고, 힘살의 절반은 긴발가락폄근힘줄의 깊은부분에 존재한다. 발허리뼈(중족골)를 향해 수직으로 긴엄지폄근힘줄과 둘째발가락의 긴발가락폄근힘줄 사이를 힘껏 누르듯 촉진한다.

2 힘줄의 관찰

짧은엄지폄근의 힘줄은 엄지발가락에 저항을 가해 폄시키면 긴엄지폄근힘줄의 가쪽, 또는 긴발가락폄근힘줄의 안쪽에서 확인할 수 있다.

107 짧은엄지굽힘근_단무지굴근
Flexor hallucis brevis muscle

이 는 곳: 첫째 · 둘째쐐기뼈, 긴발바닥인대(장척인대), 안쪽근육사이막(내측근간중격)
닿 는 곳: 【안쪽갈래】 안쪽의 종자뼈(종자골), 첫째첫마디뼈바닥, 【가쪽갈래】 가쪽의 종자뼈, 첫째첫마디뼈바닥
지배신경: 안쪽발바닥신경(내측족척신경) L5~S1, 가쪽발바닥신경(외측족척신경) S1~2
지배혈관: 첫째바닥쪽발허리동맥(제1 척측중족동맥)
작　　용: 엄지발가락의 굽힘(굴곡)
연결근육: 엄지모음근, 엄지벌림근

짧은엄지굽힘근 landmark의 촉진

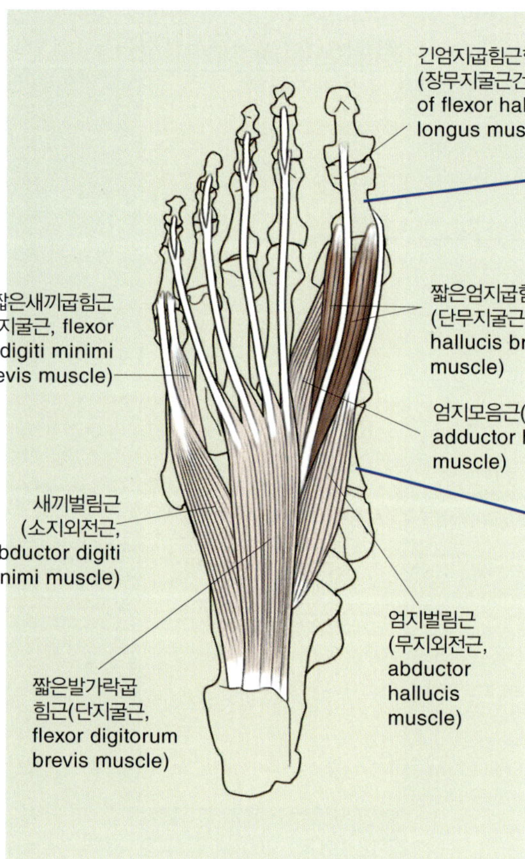

첫째쐐기뼈

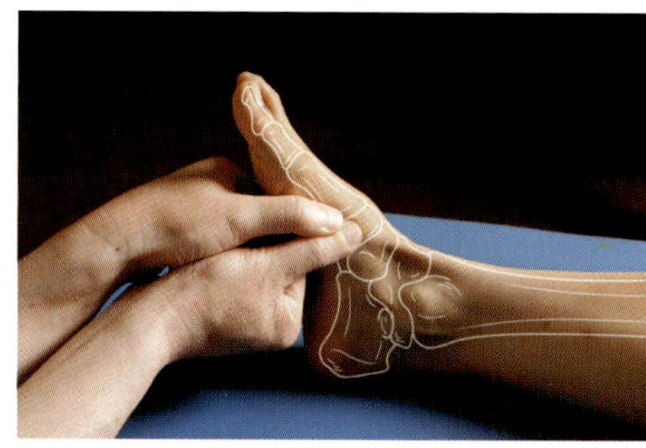

첫째첫마디뼈

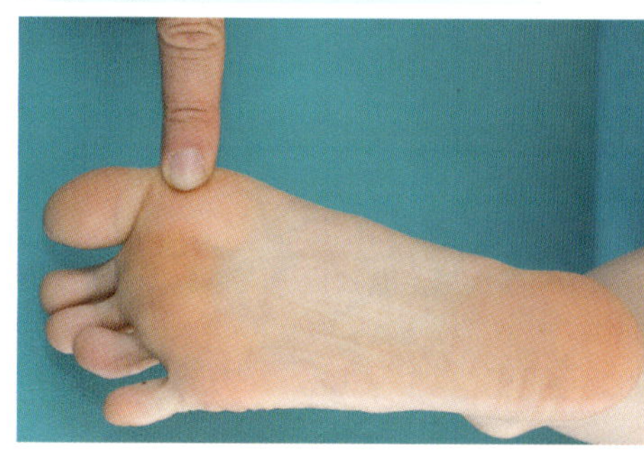

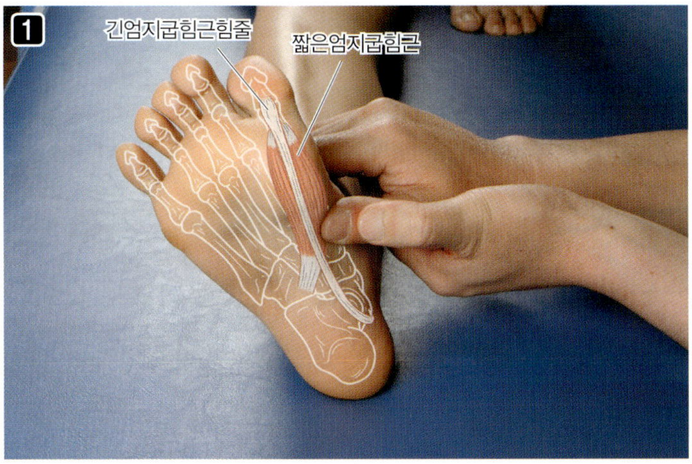

P 짧은엄지굽힘근의 촉진 포인트

1 힘살

엄지발가락을 최대한 펴면, 발바닥의 안쪽에 불룩해진 긴엄지굽힘근힘줄을 관찰할 수 있다. 짧은엄지굽힘근은 이 긴엄지굽힘근힘줄의 안쪽과 가쪽 두 힘살로 나뉘어, 거의 평행하게 주행한다. 긴엄지굽힘근힘줄의 안쪽, 또는 가쪽에서 깊은부분에 주행하는 짧은엄지굽힘근의 힘살을 발바닥쪽으로 힘껏 눌러 촉진한다. 또한 짧은엄지굽힘근은 발바닥에서 두꺼운 지방조직의 깊은부분에 있어 촉진하기 어렵다.

찾아보기

한글 찾아보기

영문 찾아보기

기타